Case Interpretation of Department of Geriatrics, Beijing Friendship Hospital, Capital Medical University

首都医科大学附属北京友谊医院老年医学科病例精解

主　　编　李虹伟　姜春燕

副主编　孙　颖　赵　真　邢云利　马　清

编委会　（按姓氏汉语拼音排序）

陈姝君	陈艳蓉	陈　颖	窦丽阳	杜　玲
冯　枫	冯　海	郝瑞瑞	黄　蔚	贾朝旭
姜春燕	李虹伟	刘　彦	卢尚欣	卢　玉
罗　佳	马　清	苗　也	彭　晖	秦瑞婕
石　赟	孙　颖	汤　雯	唐　梅	汪云超
王　欢	王梦然	王　芸	邢云利	徐鸣悦
杨华昱	张德强	张　净	张　侃	张　伟
张　妍	章　岱	赵国宪	赵　真	周　叶
朱璐婷				

编写秘书　张德强　郝瑞瑞

U0233462

北京大学医学出版社

SHOUDU YIKE DAXUE FUSHU BEIJING YOUYI YIYUAN LAONIAN YIXUEKE BINGLI JINGJIE

图书在版编目（CIP）数据

首都医科大学附属北京友谊医院老年医学科病例精解 / 李虹伟，姜春燕主编 . —北京：北京大学医学出版社，2022.12

ISBN 978-7-5659-2766-9

Ⅰ.①首⋯　Ⅱ.①李⋯②姜⋯　Ⅲ.①老年病 – 病案　Ⅳ.① R592

中国版本图书馆 CIP 数据核字（2022）第 195263 号

首都医科大学附属北京友谊医院老年医学科病例精解

主　　编：李虹伟　姜春燕
出版发行：北京大学医学出版社
地　　址：（100191）北京市海淀区学院路 38 号　北京大学医学部院内
电　　话：发行部 010-82802230；图书邮购 010-82802495
网　　址：http://www.pumpress.com.cn
E-mail：booksale@bjmu.edu.cn
印　　刷：北京信彩瑞禾印刷厂
经　　销：新华书店
责任编辑：高 瑾 董 梁　责任校对：靳新强　责任印制：李 啸
开　　本：889 mm×1194 mm　1/16　印张：24　字数：700 千字
版　　次：2022 年 12 月第 1 版　2022 年 12 月第 1 次印刷
书　　号：ISBN 978-7-5659-2766-9
定　　价：198.00 元

前　言

随着我国人口老龄化进程加剧，老年患者成为许多临床科室，包括社区就诊的重要人群，老年患者疾病的诊治成为临床医生必须面对的一个挑战。与非老年患者相比，老年患者的疾病表现、诊治方案既有共性，又有其特殊性；同时现代老年医学的发展也推动了从关注疾病到关注个体的理念转变及老年综合评估等核心技术的规范和普及。虽然现代医学已进入循证医学时代，但基于病例的学习和总结始终是临床医生提高对疾病的认识和诊治能力的重要途径。

本书精选首都医科大学附属北京友谊医院老年医学科近5年的疑难、少见、典型住院病例，涉及循环系统疾病、呼吸系统疾病、消化系统疾病、泌尿系统疾病、血液系统疾病、风湿性疾病、肿瘤性疾病、老年性疾病、神经系统疾病和皮肤疾病，面向各专业科室临床医生，包括基层全科医生。每份病例均由三部分组成：病例摘要、病例解析和要点提示。病例摘要介绍患者的疾病表现与诊治过程；病例解析对病例的诊治过程进行剖析，对病例涉及的主要疾病进行讲解，力求体现诊治过程中的临床思维，并结合病例进行疾病相关知识的学习；要点提示对该疾病老年患者的诊治特点及经验、教训进行总结，希望对读者有所启示和帮助。

本书特点：

1. 疾病谱广：主要疾病涵盖几乎所有内科亚专业，包括心血管、呼吸、感染、消化、泌尿、血液、风湿、肿瘤、代谢、老年性疾病等，并涉及神经、皮肤、病理、影像等多个学科。

2. 讲解详尽：针对病例所涉及的主要疾病，从该病例的诊治经过，到该疾病的临床特点、诊治要点、注意事项，均基于临床进行详细的讲解，力求达到结合病例学习疾病的初衷。

3. 图文并茂：提供病例所涉及的影像及病理图片，结合图片进行学习，进一步巩固临床医生的基本功，增强临床医生对病例所涉及疾病的理解和记忆。

4. 老年特色：老年患者疾病的诊治有其特殊性，需要综合评价患者的疾病状态、脏器功能、获益风险比、预期生存期及患者和家属的治疗意愿，在诊断和治疗方案包括药物的剂量选择等方面均需强调个体化和综合考量，以上特点在本书的病例中得到最大限度的体现，同时本书提供了老年综合评估和处理的范例，可供广大临床医师参考借鉴。

本着客观、严谨、求真、求精的态度，共有40余位临床医生参加了本书的编写。每个病例从筛选、讨论、书写到定稿，均由专家逐一进行把关，部分病例邀请专科医师共同讨论定稿。但由于受病例当时诊治条件和认识水平的制约，以及作者水平和学识所限，书中患者的诊疗和解析过程难免存在不完美、疏漏，甚至错误，我们怀着诚恳的心情，期盼与广大同仁加强沟通与交流，共同提高对老年疾病的认识、理解与诊治水平。

李虹伟

本书由科技创新 2030———"新一代人工智能" 重大项目（2021ZD0111000）资助。

缩 略 语

^{18}F-FDG PET-CT	氟 18- 脱氧葡萄糖 正电子发射计算机体层显像	AP	急性胰腺炎
^{99m}Tc-PYP	^{99m} 锝 – 焦磷酸盐	APACHE Ⅱ 评分	急性生理和慢性健康评分
α1-MU	α1- 微球蛋白	APE	急性肺栓塞
A2（A$_2$）	主动脉瓣区第二心音	APFC	急性胰周液体积聚
AA	再生障碍性贫血	APL	急性早幼粒细胞白血病
AAGN	ANCA 相关肾炎	APTT	活化部分凝血活酶时间
AASLD	美国肝病研究学会	aPVT	急性门静脉血栓形成
AAV	ANCA 相关血管炎	ARB	血管紧张素受体阻滞药
ACCP	美国胸科医师学会	ARNI	血管紧张素受体脑啡肽酶抑制剂
ACD	慢性病贫血	ASA	美国麻醉医师协会
ACEI	血管紧张素转化酶抑制剂	ASO	抗链球菌溶血素 O
ACEI/ARB	血管紧张素转化酶抑制剂 / 血管紧张素受体阻滞药	AST	谷草转氨酶
		AT-Ⅲ	抗凝血酶Ⅲ
ACI	炎症性贫血	ATG	抗人胸腺球蛋白
ACR	白蛋白 – 肌酐比率	ATO	三氧化二砷
ACS	急性冠脉综合征	ATRA	全反式维 A 酸
ADA	腺苷脱氨酶	ATTR-CA	转甲状腺素蛋白心脏淀粉样变
ADL	日常生活活动	AWGS	亚洲肌少症工作组
AFP	甲胎蛋白	BACT	细菌总数
AIHA	自身免疫性溶血性贫血	BBZ	对称性双苯并咪唑
AITL	血管免疫母细胞性 T 细胞淋巴瘤	BCL-2	B 淋巴细胞瘤 -2 基因
AJCC	美国肿瘤研究联合委员会	BE（BEb）	碱剩余
ALB	白蛋白	BEecf	细胞外碱剩余
AlbU	微量白蛋白	BIA	生物电阻抗分析法
ALK	间变性淋巴瘤激酶	bid	每日 2 次
allo-HSCT（allo-SCT）	异基因造血干细胞移植	BLD	隐血
		BMI	体重指数
		BNP	脑钠肽
ALP	碱性磷酸酶	BP	血压
ALT	谷丙转氨酶	BPI	杀菌 / 通透性增高蛋白
AMA-M2	抗线粒体抗体 M2 亚型	BUN	血尿素氮
AMI	急性心肌梗死 / 急性肠系膜缺血	C3	补体成分 3
AML	急性髓系白血病	C4	补体成分 4
ANA	抗核抗体	Ca	钙
ANC	急性坏死物积聚	CA125	糖类抗原 125
ANCA	抗中性粒细胞胞质抗体	CA199	糖类抗原 199

Ca^{2+}	钙离子	CTLs	细胞毒性淋巴细胞
CA724	糖类抗原 724	CYF211	细胞角蛋白片段 211
CABG	冠状动脉旁路移植术	DBIL	直接胆红素
CAD	冠状动脉疾病	DCM	扩张型心肌病
CAEBV	慢性活动性 EB 病毒	D-dimer	D- 二聚体
cANCA	胞质型抗中性粒细胞胞质抗体	DEN	内镜下坏死组织清创术
CAP	社区获得性肺炎	DIC	弥散性血管内凝血
CAR-T	嵌合抗原受体 T 细胞	DILI	药物性肝损伤
Cath G	组织蛋白酶 G	DIPT	药源性免疫性血小板减少
CBCL	皮肤 B 细胞淋巴瘤	DLBCL	弥漫大 B 细胞淋巴瘤
CCI	Charlson 合并症指数	DLCO	一氧化氮弥散百分比
CCr（Ccr）	肌酐清除率	DNA	脱氧核糖核酸
CCR4	趋化因子 C-C- 基元受体 4	DPD	二氢嘧啶脱氢酶
CCU	冠心病监护病房	DPYD	二氢嘧啶脱氢酶基因
CD	分化抗原	DS	分化综合征
CDI	艰难梭菌感染	DSA	数字减影血管造影
CDT	二元毒素	dsDNA	双链脱氧核糖核酸
CE	氯乙酸 AS-D 萘酚酯酶	DVT	下肢深静脉血栓形成
CEA	癌胚抗原	DXA	双能 X 射线吸收法
CGA	老年综合评估	EA	EB 病毒早期抗原
CHE	胆碱酯酶	EACVI	欧洲心血管成像学会
CHOL	胆固醇	EASL	欧洲肝病学会
CK	肌酸激酶	EBCA	EB 病毒壳抗原
CKD	慢性肾病	EBER	EB 病毒编码的小 RNA
CKD-EPI	慢性肾病流行病学合作	EBNA	EB 病毒核抗原
CK-MB	肌酸激酶同工酶	EBV	Epstein-Barr（EB）病毒
Cl$^-$	氯离子	EBV-B-LPD	EB 病毒相关 B 细胞淋巴组织增殖性疾病
CLL	慢性淋巴细胞白血病	EBV-LMP1	EB 病毒潜伏膜蛋白 1
CMV	巨细胞病毒	EBV-LPD	EB 病毒相关淋巴组织增殖性疾病
CO$_2$	二氧化碳	EC	上皮细胞
COPD	慢性阻塞性肺疾病	ECG	心电图
COVID-19	新型冠状病毒肺炎	ECOG	美国东部肿瘤协作组
CPA	慢性肺曲霉病	EDD	舒张末期直径
CPS	聚苯乙烯磺酸钙	EDV	左心室舒张末期容积
cPVT	慢性门静脉血栓形成	EF	射血分数
Cr	肌酐	EGFR	表皮生长因子受体
CR	完全缓解	eGFR	估算的肾小球滤过率
CRi	完全缓解合并血液学恢复不完全	EGFR-TKI	表皮生长因子受体 - 酪氨酸激酶抑制剂
CRm	分子学完全缓解	EGPA	嗜酸性肉芽肿性多血管炎
CR$_{MRD-}$	完全缓解无微量残留病	ELISA	酶联免疫吸附试验
CRP	C 反应蛋白	ENA	抗可溶性抗原抗体
CRT	心脏再同步化治疗	ENBD	鼻胆管引流术
CRT-D	心脏再同步除颤器	EO	嗜酸性粒细胞
CsA/FK506	环孢素 / 他克莫司	EORTC	欧洲癌症研究与治疗组织
CT	计算机断层成像	EPO	促红细胞生成素
CTA	计算机体层摄影血管造影	ERBD	内镜置入塑料胆总管支架引流术
CTCAE	常见不良事件评价标准	ERCP	内镜逆行胰胆管造影术
CTCL	皮肤 T 细胞淋巴瘤	ESC	欧洲心脏病学会

ESD	内镜黏膜下剥离术	HBsAg	乙型肝炎表面抗原
ESR	红细胞沉降率	HBV	乙型肝炎病毒
EST	内镜下乳头括约肌切开术	HBV-DNA	乙型肝炎病毒 DNA 定量
ESV	左心室收缩末期容积	HCO_3^-	碳酸氢根离子
EUS	超声内镜	HCT	红细胞压积
EUS-TD	内镜超声引导的透壁引流术	HCV	丙型肝炎病毒
FAB	法 - 美 - 英	HDL-C	高密度脂蛋白胆固醇
FBAL	α - 氟 - β - 丙氨酸	HE	肝性脑病 / 苏木精 - 伊红
Fbg	纤维蛋白原	HER	人表皮生长因子受体
FDA	美国食品药品监督管理局	HER-2	人表皮生长因子受体 -2
FDC	家族性扩张型心肌病 / 滤泡树突状细胞	HEV	高内皮细胞小静脉
FDG	氟代脱氧葡萄糖	HF	心力衰竭
FDG-PET-CT	氟代脱氧葡萄糖 - 正电子发射计算机体层显像	HFA-ESC	欧洲心脏病学会心力衰竭协会
		HFrEF	射血分数降低型心力衰竭
FDP	纤维蛋白降解产物	HFSA	美国心力衰竭协会
Fe	铁	HGB	血红蛋白
FEP	红细胞游离原卟啉	HIV	人类免疫缺陷病毒
Fer	铁蛋白	HIV-Ab	人类免疫缺陷病毒抗体
FEV1	第一秒用力呼气容积	HL	霍奇金淋巴瘤
FFR	血流储备分数	HLE	人白细胞弹性蛋白酶
FIB	纤维蛋白原	HMB-45	人黑色素瘤小体 -45
FiO_2	吸入氧浓度	HN2	氮芥
FISH	荧光原位杂交	Holter	动态心电图
FLC	游离轻链	Hp	幽门螺杆菌
FMT	粪菌移植	HPF	高倍镜视野
FNA	细针抽吸	HR	雌孕激素受体 / 心率
FPSA	游离前列腺特异性抗原	HRS	肝肾综合征
FT3	游离 T3	HSCT	造血干细胞移植
FT4	游离 T4	IADL	工具性日常生活活动
FU	氟尿嘧啶	IBIL	间接胆红素
FVC	用力肺活量	ICD	植入型心律转复除颤器
GDMT	指南导向药物治疗	ICIs	免疫检查点抑制剂
GDS	老年抑郁量表	ICU	重症监护病房
GGT	γ - 谷氨酰转肽酶	IDA	缺铁性贫血
GLO	球蛋白	IDC	特发性扩张型心肌病
GLU	葡萄糖	IDSA	美国感染病学会
GM 试验	半乳甘露聚糖检测	IE	感染性心内膜炎
GPA	肉芽肿性多血管炎	IF	免疫荧光法
GR	中性粒细胞	IF-ANCA	间接免疫荧光 - 抗中性粒细胞胞质抗体
GrB	颗粒酶 B	IgA	免疫球蛋白 A
G 试验	1,3-β -D- 葡聚糖检测	IgG	免疫球蛋白 G
HAMA	汉密尔顿焦虑量表	IgG4-RD	IgG4 相关性疾病
HAMD	汉密尔顿抑郁量表	IgM	免疫球蛋白 M
Hb	血红蛋白	IIF	间接免疫荧光法
HbA1c	糖化血红蛋白	IM	传染性单核细胞增多症
HBeAb	乙型肝炎 e 抗体	INR	国际标准化比率
HBeAg	乙型肝炎 e 抗原	InterTAK	国际 Takotsubo 诊断标准
HBsAb	乙型肝炎表面抗体	IPI	国际预后指数

irAEs	免疫相关副反应	MINOCA	非梗阻性冠状动脉心肌梗死
ITP	原发免疫性血小板减少症	MLFS	形态学无白血病状态
IU	国际单位	MMSE	简易精神状况检查
IVIG	静脉注射免疫球蛋白	MNA-SF	微型营养评定简表
IVSd	室间隔舒张末期厚度	MO	单核细胞
IVUS	血管内超声成像	MoCA	蒙特利尔认知评估量表
JAK	Janus 激酶	MPA	微型多血管炎
JSE	日本超声心动图学会	MPO	髓过氧化物酶
K	钾	MPO IgG	抗髓过氧化物酶 IgG 抗体
KDIGO	改善全球肾病预后组织	MRA	盐皮质激素受体拮抗剂 / 磁共振血管成像
KET	酮体	MRCP	磁共振胰胆管成像
Ki67	细胞核相关抗原	MRD	可检测的残留病 / 微小残留病
KW-0761	莫格利珠单抗（Mogamulizumab）	MRI	磁共振成像
LA	左心房	MTA	内侧颞叶萎缩评定量表
LAD	左前降支	MUM1	多发性骨髓瘤基因 1
LA-D	（反流性食管炎）洛杉矶分级 -D	MYO	肌红蛋白
LCX	回旋支	N（Neu，NE）	中性粒细胞
LDH	乳酸脱氢酶	Na	钠
LDL-C	低密度脂蛋白胆固醇	NAG	尿 N- 乙酰 - β -D- 氨基葡萄糖苷酶
LEU	白细胞	Napsina	新天冬氨酸蛋白酶 A
LF	乳铁蛋白	NB	中性杆状核粒细胞
LIP	脂肪酶	NBE	丁酸萘酚酯酶
LMP	潜伏膜蛋白	NCI LN	美国国家癌症研究所淋巴结分类
LP	军团菌肺炎	NHANES Ⅲ	美国第三次全国健康与营养调查
LPD	淋巴组织增殖性疾病	NHL	非霍奇金淋巴瘤
LVEDD	左心室舒张末期内径	NK	自然杀伤
LVEF	左室射血分数	NO	一氧化氮
LVESD	左心室收缩末期内径	NPY	应激相关神经肽 Y
LVH	左心室肥大	NRG	神经调节蛋白
LVPWd	左心室后壁舒张末期厚度	NRS2002	营养风险筛查 2002
LY	淋巴细胞	NS	中性分叶核粒细胞
Lym	淋巴细胞	NSAIDS	非甾体抗炎药
LYS	溶酶体	NSE	神经元特异性烯醇化酶
MA	巨幼细胞性贫血	NSTEMI	非 ST 段抬高心肌梗死
MACE	主要不良心血管事件	NT-pro BNP	氨基末端脑钠肽前体
MALS	正中弓状韧带压迫综合征	NVE	自体瓣膜心内膜炎
MAPK	丝裂原活化蛋白激酶	NYHA	纽约心脏协会
MCH	平均红细胞血红蛋白含量	OB	隐血试验
MCHC	平均红细胞血红蛋白浓度	OBI	隐匿性 HBV 感染
MCV	平均红细胞体积	OCT	光学相干断层扫描
MDS	骨髓增生异常综合征	OI	氧合指数
MELD	终末期肝病模型	OSM	渗透压
MET	代谢当量	P2	肺动脉瓣区第二心音
MF	蕈样肉芽肿	PA	肺曲霉病
MFC	多参数流式细胞学	PaCO₂	动脉二氧化碳分压
MFS	多维衰弱状态	PAIs	原发性动脉感染
Mg	镁	P-AMY	胰淀粉酶
Mini-Cog	简易智力状态评估量表	pANCA	核周型抗中性粒细胞胞质抗体

PA-aDO$_2$	肺泡动脉氧分压差	RCT	随机对照试验
PaO$_2$	动脉氧分压	RDW	红细胞体积分布宽度
PAX-5	成对盒 -5	RET	网织红细胞
PBL	浆母细胞淋巴瘤	RET%	网织红细胞百分比
PBMC	外周血单个核细胞	RF	类风湿因子
PCD	经皮穿刺导管引流术	rhTPO	重组人血小板生成素注射液
PCI	经皮冠状动脉介入治疗	RLV	局限于肾的血管炎
PCLs	原发性皮肤淋巴瘤	RNA	核糖核酸
PCO$_2$	二氧化碳分压	RNP	核糖核蛋白
PCR	聚合酶链式反应	RPGN	急进性肾小球肾炎
PCT	降钙素原	RT–qPCR	实时定量聚合酶链式反应
PD-1	程序性死亡受体 1	SAAG	血清腹水白蛋白梯度
PD-L1	细胞程序性死亡 - 配体 1	SAIs	继发性动脉感染
PE	肺栓塞	SARC-CalF	联合小腿围的 SARC-F（肌肉力量 S、辅
PET-CT	正电子发射计算机体层显像		助行走 A、起立 R、爬楼梯 C- 跌倒 F 调
PGIL	原发性胃肠道恶性淋巴瘤		查问卷）
PI3K-Akt	磷脂酰肌醇 3- 激酶 - 细胞蛋白 B	SARC-F	简易五项评分问卷
PICC	经外周静脉穿刺的中心静脉导管	SAS	焦虑自评量表
PIM	潜在不适当用药	SBC	标准碳酸氢盐
PLT	血小板	SBE	标准碱剩余
PML	早幼粒细胞白血病	SBP	自发性细菌性腹膜炎
PML-RARA	早幼粒细胞白血病 - 维 A 酸受体 α	SCr	血肌酐
PN	多发性周围神经病	SDS	抑郁自评量表
PO$_2$	血氧分压	SF	血清铁蛋白
POX	过氧化物酶	SGLT2	钠 - 葡萄糖协同转运蛋白 2
PPC	术后肺部并发症 / 胰腺假性囊肿	SHEA	美国医疗保健流行病学学会
PPD	结核菌素纯蛋白衍生物	SI	血清铁
PPH	胰源性门静脉高压	SLE	系统性红斑狼疮
PR	部分缓解	SLL	小淋巴细胞淋巴瘤
PR3	蛋白酶 3	SNRI	5- 羟色胺再摄取抑制剂
PR-3 IgG	蛋白酶 3 IgG 抗体	SO$_2$	血氧饱和度
PRO	蛋白质	SOFA	序贯器官衰竭评估
PSA	前列腺特异性抗原	SPAP	肺动脉收缩压
PSI	肺炎严重指数评分	SPECT	单光子发射计算机断层成像
PT	凝血酶原时间	SpO$_2$	脉氧饱和度
PTA	凝血酶原活性	SPS	聚苯乙烯磺酸钠
PTCL	外周 T 细胞淋巴瘤	SPVT	肠系膜上静脉血栓形成
PTE	肺血栓栓塞症	SS	塞扎里综合征
PVT	门静脉血栓形成	SSC	侧向散射光
q12h	每 12h 一次	STEMI	ST 段抬高心肌梗死
qd	每日一次	SUV	标准摄取值
qn	每晚一次	SZC	环硅酸锆钠
RA	右心房 / 难治性贫血	T3	三碘甲腺原氨酸
RAASi	肾素 - 血管紧张素 - 醛固酮系统抑制剂	T4	甲状腺素
RAS	肾素 - 血管紧张素系统	TBIL	总胆红素
RBC	红细胞	TC	典型类癌
RCA	右冠状动脉	TCO$_2$	总二氧化碳
RCRI	改良心脏危险指数	TCRβ	T 细胞受体 β

TEN	中毒性表皮坏死松解症	TSEBT	全皮肤电子束治疗
Tfh	滤泡辅助 T 细胞	TSH	促甲状腺激素
TG	甘油三酯	T-SPOT	结核感染 T 细胞斑点试验
TIA	短暂性脑缺血发作	TTR	转甲状腺素蛋白
TIA-1	T 细胞胞质内抗原	TTS	Takotsubo 综合征
TIBC	总铁结合力	TYMS	胸苷酸合成酶基因
tid	每日三次	UA	尿酸
TIPSS	经颈静脉肝内门腔内支架分流术	UCG	超声心动描记术
TI-RADS	甲状腺影像报告和数据系统	UIBC	未饱和铁结合力
TLOC	短暂意识丧失	Urea	尿素氮
TnI	肌钙蛋白 I	VEGF	血管内皮生长因子
TNM	肿瘤淋巴结转移	vWF	血管性血友病因子
TNMB	皮肤（T）淋巴结（N）内脏（M）血液（B）	WBC	白细胞
TnT	肌钙蛋白 T	WHO	世界卫生组织
TP	总蛋白	WON	包裹性坏死
TPO-RAs	血小板生成素受体激动剂	xANCA	不典型抗中性粒细胞胞质抗体
TPSA	总前列腺特异性抗原	抗 -HBc	乙型肝炎核心抗体
Treg	调节性 T 淋巴细胞	抗 -HBe	乙型肝炎 e 抗体
TS	胸苷酸合成酶	抗 -HBs	乙型肝炎表面抗体
TSAT	转铁蛋白饱和度		

目　录

第一篇

循环系统疾病

病例 1

转甲状腺素蛋白心脏淀粉样变

一、病例摘要

患者老年男性，91岁。主因"活动后喘憋、气短3周"于2022-1-10入院。3周前无明显诱因喘憋、气短，活动后加重，活动耐量明显下降，走200步即出现喘憋、气短，休息后可好转，家中日常活动不受限，夜间可平卧，无发热、咳嗽、咳痰、咯血、胸闷、胸痛、头晕、恶心、呕吐、腹泻等不适。

既往史及个人史： 高血压史12年，长期服用苯磺酸氨氯地平片，血压控制良好。发现肥厚型心肌病（可能性大）、心功能Ⅲ级（NYHA分级）7年，服用托拉塞米片、螺内酯片治疗。2年前外院冠脉计算机体层摄影血管造影（CTA）：前降支、回旋支重度狭窄，服用硫酸氢氯吡格雷片、单硝酸异山梨酯片、阿托伐他汀钙片治疗。2年前因三度房室传导阻滞植入起搏器，长期服用酒石酸美托洛尔片。5年前发现双侧上睑下垂，神经内科考虑重症肌无力可疑。7年前因交通事故颅内出血，保守治疗后未遗留肢体活动障碍。白内障、前列腺增生、高尿酸血症。吸烟20年，每日20支，已戒烟50余年。否认饮酒史。

家族史： 父母已逝（不详），丧偶。兄弟姐妹4人：大哥97岁，二哥95岁，大姐、妹妹去世。女儿2人，分别为56岁、58岁，体检心电图、超声心动图正常。

入院查体： 体温36.0℃，脉搏82次/分，呼吸20次/分，血压119/67 mmHg，脉氧饱和度98%（FiO₂ 29%），身高158 cm，体重61 kg，体重指数（BMI）24.43 kg/m²。发育正常，营养良好，神清，查体配合。双侧上睑下垂。双肺呼吸音粗，双肺可闻及少许干、湿啰音。心界不大。心率82次/分，律齐，各瓣膜听诊区未闻及病理性杂音及额外心音，未闻及心包摩擦音。腹膨隆，腹软，无压痛、反跳痛及肌紧张，肝脾肋下未触及。双下肢凹陷性水肿。

辅助检查：

- 血常规：白细胞（WBC）10.33×10⁹/L↑，中性粒细胞（GR）7.17×10⁹/L↑，血红蛋白（HGB）151 g/L↑。
- 心肌损伤标志物：肌钙蛋白T（TnT）0.063 ng/ml↑，肌钙蛋白I（TnI）0.042 ng/ml↑，肌酸激酶（CK）252 U/L↑，肌酸激酶同工酶（CK-MB）2.3 ng/ml↑，氨基末端脑钠肽前体（NT-pro BNP）7100 ng/L↑，D-二聚体（D-dimer）2.100 μg/ml↑。
- 生化：肌酐（Cr）54.4 μmol/L，胆固醇（CHOL）2.53 mmol/L↓，脂蛋白胆固醇（DL-C）1.51 mmol/L↓。
- 免疫球蛋白+补体阴性，免疫固定电泳（血+尿）阴性，尿常规、肿瘤标志物（男）7项新、降钙素原（PCT）、红细胞沉降率（ESR）、C反应蛋白（CRP）正常。
- 入院心电图：心率66次/分，起搏心律，肢体导联低电压，胸导联R波递增不良，未见ST-T改变。2009—2020年ECG可见PR间期逐渐延长，一度房室传导阻滞进展为三度房室传导阻滞，交界性逸搏心律（图1-1）。
- 动态血压：24h平均血压116/62 mmHg。
- 动态心电图：平均心率65次/分，起搏心律+自身节律，偶发房性早搏（又称期前收缩），

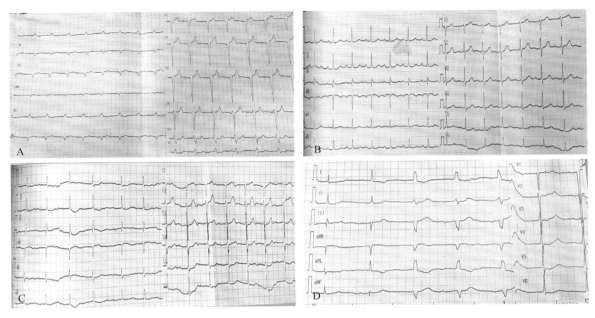

图 1-1　心电图汇总：**A.** 入院 ECG，心率 66 次 / 分，起搏心律，肢体导联低电压，胸导联 R 波递增不良，未见 ST-T 改变；**B.** 2009 年 ECG，心率 86 次 / 分，PR 221 ms；**C.** 2019 年 ECG，心率 78 次 / 分，PR 315 ms；**D.** 2020 年 ECG，心率 55 次 / 分，PR 253 ms，交界性逸搏心律，室性自主心律

室性早搏（＜ 1%），未见 ST-T 改变。

- 超声心动图：起搏器植入术后，升主动脉增宽（3.8 cm），左心房增大（LA 3.9 cm），左心室壁增厚（1.5 ~ 2.2 cm），左心室流出道狭窄（1.9 cm），左室射血分数（LVEF）66.5%，老年瓣膜性退行性变，左心室舒张功能减低（E/E' 28.2）（图 1-2）。

- 心肌核素：左心室前壁中段、间隔近心尖段、前间隔中段-基底段血流灌注减低（占

表 1-1　超声心动图

	LVEF（%）	LA（mm）	RA	室间隔（mm）	左心室流出道（mm）
2015	67	35	正常	16.4	—
2016	66	34	正常	16	—
2020	65	37	正常	18	—
2022	66.5	40	正常	17	19

LVEF，左室射血分数；LA，左心房直径；RA，右心房直径。

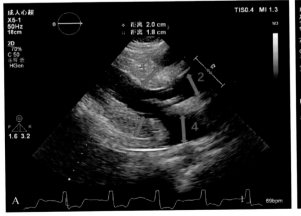
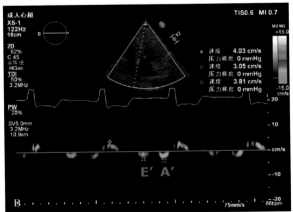

图 1-2　入院超声心动图（2022 年）：**A.** 左心室长轴切面：1. 室间隔厚度 1.8 cm，2. 升主动脉宽 3.8 cm，3. 左心室后壁厚度 2.0 cm，4. 左心房直径 3.9 cm（红色箭头）；**B.** 组织多普勒，E 峰＝ 86 cm/s，E'峰＝ 3.05 cm/s，E/E'＝ 28.2，左心室舒张功能下降

左心室壁面积约8%），左心室舒张末期容积（EDV）105 ml，左心室收缩末期容积（ESV）61 ml，LVEF 42%，左心室间隔壁运动减低，左心室各室壁机械收缩同步性差（图1-3）。

- 心脏功能评估：6分钟步行试验270 m。

初步诊断： 喘憋原因待查，肺部感染、心功能不全Ⅲ级（NYHA分级）、肥厚型心肌病（可能性大）、冠状动脉粥样硬化性心脏病、高血压2级（很高危）、起搏器植入术后、血脂代谢异常、高尿酸血症。

入院后诊疗经过： 患者超声心动图提示心室壁肥厚明显，否认心肌病家族史，血压控制良好，动态心电图未见明显室性心律失常表现，不符合高血压性心脏病、肥厚型心肌病常见特点。限

制型心肌病超声心动图以心房扩大、心室舒张末期内径减小、充盈受限为主，病因为心肌淀粉样变、硬皮病、糖原贮积病等。患者因外院安装起搏器不能耐受MRI检查，遂完善^{99m}锝 - 焦磷酸盐（^{99m}Tc-PYP）标记心肌淀粉样变显像提示：转甲状腺素蛋白淀粉样变（半定量3级，H/CL > 1.5，图1-4）。心肌淀粉样变常见原因有原发性免疫球蛋白轻链型淀粉样变（AL）和转甲状腺素蛋白淀粉样变（ATTR），该患者血尿免疫固定电泳阴性，除外AL，故ATTR诊断明确。根据遗传性甲状腺素转载蛋白序列的不同，ATTR又可分为突变/遗传型（ATTR-m型）和野生型（ATTR-wt型）。患者无家族性心肌病史，完善女儿和患者的基因检测，未见ATTR相关基因，ATTR-m型依据不足，该患者最终诊断为ATTR-wt型。

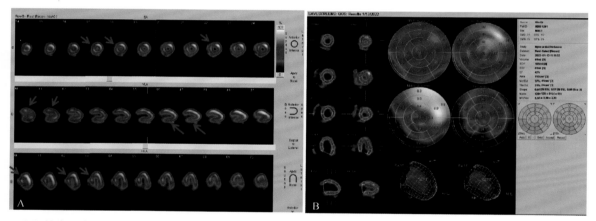

图1-3　心肌核素显像：A. 左心室心肌显影清晰，左心室心腔稍增大，左心室前壁中段、间隔近心尖段、前间隔中段-基底段显像剂分布稀疏缺损；**B.** 左心室间隔壁室壁运动减低，左心室各壁机械收缩同步性差

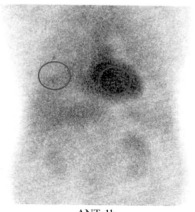
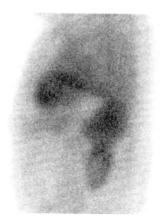

ANT-1h　　　　　　　　　　　LL-1h

图1-4　^{99m}Tc-PYP标记心肌核素显像： 1 h胸部静态平面显像，心脏区域可见显像剂摄取明显增加（高于肋骨，红色圆圈），H/CL比值：1.9

治疗方面，入院后应用莫西沙星抗感染、扩冠利尿等抗心力衰竭治疗，并使用氯苯唑酸软胶囊治疗原发病。氯苯唑酸是唯一通过临床研究上市应用治疗ATTR心肌病的药物，可以改善临床预后。目前随访1个月，有轻度乏力表现，继续观察。

二、病例解析

1. 转甲状腺素蛋白心脏淀粉样变的临床表现

转甲状腺素蛋白心脏淀粉样变（transthyretin cardiac amyloidosis，ATTR-CA）是转甲状腺素蛋白在心肌间质外沉积所致的疾病。转甲状腺素蛋白（transthyretin，TTR）正常情况下为四聚体，当解离成单体并错误折叠为淀粉样物质后沉积于心肌间质导致心肌病变，最终发展为心力衰竭。患病率存在地域和年龄差异，全球患者有数万例，ATTRwt-CA年龄47～94岁，多为75岁以上，80%～90%为男性，ATTRm-CA多数为60岁以上，约70%为男性。属于罕见病。

ATTR-CA临床表现有心脏和心脏外两部分。心脏相关表现有：心力衰竭，心律失常（房颤、传导阻滞），体位性低血压，心脏栓塞等。心脏外表现有：多发周围感觉运动神经病，运动功能受损；自主神经功能受累如出汗障碍、便秘与腹泻交替以至营养不良和体重下降、体位性低血压、勃起功能障碍和尿潴留等；眼部：玻璃体混浊、青光眼及角膜炎；中枢神经：局灶性神经功能缺损、癫痫、脑出血和痴呆；腰椎管狭窄；双侧腕管综合征等。

结合2021年我国《转甲状腺素蛋白心脏淀粉样变诊断与治疗中国专家共识》，提出9项临床诊疗的"警示征"，识别ATTR-CA疑似患者，对于具有1条及以上特征的患者应考虑CA，特别是ATTR-CA的可能：①老年心力衰竭（LVEF≥40%），左心室无扩大伴原因不明的左心室肥大（left ventricular hypertrophy，LVH）；②超声心动图示LVH而心电图无QRS波高电压表现；③肌钙蛋白持续低水平升高；④老年人低压差、低流速主动脉瓣狭窄，伴右心室肥厚；⑤因低血压（特别是体位性低血压）不耐受血管紧张素转换酶抑制剂和（或）β受体阻滞剂；⑥多发性周围神经病（polyneuropathy，PN），特别是伴有自主神经功能异常（不明原因腹泻与便秘、体位性低血压、尿潴留、尿失禁等）；⑦家族性PN；⑧老年人双侧腕管综合征和（或）腰椎管狭窄；⑨反复双眼白内障。

2. ATTR-CA的诊断方法

骨显像的99Tcm磷酸盐衍生物被发现可以与心脏组织中的TTR紧密结合，可能与TTR纤维中较高的钙成分相关。99Tcm-二羧基丙烷二磷酸盐（99Tcm-DPD）、99Tcm-PYP、99Tcm-羟基亚甲基二磷酸盐（99Tcm-HMDP）用于诊断ATTR-CA的敏感性和特异性均很好，可与其他病因进行区分。目前国内可以使用的骨显像剂是99Tcm-PYP，国际标准99Tcm磷酸盐衍生物核素扫描心肌摄取2～3级考虑ATTR-CA可能，2级是指心肌摄取等于肋骨摄取，3级是指心肌摄取大于肋骨摄取，伴有肋骨摄取明显下降/肋骨无摄取。若核素显像检查受限，或核素为阴性但高度怀疑，可考虑行侵入性心内膜心肌活检刚果红染色、质谱或免疫组织化学分型。

本例患者符合该九项中第①、②、③条警示征，ATTRwt-CA患者传导阻滞发生率为73.5%，追溯患者心电图，2009年起PR间期逐渐延长（221～315 ms），直至2020年发现三度房室传导阻滞置入起搏器，本次入院心电图有肢体导联低电压，均为ATTR-CA的重要心脏表现，该患者是以心脏传导系统异常为首发表现的ATTR-CA。在除外高血压性心脏病、缺血性心肌病、肥厚型心肌病后，高度怀疑是ATTR-CA。后完善^{99m}Tc-PYP，提示心肌摄取为3级，明确诊断ATTR-CA，并进行基因筛查确定为ATTRwt-CA。口服氯苯唑酸是国内外唯一认可且上市的治疗药物，临床试验证实其能够减少因心血管事件住院率，并在服药15～18个月后改善生存率。该患者服药后有乏力感，后自行缓解，属于药物正常反应。

三、要点提示

ATTR-CA是国内外公认的罕见病，临床上对该疾病的认识不足导致较高的误诊率、漏诊率。

ATTR-CA 是 TTR 错误折叠为淀粉样物质后沉积于心肌间质导致的心肌病变，是多系统受累的全身性疾病。

ATTR-CA 早期缺乏特异性临床表现，这为诊断带来很大的挑战。随着对 ATTR-CA 认识的不断深入和多项指南的公布，提示我们心脏传导系统异常可以是 ATTR-CA 患者的首发表现，心电图是最早、最容易引起重视的变化，继而参考 9 项临床诊疗"警示征"进行评估，以及 99Tcm-PYP 标记核素显像等无创诊断技术，使 ATTR-CA 早期诊断成为可能。

尽管目前对于已经沉积的淀粉样蛋白对脏器功能的损害尚缺乏有效手段，但已有药物能够稳定 TTR（包括氯苯唑酸、AG10），可有效改善患者预后。因此，关注高危人群的筛查，早期诊断 ATTR-CA 尤为重要。

参考文献

[1] 中华医学会心血管病学分会心力衰竭学组，中华心血管病杂志编辑委员会. 转甲状腺素蛋白心脏淀粉样变诊断与治疗专家共识. 中华心血管病杂志，2021，49（4）：9.

[2] RAPEZZI C，QUARTA C C，RIVA L，et al. Transthyretin-related amyloidoses and the heart：a clinical overview. Nat Rev Cardiol，2010，7（7）：398-408.

[3] GROGAN M，SCOTT C G，KYLE R A，et al. Natural history of wild-type transthyretin cardiac amyloidosis and risk stratification using a novel staging system. J Am Coll Cardiol，2016，68（10）：1014-1020.

[4] MAURER M S，HANNA M，GROGAN M，et al. Genotype and phenotype of transthyretin cardiac amyloidosis：THAOS（Transthyretin Amyloid Outcome Survey）. J Am Coll Cardiol，2016，68（2）：161-172.

[5] FINE N M，ARRUDA-OLSON A M，DISPENZIERI A，et al. Yield of noncardiac biopsy for the diagnosis of transthyretin cardiac amyloidosis. Am J Cardiol，2014，113（10）：1723-1727.

（徐鸣悦）

病例 2

HER-2 抗体诱发扩张型心肌病

一、病例摘要

患者老年女性，71岁，因"发现乳腺癌半年，化疗7程，术后喘憋1周余"于2021-1-26入院。患者半年前（2020-8-17）因"发现左乳肿物2年余"于外科住院，完善检查诊断左乳腺癌（cT4cN3bM0，ⅢC期），分子分型HER-2（人表皮生长因子受体2）阳性（HR阴性）。外科考虑患者临床分期较晚，肿瘤固定，无法一期手术切除，应行新辅助治疗。方案多西他赛＋曲妥珠单抗＋帕妥珠单抗，自2020-8-26至2021-1-4，每21天一个周期（表2-1）。每次化疗前均完善超声心动图，左室射血分数（LVEF）由71％进

行性下降至49％，左心室舒张末内径（LVEDD）逐渐从47 mm增长至52.1 mm（表2-2、表2-3），但患者无明显喘憋、夜间阵发呼吸困难等症状，NT-pro BNP正常。期间与患者沟通，未调整化疗方案。

2021-1-6患者在手术室行左侧乳腺癌根治术（术后病理提示切缘干净，淋巴结无转移）。术后患者食欲不振、合并肺部感染，应用抗生素后出现腹泻，每日静脉补液量较多。患者逐渐出现进行性喘憋加重，夜间不能平卧，NT-pro BNP由术后第一日的4170 ng/ml（2021-1-7）逐渐升至＞35 000 ng/ml（2021-1-25），现为进一步诊治转至我科。

表2-1 化疗方案

周期	1	2	3	4	5	6	7
化疗日期	2020-8-26	2020-9-16	2020-10-12	2020-11-2	2020-11-23	2020-12-14	2021-1-4
多西他赛	108 mg	108 mg	108 mg	108 mg	108 mg	108 mg	
曲妥珠单抗	840 mg	420 mg	420 mg	420 mg	420 mg	420 mg	420 mg
帕妥珠单抗	440 mg	300 mg	300 mg	300 mg	300 mg	300 mg	300 mg

表2-2 治疗过程中指标变化

	2020-8-18（化疗前）	2020-8-28	2020-9-18	2020-10-12	2020-10-30	2020-12-14	2021-1-7
TnI（ng/ml）	＜0.01	＜0.01	＜0.01	＜0.01	＜0.01	＜0.01	＜0.01
NT-pro BNP（ng/L）	846	871	1130	351	549	839	4170

表2-3 治疗过程中超声心动图变化

	2020-8-17（化疗前）	2020-9-3	2020-10-12	2020-10-28	2020-11-18	2020-12-7	2020-12-30
LVEDD（mm）	47.0	49.0	52.0	50.4	50.8	51.3	52.1
LVEF	71%	61%	58%	60%	55%	50%	49%

既往史及个人史：高血压史 20 余年；胃溃疡出血史 20 余年，左侧输尿管结石、左侧肾结石 20 余年，发现肾功能不全 1 年；陈旧性脑梗死病史 6 年余，喘息性支气管炎病史 3 年。否认糖尿病及冠心病史。

入院查体：体温 36.4℃，脉搏 89 次 / 分，呼吸 18 次 / 分，血压 133/90 mmHg，脉氧饱和度 96%（FiO₂ 29%），身高 159 cm，体重 46 kg，BMI 18.2 kg/m²。神志清，精神弱，轻度贫血貌，胸部加压绷带包裹，查体受限。双肺呼吸音粗，双下肺呼吸音低，可闻及散在湿啰音。腹软，全腹无压痛、反跳痛、肌紧张。双下肢稍肿，双足背动脉搏动可，四肢肌力、肌张力正常。

辅助检查：

- 血常规：WBC 8.88×10⁹/L，中性粒细胞百分比（GR%）79.6% ↑，HGB 83 g/L ↓，血小板（PLT）220×10⁹/L。
- 生化：谷丙转氨酶（ALT）135 U/L ↑，谷草转氨酶（AST）69 U/L ↑，血清白蛋白（ALB）34.3 g/L ↓，Cr 107.7 μmol/L，PCT 0.48 ng/ml，电解质均正常。
- 心肌损伤标志物：TnI 0.823 ng/ml ↑，TnT 0.067 ng/ml ↑，NT-pro BNP 23 900 ng/ml ↑，CK、CK-MB 正常。
- 凝血功能：凝血酶原时间（PT）18.2 s ↑，凝血酶原活性（PTA）54% ↓，活化部分凝血活酶时间（APTT）49.9 s ↑，纤维蛋白原（Fbg）1.55 g/L ↓，纤维蛋白降解产物（FDP）26.29 μg/ml ↑，D-dimer 8.1 μg/ml ↑。
- 血气：FiO₂ 29%，pH 7.436，PO₂ 100.7 mmHg，PCO₂ 31.2 mmHg，SO₂ 96.1 %，HCO₃⁻ 21.2 mmol/L，碱剩余（BE）－ 1.5 mmol/L。
- 心电图：窦性心律，完全性左束支传导阻滞，心率 89 次 / 分。
- 胸部 X 线片：双侧胸腔积液，以左侧为著；双上肺条索，考虑陈旧病变可能；右上肺小结节。
- 胸部超声：双侧胸腔积液，左侧 6.8 cm，右侧 5.2 cm。
- 腹部超声：胆囊结石，双肾弥漫性病变，双肾缩小，腹腔积液（4.5 cm）。
- 超声心动图：左心房直径（LA）34 mm，左心室舒张末内径（LVEDD）54 mm，左室射血分数（LVEF）30%。

初步诊断：慢性心功能不全急性加重，双侧胸腔积液，贫血，低蛋白血症，肺部感染，肝功能异常，慢性肾功能不全（CKD3 期），高血压 3 级（很高危），完全性左束支传导阻滞，双肾萎缩，陈旧性脑梗死，左乳癌术后等。

入院后诊疗经过：患者充血性心力衰竭，多浆膜腔积液，入院后多次监测心电图无动态变化，除控制感染，治疗贫血、低蛋白血症，改善凝血功能等支持治疗外，予控制入量、间断小剂量静脉利尿，硝酸酯类药物 / 重组人脑利钠肽静脉泵入及沙库巴曲缬沙坦等抗心力衰竭治疗。但治疗 5 天后，患者虽 BNP 有所下降，但症状缓解不明显，夜间无法平卧入睡；且因患者血压不高、基础慢性肾功能不全，利尿剂应用受限，每日仍为正平衡，复查胸部超声发现胸腔积液有所增长，遂计划行胸腔穿刺，引流胸腔积液。

2021-2-1 外科撤除胸部加压包扎，当日下午在超声引导下行右侧胸腔置管，引流黄色胸腔积液 500 ml。胸腔积液引流结束约 1 h 后，患者突发喘憋，咳大量白色黏痰及泡沫痰，烦躁，伴脉氧下降，最低至 70%，查体：端坐位，血压 180/105 mmHg，心率 110 次 / 分，脉氧饱和度 80% 左右，双肺大量湿啰音。考虑患者急性左心衰发作，先后予平喘、利尿、扩管等治疗，吗啡 5 mg 皮下注射及无创呼吸机给氧后，患者血流动力学逐渐稳定，氧合恢复，喘憋缓解。第二天无创呼吸机撤机，胸腔积液引流量仅 80 ml，复查胸部超声提示胸腔积液深度低至 0.7 cm，观察 1 周，右侧胸腔积液未再出现，予拔除胸腔引流。后期经积极抗心衰、利尿、强心等治疗后，患者喘憋症状明显缓解，无夜间阵发呼吸困难，可平地步行 200 m 左右，复查超声提示左心室结构未再扩大，射血分数维持在 26% ～ 30%，双侧胸腔积液不多。

患者自 2021-1-25 起 D-dimer 逐渐升高，伴 PT、APTT 延长，纤维蛋白原降低（表 2-4），无明显出血及低氧倾向，不考虑肺栓塞。2021-1-31 患者无明显诱因出现两次左上肢无力，每次持续约 30 min 后可自行缓解，无言语不利、视听觉异常

表 2-4　凝血功能变化

日期	2021-1-6	2021-1-25	2021-1-31	2021-2-1	2021-2-5	2021-2-9	2021-2-14	2021-2-18
节点	术后第二日		TIA	脑卒中前/急性左心衰竭	开始抗凝			
PT（s）	15	19.4	15.8	15.5	14.3	13.2	13.7	14
PTA（%）	76	49	69	71	83	98	91	87
INR	1.19	1.64	1.27	1.24	1.12	1.01	1.06	1.09
APTT（s）	47.5	49.6	48.1	43	41.9	40.1	49.2	48.1
Fbg（g/L）	3.79	1.54	2.61	3.16	3.6	2.75	3.6	3.52
AT-Ⅲ（%）	74	72	70	75	85	86	88	89
FDP（μg/ml）	5.38	23.97	17.99	34.25	18.07	9.54	7.32	4.29
D-dimer（μg/ml）	0.7	7	9.8	16.7	5.7	4.9	2.5	1.8

AT-Ⅲ，抗凝血酶Ⅲ；INR，国际标准化比率。

及其他肢体活动及感觉障碍。神经科会诊考虑短暂性脑缺血发作（TIA），加用阿司匹林及他汀口服、银杏叶提取物输注等治疗。2021-2-2 患者无明显诱因出现右下肢肌力Ⅲ级，持续不缓解，急查头部计算机断层成像（CT）未见脑出血，考虑缺血性脑卒中，结合 D-dimer 升高，不排除栓塞。但因患者当时心功能不稳定，外出行磁共振成像（MRI）风险较大，未外出。于 2021-2-8 行头部 MRI 检查，结果示双侧额顶枕叶皮层及皮层下、右侧脑岛皮层、左侧放射冠及基底节多发异常信号，考虑为近期梗死灶，心源性可能。后予患者加用低分子量肝素抗凝，检测 D-dimer 逐渐下降至正常。住院期间经治疗及康复锻炼，患者右下肢肌力逐步恢复至Ⅴ级，未遗留感觉及功能障碍。最终患者顺利出院。出院后患者间断服用利尿剂，可耐受日常生活，剧烈活动感觉气短，心功能维持在 NYHA Ⅱ级，定期复查超声心动图情况见表 2-5。

二、病例解析

1. HER-2 抗体具有明确的心脏毒性

根据国际癌症研究所 2020 年对癌症发病率和死亡率的估计，乳腺癌目前已超过肺癌，成为女性最常见的恶性肿瘤，每年有超过 230 万的新发病例。人表皮生长因子受体 2（HER-2）是乳腺癌的重要生物标志物。HER-2 阳性的乳腺癌患者肿瘤进展更迅速，并且与较高的疾病复发率和死亡率相关。但随着 1998 年第一个 HER-2 抗体曲妥珠单抗获批进入临床，此类患者的预后得到了显著的改善。曲妥珠单抗治疗通常没有明显的骨髓抑制副作

表 2-5　随诊超声心动表现

	2021-3-10	2021-4-1	2021-6-5	2021-11-15
LA（mm）	35	40	40	37.8
LVEDD（mm）	54.4	59.3	59.7	59.1
LVEF	34.4%	20%	25%	30%
IVSd（mm）	12	10.4	10.1	9.7
LVPWd（mm）	12	9.9	8.9	7.2
SPAP（mmHg）	—	41.64	31.83	34.38
描述	左心室整体运动减低，室间隔运动欠协调	左心室整体室壁运动减弱	左心室整体室壁运动减弱，室壁运动不协调	
NT-pro BNP（ng/L）	6950	29 900	5650	4954

LVPWd，左心室后壁舒张末期厚度；IVSd，室间隔舒张末期厚度；SPAP，肺动脉收缩压。

用，也不会引起与化疗相关呕吐、脱发等。不过，随着曲妥珠单抗及其他HER-2抗体药物的应用逐渐增多，其心脏相关毒性被越来越多地报道。

临床表现和流行病学：曲妥珠单抗治疗的心脏不良反应主要表现为LVEF降低，伴或不伴心力衰竭的临床体征和症状。各个机构对于LVEF下降介值的定义不完全一致，见表2-6。根据2012发表的荟萃分析，在经过筛选、没有心血管基础病/心衰高风险的临床研究人群中，应用曲妥珠单抗的患者有11.2%发生了LVEF的下降（对照组5.6%，相对风险1.83），并导致了2.5%的患者发生心衰（对照组0.4%，相对风险5.1）。真实世界中曲妥珠单抗所致心脏损害的比例则更高。在对患有早期乳腺癌的老年妇女的回顾性分析中，与没有接受辅助化疗或曲妥珠单抗化疗的患者相比，单独使用曲妥珠单抗或曲妥珠单抗＋蒽环类药物导致心衰/心肌病发病率的绝对值分别增加了14%和23.8%的。同样，在MD Anderson接受转移性乳腺癌治疗的女性的回顾性分析中，接受HER-2靶向治疗的女性中有26.5%产生了心衰症状。但对大多数患者来说，心衰症状是可逆的。

危险因素：目前研究认为，以下因素与HER-2抗体相关心脏损害有关：①与蒽环类药物联用；②心力衰竭；③基线时无症状的LVEF ≤ 50%；④冠心病；⑤房颤；⑥高血压；⑦糖尿病；⑧肥胖（BMI ≥ 30 kg/m^2）；⑨血脂代谢异常；⑩肾衰竭；⑪年龄 ≥ 60 岁。

其中，与蒽环类药物联用，尤其是在蒽环类药物累积剂量较大的情况下，是发生心脏损害最主要的危险因素。因此现代化疗方案已尽量避免蒽环类和HER-2抗体联用。

机制：使用曲妥珠单抗导致心脏毒性的机制尚不完全清楚。除了在肿瘤组织中表达外，已证明HER-2与该家族的其他成员（HER-1、HER-3和HER-4）一起在成人心肌细胞中表达。HER-2及其配体神经调节蛋白1（NRG1）与成人心脏功能的维持和心肌细胞的发育密切相关。当心脏血流动力学变得不稳定或应激时，心脏微血管内皮细胞可以释放神经调节蛋白1（NRG1）。其在心肌细胞中以旁分泌形式作用后，与HER-4结合并触发HER-4/HER-4同源二聚化或HER-4/HER-2异源二聚化，随后可触发一系列途径，包括丝裂原活化蛋白激酶（MAPK）途径和磷脂酰肌醇3-激酶-细胞蛋白B（PI3K-Akt）通路，起到稳定线粒体功能、抑制细胞凋亡、代偿心脏应激等作用。曲妥珠单抗通过与HER-2结合来抑制HER-4/HER-2二聚化，从而抑制上述途径，使心脏在受到应激时更容易受损。还有一些研究发现曲妥珠单抗可以通过影响细胞代谢，引起细胞葡萄糖摄取的减少、损害心肌细胞收缩及钙调节功能，进一步影响心功能。

预防与治疗：鉴于曲妥珠单抗所致心肌损害通常是可逆的，其预防方式主要为检测和停药。根据指南及药物说明书，治疗前、治疗期间每3个月及治疗结束后2年内的每6个月均需完善心脏超声或心肌核素检查评估心功能，治疗后LVEF绝对值较基线下降 ≥ 16%或下降 ≥ 10%且低于正常范围，需停药至少4周，并观察LVEF是否恢复。如4～8周恢复至正常范围或较基线绝对值下降 ≤ 15%，可恢复治疗。如持续8周仍未恢复，或出现3次因心脏毒性停药，应永久停止使用。针对曲妥珠单抗所致心肌损害，目前尚无特异性治疗。其治疗原则与常规的心力衰竭药物治疗并无区别。经停药及对症治疗后，绝大部分患者心功能均可恢复，但仍有一小部分患者可能遭受不可逆的心脏损害。

HER-2抗体具有明确的心脏毒性，约20%的患者会出现。但由于很多情况下是无症状的LVEF下降，且大部分可逆，可能会引起临床大夫的忽视，因此对心功能的监测是HER-2抗体化疗中重要的一环。此患者每次化疗间期均复查了超声心动图，观察到了射血分数的下降。至第4次化疗后，

表2-6 心脏毒性的定义

机构	心脏毒性的定义
纪念斯隆-凯特琳癌症中心心脏事件评估委员会	LVEF下降 ≥ 5%且 < 55%，伴或不伴心衰症状或体征
美国超声心动图学会（ASE）和欧洲心血管成像学会（EACVI）	LVEF绝对值下降 > 10%且 < 53%，由多次影像学确定，伴或不伴心衰症状
欧洲心脏病学会（ESC）	LVEF绝对值下降 > 10%且 < 50%，伴或不伴心衰症状
曲妥珠单抗说明书	LVEF绝对值较基线下降 ≥ 16%或LVEF绝对值下降 ≥ 10%并低于正常下限

LVEF 绝对值下降已达 16％，且到达 LVEF 值正常下限，已达到停药指证。如当时能停药观察，或许会避免后续心功能的进一步恶化。但患者肿瘤分期较晚，HER-2 抗体的停药可能会导致肿瘤进展；同时患者存在肾功能不全，更换其他化疗方案肾损害风险则更大。因此当时与患者沟通后，仍考虑继续 HER-2 抗体化疗方案。这反映了老年患者治疗中存在的矛盾性。

2. 老年患者初次引流胸腔积液量需尽量保守，特别是曾有胸壁活动受限的患者

漏出性胸腔积液为心衰常见并发症，一般来说随着心衰治疗的好转可逐渐吸收，但在心衰较为难治、胸腔积液引起呼吸困难时可考虑穿刺引流。此患者在胸腔积液引流后出现急性左心衰发作，分析原因考虑：①胸腔积液引流量相对过多：目前一般认为，抽取胸腔积液，首次不超 600 ml，后续每次不超 1000 ml。此患者虽绝对值未超量，但从患者体型较为瘦小（身高 159 cm，体重 46 kg）以及第 2 日超声提示胸腔积液深度从 7.1 cm 骤降至 0.7 cm 来看，首日 500 ml 引流量对于此患者来说可能仍过大。②胸壁加压包扎的撤除：患者瘦小、化疗期间食欲不振、贫血、低蛋白血症，乳腺癌根治术伤口巨大，愈合差，并出现皮下积液，因此外科持续予患者胸部加压包扎近 1 个月，胸廓扩张持续受限。穿刺引流当日，外科查房后认为伤口愈合可，撤除了加压包扎，解除了扩张限制，进一步增大了肺复张空间。两者叠加，导致肺复张扩快，回心血量增加过快，超过左心室耐受范围，引起急性左心衰竭发作。

3. 急性心衰患者血栓风险增加，如合并其他高凝因素更易发生血栓事件

血栓形成的三要素为血流淤滞、血管内皮受损和血液高凝状态。心衰可以通过不同机制，加重上述三个因素：①心衰患者心肌运动幅度下降、心输出量下降，心室充盈压升高，造成心脏内血流淤滞。同时心衰患者活动量下降，卧床 / 久坐时间增加，也造成外周血液循环淤滞。②心衰对内皮功能造成损伤，导致血管内皮一氧化氮（NO）释放减少，使得单核细胞和血小板更易黏附于内皮，促进血栓形成。③心衰可以诱导炎症反应、氧化应激及

神经激素系统的激活，导致凝血酶生成的增加与纤溶的下降，使得血栓更易生成。同时研究也观察到心衰患者循环内血管性血友病因子（von Willebrand factor，vWF）增加，也促进血栓形成。

因此，心力衰竭患者处于高凝状态，发生卒中等血栓栓塞事件的风险增加。Framingham 研究显示，心衰患者发生缺血性卒中的风险比无心衰患者高 2～3 倍。其他多个大型队列研究也验证了这一结论。新发作（new-onset）的心衰患者尤其危险：发作后第一个月，缺血性卒中的风险增加了 5 倍以上。同时，尽管射血分数降低的心衰患者和射血分数保留的心衰患者卒中风险较非心衰患者均有增加，但 LVEF 值低的患者风险更高。同样，心衰患者也更易合并心房血栓、心室血栓和深静脉血栓 / 肺栓塞。

鉴于新发作心衰患者的高栓塞风险以及临床试验结果，目前国内外指南均推荐对尚未抗凝且无抗凝禁忌证的急性心衰患者进行血栓栓塞的预防用药（Ⅰ类证据，A/B 级推荐）。而对于慢性心衰，特别是窦性心率的慢性心衰患者，是否需要长期抗凝尚无定论。

早期华法林时代的研究显示，华法林并不能比阿司匹林或氯吡格雷进一步减少卒中发生，并且增加出血的风险。进入新型口服抗凝药时代后，两项大型临床随机对照试验（RCT）给予了人们心衰抗凝治疗的希望：ATLAS ACS 2-TIMI 51 和 COMPASS 试验证实小剂量利伐沙班 / 小剂量利伐沙班＋阿司匹林可以显著减少急性冠脉综合征 / 稳定型心绞痛或外周动脉疾病的主要心脑血管事件（心血管死亡 / 心肌梗死 / 卒中），且并不显著增加出血。事后分析显示，在心衰亚组中，上述治疗同样有效，甚至获益更多。然而，在后续专为心衰患者设计的 COMMANDER HF 研究中却得到了阴性的结果：在慢性心力衰竭恶化、左室射血分数降低、冠状动脉疾病且无房颤的患者中，2.5 mg bid 的利伐沙班与安慰剂相比，不能降低主要心脑血管终点（全因死亡、心肌梗死或卒中）的发生率。因此，尽管 COMMANDER HF 的事后分析显示，小剂量利伐沙班在平均 21.1 个月的随访中，可以减少 17％ 的血栓栓塞事件（定义为心肌梗死、缺血性卒中、猝死、意外死亡、症状性肺栓塞或症状性深静脉血栓形成），可减少 32％ 的卒中或 TIA 的发

生，指南依然表示，目前没有证据证明应该对所有窦性心律的心衰患者常规进行抗凝治疗。但对于合并慢性冠脉综合征、外周动脉疾病，存在卒中/血栓高风险，且无主要出血风险的患者，可以考虑尝试使用小剂量利伐沙班。

本例患者存在肿瘤术后围手术期、心衰、卧床、感染等高凝因素，属于血栓高风险患者，住院期间应抗凝治疗，但由于患者出现 PT 及 APTT 延长，未予加用。卒中发作一周后复查头部 MRI 未见继发出血，给予低分子抗凝治疗直至出院前。长期抗凝方面，考虑到：①患者已出围手术期，急性心衰控制，高凝状态改善；②低分子量肝素停药数天，检测 D-dimer 未进一步升高；③患者低体重，肾功能不全，应用新型口服抗凝药出血风险增加；④目前研究显示抗凝治疗虽减少栓塞事件发生，但不能改善预后，未给予长期抗凝治疗。

三、要点提示

- 肿瘤患者使用 HER-2 靶向治疗时，应监测超声心动图，如射血分数下降明显，需警惕，暂停药物使用。
- 重度心衰患者初次引流胸腔积液不宜过多，特别是曾有胸壁活动受限的患者。
- 肿瘤、手术后患者出现心衰时，栓塞风险会更高。

参考文献

[1] MOJA L，TAGLIABUE L，BALDUZZI S，et.al. Trastuzumab containing regimens for early breast cancer. Cochrane Database Syst Rev，2012，18（4）：CD006243.

[2] ZAMORANO J L，LANCELLOTTI P，RODRIGUEZ M D，et al. 2016 ESC Position Paper on cancer treatments and cardiovascular toxicity developed under the auspices of the ESC Committee for Practice Guidelines：The Task Force for cancer treatments and cardiovascular toxicity of the European Society of Cardiology（ESC）. Eur Heart J. 2016,37（36）：2768-2801.

[3] FLORIDO R，SMITH K L，CUOMO K K，et al. Cardiotoxicity From Human Epidermal Growth Factor Receptor-2（HER-2）Targeted THER-apies. J Am Heart Assoc，2017，6（9）：e006915.

[4] LIN M，XIONG W，WANG S，et.al. The Research Progress of Trastuzumab-Induced Cardiotoxicity in HER-2-Positive Breast Cancer Treatment. Front Cardiovasc Med，2022，8：821663.

[5] LIN A Y，DINATOLO E，METRA M，et al. Thromboembolism in Heart Failure Patients in Sinus Rhythm：Epidemiology，Pathophysiology，Clinical Trials，and Future Direction. JACC：Heart Fail，2021，9（4）：243-253.

[6] KIM W，KIM E J. Heart Failure as a Risk Factor for Stroke. J Stroke，2018，20（1）：33-45.

[7] MCDONAGH T A，METRA M，ADAMO M，et al. 2021 ESC Guidelines for the diagnosis and treatment of acute and chronic heart failure. Eur Heart J，2021，42（36）：3599-3726.

[8] 中华医学会心血管病学分会心力衰竭学组，中国医师协会心力衰竭专业委员会，中华心血管病杂志编辑委员会. 中国心力衰竭诊断和治疗指南 2018. 中华心血管病杂志，2018，46（10）：760-789.

（章岱）

病例 3

不明原因晕厥

一、病例摘要

患者老年男性，84 岁，因"突发意识丧失 5 天，再发 4 h"入院。患者 5 天前于晚餐后坐位时无明显诱因突发意识丧失，呼之不应，伴大汗、流涎、肢体瘫软，无抽搐及大小便失禁，血压无法测出。急呼 120 到场后测血压 70/40 mmHg，血糖 8.5 mmol/L，给予对症补液治疗，约半小时患者意识恢复，遂就诊于我院急诊，复测血压 50/30 mmHg，心率 70 次/分，急查血常规：WBC 9.28×10^9/L，GR% 52.9%，HGB 135.0 g/L，PLT 196×10^9/L。生化：ALT 21U/L，AST 27U/L，ALB 31.0 g/L ↓，尿素氮 10.39 mmol/L ↑，肌酐 117.3 μmol/L ↑，血糖 9.00 mmol/L ↑，钾 3.48 mmol/L ↓，钠 132.0 mmol/L ↓；心肌酶谱均阴性，TnT < 0.010 ng/ml，NT-pro BNP 228 ng/L；血气：吸入氧浓度 33.0%，pH 7.356，PCO_2 31.9 mmHg ↓，PO_2 115.60 mmHg ↑，BE － 7.80 mmol/L ↓，SO_2 98.20%，标准碳酸氢盐（SBC）19.70 mmol/L ↓，TCO_2 19.00 mmol/L ↓。心电图提示窦性心律、大致正常心电图。胸部 CT 与 2 个月前对比：双肺多发斑片索条及磨玻璃密度，右下肺病变较前略增多，考虑炎症可能，左下肺病变较前减轻，余大致同前。头颅 CT 与 3 个月前对比：①多发腔隙性脑梗死，部分形成软化灶，大致同前；②缺血性脑白质病变、老年性脑改变、副鼻窦炎，均同前。经予补液、扩容、纠酸以及多巴胺静脉泵入后患者血压上升至 100～110/50～70 mmHg，后收入院治疗。入院后完善腹部超声及超声心动图较 3 个月前无明显变化。患者入院后继续酌情补液治疗，并根据血压水平逐步减慢多巴胺泵入速度，于入院后第 3 日停用多巴胺。患者无明显头晕、心悸、胸闷、胸痛、憋气及肢体感觉及活动异常，于入院第 5 日签字出院。出院当日 19:30 于卧位时（卧位前测血压 145/70 mmHg）自觉头晕，后突发意识丧失，伴大汗、肢体瘫软，无抽搐及大小便失禁，家属呼之不应，血压测不出，急呼 120，120 赶到后血压仍测不出，血糖 8.1 mmol/L，约半小时患者自主意识恢复，就诊于我院急诊，测血压 80/50 mmHg，心率 81 次/分，给予补液、扩容及多巴胺静脉泵入对照治疗，血压有所回升，为进一步诊治收入院。

既往史：

- 高血压史 20 余年，最高 150/70 mmHg，现长期口服氨氯地平 5 mg qd，血压控制于 130～160/70～90 mmHg。

- 3 个月前住院期间诊断阵发性房颤、双下肢深静脉血栓、多发肺动脉栓塞，予那屈肝素钙 0.4 ml q12h 皮下注射抗凝治疗 1 个月后改为利伐沙班 10 mg qd 口服抗凝。多次复查便隐血阴性。

- 3 个月前住院期间诊断冠心病、血脂代谢异常，予氯吡格雷 37.5 mg qd 抗血小板、瑞舒伐他汀 10 mg qd 降脂、单硝酸异山梨酯缓释片 20 mg qd 扩冠、美托洛尔 12.5 mg bid 控制心室率。多次复查心电图无 ST-T 改变。

- 吞咽功能障碍，反复因进食呛咳继发吸入性肺炎，3 个月前住院期间予留置鼻胃管进食，仍间断有口水呛咳。

- 前列腺增生 10 余年，长期口服非那雄胺片，1 个月前于住院时出现急性尿潴留及泌尿系统感染，予长期保留导尿。

- 既往慢性肾功能不全病史，2个月前住院期间曾出现造影剂肾病，予碱化尿液、利尿等治疗后自主尿量恢复，肌酐水平正常。
- 1年前查糖化血红蛋白7.21%，未予进一步诊治。3个月前入院时血糖明显升高，伴有尿中酮体升高，诊断糖尿病、糖尿病酮症，予控制感染、降糖等治疗后血糖可控制于空腹5～6 mmol/L，餐后6～8 mmol/L，目前未应用降糖药物。
- 9年前因口服过量阿司匹林出现十二指肠溃疡出血，经治疗后好转，后未再复查胃镜。
- 多发腔隙性脑梗死病史、认知功能下降、睡眠障碍、双侧颈动脉斑块形成，右侧锁骨下动脉斑块形成，双下肢动脉硬化伴闭塞。

个人史：出生并久居于本地，否认疫水、疫区接触史，否认其他放射性物质及毒物接触史。免疫接种史不详。否认吸烟史，偶饮酒。

家族史：否认家族中传染病史、遗传病史及肿瘤病史。

入院查体：体温36℃，呼吸20次/分，脉搏81次/分，血压106/67 mmHg，神清，精神弱，双肺呼吸音粗，双下肺可闻及细湿啰音，未闻及哮鸣音及胸膜摩擦音。心率81次/分，律齐，未闻及额外心音及异常心音，未闻及心包摩擦音。腹膨隆，无压痛、反跳痛，肝脾触诊不满意，肠鸣音可，双下肢轻度凹陷性水肿，双侧足背动脉搏动弱，双侧巴宾斯基征阳性。

辅助检查：

- 血常规：WBC $8.65×10^9$/L，HGB 135.0 g/L，PLT $176×10^9$/L。
- 生化：ALT 35 U/L，ALB 33.5 g/L↓，总胆红素（TBIL）8.00 μmol/L，间接胆红素（IBIL）6.21 μmol/L，尿素氮9.40 mmol/L↑，肌酐118.4 μmol/L↑，钾4.08 mmol/L，钠131.0 mmol/L↓。
- 心肌损伤标志物：TnT 0.017 ng/ml，NT-pro BNP 426 ng/L。
- 凝血功能：PT 12.50 s，PTA 115%，FDP 2.00 μg/ml，D-dimer 1.700 μg/ml↑。

初步诊断：意识丧失原因待查，休克，肺部感染，肺栓塞，冠状动脉粥样硬化性心脏病，阵发性房颤（出血高风险），慢性肾功能不全，2型糖尿病，下肢深静脉血栓形成，高血压2级（极高危），高脂血症，高尿酸血症，陈旧性脑梗死，吞咽功能障碍，双侧颈动脉斑块形成，右侧锁骨下动脉斑块形成，双下肢动脉硬化伴闭塞，睡眠障碍，认知功能下降。

入院后诊疗经过：患者高龄男性，既往高血压、糖尿病、阵发房颤、肺栓塞等多种基础病。入院前近1周2次出现晚餐后意识丧失，伴低血压休克，每次发作时间为餐后0.5～1 h，持续时间约0.5 h，伴大汗、肢体不自主抽动。入院后予补液、升压等治疗后血压可缓慢回升。入院后关于晕厥的原因分析以下可能：

1. 心律失常

快速或缓慢的恶性心律失常如室速、室颤、高度房室传导阻滞时心率过快或过慢可引起心输出量和体循环动脉压不足，导致脑灌注不足，脑组织缺血缺氧从而导致晕厥，但患者发作时无明显心悸表现，多次复查心电图及动态心电图均未提示恶性心律失常表现，故不支持此诊断。

2. 器质性心脏病

急性大面积心肌梗死或心脏流出道梗阻如主动脉瓣狭窄等也可导致意识丧失。但多发生于活动后，常伴呼吸困难、心绞痛、出汗等，超声心动图可见相应心脏结构异常。该患者入院后多次复查心电图及心肌酶谱均未发现明显异常，多次复查超声心动图均未发现节段性室壁运动异常或心脏器质性改变等，故不支持此诊断。

3. 肺栓塞

大面积肺栓塞患者可以晕厥起病，该病多有长时间制动史、下肢深静脉血栓形成等危险因素，常表现为胸闷、胸痛、呼吸困难、喘憋等症状，可伴有低血压、心动过速、呼吸急促等表现，血气可见动脉血氧分压降低，血D-dimer升高，超声心动图可见右心负荷增加的表现；该患者有房颤、下肢静脉血栓及肺栓塞病史，应警惕再次肺栓塞可能。但患者监测血气无明显低氧血症、D-dimer无明显升高，超声心动图肺动脉压无明显升高，入院后复查肺通气灌注显像较 3 个月前肺栓塞范围缩小，故不支持此诊断。

4. 脑血管疾病

存在血管严重梗阻的脑血管疾病可发生晕厥，典型发作起病突然，但如出现意识丧失通常恢复时间较长，伴有复视、眩晕、吞咽困难、构音障碍、各种感觉及运动异常等神经系统表现。该患者有多种血管病变危险因素及临床表现，查体双巴宾斯基征阳性，需警惕该诊断，但患者意识恢复后未遗留肢体感觉及活动异常或言语含糊等，入院后复查头颅 MRI 未见新发梗死出血灶，未见颅内占位，故不支持此诊断。

5. 血容量不足

如急性严重的出血、腹泻、呕吐、服用大量利尿剂引起血容量不足，从而可导致脑灌注不足出现意识障碍。该患者无相应临床表现，监测血红蛋白无明显下降趋势，故不支持该诊断。

6. 低血糖昏迷

患者糖尿病诊断明确，老年患者血糖调节能力下降，既往住院期间血糖偏低，2 次意识障碍发作时均伴有大汗，应警惕低血糖昏迷可能。但两次发作时测血糖均不低，入院后完善动态血糖监测，未提示低血糖，故不支持该诊断。

7. 体位性低血压

患者近 3 个月因肺栓塞、肺炎长期住院治疗，以卧床为主，出院后出现一过性意识丧失，应警惕体位性低血压可能。患者入院后完善立卧位血压：卧位 129/78 mmHg，坐起即刻 150/61 mmHg，立位即刻 158/97 mmHg，立位 3 min 202/181 mmHg，平卧休息测血压 131/76 mmHg。不完全排除此诊断，嘱患者逐步延长日间坐位时间，避免体位变动过快。

8. 餐后低血压

患者两次晕厥均出现于晚餐后 0.5 ～ 1 h，应高度怀疑餐后低血压可能。但患者在住院期间无

相应临床表现，入院后测四肢血压左上肢 136/80 mmHg，右上肢 134/76 mmHg，左下肢 150/74 mmHg，右下肢 138/70 mmHg，并两次监测患者餐后血压如表 3-1 所示。

表 3-1　患者进餐前后血压波动情况

	第一次（mmHg）	第二次（mmHg）
餐前	134/78	138/76
餐后 10 min	136/76	116/69
餐后 20 min	126/70	117/68
餐后 30 min	130/70	122/73
餐后 40 min	122/72	121/72
餐后 50 min	136/74	122/74
餐后 60 min	154/82	115/62
餐后 70 min	140/80	121/66
餐后 80 min	136/80	117/71
餐后 90 min	140/80	122/73
餐后 100 min	124/70	117/68
餐后 110 min	122/70	126/71
餐后 120 min	138/78	128/67

患者第二次监测餐后血压发现餐后血压较餐前下降超过 20 mmHg，考虑餐后低血压诊断明确，但患者在住院过程中未出现明显头晕、心悸、晕厥等表现。经详细询问病史并分析病情，患者住院期间为持续缓慢鼻饲，鼻饲速度为 100 ～ 150 ml/h，但患者出院后家属因不熟悉鼻饲泵操作，设置为 500 ml/h 速度泵入；此外患者住院期间肠内营养方案为肠内营养乳剂配方，而出院后为家庭自制匀浆膳（以碳水化合物为主）。因此考虑患者出院后的严重餐后低血压与进食速度及进食种类相关。

经补液治疗后患者血压逐步回升至正常，无特殊不适表现，遂择期出院。出院已停用美托洛尔，同时向患者家属进行宣教，嘱离院后保持鼻饲速度，调整饮食结构，避免进食过快、过饱。患者规律随访近两年，未再出现晕厥表现。

二、病例解析

1. 晕厥的诊治

晕厥是指一过性全脑血液低灌注导致的短暂意识丧失（transient loss of consciousness，TLOC），特点为发作迅速、一过性、自限性并能够完全恢复。发作时可因肌张力降低、不能维持正常体位而跌倒。晕厥发作前可有先兆症状，如黑矇、乏力、出汗等。老年人晕厥的发生率可高达 2%～6%，但由于老年人认知功能下降以及多重共病的存在，大部分并不能明确晕厥原因。国外的一项观察性研究发现多种因素参与了老年人晕厥的发病，94% 的患者中存在一种或多种可能的晕厥解释，只有 50% 的患者能确诊。此项研究同时发现直立性/餐后低血压（45%）和心脏疾病（44%）是老年人最常见的晕厥原因。

2018 年中华心血管病杂志编委会、中国生物医学工程学会心律分会、中国老年学和老年医学学会心血管病专业委员会更新了《晕厥诊断与治疗中国专家共识（2018）》，旨在帮助临床医生确定晕厥诊断，制订恰当的治疗方案。

（1）晕厥的常见病因
- ➢ 反射性晕厥综合征
  - ✓ 血管迷走性晕厥
  - ✓ 颈动脉窦性晕厥
  - ✓ 情境相关性晕厥：急性出血；咳嗽、打喷嚏；胃肠道刺激（吞咽、排便、内脏痛）；排尿（排尿后）；运动后；疼痛、焦虑
  - ✓ 舌咽神经痛、三叉神经痛
- ➢ 直立性低血压性晕厥
  - ✓ 年龄老化
  - ✓ 药物：利尿剂、血管扩张剂、抗高血压药物、抗心律失常药物、抗精神病药物等
  - ✓ 血容量减少：如出血、腹泻、利尿剂、发热等
  - ✓ 自主神经功能衰竭
    - ◇ 原发性自主神经功能衰竭综合征：单纯性自主神经功能衰竭、多系统萎缩、伴有自主神经功能衰竭的帕金森病、路易体痴呆
    - ◇ 继发性自主神经功能衰竭综合征：糖尿病性神经病变、淀粉样变、尿毒症、脊髓损伤
- ➢ 心源性晕厥
  - ✓ 心律失常
    - ◇ 心动过缓：窦房结功能障碍（包括慢快综合征）、房室传导系统疾病、植入装置（如起搏器）功能异常
    - ◇ 心动过速：阵发性室上性及室性心动过速（原发，继发于结构性心脏病或离子通道病）
    - ◇ 药物介导的心动过缓和心动过速
  - ✓ 器质性疾病
    - ◇ 心脏性：心脏瓣膜病、急性心肌梗死/缺血、肥厚性梗阻性心肌病、心房黏液瘤、心包疾病/心脏压塞、先天性冠状动脉异常、人工瓣膜异常
    - ◇ 其他：肺栓塞、急性主动脉夹层、肺动脉高压

（2）晕厥的临床特征
- ➢ 反射性晕厥
  - ✓ 复发性晕厥的长期病史，特别是在 40 岁以前发生
  - ✓ 在令人不愉快的视觉、听觉刺激或疼痛后发生
  - ✓ 在咳嗽、排便、排尿后发生
  - ✓ 用餐期间发生
  - ✓ 在拥挤和（或）炎热的地方发生
  - ✓ 晕厥前存在自主神经症状：苍白、出汗和（或）恶心、呕吐
  - ✓ 头部旋转或压迫颈动脉窦（如肿瘤、剃须、衣领太紧）
- ➢ 直立性低血压性晕厥
  - ✓ 站立时或站立后发生
  - ✓ 长时间站立后发生
  - ✓ 餐后低血压
  - ✓ 开始使用血管扩张剂/利尿剂或剂量改变与血压下降存在时间关联
  - ✓ 存在自主神经病变或帕金森综合征
- ➢ 心源性晕厥
  - ✓ 用力或仰卧时发生
  - ✓ 突发心悸，随后立即发生晕厥

✓ 年轻时不明原因猝死的家族史

✓ 有结构性心脏病或冠状动脉疾病

（3）晕厥的初步评估

初步评估的目的是：①明确是否是晕厥；②是否能确定晕厥的病因；③是否是高危患者。评估内容包括详细询问病史、体格检查和心电图检查。具体流程见图 3-1。

（4）危险分层

因病因不同，晕厥可能预后良好，也可能危及生命，危险分层对指导治疗和减少复发与死亡都非常重要。高危患者应住院治疗以进一步检查评估，低危患者住院治疗增加医疗费用，但并不会改善死亡率、安全性及生活质量，推荐在门诊评估。

➢ 高危患者

✓ 病史提示为心律失常性晕厥：如运动中出现晕厥、心悸以及无任何预警或前驱症状出现晕厥

✓ 合并疾病：如严重贫血、电解质紊乱

✓ 心电图提示为心律失常性晕厥

✓ 猝死家族史

✓ 低血压：收缩压低于 90 mmHg

✓ 老年人

✓ 严重器质性心脏病、充血性心力衰竭、冠状动脉疾病

➢ 低危患者

✓ 年龄 < 50 岁

✓ 无心血管病史

✓ 心电图正常

✓ 与神经介导性或直立性低血压晕厥一致的症状

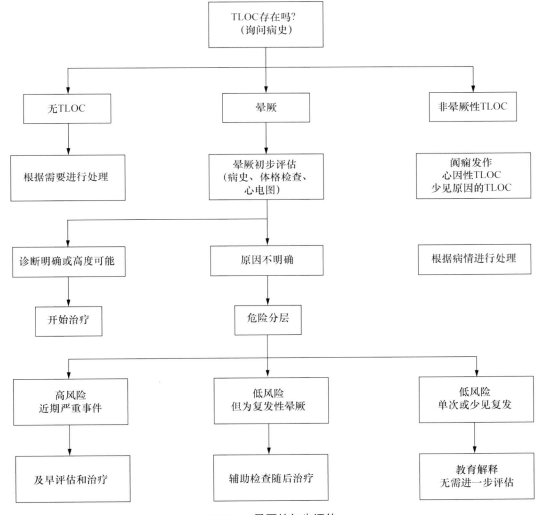

图 3-1　晕厥的初步评估

✓ 一般的心血管异常发现

（5）晕厥的进一步评估

合理的辅助检查有助于明确诊断，进一步评估及诊断流程见图 3-2。

2. 餐后低血压

根据《老年人异常血压波动临床诊疗中国专家共识》，餐后低血压指餐后 2 h 内收缩压较餐前下降幅度 ≥ 20 mmHg；或餐前收缩压 ≥ 100 mmHg，而餐后 < 90 mmHg；或餐后血压下降未达到上述标准，但出现餐后心脑缺血症状。在我国人群中的发生率为 59.3%，住院老年患者中为 61.6% ～ 74.7%。餐后低血压的发生率远较体位性低血压高，随增龄而上升，高血压患者更为多见。三餐中以早餐后低血压发生率最高，早餐或午餐后的血压下降幅度明显大于晚餐后餐后收缩压，一般下降 20 ～ 40 mmHg，严重者可达 90 mmHg。此外，餐前血压越高的患者，餐后低血压的发生率越高，而且血压下降幅度也越大。症状多发生于餐后 30 ～ 60 min，持续 30 ～ 120 min，可表现为头晕、乏力、视物模糊、嗜睡、晕厥、跌倒等。有研究表明，老年人发生餐后低血压，且收缩压降至小于 120 mmHg，全因死亡率增加 69%。

对于非餐后低血压患者，进餐后胃肠道受容扩张，血液向内脏分布增加，导致外周血管阻力降低，随后交感神经代偿性兴奋，导致心率、心排血量及外周血管阻力增加，从而使收缩压得以维持，这一过程中的任何一个环节受阻，均可导致餐后低血压的发生。目前关于餐后低血压的相关机制尚无定论，有研究认为多种因素与餐后低血压的病理生理机制相关，包括交感神经及压力反射敏感性下降、血管舒张肽释放、胃扩张和内脏血流增多等。

（1）餐后低血压的影响因素

➤ 年龄：餐后低血压的患病率随年龄增加，且饮食相关的血压下降程度与年龄大小呈正相关。其原因可能为，高龄可导致年龄相关的胃肠道老化，通过改变胃排空速率加重餐后低血压；另外，高龄可导致自主神经的传入神经纤维变性或功能障碍，减弱疼痛等感觉

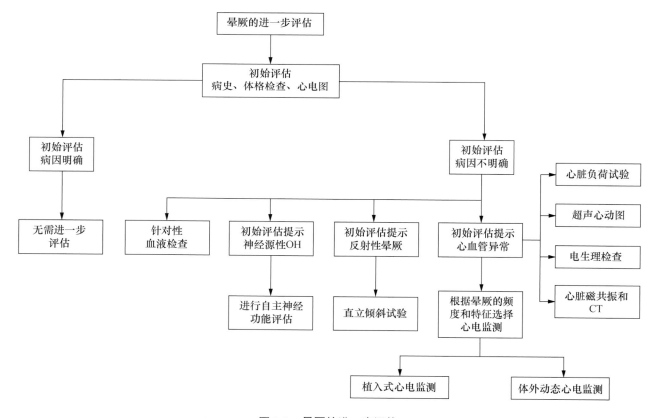

图 3-2　晕厥的进一步评估

的传输，降低患者对餐后低血压的感知，老年人对低血压的代偿能力不佳，低血压后不能有效提高患者心率。

➢ 用餐情况：餐后低血压的发生呈时间相关性，虽然餐后低血压可发生于任何时间，但早餐和午餐后更易出现大幅度的血压下降，并导致更为明显的症状及更为严重的后果。另外，膳食组成亦可对餐后低血压产生影响，曾有研究表明相较于高蛋白饮食或高脂饮食，高糖饮食更容易造成餐后低血压患者餐后血压出现迅速而显著的下降，并产生更严重的伴随症状。但最新的研究表明，相较于同等量的饮水，摄入 70 g 乳清蛋白后健康老年男性的血压出现持续下降；而相同情况下，年轻男性的血压无明显变化。食物温度同样可以影响老年人餐后血压的改变情况。相较于冷餐（5 ℃），暖餐（55 ℃）可造成餐后血压更大幅度的下降。同时，增加进餐的频率可以减少餐后低血压的发生。

➢ 并存疾病：合并糖尿病、原发性高血压、帕金森病、多系统萎缩、自主神经功能障碍等疾病以及肾衰竭维持性血液透析，均可使患者餐后低血压的发病率明显升高。

➢ 药物的影响：心血管药物如血管紧张素转换酶抑制剂、钙通道阻滞剂、α 受体阻滞剂、利尿剂、硝酸盐、地高辛等，减肥药物如奥利司他等，以及精神药品等多种药物均可对餐后低血压产生不利影响，其中以利尿剂为多。另外多重用药也可能增加餐后低血压风险。

（2）餐后低血压的治疗

➢ 非药物治疗

　✓ 饮水疗法：自主神经系统功能障碍的患者，餐前饮水 350 ～ 480 ml 可使餐后血压下降幅度减少 20 mmHg，并有效减少症状的发生。但是最佳的水摄入量还不确定，应考虑患者具体情况。

　✓ 少食多餐：可以减少血液向内脏转移的量和持续时间，对餐后低血压患者可能有利，但进餐量与血压的关系还有待深入研究。

　✓ 减少碳水化合物摄入：与蛋白质和脂肪相比，碳水化合物在胃中的排空最快，诱导胰岛素释放作用最强，因此摄入富含碳水化合物的食物更容易导致餐后血压迅速下降。中国人早餐以碳水化合物为主，因此早餐后低血压最为多见。可改变膳食成分配比，适当减少碳水化合物摄入。

　✓ 餐后运动：一些小规模研究发现，老年人餐后 20 ～ 30 min 间断进行低强度的运动（如步行 30 m，每隔 30 min 一次）有助于提高心输出量、降低收缩压的下降幅度和跌倒的发生率，但运动量过大则起到相反的作用。适宜的运动方式、强度和时间还有待于进一步摸索。

　✓ 调整管饲速度：国内外研究均表明，减慢肠内营养液输注速度并在输注前避免使用抗高血压药物有助于预防餐后低血压。

➢ 药物治疗：老年人服用 α 糖苷酶抑制剂阿卡波糖 50 mg，可显著降低餐后胃肠道的血流量，减少餐后收缩压和舒张压的降低，有效控制症状，适用于合并糖尿病的老年患者。此外，一些肠促胰酶如胰高血糖素样肽 1、葡萄糖依赖性促胰岛素肽等，可能参与了餐后血流动力学的调节，也有望用于餐后低血压的治疗。有研究表明二甲双胍可明显改善口服葡萄糖导致的餐后低血压，其机制可能与胰高血糖素样肽 1 分泌增加和胃排空延迟有关。其他可能有效的药物包括咖啡因、奥曲肽、瓜尔胶、二肽基肽酶 4 抑制剂、地诺帕明联合米多君及血管升压素等，由于使用方法不明确，疗效缺乏有效验证，不良反应较多，难以在临床推广。

三、要点提示

● 老年人群晕厥发病率高，病因复杂，一旦出现晕厥应首先进行初始评估，并对老年患者进行危险分层，尽快识别高危患者并给予相应处理，改善患者预后。后期可进行进一步评估以协助明确诊断。

● 餐后低血压在老年人群中非常常见，应注意避免相关诱因，同时还应注意进食速度、合并疾病、合并用药等因素，避免餐后低血压的发生。

参考文献

［1］DE RUITER S C，WOLD J F H，GERMANS T，et al. Multiple causes of syncope in the elderly：diagnostic outcomes of a Dutch multidisciplinary syncope pathway. Europace，2018，20（5）：867-872.

［2］中华心血管病杂志编辑委员会，中国生物医学工程学会心律分会，中国老年学和老年医学学会心血管病专业委员会，等. 晕厥诊断与治疗中国专家共识（2018）. 中华心血管病杂志，2019，47（2）：96-107.

［3］中国老年医学学会高血压分会. 老年人异常血压波动临床诊疗中国专家共识. 中华高血压杂志，2017，25（2）：132-140.

［4］TRAHAIR L G，HOROWITZ M，JONES K L. Postprandial hypotension：a systematic review. J Am Med Dir Assoc，2014，15（6）：394-409.

［5］MADDEN K M，FELDMAN B，MENEILLY G S. Baroreflex function and postprandial hypotension in older adults. Clin Auton Res，2021，31（2）：273-280.

［6］PHAM H，PHILLIPS L，TRAHAIR L，et al. Longitudinal Changes in the Blood Pressure Responses to，and Gastric Emptying of，an Oral Glucose Load in Healthy Older Subjects. J Gerontol A Biol Sci Med Sci，2020，75（2）：244-248.

［7］GIEZENAAR C，OBEROI A，JONES K L，et al. Effects of age on blood pressure and heart rate responses to whey protein in younger and older men. J Am Geriatr Soc，2021，69（5）：1291-1299.

［8］KITAE A，USHIGOME E，HASHIMOTO Y，et al. Asymptomatic postprandial hypotension in patients with diabetes：The KAMOGAWA-HBP study. J Diabetes Investig，2021，12（5）：837-844.

［9］SCHOEVAERDTS D，IACOVELLI M，TOUSSAINT E，et al. Prevalence and Risk Factors of Postprandial Hypotension among Elderly People Admitted in a Geriatric Evaluation and Management Unit：An Observational Study. J Nutr Health Aging，2019，23（10）：1026-1033.

［10］SATO K，SUGIURA T，OHTE N，et al. Postprandial hypotension in older people receiving tube feeding through gastrostomy. Geriatr Gerontol Int，2018，18（10）：1474-1478.

［11］BORG M J，XIE C，RAYNER C K，et al. Potential for Gut Peptide-Based Therapy in Postprandial Hypotension. Nutrients，2021，13（8）：2826.

［12］BORG M J，JONES KL，SUN Z，et al. Metformin attenuates the postprandial fall in blood pressure in type 2 diabetes. Diabetes Obes Metab，2019，21（5）：1251-1254.

（汤雯）

病例 4

原发性主动脉感染

一、病例摘要

患者老年男性，87岁。因"间断发热46天"于2021-11-24入院。患者46天前受凉后出现发热，最高体温39.0℃，伴畏寒、寒战。无流涕、咽痛，无咳嗽、咳痰、盗汗，无胸痛、心慌，无腹痛、腹泻，无尿频、尿急、尿痛，无皮疹及关节肿痛。就诊于某中医院急诊，行血常规、胸腹CT检查未见明显感染性病变，予退热、补液等对症治疗后，以"发热待查"收入该院治疗。住院期间患者仍间断发热，以下午为著。查血常规：WBC 4.39×10⁹/L，GR% 70.5%，铁蛋白（Fer）749 μg/L↑，C反应蛋白（CRP）64.9 mg/L↑，PCT 0.37 ng/ml。肝功能：ALT 157.6U/L↑，AST 180U/L↑，γ-谷氨酰转肽酶（GGT）141.3U/L↑。抗核抗体系列检查均阴性。相关病原学检查：EB病毒（EBV）及巨细胞病毒（CMV）IgG抗体阳性、EBV及CMV DNA低于检测下限，甲型流感病毒、乙型流感病毒、呼吸道合胞病毒、副流感病毒、腺病毒、肺炎支原体及衣原体RNA均阴性，多次血培养检查阴性，G试验检查阴性，病原微生物高通量基因检测：血标本：人类疱疹病毒6B、人类疱疹病毒4型、痤疮丙酸杆菌、结核硬脂酸棒杆菌；胸腔积液标本：结核硬脂酸棒杆菌、头状葡萄球菌、人类疱疹病毒4型。治疗上先后予头孢哌酮-舒巴坦、莫西沙星抗感染及保肝治疗，但效果不佳，仍有高热。1个月前患者突发意识丧失，持续1 min后自行缓解，随后调取起搏器监控记录提示患者当时发生非持续性室速，予盐酸胺碘酮注射液治疗后转入该院CCU治疗。此期间患者出现胸闷憋气，胸部超声提示双侧胸腔积液，常规及生化检查提示为漏出

液，培养阴性。同时行骨髓穿刺细胞学及病理检查未见明显异常。治疗期间，患者超声心动图检查提示：主动脉瓣异常回声，赘生物不除外，"感染性心内膜炎可能"。将抗生素先后调整为美罗培南+利奈唑胺、阿莫西林-克拉维酸钾+利奈唑胺后，患者体温逐渐降至正常。10天前患者因恶心及呕吐停用了抗生素。停药3天后，患者再次出现发热（体温40℃），行血常规检查：WBC 8.05×10⁹/L，GR% 92.8%↑，Fer 1733 μg/L↑，CRP 67.1 mg/L↑，PCT 2.04 ng/ml↑。复查胸部CT平扫检查提示：双肺间质性肺水肿改变，双侧胸腔积液，双肺间质性病变，瓷化主动脉。再次予阿莫西林-克拉维酸钾+利奈唑胺治疗后体温恢复正常。为进一步明确发热原因及治疗转入我科。

既往史及个人史： 高血压史40余年。冠状动脉粥样硬化性心脏病史29年，29年前曾于国外行冠状动脉旁路移植术（CABG），9年前及4年前于外院在右冠状动脉各植入1枚支架；目前患者维持冠心病二级预防相关治疗，轻微活动后即出现喘憋症状。结肠癌术后16年，术后因肠梗阻、肠粘连多次行手术治疗。目前以半流食为主，间断出现恶心及呕吐等症状。慢性肾病10余年，血肌酐波动于120～150 μmol/L。睡眠呼吸暂停低通气综合征病史4年，每晚应用无创呼吸机辅助通气治疗。阵发性心房颤动及心房扑动病史3年。9个月前因高度房室传导阻滞于外院行永久起搏器植入术；1个月前曾诊断为非持续性室性心动过速，目前口服胺碘酮治疗。发病前曾因鼻炎于耳鼻喉科行鼻腔冲洗治疗，否认口腔操作史，否认食管异物及损伤史。否认糖尿病、脑血管病、精神疾病史。否认肝炎、

结核病史。否认食物及药物过敏史。个人史及家族史无特殊。

入院查体： 体温36.4℃，呼吸16次/分，血压139/58 mmHg，脉氧饱和度94%（FiO_2 21%）。身高168 cm，体重53 kg，BMI 18.7 kg/m²。平车入院，卧床，神清、状弱，贫血貌，全身浅表淋巴结未扪及明显肿大。双肺呼吸音低，可闻及散在湿啰音。心率70次/分，律齐，主动脉瓣及二尖瓣听诊区可闻及Ⅲ～Ⅳ级舒张期杂音，未闻及心包摩擦音。腹软，无压痛、反跳痛及肌紧张，肝脾肋下未触及，肠鸣音4次/分。双下肢轻度凹陷性水肿。

老年评估： 生活能力存在严重功能障碍，完全需人照顾（Barthel评分30分）；存在营养不良（MNA-SF 5分）及衰弱（FRAIL 3分）；认知能力正常（Mini-Cog 5分）；存在肌少症风险（SARC-F 9分）。

辅助检查：

- 肾：肌酐（Cr）133.54 μmol/L↑，血尿素氮（BUN）11.58 mmol/L↑，估算的肾小球滤过率（eGFR）40.9 ml/（min·1.73 m²）↓，白蛋白-肌酐比率（ACR）608.05 mg/g↑。

- 心脏：TnT 0.4 ng/ml↑，TnI 1.44 ng/ml↑，NT-pro BNP 10500 pg/ml↑。

- 凝血：PT 21.2 s↑，PTA 42%↓，APTT 82.5 s↑，INR 1.85↑，D-dimer 0.4 μg/ml。

- 甲状腺：T3 0.59 nmol/L↓，T4 64.05 nmol/L↓，游离T3（FT3）3.60 pmol/L，游离T4（FT4）8.19 pmol/L，促甲状腺激素（TSH）2.98 μIU/ml。

- 肝：ALT 23 U/L，AST 27 U/L，TBIL 12.52 μmol/L，直接胆红素（DBIL）4.27 μmol/L。

- 营养及电解质：ALB 28.6 g/L↓，Na 134 mmol/L↓，P 0.83 mmol/L↓。

- 贫血：HGB 72.2 g/L↓，MCV 91.5 fl，平均红细胞血红蛋白浓度（MCHC）353 g/L，Fe 33.3 μmol/L↑，TIBC 35.62 μmol/L↓，Fer 916.9 ng/ml↑，转铁蛋白饱和度（TSAT）93.48%，维生素B12＞1500 pg/ml。

- 血气：FiO_2 29%、PO_2 170 mmHg，PCO_2 20.6 mmHg↓，标准碱剩余（SBE）-10.7↓，HCO_3 13.9 mmol/L↓，pH 7.432。

- 感染与炎症：血常规 WBC 5.59×10⁹/L，GR% 84.1%↑，PCT 6.86 ng/ml↑，红细胞沉降率（ESR）33 mm/h↑，CRP 38.8 mg/L↑，类风湿因子（RF）10.5 kIU/L，抗链球菌溶血素O（ASO）52.5 IU/ml。

- 风湿免疫与肿瘤：IgM 23.5 mg/dl↓，补体成分3（C3）59.4 mg/dl↓，IgG 1040 mg/dl，IgA 154 mg/dl，补体成分4（C4）27.2 mg/dl，间接免疫荧光-抗中性粒细胞胞质抗体（IF-ANCA）阴性，髓过氧化物酶（MPO）IgG＜20 U/ml，蛋白酶-3（PR-3）IgG＜20 U/ml，抗核抗体谱全项均阴性，T细胞亚群各项均正常；肿瘤标志物：癌胚抗原（CEA）7.64 ng/ml↑，癌抗原125（CA125）52.3 U/ml↑，癌抗原199（CA199）54.1 U/ml↑，甲胎蛋白（AFP）1.09 ng/ml。

- 病原学：尿常规阴性，便常规+隐血阴性，艰难梭菌毒素A/B检测阴性，1,3-β-D-葡聚糖含量正常，痰、尿、便真菌阴性，EBV-DNA拷贝数正常，CMV DNA拷贝数正常，痰结核分枝杆菌（TB）阴性，TB-PCR阴性，军团菌、Q热立克次体、腺病毒、流感病毒、副流感病毒、肺炎支原体、肺炎衣原体、呼吸道合胞病毒IgM均阴性，血培养阴性。

- 腹部超声：胆囊餐后收缩状态，胆总管增宽（0.9 cm），胰管增宽（0.3 cm）。

- 泌尿系超声：左肾体积小（8.6 cm×4.5 cm），左肾盂旁囊肿，前列腺增大伴钙化，前列腺囊肿。

初步诊断： ①发热原因待查：感染性心内膜炎？肺部感染？②双侧胸腔积液；③冠状动脉粥样硬化性心脏病、CABG术后、经皮冠状动脉介入术后、心功能Ⅲ级（NYHA分级）；④心律失常：非持续性室性心动过速、阵发性房颤、永久性起搏器植入术后；⑤高血压2级（很高危组）；⑥睡眠呼吸暂停低通气综合征；⑦低蛋白血症；⑧慢性肾病（G3b A3期）、肾性贫血；⑨其他：左肾盂旁囊肿、前列腺增生、前列腺囊肿等。

入院后诊疗经过：

1. 发热病因诊断

（1）疑诊感染性心内膜炎（infective endocarditis，IE）

患者入院后复查白细胞正常，但 GR% 84.1%↑、PCT 6.86 ng/ml↑、ESR 33 mm/h↑及 CRP 38.8 mg/L↑，提示为感染性发热。入院第 6 天行超声心动图检查：双房增大（LA 左右径 4.76 cm↑、RA 左右径 4.4 cm↑）、左心室增大（舒张末径 EDD 5.8 cm↑），LVEF 60.4%，主动脉瓣三个瓣膜增厚，右冠状动脉瓣无回声增强，瓣叶毛糙，似有中等强度回升团附着，赘生物不除外。主动脉瓣、二尖瓣及三尖瓣中度关闭不全，卵圆孔未闭（血流束宽约 0.3 cm）。综合分析患者的临床特征，患者存在 IE 的危险因素：年龄 > 60 岁、主动脉瓣存在结构异常、卵圆孔未闭及起搏器术后。结合患者发热、心脏杂音、抗球菌药物治疗有效，停用后再次发热的临床表现，临床不除外 IE 的可能。尽管患者发病前存在鼻腔冲洗治疗史，但否认口腔操作史，也没有脾大、皮肤损害（詹韦损害及奥斯勒结节）、转移性感染（脓肿、栓塞、动脉瘤）及免疫介导肾损等临床表现。根据改良 Duke 标准，因目前主动脉瓣赘生物不明确，故血培养阴性的左心自体瓣膜心内膜炎（native valve endocarditis，NVE）不能确诊，暂且处于临床疑诊状态。因患者入院时心衰症状较重、一般状态差，故无法耐受经食管心脏超声检查。由于患者体内存在金属物质，未能进一步完成 CMR 检查。因患者存在胸闷、憋气的症状，双

肺呼吸音减低，入院第 9 天行胸部超声检查，结果提示双侧胸腔积液（右侧 3.5 cm，左侧 7.3 cm）。经胸腔积液引流后，行胸腔积液常规、胸腔积液培养、腺苷脱氨酶（ADA）、乳酸脱氢酶（LDH）等相关检查均未见异常。根据 Light 标准，提示为漏出液（蛋白比 0.47、LDH 比 0.44）。胸腔积液涂片：可见淋巴细胞、组织细胞及间皮细胞，未见恶性细胞。

（2）确诊原发性主动脉感染

为进一步明确诊断，患者入院第 14 天行氟代脱氧葡萄糖（FDG）-PET-CT 检查，结果显示：主动脉瓣、起搏器及其心腔内电极均未见异常 FDG 代谢增高，但在降主动脉（约胸 6 锥体水平）管壁可见局限性环形软组织密度影，约环绕管腔 1/2 周长，向右延伸至胸椎左前缘（图 4-1A），向后延伸至胸膜下（图 4-1B），FDG 代谢增高。提示主动脉及周围感染性病变。此期间患者间断出现咳嗽、咳痰，深吸气时出现左侧胸痛。为进一步明确肺部病变，入院第 17 天行胸部 CT 平扫，除发现降主动脉局限性管壁增厚、食管后方周围渗出性改变外，于右肺上叶尖段胸膜下可见一形态欠规则实变（图 4-2A）影，较前新发，PET-CT 上 FDG 摄取增高（最大标准摄取值 SUV_{max} 6.3），考虑肺炎，并且可见双肺多发间质性病变（图 4-2B）。为进一步明确血管病变，在患者肾功能相对较好并做好水化的情况下，于入院第 23 天给予患者行主动脉 CTA 检查。结果提示：降主动脉约平胸 6 椎体水平管壁局部明显增厚且多发穿透性溃疡形成（图 4-3A），局部主动脉炎（图 4-3B），同时发现

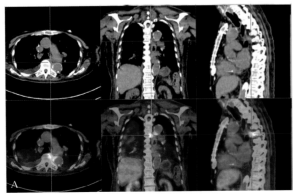
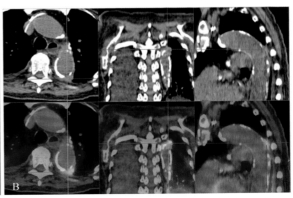

图 4-1　**FDG-PET-CT**：A. 降主动脉周围软组织密度影，向右延伸至胸椎左前缘，大小 2.9 cm×1.0 cm，FDG 摄取升高（SUVmax：12.2）；B. 降主动脉周围软组织密度影向后延伸至胸膜下

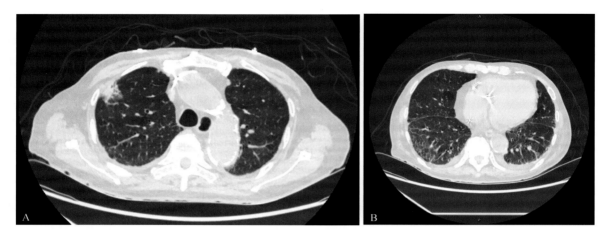

图 4-2 胸部 CT 平扫：A.右肺上叶尖段胸膜下实变影；B.双肺多发间质性病变

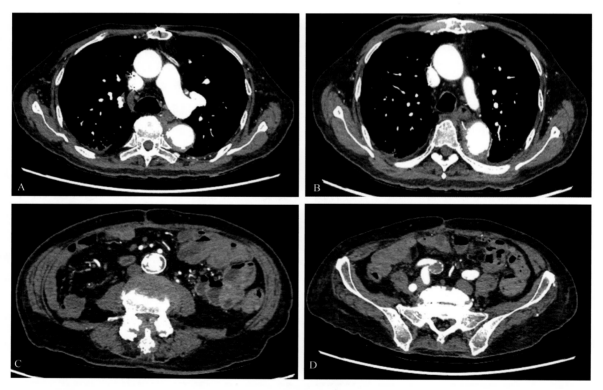

图 4-3 主动脉 CTA：A.降主动脉约平胸 6 椎体水平管壁局部明显增厚且多发穿透性溃疡形成；B.食管后方主动脉炎性病变并增厚；C.降主动脉下段局部小夹层；D.右侧髂内动脉起始部局部动脉瘤合并血栓形成

降主动脉下段局部陈旧性小夹层（图 4-3C）、右侧髂内动脉起始部局部动脉瘤合并血栓形成（图 4-3D）及主动脉多发钙化（瓷化主动脉）。通过积极抗感染治疗后 1 个月余，复查超声心动图，主动脉瓣中等强度回升团较前无变化，考虑为钙化，不支持 NVE 诊断。因此，"原发性主动脉感染"诊断明确。

2. 治疗

（1）抗感染（表 4-1）

患者入院抗感染治疗主要针对 NVE/ 原发性主动脉感染以及肺炎两个方面。抗生素的选择兼顾肾功能、血小板、痰培养及体温的变化情况。入院之初因患者存在肾功能不全及咳嗽、咳痰等呼吸道症状，给予利奈唑胺联合阿莫西林 - 克拉维酸钾

表 4-1　抗生素的应用

日期（入院天数）	2021-11-24（1）	2021-11-30（7）	2021-12-3（10）	2021-12-9（16）	2021-12-16（23）	2021-12-19（26）	2021-12-25（32）	2021-12-27（34）	2022-1-6（44）	2022-1-14（52）	2022-1-20（58）出院
体温（℃）	36.5	36.2	36.6	36.5	37.4	37.4	36.3	36.6	36.3	36.5	36.8
肌酐（μmol/L）	130.4	112.9	142.5	174	142	142.7	139.9	113.8	158.4	130.9	139.6
降钙素原（ng/ml）	6.86	0.61	0.52	0.37	0.39	0.39	0.29	—	0.38	—	0.35
血小板（×10^9/L）	171	76	32	215	342	342	195	109	174	252	223
痰培养	—	—	铜绿假单胞菌	—	阴沟肠杆菌	—	铜绿假单胞菌	—	肺炎克雷伯菌亚种	—	—
抗生素 1	利奈唑胺↑	↓万古霉素↑	→	↓替加环素↑	→	↓利奈唑胺↑	→	→	↓替加环素↑	↓	—
抗生素 2	阿莫西林-克拉维酸钾↑	→	↓头孢他啶↑	→	↓美罗培南↑	→	↓头孢吡肟↑	→	→	头孢克肟↑	……

↑：抗生素应用起始；↓：前一种抗生素应用停止；→：抗生素应用同前一种。

治疗。住院第 7 天时患者出现了血小板下降（PLT 76×10⁹/L↓），故将利奈唑胺调整为盐酸万古霉素治疗，定期监测万古霉素浓度，根据浓度调

整治疗剂量。停用利奈唑胺后患者血小板逐渐恢复正常。入院第 10 天，痰培养提示为"铜绿假单胞菌"，根据药敏结果将阿莫西林 - 克拉维酸钾调整为头孢他啶治疗。入院第 16 天，因患者肾功能出现恶化，停用盐酸万古霉素，更换为替加环素治疗。随后患者肾功能逐渐好转。入院第 23 天起，患者间断出现低热（37.4℃），痰培养提示为"阴沟肠杆菌"，对头孢他啶耐药，对亚胺培南敏感，故调整头孢他啶为美罗培南治疗，但患者体温依然控制不佳。入院第 26 天，停用替加环素，再次应用利奈唑胺，患者体温恢复正常。美罗培南应

用 8 天后（入院第 32 天），痰培养提示为"铜绿假单胞菌"，根据药敏结果将美罗培南调整为头孢吡肟治疗。利奈唑胺应用 8 天后（入院第 34 天）因血小板下降再次停用利奈唑胺，维持头孢吡肟单药治疗，患者体温持续正常。入院第 44 天，痰培养为"肺炎克雷伯菌亚种"，根据药敏结果，停用头孢吡肟，调整其为替加环素单药治疗。入院第 49 天时，为评估患者主动脉病变治疗情况，复查主动脉 CTA，结果提示：主动脉左后壁局部炎症较前增大，假性动脉瘤不除外（图 4-4A、图 4-4B）。肺部感染较前有所吸收（图 4-4C）。血管外科会诊建议继续抗生素治疗，暂不手术干预。3 天后（入院第 52 天），停用静脉替加环素改为口服头孢克肟治疗。患者体温正常，症状持续好转，入院第 58 天

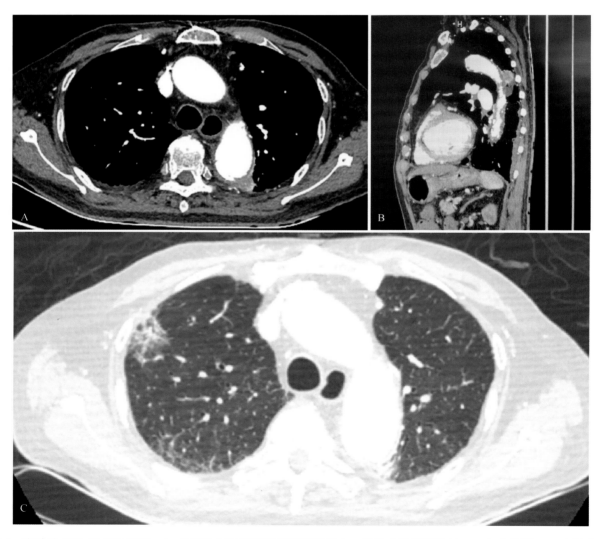

图 4-4 **主动脉 CTA 治疗后复查**：A. 主动脉左后壁局部炎症较前增大，假性动脉瘤不除外；B. 矢状位图；C. 右肺上叶尖段胸膜下病变较前吸收

（2022-1-20）患者好转出院。出院1个月后随访，患者规律服用头孢克肟，除偶有低热外，无其他不适。

（2）其他方面治疗

患者入院时不能耐受任何体力活动，间断出现胸闷、憋气、脉氧饱和度下降等现象，查体双肺可闻及湿啰音，结合其基础心脏病病史及NT-proBNP升高，患者急性射血分数保留性心力衰竭诊断明确。通过积极利尿、硝酸异山梨酯注射液、乌拉地尔注射液、重组人脑利钠肽等扩张冠脉、降压、降低心脏前后负荷等治疗后，患者心功能逐渐好转，喘憋症状逐渐消失。因患者应用胺碘酮治疗过程中出现了QT间期延长、肝功能异常及甲状腺功能异常等不良反应，遂将其逐渐减量至停用，患者非持续性室速未再发作。除此之外，通过给予患者间断输注浓缩红细胞、促红细胞生成素纠正肾性贫血，避免或控制肾损害药物的应用，口服营养素进行营养支持及加强患者肢体康复训练等治疗后，患者各脏器功能逐渐好转，日常生活能力逐渐提高，出院时Barthel评分70分，步行出院。

二、病例解析

1. 动脉感染是发生在血管系统、诊断比较困难的罕见疾病，不明感染部位的老年发热患者应警惕动脉感染的可能性

动脉感染是临床上相对少见，且诊断和治疗比较困难的一类疾病。包括原发性感染和继发性感染。原发性动脉感染（primary arterial infections，PAIs）指一种感染因子侵入并破坏动脉壁，导致潜在易感动脉（动脉粥样硬化斑块、动脉瘤、夹层或既往损伤）发生的感染。其结果可导致动脉壁结构破裂和假性动脉瘤形成。最终，这些病变可导致脓毒症、压迫、侵蚀、栓塞、血栓形成或出血等症状。而继发性动脉感染（secondary arterial infections，SAIs）指假体移植物或支架材料作为感染源（播散种子），导致邻近血管结构发生的感染。PAIs最早在1851年由Koch报道，他详细描述了一例肠系膜上动脉感染性动脉瘤破裂的病例。目前有关PAIs的分类并未达成共识，多数沿用1978年Wilson的六分类法（表4-2），此分类法同样阐明

了PAIs的发生机制。在此分类中，有些学者沿用最初栓子脱落所致（mycotic）动脉瘤来指代所有感染性（infected）动脉瘤，或并未对两者进行区分，本文所描述的有关"感染性动脉瘤"的术语并未对两者进行区分。

表4-2 PAIs的Wilson分类

名称	定义及说明
心脏赘生物栓子性动脉瘤（mycotic aneurysm）	以前未受感染的动脉区域，被IE赘生物形成的脓毒性栓子播散感染，随后发生动脉的变性和动脉瘤形成及扩大
感染性动脉瘤（infected aneurysm）	既往存在的动脉瘤被血行播散的微生物感染
创伤性感染性假性动脉瘤（traumatic infected pseudoaneurysm）	创伤所致动脉局部破裂，形成假性动脉瘤，而其形成的血肿在受伤时被感染
邻近性动脉感染（contiguous arterial infection）	感染病灶侵蚀邻近动脉
原发性主动脉肠瘘（primary aortoenteric fistula）	动脉瘤压迫、侵蚀邻近的胃肠道结构，最常见的是十二指肠
微生物动脉炎（或形成动脉瘤）（microbial arteritis）	先前未感染的动脉粥样硬化斑块被血行播散的微生物感染，可能形成动脉瘤

PAIs的发生与否取决于细菌毒力与宿主免疫反应的相互作用，当细菌毒力突破机体的免疫防线时，患者就会发病。PAIs最常见的致病菌依然是最容易感染动脉壁的微生物，包括葡萄球菌和沙门菌，金黄色葡萄球菌是最常见的病原体，发生率为28%～71%，表皮葡萄球菌和链球菌也是较为常见的微生物。沙门菌是东亚人群中流行率较高的细菌，存在病变的主动脉似乎易感染沙门菌，其患病率为15%～24%。尽管感染性动脉瘤多由革兰氏阳性菌引起，但近年革兰氏阴性菌（如大肠埃希菌和假单胞菌）的报告较前增多，且多见于老年人群，这可能与老年人群中革兰氏阴性菌菌血症患病率增加有关。与革兰氏阳性菌感染的病例相比，革兰氏阴性菌感染的患者更容易发生动脉瘤破裂，死亡率也更高。其他不太常见的病原体包括：梅毒螺

旋体、分枝杆菌、贝纳柯克斯体及真菌等。这些病原菌的来源是多种多样的，多数时候并不能明确病因。常见的感染方式包括：脓毒病灶的邻近传播、菌血症和脓毒性栓子的栓塞，而感染性心内膜炎已不再是感染性动脉瘤的最常见原因（仅占17%～29%）。当这些病原体定植于主动脉内膜后，通过胶原酶和弹性蛋白酶的介导引起动脉内膜及中层溶解，从而导致主动脉壁的破坏，进而引发动脉瘤形成及破裂。

PAIs发生过程中常见的宿主易感因素包括：动脉损伤（医源性有创操作、注射毒品、创伤），免疫缺陷（糖尿病、营养不良、酗酒、长期糖皮质激素治疗、人类免疫缺陷病毒综合征、慢性肝炎、化疗及恶性肿瘤等）、动脉粥样硬化（老年人常见）、既往存在的动脉瘤以及前驱感染（肺炎、胆囊炎、尿路感染、心内膜炎、憩室炎、软组织感染、骨髓炎、牙周感染及口腔手术等）。

综上所述，本例患者具备PAIs发生的主要宿主因素：①发病时患者处于机体免疫损伤状态：高龄、营养不良、衰弱及急性心力衰竭；②存在主动脉基础血管病变：血管钙化（瓷化主动脉）、主动脉多发穿透性溃疡、局限性夹层病变、分叉病变及动脉粥样硬化。以上易感因素在病原菌的作用下导致患者PAIs的发生。由于本例患者排除了心脏赘生物的诊断，故PAIs的感染源不能确定为IE的转移性感染，具体感染源及病原学并不明确，分类上本例符合微生物动脉炎及可疑动脉瘤形成。由于老年患者具备发生PAIs时常见的危险因素，临床上对老年不明原因发热患者应警惕PAIs的可能。

2. CTA对PAIs的诊断价值最高，长程抗生素治疗联合血管腔内技术的应用是老年PAIs患者的重要治疗手段

PAIs可以发生在动脉树上的任何地方。美国研究表明，大约三分之一的PAIs发生在肾下主动脉。其余的分布在升主动脉、主动脉弓、降主动脉或肾上主动脉。主要的临床表现为疼痛、搏动且不断增大的肿块，伴有发热等全身感染的特征。主动脉或髂动脉的感染性动脉瘤可伴腹痛或背痛，也有的感染性动脉瘤仅表现为不明原因发热，直到破裂时才得到诊断。临床上可通过影像学表现结合

血培养发现感染的微生物进行PAIs的诊断。但因25%～50%的患者可能为血培养阴性，因此不能单凭血培养阴性来排除PAIs。影像学检查中CTA的诊断价值最高，已成为所有动脉感染诊断评估的主要依据。有静脉造影剂禁忌证时可采用磁共振血管成像诊断。FDG-PET-CT也可用于PAIs的诊断，具有更高的敏感性，对不明原因发热患者，在探求病因及发现感染部位方面具有重要价值。本例患者诊断的突破依赖于FDG-PET-CT检查，经此检查明确了具体的感染部位。尽管血培养阴性，但CTA的典型表现已能够为动脉感染的诊断及评估提供重要的依据。

PAIs的治疗原则是抗生素联合外科清创术，按需行血运重建。是否需要血运重建取决于受累的血管床及远端灌注情况。主要的治疗手段包括抗生素治疗、手术治疗及血管腔内治疗。对于那些存在严重的内科共存疾病的患者来说，保守、非切除和部分切除策略是合理的，对于拒绝手术或不宜手术的患者，可仅应用抗生素治疗。但大多数时候仅靠抗生素治疗是不够的，需要其他辅助疗法来帮助引流感染。决策的主要决定因素取决于拟行手术的技术难度、外科医生的偏好、患者的合并症以及患者及其照顾者的价值观。

在获得血培养结果后，迅速实施抗生素治疗对所有患者来说都是至关重要的。在得到培养结果之前，没有指南指示哪种抗生素治疗最有效。但基于PAIs可疑的病原学，可选用万古霉素联合具有抗革兰氏阴性菌（沙门菌和肠道革兰氏阴性菌）活性的抗生素（头孢曲松、氟喹诺酮类、哌拉西林他唑巴坦）。利福平也是一种比较流行的选择，因为其对许多导致主动脉感染的微生物具有活性。抗生素的最佳疗程尚不确定，有些人提倡终身使用，而另一些人认为至少应用6周时间，这取决于患者的免疫能力、感染部位、病原体以及治疗效果等多种因素。开放性手术的目的是去除所有坏死及感染组织并解决可能出现的缺血。手术方法包括动脉瘤切除及结扎术（无血运重建）以及切除术联合立即/择期血运重建（自体静脉移植、异体移植、人造移植物）等。血管腔内治疗适合因开放性手术死亡风险过高而不能手术的患者。但血管腔内支架不能去除感染病灶，与手术相比，再感染率及死亡率增加，

所以只作为一种姑息疗法。胸主动脉 PAIs 的患者往往年纪较大，且具有显著的心血管危险因素，因而采用开放性手术修复的死亡率和并发症发生率都很高，因此胸主动脉腔内修复术逐渐成为这些患者首选的治疗方式，但这类患者术后需要长期的抗生素治疗和随访。本例患者院内治疗过程中考虑到高龄及合并症较多的状况单纯应用了抗生素治疗，尽管治疗后体温维持在正常范围之内，但感染仍在进展，结合患者胸主动脉的病变位置，择期适时采取腔内治疗以避免血管破裂，术后长期维持抗生素治疗也许是一种不错的选择。

三、要点提示

- PAIs 是临床上相对少见，且诊断和治疗比较困难的一类疾病。不明原因发热患者需警惕此病的可能。葡萄球菌和沙门菌是 PAIs 的常见致病菌。脓毒病灶的邻近传播、菌血症和脓毒性栓子的栓塞是常见的感染方式。动脉损伤、免疫缺陷、动脉粥样硬化、既往存在的动脉瘤以及前驱感染是患者常见的易感因素。

- PAIs 主要的临床表现为疼痛、搏动且不断增大的肿块，发热以及血管破裂。CTA 是其最具价值的诊断手段。FDG-PET-CT 在探求发热病因及发现感染部位方面具有重要价值。

- PAIs 主要的治疗手段包括抗生素治疗、手术治疗及血管腔内治疗。抗生素的应用及感染病灶的清除是治疗的关键。患者拒绝手术或手术风险过高时，特别是胸主动脉感染的老年患者，可将血管腔内治疗用作姑息疗法。

参考文献

［1］CREAGER M A，BECKMAN J A，LOSCALZO J，et al. Vascular medicine：A companion to braunwald's heart disease. 3rd ed. New York：Elsevier. 2020：803-823.

［2］MOORE W S，LAWRENCE P F，ODERICH G S，et al. Moore's Vascular and Endovascular Surgery：A Comprehensive Review. 9th ed. New York：Elsevier. 2019：172-195.

［3］WILSON S E，VAN WAGENEN P，PASSARO E Jr. Arterial infection. Curr Probl Surg，1978，15（9）：1-89.

［4］NAGRODZKI J，SHARROCKS K E，WONG V K，et al. A mycotic aneurysm related to Salmonella Rissen infection：a case report. BMC Infect Dis，2020，20（1）：97.

［5］BROWN S L，BUSUTTIL R W，BAKER J D，et al. Bacteriologic and surgical determinants of survival in patients with mycotic aneurysms. J Vasc Surg，1984，1（4）：541-547.

［6］JOHANSEN K，DEVIN J. Mycotic aortic aneurysms. A reappraisal. Arch Surg，1983，118（5）：583-588.

［7］Leon L R Jr，Mills J L Sr. Diagnosis and management of aortic mycotic aneurysms. Vasc Endovascular Surg，2010，44（1）：5-13.

［8］MACEDO T A，STANSON A W，ODERICH G S，et al. Infected aortic aneurysms：imaging findings. Radiology，2004，231（1）：250-257.

［9］VOGELZANG R L，SOHAEY R. Infected aortic aneurysms：CT appearance. J Comput Assist Tomogr，1988，12（1）：109-112.

［10］LAWRENCE P F. Conservative treatment of aortic graft infection. Semin Vasc Surg，2011，24（4）：199-204.

（张德强）

感染性主动脉弓假性动脉瘤

一、病例摘要

患者老年男性，61 岁。主因"间断发热 1 个月余"入院。患者 1 个月余前种植牙后自觉牙部肿胀感，后出现发热，体温波动于 37.5～37.7℃，无乏力、畏寒、寒战、肌肉酸痛，无皮疹、关节疼痛，无咳嗽、咳痰，无尿频、尿急、尿痛，无腹痛、腹泻、恶心、呕吐等伴随症状，自服"感康口服液、布洛芬缓释胶囊"后体温可间断降至正常，牙部肿胀较前缓解。3 周前行种植牙拆线，后体温较前明显升高，最高可达 40℃，伴畏寒、寒战、乏力、肌肉酸痛、食欲减退，无其他伴随症状，自服"对乙酰氨基酚片"后体温可降至正常，服药后约 8 h 体温可再次升高。就诊于某区医院，化验检查示：血常规、生化、胸部 CT 未见明显异常（未见化验检查报告单），予"头孢"类抗生素输液治疗 2 天后，体温未见明显下降。后就诊于北京市某三甲医院，考虑"口腔感染"，予口服甲硝唑片 1 周，症状及体温仍未见好转，仍持续发热，体温波动于 38～39℃，性质同前。遂就诊于北京市另一家三甲医院，予口服莫西沙星片、静脉滴注奥硝唑抗感染 1 周，仍持续高热，性质同前。2 周前就诊于北京市另一家三甲医院，检验结果示：血常规：WBC 11.16×10⁹/L ↑，GR% 81.2% ↑，血红蛋白（Hb）133 g/L，PLT 336×10⁹/L ↑，CRP 163.47 mg/L ↑；肝肾：ALT 27 U/L，ALB 32 g/L ↓，TBIL 9.8 μmol/L，Cr 79 μmol/L；凝血功能：PTA 61.8% ↓，D-dimer 1.99 mg/L ↑。考虑"发热待查"，未予特殊治疗。后就诊于我院感染科，以"发热待查"收入院。入院后完善发热相关化验检查，血常规：WBC 9.11×10⁹/L，GR% 86.3% ↑；生化：ALB 31.3 g/L ↓，

余未见异常；血培养：肠炎沙门菌，EB 病毒衣壳抗原 IgG 抗体 210 U/ml，EB 病毒核抗原 IgG 抗体＞600 U/ml，抗结核抗体、抗链球菌溶血素 O、肺炎衣原体抗体、肺炎支原体抗体、内毒素测定、布鲁氏菌虎红试验、流行性出血热 IgG＋IgM 抗体检测、腺病毒＋柯萨奇病毒抗体、肥达试验、外斐反应、莱姆病 IgG 抗体、结核感染 T 细胞检测、1,3-β-D-葡聚糖检测均阴性，EBV-DNA 阴性，CMV-DNA 阴性。行 PET-CT 检查示（图 5-1）：主动脉弓局部明显增宽，伴内膜钙化内移，周围 FDG 代谢不均匀明显增高；胸 12 椎体水平降主动脉局部管壁增厚，FDG 代谢增高。考虑诊断：主动脉弓假性动脉瘤（感染可能）。胸部增强 CT 示（图 5-2）：主动脉弓假性动脉瘤（感染可能）。请血管外科会诊，建议严格控制心率、血压，避免增加胸腹压力，减少破裂大出血风险；除外感染性假性动脉瘤后可限期行覆膜支架植入术。住院期间患者体温波动于 37.0～39.3℃，先后予哌拉西林他唑巴坦、美罗培南、头孢曲松、头孢哌酮钠舒巴坦钠、万古霉素等抗感染治疗，仍持续发热。2 天前患者出现声音嘶哑，复查胸部增强 CT 示主动脉弓动脉瘤较前增大，为进一步诊治转入我科。

既往史：高血压史 40 余年，血压最高 140/80 mmHg，规律口服苯磺酸氨氯地平片 5 mg qd 治疗，平素血压控制于 110～120/60～80 mmHg。银屑病史 20 余年，规律应用阿达木单抗治疗约半年。10 天前于我院感染科住院期间诊断低蛋白血症、甲状腺结节、肝囊肿、左肾囊肿、动脉粥样硬化、肺气肿、心包少量积液、脾大、前列腺增生、脊柱退行性改变。否认心脏病史，否认糖尿病、冠

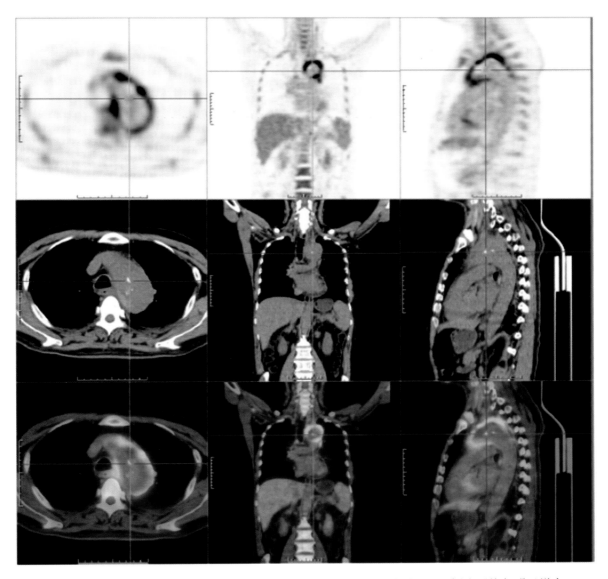

图 5-1　**PET-CT**：主动脉弓局部明显增宽，最宽处直径约 5 cm，可见管壁增厚，FDG 摄取不均匀明显增高，SUVmax：13.1

心病、脑血管病、精神病史。否认肝炎、结核、疟疾史。无手术、过敏、输血及传染病史。其他系统回顾无特殊。

个人史：出生并久居于北京，否认疫水、疫区接触史，否认其他放射性物质及毒物接触史。免疫接种史不详。吸烟 30 年，20 支 / 天，现已戒烟，饮酒 40 年，偶有饮酒。

家族史：父亲健在，母亲已逝，兄弟姐妹 3人，否认家族中类似病史、传染病史、遗传病史及肿瘤病史。

入院查体：体温 36.0 ℃ 脉搏 110 次 / 分呼吸18 次 / 分血压 119/75 mmHg，脉氧饱和度 98 %。

体重 70 kg，身高 178 cm，BMI 22.09 kg/m²。神志清晰，声音嘶哑，查体合作。全身浅表淋巴结未触及。双肺呼吸音清，未闻及干、湿啰音及胸膜摩擦音。心率 110 次 / 分，律齐，各瓣膜区未闻及心脏杂音，未闻及心包摩擦音。腹软，无压痛及反跳痛，无肌紧张，未触及包块。肝脾未触及。胆囊区无压痛，墨菲征阴性。肝浊音界正常，肝区肾区无叩击痛，肾区及输尿管点无压痛。肠鸣音 4 次 /分。双下肢无水肿。

辅助检查：

● 血常规：WBC 11.16×10⁹/L↑，GR % 81.2 %↑，Hb 133 g/L，PLT 336×10⁹/L↑，CRP 163.47 mg/L↑。

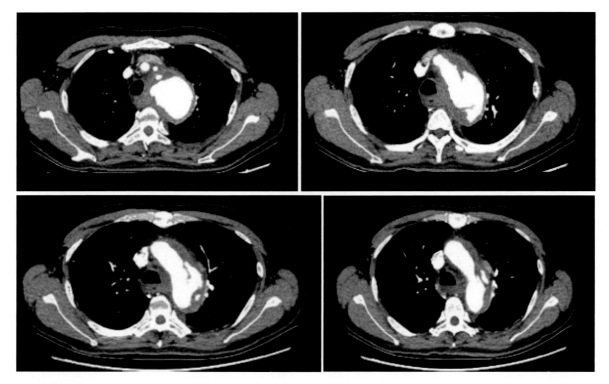

图 5-2　胸部增强 CT：主动脉弓局部增粗，内部分可见对比剂充填，边缘可见低密度充盈缺损，主动脉管壁可见多发不规则低密度影

- 肝肾功能：ALT 27 U/L，ALB 32 g/L↓，TBIL 9.8 μmol/L，DBIL 12.16 μmol/L，Cr 79 μmol/L。
- 凝血功能：PTA 61.8%↓，APTT 50.9 s↓，PT 14.2 s↑，D-dimer 1.99 mg/L↑。
- 心肌酶：TnI 0.002 ng/ml，TnT < 0.01 ng/ml；甲状腺功能：T3 93.93 ng/dl，T4 131 ng/dl，FT3 2.19 pg/ml，FT4 1.12 ng/ml，TSH 0.65 μIU/ml。
- 肿瘤标志物：CEA、AFP、CA125、CA199、TPSA 均在正常范围内。
- 风湿免疫：抗核抗体（ANA）1:160↑，抗 ENA 抗体均阴性，MPOIgG < 20 U/ml，PR-3IgG < 20 U/ml，IgM 337 mg/dl↑，IgG 1250 mg/dl，IgA 319 mg/dl，C3 94.9 mg/dl，C4 16.1 mg/dl。
- 感染相关：血培养阴性；尿常规、便常规均阴性。
- 心电图：窦性心律，未见明显 ST-T 改变。
- 腹部超声：肝囊肿，余未见异常。
- 超声心动图：各房室内径正常，左室射血分数正常，各瓣膜无异常，室壁不厚，室壁运动协调。
- PET-CT（图 5-1）：主动脉弓局部明显增宽，伴内膜钙化内移，周围 FDG 代谢不均匀明显增高；胸 12 椎体水平降主动脉局部管壁增厚，FDG 代谢增高；考虑主动脉弓假性动脉瘤（感染性可能）。
- 胸部增强 CT（图 5-2）：①主动脉弓假性动脉瘤可能；②动脉粥样硬化；③肺气肿；④双肺散在钙化灶，考虑陈旧性病变；⑤双肺下叶肺组织膨胀不全可能，必要时复查；⑥心包少量积液。

初步诊断：主动脉弓假性动脉瘤（感染性可能），脓毒症，高血压病 1 级（中危组），牛皮癣，甲状腺结节（TI-RADS3 级），肝囊肿，左肾囊肿，双侧颈动脉粥样硬化，肺气肿，心包少量积液，脾大，前列腺增生，脊柱退行性改变入院后诊疗经过：

1. 针对主动脉弓假性动脉瘤

根据胸部增强CT结果，诊断为主动脉弓假性动脉瘤（感染性可能）。请血管外科急会诊建议：①转心血管病专科医院行手术治疗；②积极控制感染。患者及家属不同意转院。予头孢哌酮钠舒巴坦钠＋万古霉素抗感染治疗，患者仍持续发热，体温最高38.4℃。入院第3天患者出现咯血，生命体征平稳，复查胸部增强CT提示主动脉弓假性动脉瘤较前增大，考虑假性动脉瘤侵蚀肺。遂于当日急诊行胸主动脉覆膜支架腔内隔绝术，过程顺利。入院第7天复查胸部增强CT示胸主动脉支架位置良好（图5-3）。

但患者仍有间断咯血，较前增多，并持续发热，2天后复查胸部增强CT＋主动脉重建，提示支架近端有少量漏血（图5-4）。请北京多家知名医院血管外科专家会诊，考虑患者病情危重，虽存在手术指征但手术困难复杂、风险高、预后差。经与患者及家属充分沟通，拟在充分抗感染治疗的基础上择期行手术治疗。入院第11天患者突发大咯血，出血量约300 ml，遂紧急行急诊"升主动脉-无名动脉人工血管转流术，升主动脉-左颈总动脉-左锁骨下动脉人工血管序贯转流术，升主动脉-腹主动脉人工血管转流术，胸主动脉缝扎术，胸主动脉带膜支架取出术，左锁骨下动脉造影及球囊阻断术，左肺上叶切除术"。术后转至ICU继续治疗。患者仍间断发热，结合此前血培养示沙门菌属阳性，给予亚胺培南＋万古霉素＋左氧氟沙星抗感染，血液及痰液宏基因学提示存在曲霉菌片段，加用伏立康唑抗真菌感染治疗，患者仍间断发热。后根据血培养、痰培养结果多次调整抗生素治疗方案。

2. 相关并发症处理

（1）呼吸道

入住ICU后第2天患者脉氧饱和度下降，最低至86%，床旁胸部X线片提示右侧气胸，胸外科会诊予置入右侧胸腔闭式引流，置管后脉氧饱和度可回升至96%。入住ICU第7天尝试将呼吸机改为自主模式，患者自主呼吸尚好，但不能耐受长时间自主通气，出现呼吸疲劳，遂继续加强呼吸机支持。后复查胸部CT仍有右侧少量气胸，予动态观察。入住ICU第20天生命体征相对稳

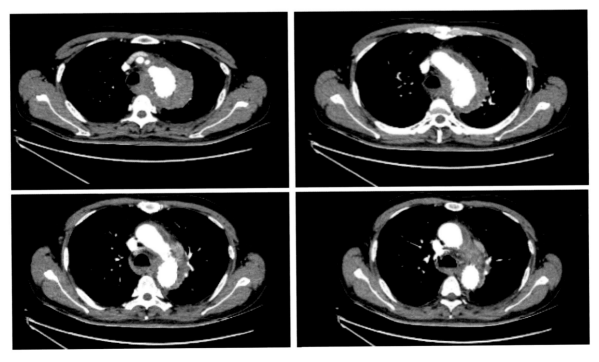

图5-3　胸部增强CT（入院第7天）：主动脉支架位置良好

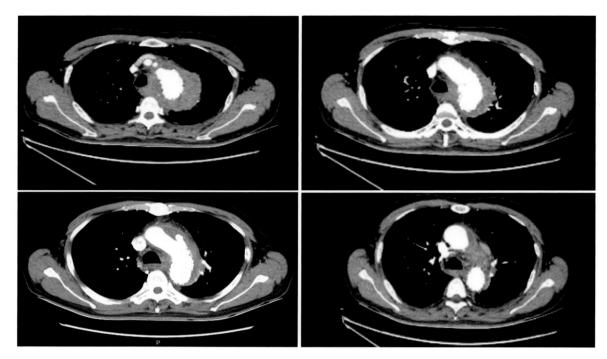

图 5-4　胸部增强 CT（入院第 9 天）：咯血较前增多，主动脉弓及降主动脉支架植入术后，支架外主动脉管壁内类圆形低密度区，较前略增大；造影剂局限乳头状突入该低密度区内

定，转入我科继续治疗。转入后患者卧床，自主咳痰困难，痰液黏稠，行床旁纤维支气管镜检查，镜下双肺及各气道可见大量黄白色黏痰，左主支气管重度狭窄，进镜困难，左上叶开口附近可见大量黄色黏痰附着，予积极镜下吸痰及抗感染治疗。但患者仍间断发热，体温最高 38.5℃，痰量较多，监测血白细胞、中性粒细胞百分比、降钙素原均明显升高，感染控制不满意。痰培养＋鉴定：鲍曼不动杆菌，多药耐药（MDR），痰及血培养宏基因学提示存在曲霉菌片段，胸部 X 线片可见左肺大面积密度增高影，考虑存在肺部感染及血流感染，根据痰培养、血培养积极调整多种抗生素治疗，效果欠佳。

（2）循环方面

患者术后存在失血性休克，予积极补液、血管活性药物维持血压，目标收缩压为 100 ～ 120 mmHg，避免引起腹腔脏器及脑部灌注不足。经积极药物治疗后，患者循环相对稳定，监测出入量基本平衡。

（3）营养方面

患者术后禁食水状态，给予肠外营养支持治疗，后改为鼻饲肠内营养，根据血糖、蛋白等情况调整营养液种类及剂量。

（4）肝肾功能及内环境

患者存在肝损伤，予对症保肝治疗，肾功能正常，监测患者出入量及电解质情况，根据指标变化对症调整补钠、补钾、补钙治疗。

3. 突发病情变化

转至我科后第 14 天，患者因肺不张再次转入 ICU 拟加强床旁支气管镜下治疗。入 ICU 后鼻胃管可吸出血性引流液，量约 210 ml，考虑急性上消化道出血，消化科会诊建议禁食水、PPI 静脉泵入、冰盐水＋去甲肾上腺素洗胃止血，同时予补液扩容、输注红细胞治疗，床旁胃镜检查考虑诊断为"胃 Dieulafoy 病（黏膜下恒径动脉破裂出血）"，行电凝止血术，钛夹封闭术。但患者胃肠减压仍可引出血性液体，予输血、洗胃、补液等对症处理后，冰盐水洗胃过程中始终可见血性液体，考虑存在活动性出血，予介入检查治疗，行胃左动脉及胃右动脉栓塞术，术后患者胃肠减压仍引出血性液体，伴血压下降，血压 80/46 mmHg，心率 111 次/

分，予扩容补液，去甲肾上腺素持续静脉泵入维持血压，再次行急诊胃镜示主动脉食管瘘（图5-5）。请胸外科、血管外科会诊无进一步处理指征。继续补液扩容，输注红细胞改善贫血，输注血浆改善凝血功能等对症处理。

术后第38天，患者突发血压下降，BP 65/44 mmHg，予上调去甲肾上腺素泵速、扩容补液、红细胞输注等治疗。复查血红蛋白明显下降，考虑急性上消化道出血，予垂体后叶素静脉泵入止血治疗，并请消化科、介入科急会诊，会诊建议继续积极补液、输血、升压等保守治疗，暂不考虑介入及内镜治疗。患者循环不稳定，血压难以维持，存在失血性休克，予快速大量补液扩容、持续输注悬浮红细胞、上调去甲肾上腺素泵入速度，并联合静脉泵入升压治疗。家属放弃胸外按压、电除颤等有创抢救措施。患者循环仍不稳定，后出现心率下降，血压测不出，自主循环无法恢复，大动脉搏动消失，心电图呈直线，宣布临床死亡。

二、病例解析

1. 胸部增强CT对于感染性主动脉弓假性动脉诊断价值最大，对于不明原因所致发热需警惕该病可能

该患者最终诊断为感染性主动脉弓假性动脉瘤。涉及以下要点：①疾病：动脉瘤；②部位：主动脉弓；③性质：假性、感染性。

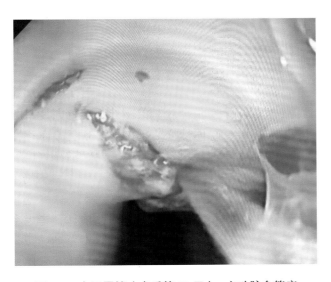

图5-5　电子胃镜（术后第38天）：主动脉食管瘘

（1）主动脉弓动脉瘤

该诊断归类为"胸主动脉瘤（thoracic aortic aneurysm，TAA）"中的一类。TAA分为4种解剖学类型：Ⅰ型升主动脉瘤可发生于主动脉瓣至头臂干的任何位置（60%）；Ⅱ型主动脉弓动脉瘤包括累及头臂动脉血管的任何胸部动脉瘤（10%）；Ⅲ型降主动脉瘤是指左锁骨下动脉以远的主动脉瘤（40%）；Ⅳ型胸腹动脉瘤（10%）。

另外，根据Safi修订的Crawford分类法，对TAA进行以下5种分型：Ⅰ型起自第6肋间隙以上，通常在左锁骨下动脉附近，并延伸至覆盖腹腔干和肠系膜上动脉的起始处；Ⅱ型动脉瘤也起自第6肋间隙以上，可累及升主动脉，但会向远端延伸至覆盖肾下主动脉段，可到达主动脉权水平；Ⅲ型动脉瘤起自胸降主动脉的远半段，第6肋间隙以下，延伸至腹主动脉；Ⅳ型动脉瘤通常累及从膈肌水平到主动脉权水平的腹主动脉全段；Ⅴ型动脉瘤起自胸降主动脉的远半段，第6肋间隙以下，延伸至腹主动脉。

以上分类有助于安排不同的手术治疗方法。综上，该患者应为解剖学Ⅱ型、Crawford分类Ⅱ型。

（2）内脏假性动脉瘤（visceral artery pseudoaneurysm，VAPA）

由血管壁创伤性撕裂和随后的动脉周血肿形成所致。而真性动脉瘤动脉壁全层发生病变，每层均变薄但保持完整。该类疾病相对罕见。

（3）感染性主动脉弓假性动脉瘤

可发生于任何动脉，但最常见于脑、内脏及肢体循环血管，常在血管分叉处出现。常见病因为细菌播散、邻近感染、脓毒性栓子所致感染性动脉瘤。正常主动脉内膜很难感染，但细菌可通过病损内膜，继而进入动脉壁较深层。局部感染可导致化脓、局部穿孔及假性动脉瘤。主动脉最常受累，主要是因为该处最常出现动脉粥样硬化；但外周动脉亦可受累。也可在没有明显动脉粥样硬化的情况下发生。

该患者中老年男性，基础疾病较少，平素体健。分析此患者宿主因素：①发病前有种植牙手术史；②有高血压所致动脉粥样硬化；③患者因银屑病近半年规律应用免疫调节剂阿达木单抗。以上三

种因素可能造成了感染性主动脉弓假性动脉瘤的发生。本例患者入院前曾于感染科住院治疗，经全面病原学筛查后，并未明确病因，最终由血培养、PET-CT 及胸部增强 CT 典型影像学表现确诊。该疾病的 CT 血管造影常见表现：囊性、偏心性动脉瘤或多分叶状动脉瘤；软组织炎症或血管周围肿块；血管瘤管壁内含气或血管周围积气；血管周围积液。

2. 感染性主动脉弓假性动脉瘤病情发展迅速、并发症发生率高，治疗方案主要为抗感染、支架植入术、开放式手术，总体治疗效果欠佳，预后差

感染性主动脉弓假性动脉瘤的主要治疗方案包括：①抗感染：在获得培养结果之前，建议万古霉素联合抗革兰氏阴性杆菌药物，得到培养结果和药敏结果后应相应调整抗生素。抗生素的最佳疗程尚不确定，取决于多种因素，包括患者的免疫能力、感染部位、病原体、移植血管来源（自体血管还是人工血管）、原位还是异位血运重建，以及治疗效果（发热、白细胞计数、血流动力学稳定性）。总体来看，感染性动脉瘤至少需要 6 周的胃肠外抗生素和（或）口服抗生素，但总体效果并不理想。②手术治疗：主要目的是去除所有坏死及感染组织并解决可能出现的缺血，是否需要血运重建主要取决于患者的基础血管情况及动脉瘤的解剖位置。③动脉瘤切除及结扎术（无动脉重建）：主要为切除感染性动脉瘤及周围感染组织。④切除术联合立即血运重建：在动脉结扎后出现急性缺血的患者需要立即行动脉重建，某些解剖部位，如腹主动脉需原位重建，但重建时机及重建方法均有争议，特别是主动脉、颈动脉或股动脉的感染性动脉瘤。⑤切除术联合稍后血运重建：情况允许时可采用动脉瘤切除及清创术，并行一段时间抗生素治疗，之后再行血运重建术。预期仅会出现轻至中度肢体缺血的

患者应考虑该法。⑥血管腔内技术的应用：适合因开放性手术死亡风险过高而不能手术的患者。一篇系统评价评估了 91 例感染性主动脉瘤（胸主动脉和腹主动脉）患者的血管内处理，结果发现 30 日生存率为 90%，2 年生存率为 82%。Logistic 回归分析发现动脉瘤破裂、发热、持续感染和死亡独立相关。即使采用了长期抗生素治疗，持续性或复发性感染仍有发生。

本例患者虽采取了积极抗感染、胸主动脉支架植入术、开放式外科手术等治疗措施，但最终因感染相关并发症死亡。

三、要点提示

- 感染性主动脉弓假性动脉瘤为临床极罕见疾病，病情凶险，并发症发生率、死亡率均较高。主要危险因素为：动脉损伤、前驱感染、免疫受损、动脉粥样硬化等。50%～85% 的感染性主动脉弓假性动脉瘤患者可出现血培养阳性，常见细菌为葡萄球菌、沙门菌、肺炎链球菌等。真菌性动脉感染少见，但可发生于免疫抑制、糖尿病或接受播散性真菌病治疗的患者。

- 常见表现为发热、疼痛、搏动且不断增大的肿块。但也可出现消化道出血、心力衰竭、急性或慢性肠系膜缺血、吞咽困难和声音嘶哑、咯血、骨髓炎、神经病变、意识丧失等表现，其中部分并发症凶险，进展快。临床上需提高警惕、谨慎观察、迅速处理。

- 治疗上存在较大困难，尚无可以指导该病的随机试验，主要基于病例系列研究的临床经验。包括抗感染、手术、动脉瘤切除及结扎术、切除术联合血运重建、血管腔内技术的应用等，总体治疗效果欠佳，预后差，存在较大难度。

参考文献

[1] SVENSSON L G, CRAWFORD E S, HESS K R, et al. Experience with 1509 patients undergoing thoracoabdominal aortic operations. J Vasc Surg, 1993, 17 (6): 357-363.

[2] SAFI H J, WINNERKVIST A, MILLER C C 3rd, et al. Effect of extended cross-clamp time during thoracoabdominal aortic aneurysm repair. Ann Thorac Surg, 1998, 66 (3): 104-112.

[3] VOGELZANG R L, SOHAEY R. Infected aortic aneurysms: CT appearance. J Comput Assist Tomogr, 1988, 12 (9): 109-116.

[4] OU P, SIDI D, BONNET D, et al. Infected pulmonary artery aneurysms: CT imaging findings. Eur J Cardiothorac Surg, 2006, 29 (6): 248-156.

[5] GOMES M N, CHOYKE P L. Infected aortic aneurysms: CT diagnosis. J Cardiovasc Surg (Torino), 1992, 33 (7): 68-76.

[6] LEE M H, CHAN P, CHIOU H J, et al. Diagnostic imaging of Salmonella-related mycotic aneurysm of aorta by CT. Clin Imaging, 1996, 20 (5): 26-33.

[7] ROZENBLIT A, BENNETT J, SUGGS W. Evolution of the infected abdominal aortic aneurysm: CT observation of early aortitis. Abdom Imaging, 1996, 21 (3): 512-520.

[8] LEE W K, MOSSOP P J, LITTLE A F, et al. Infected (mycotic) aneurysms: spectrum of imaging appearances and management. Radiographics, 2008, 28 (7): 185-191.

[9] KAN C D, LEE H L, YANG Y J. Outcome after endovascular stent graft treatment for mycotic aortic aneurysm: a systematic review. J Vasc Surg, 2007, 46 (8): 906-915.

[10] BROSSIER J, LESPRIT P, MARZELLE J, et al. New bacteriological patterns in primary infected aorto-iliac aneurysms: a single-centre experience. Eur J Vasc Endovasc Surg, 2010, 40 (4): 58-67.

（赵国宪）

感染性心内膜炎

一、病例摘要

患者老年男性，72 岁，主因"间断发热 6 天"入院。患者 6 天前无明显诱因出现发热，体温最高 37.2℃，伴腰痛、畏寒，无寒战，无咽痛、流涕、咳嗽、咳痰，无恶心、呕吐、腹痛、腹泻，无尿频、尿急、尿痛、腰痛，无尿色加深、尿色浑浊，无盗汗、咯血，无皮疹、光过敏、口腔溃疡，自服"金花清感颗粒"对症治疗。4 天前患者体温升至 38.2℃，无其他伴随症状，间断服用"散列通"退热治疗，就诊于外院化验血常规未见异常，生化：钠 124.3 mmol/L ↓，氯 90.7 mmol/L ↓，肌酐 120 μmol/L ↑；尿常规：蛋白 +++、隐血 +。3 天前就诊于外院感染科门诊，完善降钙素原、ESR、肺炎支原体、衣原体均阴性，胸部 CT 提示：慢性支气管炎改变，双肺少许慢性炎症。2 天前患者体温升至 38.6℃，1 天前再次就诊于外院，考虑患者既往存在二尖瓣脱垂病史，发热原因不除外感染性心内膜炎（infective endocarditis，IE），予口服洛索洛芬钠片对症治疗，建议住院完善经食管超声、CMV、肥达试验、ANCA 等化验检查，为进一步诊治收入我院。

既往史：高血压史 40 余年，血压最高 180/120 mmHg，现规律口服硝苯地平缓释片、缬沙坦和特拉唑嗪降压治疗，血压控制在 130～140/80～85 mmHg。2 型糖尿病 10 余年，未应用降糖药物，未监测血糖。二尖瓣脱垂病史 5 年余（原因不明），无症状，未诊治。前列腺增生病史 10 余年。诊断慢性肾病 3 期、高血压良性肾小动脉硬化、高血压视网膜动脉硬化、高尿酸血症、脑动脉硬化、颈动脉硬化、血脂代谢异常、甲状腺多发结节、睡眠呼吸暂停低通气综合征、结肠息肉（山田 IV 型）并结肠镜下切除等 5 年余。肝囊肿病史多年，2 年前行无水酒精硬化术。1 年前因发热在我院住院治疗，诊断为肺部感染（细菌及真菌混合感染）、抗利尿激素分泌失调综合征、双下肢深静脉血栓形成、脂肪肝、肝多发囊肿、右肾多发囊肿。否认冠心病、慢性支气管炎。有头孢类抗生素过敏史。

个人史：否认吸烟、饮酒史。否认疫水、疫区接触史，否认其他放射性物质及毒物接触史。

入院查体：体温 37.1 ℃，脉搏 62 次/分，呼吸 18 次/分，血压 153/87 mmHg，脉氧饱和度 97%（FiO_2 29%）。身高 1.73 m，体重 87 kg，BMI 29.1 kg/m^2。神清，精神可，浅表淋巴结未触及肿大，双肺呼吸音粗，双下肺可闻及散在湿啰音，未闻及胸膜摩擦音，叩诊心界不大，心率 62 次/分，律齐，二尖瓣听诊区可闻及 3/6 级收缩期吹风样杂音，余瓣膜听诊区未闻及杂音、额外心音及心包摩擦音。腹软，无压痛、反跳痛，肝脾肋下未触及，肠鸣音 4 次/分。双下肢无水肿。

辅助检查：
- 血常规：WBC $9.42×10^9$/L，GR% 72.8%，RBC $3.91×10^{12}$/L，HGB 120.0 g/L，PLT $202×10^9$/L。
- 血生化：ALP 27 U/L ↓，ALB 32.2 g/L ↓，IBIL 15.47 μmol/L ↑，钙 1.96 mmol/L ↓，总胆固醇 3.77 mmol/L ↓，高密度脂蛋白胆固醇 0.74 mmol/L ↓，钠 126.0 mmol/L ↓，氯 91 mmol/L ↓，渗透压 264 mosmol/L。
- 肿瘤标志物：癌抗原 199 42.63 U/ml ↑。

- 甲状腺功能：T3 0.77 nmol/L ↓，游离 T3 2.90 pmol/L ↓。
- 尿便常规均未见异常。
- 感染相关指标：降钙素原、C 反应蛋白、病毒七项、巨细胞病毒、布鲁氏菌虎红试验、肥达试验、外裴试验、肺军团菌抗体、结核感染 T 细胞检测及真菌 1，3-β-D-葡聚糖检测均阴性，EB 病毒核酸检测低于检测下限，痰培养、尿培养及三次血培养均阴性。
- 免疫球蛋白 + 补体：IgA 402.0 mg/dl ↑，IgM 25.8 mg/dl ↓，C3 70.60 mg/dl ↓，抗链球菌溶血素 O、类风湿因子和 ANA、抗 ENA 抗体、抗中性粒细胞胞质抗体（ANCA）均阴性。
- 心电图：窦性心律，大致正常。
- 经胸壁超声心动图（图 6-1）：二尖瓣后叶脱垂，二尖瓣关闭不全（中度），升主动脉增宽，左心房、左心室增大，室间隔增厚。
- 经食管超声心动图（图 6-2）：二尖瓣后叶脱垂（P2）、二尖瓣后叶腱索断裂、二尖瓣关闭不全（重度）。
- 胸部 CT：慢性支气管炎改变，双肺少许慢性炎症，心脏增大，主动脉及冠状动脉管壁钙化，肝多发囊肿可能，左侧肾上腺增粗。
- 腹部超声：轻度脂肪肝、肝多发囊肿、双肾囊肿。

- 浅表淋巴结超声：双侧腋窝、腹股沟、双颌下淋巴结结构正常。
- 双下肢静脉超声：未见血栓形成。
- 双下肢动脉超声：双下肢动脉硬化伴多发斑块形成，双胫前动脉闭塞，远段见侧支供血。

初步诊断：①发热原因待查：IE？②2 型糖尿病。③高血压 3 级（很高危组）。④二尖瓣后叶脱垂（P2）。⑤二尖瓣后叶腱索断裂。⑥二尖瓣关闭不全（重度）。⑦抗利尿激素分泌失调综合征等。

入院后诊疗经过：患者入院后多次血培养结果均阴性，经胸壁和经食管超声示二尖瓣后叶脱垂、二尖瓣腱索断裂，均未见赘生物。考虑患者二尖瓣脱垂病史多年，本次二尖瓣腱索断裂较 1 年前新出现，发热原因首先考虑为 IE，先后予哌拉西林他唑巴坦 4.5 g q8h 共 6 天、美罗培南 1 g q12h 共 7 天抗感染治疗，患者体温下降不理想，波动在 37 ~ 38.5℃。患者结核、细菌、真菌等相关病原学检查均为阴性，需考虑是否存在非结核分枝杆菌（NTM）和结核分枝杆菌等不典型致病菌导致的 IE。结合感染科专家会诊意见，拟尽快行二尖瓣置换术，可在美罗培南基础上联合莫西沙星覆盖结核等特殊致病菌。但因患者既往有可疑莫西沙星过敏史，未能加用，继续予美罗培南抗感染治疗，体温仍有波动。入院 23 天后血浆基因病原学检测提示腐生葡萄球菌、巴斯德葡萄球菌及近平滑念珠菌阳性，在美罗培南 0.5 g q8h 基础上加用万古霉素

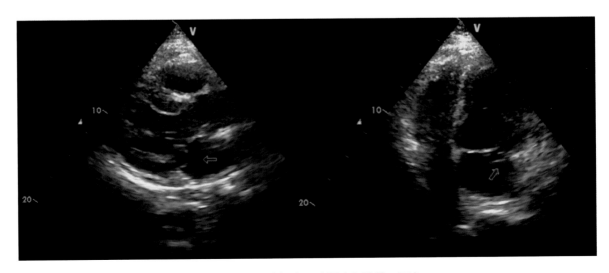

图 6-1　经胸壁超声心动图（入院第 2 天）

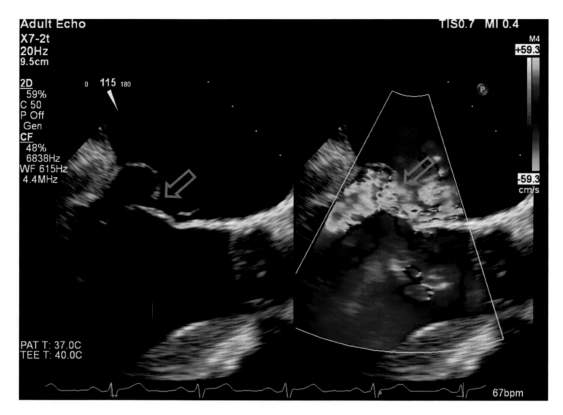

图 6-2　经食管超声心动图（入院第 6 天）

0.5 g q12h 和伏立康唑 200 mg qd 抗感染治疗 1 个月余，体温未完全降至正常。入院 68 天后患者转至外院行二尖瓣成形术，术中未见赘生物，断裂腱索送普通细菌培养结果为阴性，赘生物 2 代测序结果为阴性。术后应用美罗培南 1 g q8h 联合利福平胶囊 450 mg qd 抗感染 2 个月，未再出现发热。

二、病例解析

1. 血培养阴性的 IE

IE 是不明原因发热的病因之一，为心脏内膜表面的微生物感染，常伴赘生物形成；其年发病率为（3～10）/10 万，死亡率可高达 10%～20%，自体瓣膜 IE 单纯内科治疗的病死率高达 50%～90%。一旦因误诊而延误治疗，常提示预后不良，早期明确 IE 的临床诊断是治疗干预的关键。目前改良 Duke 标准是公认的 IE 诊断标准，主要根据心脏病史、临床表现、反复血培养阳性及超声心动图发现瓣膜赘生物等。自体瓣膜 IE 的危险因素包括：心脏因素（IE 既往史、先前存在的瓣膜疾病或先天性心脏病），静脉注射毒品或近期接受过牙科或外科操作。IE 的临床表现十分多变，可表现为急性、快速进展性感染，也可表现为伴低热和非特异性症状的亚急性或慢性疾病，发热是最常见症状（≥90%）。血培养阳性是诊断 IE 的重要依据。但由于临床上血培养阳性率较低及血培养可能呈假阴性，阴性结果并不能排除 IE 的可能性，出现上述现象的原因：①采血前已使用过抗生素；②立克次体、螺旋体、病毒等微生物感染可影响本病病原体的构成比，但一般培养方法无法获得阳性结果；③在导致 IE 的致病菌中有 L 型细菌存在，血培养常呈阴性；④与采血量不足及采血时间等因素有关。多数患者并无心脏器质性病变、临床表现不典型、血培养耗时久且常为阴性结果、赘生物小超声心动图无法及时发现或易出现假阴性，容易误诊漏诊。

本例老年患者不明原因发热病程较长，存在自体心脏瓣膜疾病，尽管入院时已考虑有 IE 可能，但患者血常规白细胞及中性分类不高（不支持细菌感染）、超声心动未见瓣膜赘生物，病史及查体均未发现明确栓塞表现（皮肤淤点、脏器栓塞等），病程中多种抗生素治疗 8 周余效果不佳，行二尖瓣成形术联合术后规范抗感染治疗后，未再出现发热。该患者仅疑似 IE，并未确诊，但手术纠正易感因素后未再出现发热，较为支持 IE 诊断。分析该患者多次血培养结果阴性的原因为：抽取血培养时已使用抗生素，且不除外分枝杆菌等特殊致病菌感染。

2. 存在自体心脏瓣膜病 IE 的抗生素和手术治疗

IE 患者抗生素的选择应针对从血培养中分离出的微生物，血流动力学不稳定及临床表现（发热和新发杂音）提示急性心内膜炎的患者，尤其是有相关心脏危险因素或其他易感情况时，应该开始经验性抗生素治疗。经验性治疗的药物应覆盖链球菌、肠球菌和甲氧西林敏感型和耐甲氧西林金黄色葡萄球菌，初始治疗可选择万古霉素，疗程至少 6 周。最佳的抗生素方案取决于病原体和体外药敏试验的结果。先天性主动脉瓣二叶畸形、室间隔缺损是最常见合并 IE 的先天性心脏病，先天性心脏病患者经过外科手术纠治畸形后，IE 发病率将明显下降。因此，应尽早发现并手术治疗易发生 IE 的先天性心脏畸形。对于存在左心自体瓣膜病的 IE 患者，如为难治性病原体（真菌和多重耐药微生物）感染和持续性感染（抗生素治疗后持续 7 日以上的

持续性菌血症或发热，排除其他感染部位和发热原因），建议行早期瓣膜手术。

本例患者存在自体瓣膜病，为 IE 的危险因素，初始给予广谱抗生素经验性抗感染治疗，使用美罗培南联合万古霉素治疗 1 个月余后仍有发热，提示持续性感染表现，有行瓣膜手术治疗指征，及时予手术治疗后抗感染治疗有效，预后良好，因此早期手术治疗纠正易患因素为 IE 治疗的关键。

三、要点提示

- 近年来 IE 的发病率呈增长趋势，可能与人口老龄化引起的瓣膜退行性变、人工瓣膜、心脏内装置的应用、接受血液透析和牙周疾病的患者增多等因素有关，首发表现的不典型病例明显增多，容易漏诊和误诊。
- 对于一些长期不明原因发热、合并自体心脏瓣膜病的老年患者，要警惕 IE。如不能及时明确 IE 诊断，可考虑试验性抗感染治疗，对于难治性病原体感染和持续性感染，及时行手术修复瓣膜病变为治疗的关键。
- 建议由多学科心脏瓣膜团队管理 IE 患者的诊治，团队应包含感染科、心内科和心外科医生，通过发现指征、考虑手术风险和最佳手术时机来改善手术预后，多学科综合治疗可降低 IE 的死亡率。

参考文献

［1］BADDOUR L M，WILSON W R，BAYER A S，et al. Infective Endocarditis in Adults：Diagnosis，Antimicrobial Therapy，and Management of Complications：A Scientific Statement for Healthcare Professionals From the American Heart Association. Circulation，2015，132（15）：1435.

［2］DELAHAYE F，ECOCHARD R，DE GEVIGNEY G，et al. The long term prognosis of infective endocarditis. Eur Heart J，1995，16（Suppl B）：48-53.

［3］CAHILL T J，PRENDERGAST B D. Infective endocarditis. Lancet，2016，387（10021）：882.

［4］AATS Surgical Treatment of Infective Endocarditis Consensus Guidelines Writing Committee Chairs，PETTERSSON G B，COSELLI J S，et al. 2016 The American Association for Thoracic Surgery（AATS）consensus guidelines：Surgical treatment of infective endocarditis：Executive summary. J Thorac Cardiovasc Surg，2017，153：1241.

（杜玲，王芸）

化疗药物致心肌损伤

一、病例摘要

患者老年男性，68 岁。主因"发现结肠癌 2 个月余，胸闷喘憋 3 天"入院。患者 2 个月余前因"脐周不适伴体重下降"就诊于我院普外科，诊断为结肠癌伴肝转移、淋巴结转移、腹膜种植转移、肺转移可能，于 2021 年 10 月 19 日行第一周期化疗，方案：奥沙利铂 230 mg/dl 静脉滴注、卡培他滨 3500 mg（早 2000 mg、晚 1500 mg）口服 14 日，过程顺利。后因急性肠梗阻合并感染于 2021 年 11 月 4 日行急诊剖腹探查 + 右半结肠切除术 + 回肠造口术，术后病理：中低分化腺癌，网膜远处转移。患者 2021 年 11 月 16 日、12 月 7 日分别于普外科住院行第二、三周期化疗，方案同前，化疗前（10 月 12 日）心电图未见异常（图 7-1），心脏超声提示室壁运动协调，射血分数 65.6%，化疗后出现手足麻木、恶心、呕吐等症状，经对症处理后好转。12 月 13 日患者出现心悸、气短等不适，监测心率增快，波动在 118～130 次/分，心电图示窦性心动过速（图 7-2），给予酒石酸美托洛尔片 12.5 mg bid 治疗效果不佳，12 月 15 日行超声心动图示射血分数（EF）降低，辛普森法测量 EF 48.2%，左心室壁整体运动减低，诊断心功能不全 NYHA Ⅲ级，给予辅酶 Q10、去乙酰毛花苷注射液、盐酸曲美他嗪片、单硝酸异山梨酯片、沙库巴曲缬沙坦钠片等药物治疗，上述症状略缓解，监测出入量基本平衡。患者于 2021 年 12 月 18 日凌晨 1:00 饮水后突发心悸，心率波动在 160～200 次/分，心电图示房性心动过速（图 7-3），伴血压逐渐下降，最低 62/50 mmHg，患者胸闷、喘憋、心悸症状加重，于 3:29 在全麻下行 150 J 双向同步电复律，电复律前为房颤心律（图 7-4），电复律后为房性心动过速（图 7-5），电复律 10 min 后转复为窦性心律（图 7-6），心率 110～125 次/分，血压 90～126/53～75 mmHg。但数小时后（7:00）患者再次出现胸闷气短，心率升至 150 次/分，血压降至 95/50 mmHg，脉氧饱和度 85%～90%，并出现阵发房颤，血气提示 Ⅰ 型呼吸衰竭，8:30 给予盐酸胺碘酮注射液 150 mg 静脉推注，继而 1 mg/min 持续泵入，6 h 后减至 0.5 mg/min 泵入维持治疗，11:24 因血压偏低，予去甲肾上腺素泵入升压，后心律转为窦性心律，血压、心率稳定，于当日 21:50 停用胺碘酮，12 月 20 日停用去甲肾上腺素，12 月 20 日生命体征稳定后复查超声心动图示左心室壁整体运动减低、左心室 EF 降低至 46%，考虑化疗药相关心脏毒性，遂停用卡培他滨。患者出现快速心律失常当日下午出现高热，体温 39.0℃，伴恶心、呕吐，血常规提示白细胞、血小板下降，胸部 X 线片提示双肺炎，考虑化疗后粒细胞减少合并肺部感染，给予面罩吸氧 10 L/min、胃肠减压、抗感染、利尿、升白细胞、升血小板等治疗，为进一步诊治于 2021 年 12 月 21 日转入老年内科病房。患者自发病以来，精神、食欲差，小便量少，每日造口袋中有糊状便，体重下降 10 kg。

既往史及个人史： 高血压史 10 年余，血压最高 160/100 mmHg，平素口服缬沙坦胶囊 80 mg/d，血压控制在 140/90 mmHg 左右，目前因血压降低已停用。2 型糖尿病 10 年余，服用达格列净、西格列汀等降糖药物治疗，目前因进食量少已停用。20 年前有心动过速病史，具体不详。阑尾切除术后。否认吸烟饮酒史。

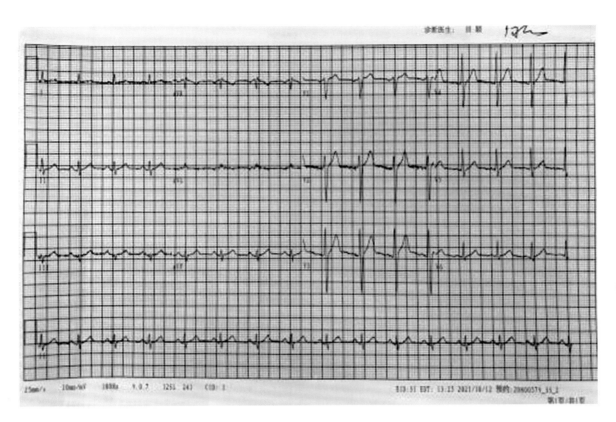

图 7-1 化疗前心电图未见异常

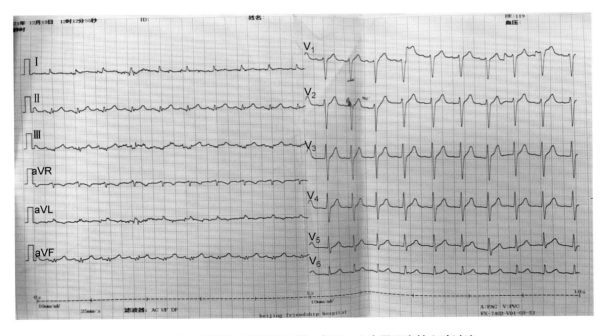

图 7-2 第三周期化疗后出现心悸、气短，心电图示窦性心动过速

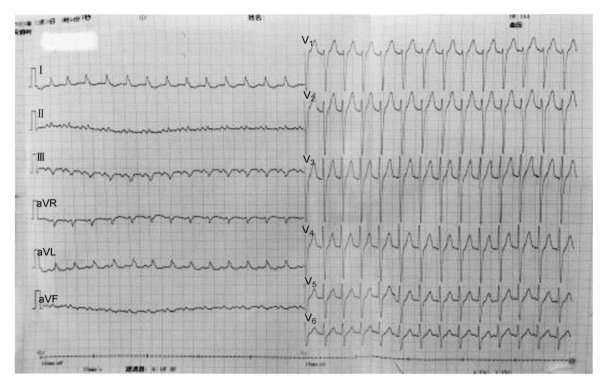

图 7-3 病情加重后心电图示房性心动过速

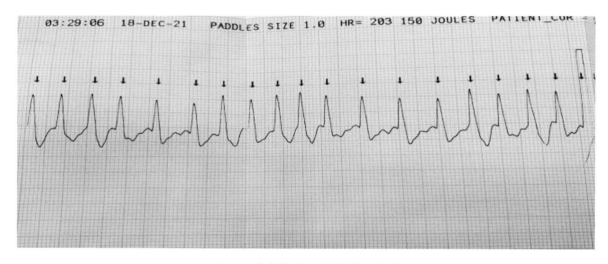

图 7-4 电复律前心电图示快速房颤

入院查体： 体温 38.0℃，脉搏 126 次 / 分，呼吸 33 次 / 分，血压 135/59 mmHg，脉氧饱和度 92%（FiO$_2$ 33%），体重 55 kg，身高 170 cm，BMI 19.0 kg/m^2。神清状弱，消瘦体型，高枕卧位，喘憋貌，口唇无明显发绀，双肺呼吸音粗，双下肺可闻及湿啰音及少量痰鸣音，心界不大，心率 126 次 / 分，

律齐，未闻及心脏杂音。腹部可见回肠造口，右腹部手术切口愈合良好，腹软，无压痛、反跳痛、肌紧张，未触及包块，肝脾未触及，肠鸣音正常，双下肢无水肿，末梢暖。

辅助检查：

● 2021 年 12 月甲状腺功能正常，糖化血红蛋

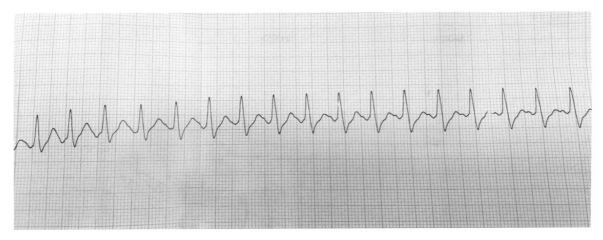

图 7-5　电复律后心电图示房性心动过速

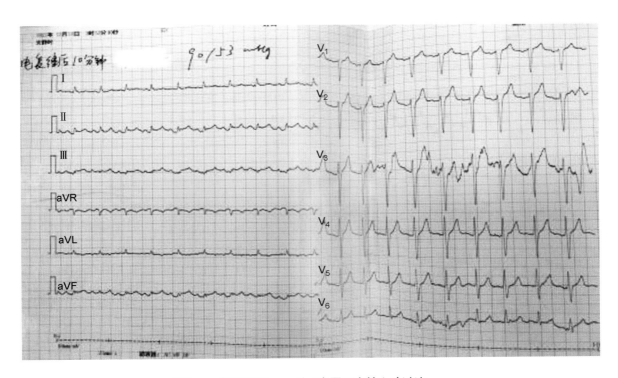

图 7-6　电复律 10 min 后心电图示窦性心动过速

白 7.81%↑。

- 2021 年 12 月 18 日床旁胸部 X 线片：双肺病变，较前加重，感染可能。
- 化验指标动态变化见表 7-1。
- 超声心动图变化见表 7-2。

初步诊断：急性左心功能不全，窦性心动过速，阵发房颤，房性心动过速（化疗药相关心脏毒性可能性大），细菌性肺炎，升结肠癌晚期（pyT4N0M1），化疗后粒细胞缺乏，化疗后血小板减少症，右半结肠切除术＋回肠造口术后，高血压 2 级（极高危组），2 型糖尿病，冠状动脉粥样硬化性心脏病不除外。

表 7-1 患者停用卡培他滨前后化验指标对比

	化疗前（平稳）	化疗中（病重）	停药第 1 天（好转）	停药第 22 天（平稳）
WBC（×10^9/L）	8.3	2.83	6.76	9.79
HGB（g/L）	110	106	92	117
PLT（×10^9/L）	254	80	38	237
AST（U/L）	18	119	118	33
LDH（U/L）	194	375	287	146
MYO（ng/ml）	44.8	297	76.1	29.5
CK-MB（ng/ml）	0.5	1.8	0.1	1.1
TnT（ng/ml）	< 0.01	0.043	< 0.01	0.053
TnI（ng/ml）	0.000	0.118	0.009	0.005
NT-pro BNP（ng/L）	140	11100	869	102
OI（mmHg）	449	99	291	441

WBC，白细胞；HGB，血红蛋白；PLT，血小板；AST，谷草转氨酶；LDH，乳酸脱氢酶；MYO，肌红蛋白；CK-MB，肌酸激酶同工酶；TnT，肌钙蛋白 T；TnI，肌钙蛋白 I；NT-pro BNP，氨基末端脑钠肽前体；OI，氧合指数。

表 7-2 患者停用卡培他滨前后超声心动图对比

	2021-10-12（化疗前）	2021-12-20（停药当天）	2022-1-4（停药 15 天）
升主动脉内径（cm）	3.8	3.9	3.9
左心房前后径（cm）	3.5	3.4	3.2
左心室舒张末内径（cm）	4.8	4.93	4.99
室间隔厚度（cm）	1	1	0.8
LVEF（%）	65.6	46	62.3
描述	室壁运动协调	左心室壁整体运动减低，LVEF 降低	室壁运动协调，右心室游离壁少量心包积液

入院后诊疗经过：

1. 心功能不全及心律失常

患者在使用奥沙利铂联合卡培他滨化疗 3 个疗程后出现房性快速心律失常及急性左心功能不全的临床表现，给予电复律及药物转复后恢复窦性心律，胸闷、喘憋、心悸症状有所改善，转入老年内科病房。患者在病情加重期间心肌损伤标志物轻度升高（表 7-1），主要为 TnI、TnT、肌红蛋白轻度升高，约持续 24 h，很快降至正常，考虑与快速心律失常以及电复律造成的心肌损伤相关，而谷草转氨酶、乳酸脱氢酶恢复较慢（约 7 天），考虑与合并肝功能损伤相关。患者超声心动图提示左心室壁整体运动减低、左室射血分数明显下降，化疗前后

呈动态变化（表 7-2），多次复查心电图均示窦性心动过速（图 7-7），临床药师会诊考虑卡培他滨所致心脏毒性可能性大。

2021 年 12 月 20 日停用卡培他滨，予辅酶 Q10、盐酸曲美他嗪片、单硝酸异山梨酯片、去乙酰毛花苷注射液、酒石酸美托洛尔片、沙库巴曲缬沙坦钠片等药物改善心肌代谢、扩冠、控制心室率、改善心功能等治疗。监测患者血压偏低，波动在 85 ~ 105/50 ~ 60 mmHg，伴乏力、头晕等不适症状，遂逐渐减停单硝酸异山梨酯片、酒石酸美托洛尔片、沙库巴曲缬沙坦钠片等有降压作用的药物，换用伊伐布雷定 5 mg bid 控制心率，患者血压、心率逐渐稳定，活动耐量逐渐好转，2022 年 1 月 4 日复查超声心动图提示室壁运动协调，LVEF

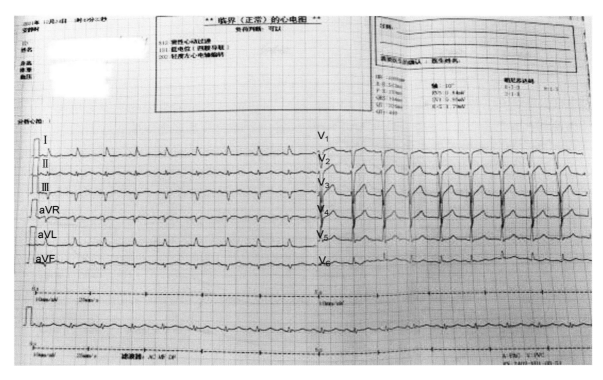

图7-7 窦性心动过速（停用化疗药后4天）

恢复正常，2022年1月17日（停用卡培他滨28天）复查动态心电图提示窦性心律，平均心率94次/分，偶发房性早搏、室性早搏、短阵房性心动过速，未见ST-T改变，24 h动态血压监测提示平均血压115/77 mmHg，患者心功能恢复Ⅲ级（NYHA分级），2022年1月21日好转出院。

2. 肺部感染

患者病情加重过程中有恶心、呕吐，存在反流误吸可能，同时化疗后出现骨髓抑制、粒细胞缺乏，病程中出现高热、喘憋症状加重，炎症指标升高，降钙素原大于60 ng/ml，床旁胸部X线片提示双肺炎，转入后诊断为细菌性肺炎，先后予注射用美罗培南、头孢曲松注射液等抗生素抗感染治疗，患者肺部感染逐渐控制，体温正常，痰量减少，氧合状况改善。

3. 支持治疗

患者恶性肿瘤晚期，食欲不佳，微型营养评定简表（MNA-SF）5分、营养风险筛查2002（NRS2002）4分，存在营养不良和营养风险，但

患者化疗后出现口角炎、口腔溃疡影响进食，同时因合并心功能不全需控制入量，量出为入，转入后请营养科会诊，以口服肠内营养制剂为主，少食多餐，积极补充维生素及微量元素，外用表皮生长因子改善口腔溃疡，间断输注白蛋白营养支持，同时保肝、改善胃肠功能等治疗。患者食欲及进食状况逐渐好转，每日能量摄入在1000 kcal以上，在恢复饮食过程中出现血糖升高，予达格列净5 mg/d降糖治疗。达格列净属于钠-葡萄糖协同转运蛋白2（SGLT2）抑制剂类降糖药，降糖的同时有助于改善心功能。

4. 随访

患者出院后随访2个月，进食及尿便如常，体重较出院时增长，监测血压、心率、血糖、心功能均稳定，未继续行恶性肿瘤相关化疗。

二、病例解析

1. 卡培他滨的药理作用及心脏毒性表现

卡培他滨联合奥沙利铂是目前转移性结直肠癌

的一线治疗，卡培他滨在体内酶的作用下转化为 5-氟尿嘧啶（5-FU）发挥作用，抑制细胞分裂，代谢产物大部分从尿排泄。氟尿嘧啶相关心脏毒性最早报道于 1969 年，目前，氟尿嘧啶是第二常见的具有心脏毒性的化疗药，仅次于蒽环类，而联用卡培他滨和奥沙利铂的患者心脏毒性发生率更高，有报道称联合用药的心脏毒性发生率为 12%。一项回顾性研究纳入 377 例已发表的氟尿嘧啶相关心脏毒性病例，仅 14% 的患者有已知心脏病史，37% 的患者有已知的心脏病危险因素。

卡培他滨的心脏毒性类型与报道中的氟尿嘧啶相似，与年轻患者相比，卡培他滨在老年患者中的不良反应更为显著。在使用卡培他滨的患者中观察到的心脏毒性包括心肌梗死/缺血、心绞痛、心律失常、心脏骤停、心力衰竭、猝死、心电图变化和心肌病。临床表现大部分为胸痛，也可表现为心悸、呼吸困难、室上性心律失常和低血压。这些不良反应在有冠状动脉疾病既往史的患者中可能更常见。但是，心电图、心肌损伤标志物对诊断氟尿嘧啶诱导心肌缺血缺乏敏感性，超声心动图可能发现左心室壁整体运动减弱、局灶性室壁运动异常或射血分数降低，但也可能完全正常。根据卡培他滨的药品说明书，该药上市后不良反应中，室上性心动过速发生率为 0.4%、血压变化发生率为 1.2%、体位性低血压发生率为 0.8%。

本例患者住院期间病情急性加重，虽然否认既往冠心病史，但存在年龄、性别、高血压、糖尿病等冠心病危险因素，主要临床表现为胸闷、心悸、憋气，发作时心电图提示快速房性心律失常，电复律及病情好转后心电图提示窦性心动过速，病情稳定及病重时的心电图均未见明显 ST-T 改变，心肌损伤标志物仅轻度升高（表 7-1），考虑心肌缺血证据不足。超声心动图提示左心室壁整体运动减低、左室射血分数降低，结合其临床症状及辅助检查，心功能不全诊断成立。停用相关化疗药物、快速心律失常控制后，1 个月内患者胸闷、心悸、憋气症状很快好转，复查超声心动图室壁运动及 LVEF 也恢复正常（表 7-2），动态心电图未见快速心律失常表现，随访 2 个月患者血压、心率恢复正常，活动耐量提升，也印证了上述诊断。这进一步提示我们，及早发现化疗药相关的心

脏毒性，尽早停药，其心脏毒性似乎会完全逆转。

2. 卡培他滨心脏毒性可能的机制及药物最佳剂量

目前尚不明确氟尿嘧啶类心脏毒性的基础机制，很可能涉及多个因素：①目前最受临床前及临床资料支持的机制是冠脉痉挛；②心肌炎，为该药的抗代谢效应引起的直接心肌毒性；③内皮损伤引起的促血栓效应；④氟尿嘧啶的代谢产物 α-氟-β-丙氨酸（fluoro-β-alanine，FBAL）可进一步被代谢为氟乙酸，这是一种已知具有较强心脏毒性的物质；⑤章鱼壶心肌病，可能与交感神经过度兴奋有关，呈现左心室功能不全的典型特征，类似急性心肌梗死；⑥个体对心脏毒性的敏感性可能是由于参与氟尿嘧啶类代谢的酶通路的遗传变异，这类变异使有心脏毒性的降解产物的水平不一。

国外多个研究提示，根据预测性标志物早期发现高危患者可能有助于临床决策。目前研究最多的两个预测指标是二氢嘧啶脱氢酶（dihydropyrimidine dehydrogenase，DPD）与胸苷酸合成酶（thymidylate synthetase，TS）的酶活性。目前，卡培他滨治疗前尚未广泛开展高危 DPYD（DPD 基因）或 TYMS（TS 基因）等位基因的常规检测，因为发现高危等位基因的概率较低，而且没有高危变异的患者仍可能发生 FU 相关 3 级或 4 级毒性。

卡培他滨的最佳剂量仍未确定，最初获批用于治疗转移性乳腺癌和结直肠癌的剂量为每日 2500 mg/m²，连用 14 日，每 21 日为 1 个周期，但后续研究表明这一剂量太高，较低剂量（起始剂量每日 2000 mg，连用 14 日，每 21 日为 1 个周期）可能在不损害疗效的情况下改善治疗指数。针对转移性结直肠癌，国内外指南推荐联用奥沙利铂时，卡培他滨标准剂量为 1000 mg/m²，每日 2 次，等于每日总剂量 2000 mg/m²。本患者根据标准剂量及体表面积计算卡培他滨用量为 3460 mg，实际使用剂量为 3500 mg，与指南一致。本患者用药后出现了快速心律失常伴有血流动力学不稳定，危及生命，经过电复律后才稳定了生命体征，根据美国卫生和公共服务部发布的 CTCAE（常见不良事件评价标准），属于 4 级不良反应，应尽早停药，停药后心

脏毒性似乎会完全逆转。后续抗肿瘤治疗的调整取决于许多因素，患者及家属应与肿瘤专科医生做深入沟通，共同决策。

3.其他病因及诱因

本患者为老年男性，存在高血压、糖尿病等基础疾病，长期高血压、糖尿病也会对心脏、心功能产生不良影响，部分患者存在高血压性心脏病、糖尿病性心肌病。本患者化疗前无心脏相关不适症状，平时活动耐量正常，化疗前心电图、超声心动图均未见异常，使用化疗药物后呈病情急性加重，停用可疑药物，对症治疗后病情在1个月内很快缓解，从病程进展及演变看，支持化疗药相关心脏毒性。

本患者病情加重时正处于化疗后骨髓抑制期，免疫功能下降合并粒细胞缺乏造成院内肺部感染，也是加重其临床症状的重要因素之一。肺部感染、体温升高造成氧合指数下降（表7-1）、心率加快、全身耗氧量增加，进一步加重了心功能不全。患者因各种不适，进食减少，静脉补液及可能的电解质紊乱可能进一步加重了心功能不全及心律失常的风险。

三、要点提示

- 化疗药相关心脏毒性应该引起临床重视。氟尿嘧啶是第二常见的具有心脏毒性的化疗药，仅次于蒽环类，心脏毒性是少见但可能致死的副作用，识别出氟尿嘧啶心脏毒性有重要临床意义。使用这类药物的患者应注意监测血压、心率、心电图、超声心动图等指标变化，如果出现心脏毒性建议尽早停药，停药后心脏毒性似乎会完全逆转。

- 氟尿嘧啶类心脏毒性的基础机制尚不明确，指南推荐的标准剂量对于部分患者来说偏高，较低剂量可能在不损害疗效的情况下改善治疗指数，但是多数专家不推荐降低药物剂量以减轻心脏毒性。目前，卡培他滨治疗前尚未广泛开展高危 DPYD 或 TYMS 等位基因的常规检测，对推定诊断为氟尿嘧啶心脏毒性的患者，抗肿瘤后续治疗取决于许多因素，是否再次用药，目前仍无定论。

参考文献

［1］KWAKMAN J J，SIMKENS L H，MOL L，et al. Incidence of capecitabine-related cardiotoxicity in different treatment schedules of metastatic colorectal cancer：A retrospective analysis of the CAIRO studies of the Dutch Colorectal Cancer Group. Eur J Cancer，2017，76：93-99.

［2］SAIF M W，SHAH M M，SHAH A R. Fluoropyrimidine-associated cardiotoxicity：revisited. Expert Opin Drug Saf，2009，8（2）：191-202.

［3］LESTUZZI C，VACCHER E，TALAMINI R，et al. Effort myocardial ischemia during chemotherapy with 5-fluorouracil：an underestimated risk. Ann Oncol，2014，25（5）：1059-1064.

［4］POLK A，VISTISEN K，VAAGE-NILSEN M，et al. A systematic review of the pathophysiology of 5-fluorouracil-induced cardiotoxicity. BMC Pharmacol Toxicol，2014，15：47.

［5］SHAHROKNI A，RAJEBI M R，SAIF M W. Toxicity and efficacy of 5-fluorouracil and capecitabine in a patient with TYMS gene polymorphism：A challenge or a dilemma? Clin Colorectal Cancer，2009，8（4）：231-234.

（卢玉，彭晖）

病例 8

转甲状腺素蛋白心脏淀粉样变

一、病例摘要

患者老年男性，80 岁，主因"间断双下肢水肿 2 个月"入院。患者 2 个月前无明显原因出现双下肢水肿，水肿程度逐渐加重，伴有双眼睑水肿，晨轻暮重，偶有喘憋，与活动无关，夜间可平卧入睡。无咳嗽、咳痰，无胸闷、胸痛、心悸，无尿少等不适，活动耐量较前下降，食欲较前下降，体重增加 1 kg。

既往史及个人史： 高血压史 26 年，血压最高 220/100 mmHg，口服贝那普利降压治疗，血压控制在 120～130/70～80 mmHg。糖尿病史 20 余年，目前予甘精胰岛素降糖，血糖控制在空腹 6 mmol/L，餐后 10～12 mmol/L。类风湿关节炎 20 余年，口服中成药对症治疗。吸烟 40 余年，戒烟 20 年，饮酒 5 年，目前每日白酒半两。否认家族遗传病史、传染病史等。

入院查体： 体温 36.7℃，脉搏 84 次 / 分，呼吸 20 次 / 分，血压 137/68 mmHg，脉氧饱和度 98%（吸空气），身高 172 cm，体重 70 kg，BMI 23.66 kg/m²。神清状可，舌体肥大，上背部、双侧上臂上 1/3 可见散在褐色、黄褐色色素沉着，触之不突出于表皮（图 8-1），双肺呼吸音清，双肺未闻及干、湿啰音，心率 84 次 / 分，律齐，各瓣膜区未闻及病理性杂音。腹平坦，无明显压痛、反跳痛、肌紧张，肝脾肋下未触及，移动性浊音阴性，肠鸣音 3 次 / 分，双下肢凹陷性水肿，足踝处最明显。

辅助检查：

- 血常规：WBC 5.59×10⁹/L，CR 74.2%，HGB 125 g/L。
- 心肌损伤标志物：乳酸脱氢酶 253 U/L↑，肌酸激酶 206 U/L↑，肌红蛋白 159.3 ng/ml↑，TnI 0.117 ng/ml↑，TnT 0.055 ng/ml↑，NT-pro BNP 5690 ng/L↑。
- 凝血功能：D-dimer 2.400 μg/ml↑，余正常。
- 生化：白蛋白 35.8 g/L，谷草转氨酶 46 U/L，肌酐 101.3 μmol/L，电解质正常。
- 血气：血浆 pH 7.466，二氧化碳分压 27.4 mmHg↓，血氧分压 98.60 mmHg，血氧饱和度 97.8%。
- 心电图（图 8-2）：完全左束支传导阻滞；一度房室传导阻滞；室性早搏；V₁～V₄ 导联 R 波递增不良，V₆ 导联 T 波倒置，左心电轴偏转，肢体导联低电压。

初步诊断： 双下肢水肿原因待查，心功能不全，高血压 3 级（很高危），2 型糖尿病，类风湿关节炎。

入院后诊疗经过： 患者入院后给予降压、降糖等基础疾病治疗，给予螺内酯、呋塞米对症利尿治疗。同时完善相关检查：胸部 CT：肺气肿，肺大疱；双肺索条及磨玻璃密度影，炎性病变可能；双侧胸腔积液较前新出现。动态心电图：完全性左束支传导阻滞，偶发房性早搏、频发室性早搏，部分成对。大于 2 s 的 R-R 间期共有 13 次，其中最长为 2.19 s，可见 ST-T 改变。

- 超声心动图检查：左心室整体室壁运动减弱，左心室壁增厚，厚 1.5～1.9 cm，室间隔基底段厚约 1.9 cm，双心房增大、右心室略大，室间隔增厚，左心室收缩功能下降（LVEF 48.9%），左心室舒张功能减低，估测肺动脉压 41.18 mmHg。

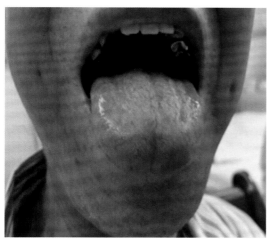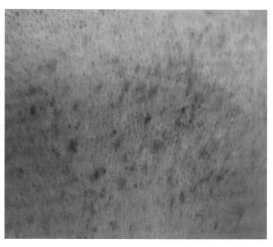

图 8-1　舌体肥大（左），皮肤色素沉着（右）

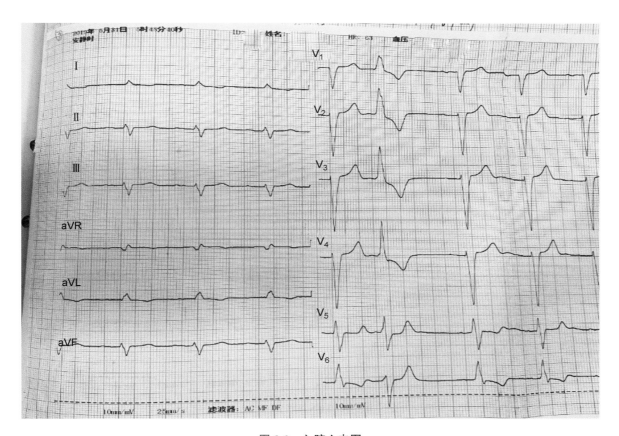

图 8-2　入院心电图

- 冠状动脉 CT：左冠状动脉主干、右冠状动脉近中段管腔轻度狭窄（25%～49%）；前降支管腔轻微狭窄（<25%）。门控静息心肌显像未见明显心肌缺血征象。

- CMR（图 8-3）：左心房增大；心肌增厚，室间隔、前间隔、下间隔壁增厚，最厚达

19 mm，弥漫延迟强化，心肌淀粉样变性？肥厚型心肌病？结合上述检查考虑患者淀粉样变性心肌病可能性大。

- 皮肤病理：表皮角化亢进，黑色素细胞增多，基底细胞色素沉着，真皮内胶原纤维增生，未见明确变性，不除外皮肤雀斑，刚果红（−）。

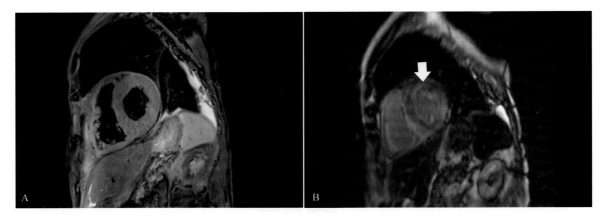

图 8-3 心肌 MRI：A.心肌肥厚；B.弥漫延迟强化

- 免疫电泳：血、尿标本均未见 M 蛋白。
- 骨髓细胞学检查：形态未见明显异常。免疫组化结果：CD3 散在（＋），CD20 散在（＋），CD61 散在（＋），CD71 少量（＋），MPO 部分（＋），CD34（－），CD117（－）。刚果红（－）。
- 心肌活检：充分同患者进行沟通后，在导管室局麻下行心肌活检，分别钳取左心室下壁、左心室室间隔基底部、右心室室间隔，病理均提示：部分心肌纤维略肥大，部分区域变性，结合刚果红染色（＋），符合淀粉样变性（图 8-4，图 8-5）。
- 免疫组化（图 8-6）：TTR（＋），Lamda（－），提示为 ATTR 型心肌淀粉样变（转甲状腺素

蛋白异常沉着症）。
- TTR 基因检测：未见突变基因。考虑为野生型 ATTR 型心肌淀粉样变。
- 心肌核素 ^{99m}Tc-PYP 显像：心脏 ^{99m}Tc-PYP 弥漫性摄取明显增高（高于肋骨），视觉评分 3 级。心脏与对侧肺比值 1.6。结论：心肌淀粉样变显像，强烈提示 ATTR 型心肌淀粉样变。

根据上述检查，考虑患者诊断野生型转甲状腺素蛋白心脏淀粉样变，本病属于限制型心肌病，该患者主要表现为活动耐量下降以及双下肢水肿。明确诊断后继续应用针对心力衰竭的治疗，如利尿剂，ACEI 等。目前在我国上市的稳定 TTR 的药物有氯苯唑酸，该药可与 TTR 结合，减少四聚体解离，抑

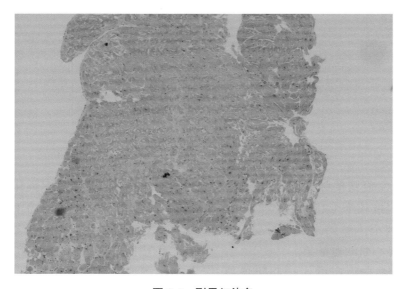

图 8-4 刚果红染色

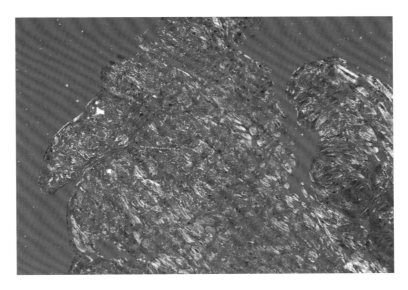

图 8-5 偏振光显微镜下苹果绿双折射

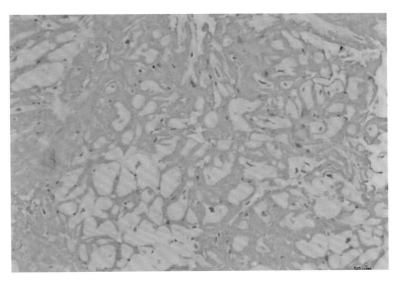

图 8-6 淀粉样转甲状腺素蛋白免疫组化阳性

制 TTR 淀粉样蛋白原纤维形成，但该患者因价格问题未能应用，仅服用针对心力衰竭的药物治疗。

二、病例解析

1. 老年人心肌肥厚需警惕转甲状腺素蛋白心脏淀粉样变（transthyretin cardiac amyloidosis，ATTR-CA）

本病是转甲状腺素蛋白在心肌间质外沉积所致，属浸润性心肌病变，是除免疫球蛋白轻链心脏淀粉样变之外最常见的心脏淀粉样变。转甲状腺素蛋白（transthyretin，TTR）是一种由 127 个氨基酸组成的蛋白质，在肝内合成，是血中视黄醇结合蛋白（维生素 A）复合物和甲状腺素的转运蛋白。正常情况下为可溶性的四聚体。当四聚体结构解体并错误折叠为不溶性的淀粉样物质，在多个器官中淀粉样沉积物累积时，可导致外周多发性神经病变、心肌病变等。沉积于心肌间质可导致心肌病变，最终进展为心力衰竭。本病患者生活质量差、生存率低，死亡原因多为心源性，包括猝死和心力衰竭。

本病根据有无 TTR 基因突变分为遗传型 / 突变型和野生型。遗传型 / 突变型为常染色体显性遗传病。目前已知超过 130 种基因突变可导致，最常见的两个突变基因是 *Val30Met* 和 *Val122Ile*。遗传型 / 突变型可以表现为周围神经病变、心肌病变或者混合病变。遗传型 / 突变型患者的生存期取决于突变基因，其中 *Val122Ile* 突变型患者的中位生存期仅为诊断后 31 个月。野生型好发于 60 岁及以上人群，90% 以上患者为男性。野生型主要累及心脏，导致心室壁增厚、进行性心力衰竭和心律失常。野生型患者的中位生存期为诊断后 43 ～ 57 个月。

本病的临床表现可分为心脏表现和非心脏表现。心力衰竭和心律失常（如房颤、传导阻滞）是最常见的心脏表现。部分患者可存在体位性低血压，由于心输出量减低和心律失常，还可引起晕厥和心脏性猝死。北京协和医院的一项研究显示心脏表现主要为晕厥（43.3%）、气短（33.3%）和下肢水肿（23.3%）。43.3% 的患者心电图发现存在传导异常。心电图其他最常见的表现是假性梗死 Q 波（46.7%）和肢体导联低电压（43.3%）。此外主动脉瓣狭窄也可为野生型的表现之一，特别是对于存在低流速、低压力阶差的重度主动脉瓣狭窄的老年患者，应考虑野生型 ATTR-CA 的可能。心脏外表现常见的为周围神经、自主神经系统和眼部受累。周围神经病变可首发于下肢、自远端至近端的神经性疼痛和（或）感觉异常，之后出现运动功能受损、肌无力和无法行走。自主神经功能受累表现为出汗障碍、便秘与腹泻交替以致营养不良和体重下降、体位性低血压、勃起功能障碍和尿潴留等。眼部表现有玻璃体混浊、青光眼及角膜炎。野生型患者的心脏外表现较为少见，淀粉样物质可沉积于腰椎管及腕管软组织引起腰椎管狭窄和双侧腕管综合征。

2021 年《转甲状腺素蛋白心脏淀粉样变诊断与治疗中国专家共识》提出一些需要考虑转甲状腺素蛋白心脏淀粉样变的线索，也称九条"警示征"，用于识别疑似患者：①老年心力衰竭（LVEF ≥ 40%），左心室无扩大伴原因不明的左心室肥厚；②超声心动图示左心室肥厚而心电图无 QRS 波高电压表现；③肌钙蛋白持续低水平升高；④老年人低压差、低流速主动脉瓣狭窄，伴右心室肥厚；⑤因低血压（特别是体位性低血压）不耐受血管紧张素系统抑制剂和（或）β 受体阻滞剂；⑥多发周围神经病变，特别是伴有自主神经功能异常（不明原因腹泻与便秘、体位性低血压、尿潴留、尿失禁等）；⑦家族性周围神经病变；⑧老年人双侧腕管综合征和（或）腰椎管狭窄；⑨反复双眼白内障。发现患者出现上述症状时，建议患者逐步完善心电图、超声心动图、心肌 MRI、肌钙蛋白、NT-pro BNP、单克隆免疫球蛋白、血清游离轻链比值、血清 / 尿蛋白免疫固定电泳、^{99m}Tc-PYP 心肌核素显像、心肌活检、基因检测等检查，明确诊断。

本例患者为老年男性，出现双下肢水肿的症状体征，TnI 略偏高，心电图出现肢体导联低电压、一度房室传导阻滞、完全性左束支传导阻滞，超声心电图发现患者心肌肥厚，心肌 MRI 也提示心肌肥厚、弥漫性延迟强化。患者符合第①、②、③项警示征，故后续我们完善单克隆免疫球蛋白、免疫固定电泳、骨髓穿刺未发现异常单克隆免疫球蛋白，故行心肌核素 ^{99m}Tc-PYP 显像和心肌活检，均提示 ATTR 型心肌淀粉样变。经过基因分析，考虑为野生型转甲状腺素蛋白心脏淀粉样变。本例提示对于老年心肌肥厚的患者应警惕有无转甲状腺素蛋白心脏淀粉样变的可能，特别是出现"警示征"的患者。

2. 针对转甲状腺素蛋白心脏淀粉样变的治疗分为对症治疗和病因治疗。病因治疗中的靶点治疗包括抑制 TTR 合成的药物和稳定 TTR 的药物

抑制 TTR 合成的治疗方法包括：①肝移植；②肝 - 心联合移植；③抑制 TTR 基因表达的药物，一类是小干扰 RNA，如 patisiran，另一类是反义寡核苷酸，如 inotersen。都是通过阻止信使 RNA 转录减少 TTR 蛋白生成。

稳定 TTR 的药物，如氯苯唑酸。氯苯唑酸是口服小分子药物，通过与 TTR 的甲状腺素结合位点结合，稳定野生型及突变型 TTR 的四聚体结构，减缓其解离成单体。目前已获批在我国上市应用。本药经临床试验证实可以降低因心血管事件的住院率，在服药 15 ～ 18 个月后可改善生存率。该患者因经济原因未能应用氯苯唑酸治疗，仅应用治疗慢性心功能不全的药物，后续随访病情稳定。目前知晓氯苯唑酸已纳入医疗保险报销范围，明确诊断转甲状腺素蛋白心脏淀粉样变的患者已可经过报销应用该药物，患者的经济负担将大幅降低。

三、要点提示

- 转甲状腺素蛋白心脏淀粉样变临床认识不足、早期临床表现缺乏特异性，容易漏诊、误诊。随着心肌核素 ^{99m}Tc-PYP 显像等无创诊断技术的开展，转甲状腺素蛋白心脏淀粉样变早期诊断成为可能。

- 应对出现转甲状腺素蛋白心脏淀粉样变"警示征"的九类高危人群引起重视，早期筛查、早期诊断，更早地应用靶点治疗药物，防止或延迟淀粉样蛋白沉积，有效改善患者预后。

参考文献

[1] 中华医学会心血管病学分会心力衰竭学组，中华心血管病杂志编辑委员会.转甲状腺素蛋白心脏淀粉样变诊断与治疗专家共识.中华心血管病杂志，2021，49（4）：324-332.

[2] 曹敏，姚亚丽.转甲状腺素蛋白淀粉样变性心肌病研究进展.心血管病学进展，2019，40（3）：452-455.

[3] COELHO T，MAURER M S，SUHR O B. THAOS-The Transthyretin Amyloidosis Outcomes Survey：initial report on clinical manifestations in patients with hereditary and wild-type transthyretin amyloidosis. Curr Med Res Opin，2013，29（1）：63-76.

[4] LANE T，FONTANA M，MARTINEZ-NAHARRO A，et al. Natural History，Quality of Life，and Outcome in Cardiac Transthyretin Amyloidosis. Circulation，2019，140（1）：16-26.

[5] 何山，田庄，关鸿志，等.转甲状腺素蛋白淀粉样变心肌病的临床特点.中国循环杂志，2020，35（12）：1229-1234.

[6] CASTAÑO A，NAROTSKY D L，HAMID N，et al. Unveiling transthyretin cardiac amyloidosis and its predictors among elderly patients with severe aortic stenosis undergoing transcatheter aortic valve replacement. Eur Heart J，2017，38（38）：2879-2887.

[7] 李艾芳，光红梅，王庆利.转甲状腺素蛋白淀粉样变性疾病治疗药物非临床研究评价概述.中国新药杂志，2021，30（10）：893-897.

（黄蔚）

病例 9

胆心综合征

一、病例摘要

患者老年男性，90 岁，主因"发热伴咳嗽、咳痰、喘息 10 天"入院。患者 10 天前接触感冒患者后出现发热伴咳嗽、咳痰、喘息，体温最高 38℃，痰为黄绿色，不易咳出，就诊于当地医院，予头孢类抗生素（具体不详）口服治疗，体温恢复正常；8 天前患者喘息加重，行胸部 CT 示：右肺气胸，右肺中叶炎症性改变，胆囊结石，甲状腺增大。诊断为"右侧自发性气胸、肺部感染"等，收入某三级医院，予胸腔闭式引流，头孢他啶注射液 2.0 g bid 治疗。1 天前胸腔引流管无气体排出，复查胸部 CT 示胸腔内未见积气，但感染较前加重（未见报告）。患者咳嗽、咳痰加重，遂拔除引流管。之后患者出现上腹痛，外院予对症镇痛治疗，并予禁食水、静脉营养支持，为进一步诊治转来我院。

既往史：12 年前临床诊断冠状动脉粥样硬化性心脏病，未规律治疗。胆囊多发结石 10 余年，反复发作急性胆囊炎。6 年前诊断高血压，血压最高 160/90 mmHg，目前非洛地平缓释片 10 mg qd 降压，自诉血压控制可。2 型糖尿病 4 年，平素甘精胰岛素注射液 3IU 每晚皮下注射，自诉血糖控制尚可，近期因进食量少，后静脉营养，未再使用胰岛素。2 年半前因胆源型胰腺炎曾行经皮经肝胆囊穿刺引流术。2 年半前因自发性气胸曾行胸腔闭式引流术。否认肝炎、结核、疟疾史。否认外伤、输血史，无药敏史，预防接种史不详。

个人史：吸烟 10 余年，20 支 / 日，否认酗酒史。

家族史：父母已逝，否认家族中类似病史及遗传病史。

入院查体：体温 36.8℃，呼吸 19 次 / 分，脉搏 78 次 / 分，血压 111/62 mmHg，脉氧饱和度 94%（FiO_2 21%），身高 170 cm，体重 65 kg，BMI 22.49 kg/m^2。神清状弱，查体合作，呼吸运动两侧对称，两侧触觉语颤不对称，听诊右肺呼吸音低，左肺可闻及湿啰音，心前区无异常隆起，叩诊心界向左下明显增大，心率 78 次 / 分，律齐，腹平坦，全腹叩诊鼓音，右上腹压痛，无反跳痛、肌紧张，墨菲征阳性，麦克尼伯点（简称麦氏点）压痛阴性，肝区叩痛阳性，肝脾肋下未触及，肠鸣音弱，双下肢无水肿，双足背动脉搏动弱。

辅助检查：

1. 实验室检查

- 血常规：WBC $9.02×10^9/L$，GR% 87.8%↑，PLT $164×10^9/L$，HGB 154.0 g/L。
- 生化：ALT 21 U/L，AST 25 U/L，ALB 29.9 g/L↓，TBIL 19.64 μmol/L，DBIL 3.90 μmol/L，IBIL 15.74 μmol/L ↑，BUN 3.71 mmol/L，Cr 59 μmol/L，钾 3.69 mmol/L，钠 137.0 mmol/L，CRP（超敏）16.5 mg/L。
- 糖化血红蛋白：7.44%↑。
- 肿瘤标志物：AFP、CEA、CA125、CA199、TPSA 均为阴性。
- 心肌损伤标志物：TnT、TnI 及 CK-MB 均为阴性。
- 血气：血浆 pH 7.457，PCO_2 27.9 mmHg↓，PO_2 60.40 mmHg↓，血浆碳酸氢根（HCO_3^-）19.90 mmol/L↓，BE － 2.10 mmol/L。
- 感染与炎症：PCT、ASO、RF 均为阴性，CRP 15.8 mg/L。

- 胰腺功能：脂肪酶（LIP）阴性，胰淀粉酶（P-AMY）阴性。

2.影像学检查

- 胸部 CT（入院前 7 天某三级医院）：右肺气胸，右肺中叶炎性改变，胆囊结石，甲状腺增大。
- 腹部超声（2019-3-12）：胆囊增大（13.3 cm×4.3 cm），胆囊多发结石（较大直径 2.5 cm），肝内外胆管扩张，胆总管上段 1.2 cm。
- 磁共振胰胆管成像（MRCP）（2019-3-13）：肝内外胆管扩张，最宽处 1.2 cm，胆囊结石、胆囊炎可能，胰腺尾部圆形囊性病变，直径 1.9 cm，建议随访。
- 超声心动图：EF 57%，升主动脉增宽，左心房、左心室增大，室间隔略增厚。

3.动态血压及静动态心电图

- 动态血压监测：24 h 血压平均值 133/68 mmHg，白天血压均值 135/68 mmHg，夜间血压均值 128/66 mmHg。
- 入院心电图：窦性心律，心率 78 次 / 分，可见房性早搏（图 9-1）。行床旁腹部超声检查时探头按压胆囊出现心率下降，心电图示窦性心动过缓，心室率 33 次 / 分（图 9-2）。
- 动态心电图监测（入院时完善）：窦性心律，平均心率 60 次 / 分，最慢心率 46 次 / 分，房性早搏（24 h 共计 820 次），短阵房性心动过速，可见 ST-T 改变。腹部超声时探头按压胆囊出现心率下降后复查动态心电图示：窦性心动过缓，平均心率 51 次 / 分，最慢心率 44 次 / 分，房性早搏（24 h 共计 223 次），短阵房性心动过速，可见 ST-T 改变。

初步诊断：①肺部感染，②右侧自发性气胸，③胸腔闭式引流术后，④急性胆囊炎，⑤胆囊结石，⑥经皮经肝胆囊穿刺引流术后，⑦高血压 2 级（极高危），⑧冠状动脉粥样硬化性心脏病，⑨2 型糖尿病，⑩窦性心动过缓。

入院后诊疗经过：

1.急性胆囊炎方面

患者入院时存在右上腹痛，查体右上腹压痛，墨菲征阳性，化验提示 CRP 升高，影像学检查存在胆囊增大，可见胆囊结石，胆囊结石伴急性胆囊炎诊断明确，分级为Ⅰ级（轻度）急性胆囊炎。予患者禁食水、头孢哌酮舒巴坦钠 3 g q8h 抗炎、静

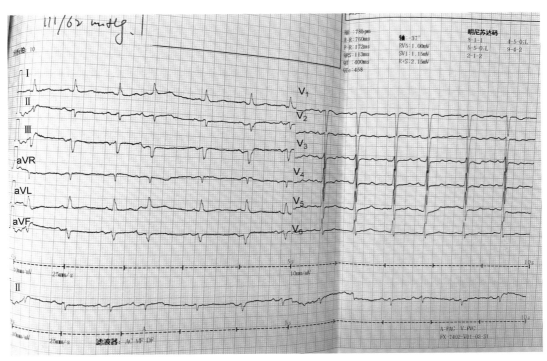

图 9-1　入院心电图

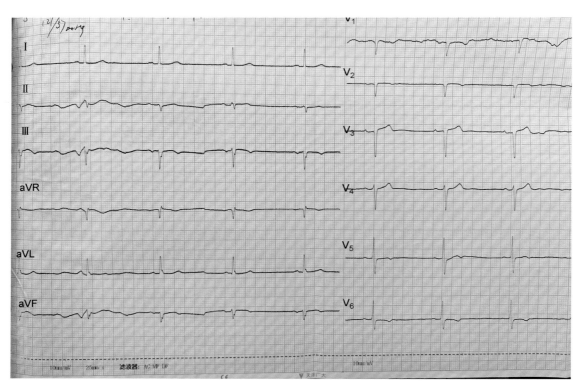

图 9-2　探头按压胆囊出现心率下降时心电图

脉补液、抑酸等治疗后，监测腹部超声胆囊仍进行性增大，于 2019-4-25 行经皮经肝胆囊穿刺引流术后症状缓解，逐步过渡至低脂流食，复查腹部超声示胆囊大小恢复正常，于 2019-5-10 拔除经皮经肝胆囊穿刺引流管。

2. 心脏方面

患者既往临床诊断冠状动脉粥样硬化性心脏病，入院时无明显胸闷、胸痛等症状，入院心电图示窦性心律，心率 78 次 / 分，可见房性早搏，进一步完善动态心电图示：窦性心律，平均心率 60 次 / 分（46 ～ 78 次 / 分），频发房性早搏，短阵房性心动过速，可见 ST-T 改变。在院期间行床旁腹部超声，探头压迫胆囊时出现心率明显下降，最低降至 33 次 / 分，心电图示窦性心动过缓。约 30 min 后患者心率逐步升至 40 ～ 50 次 / 分，过程中患者血压维持稳定，无心悸、胸闷、胸痛、头晕、黑朦等不适。后复查动态心电图示：窦性心动过缓，平均心率 51 次 / 分，最慢心率 44 次 / 分，房性早搏（24 h 共计 223 次），短阵房性心动过速，可见 ST-T 改变。

患者存在胆囊结石伴急性胆囊炎，超声探头压迫胆囊时出现心率减慢，考虑胆心综合征可能，予积极治疗胆系疾病，同时加用茶碱缓释片 0.1 g q12h 提升心率，单硝酸异山梨酯缓释片 60 mg qd 扩冠及阿托伐他汀 10 mg qn 稳定斑块等治疗，酌情利尿，保证出入量平衡。患者既往临床诊断冠状动脉粥样硬化性心脏病，此次住院期间因高龄衰弱、合并急性胆囊炎、反复气胸行胸腔闭式引流等原因未行冠脉评估。后监测患者无心绞痛症状，心率（律）相对稳定，住院期间心率波动于 58 ～ 75 次 / 分，心电图无 ST-T 动态变化。胆囊炎治疗好转后，再次触压胆囊，患者未再出现心率减慢、心肌缺血等临床和心电图改变。

3. 其他治疗

患者肺部感染及反复右侧自发性气胸，先后予患者头孢哌酮舒巴坦钠 3 g q8h、拉氧头孢 2 g bid 抗感染治疗及胸腔闭式引流，患者症状逐步缓解，低流量鼻导管吸氧下患者脉氧饱和度可维持于 95% ～ 100%，后拔除胸腔引流管，病情好转出院。

二、病例解析

胆心综合征（chole-heart syndrome）是指由胆道疾病（急慢性胆囊炎、胆囊结石等）引起的酷似以冠心病症状为主要表现的胆道疾病并发症，其心脏症状的严重程度与胆道疾病病情呈正相关，心脏症状随胆道疾病的控制或治愈而缓解甚至完全恢复。胆心综合征可分为两种类型：第一种是胆道存在疾病，而心脏无疾病，胆道疾病发作时可引起心绞痛、心律失常，此类型多见于青、中年人；第二种是既有胆道疾病，又有心脏疾病，当胆道疾病发作时，原狭窄的冠状动脉痉挛，心脏缺血而出现心绞痛及心律失常等表现，此类型多见于中老年人。本病例属于第二种情况，患者急性胆囊炎合并胆囊结石，在压迫胆囊时出现心率下降，心电图示窦性心动过缓。

胆心综合征的发病机制尚未完全清楚，目前主要有以下几方面学说：①胆道神经反射学说：心脏受 T2 ～ T8 脊神经支配，而胆囊和胆总管受 T4 ～ T9 脊神经支配，两者在 T4、T5 处存在交叉现象，当胆囊存在炎症以及胆管内压力增高时，通过同节脊髓反射刺激迷走神经引起冠状动脉痉挛、血流量减少、冠状动脉供血不足诱发心绞痛、心律失常、心电图改变。②胆道感染及水电解质、酸碱平衡紊乱学说：胆道感染时电解质和内环境 pH 改变、渗透压异常、毒素吸收等可使心肌代谢紊乱，产生相应的临床症状和体征。③胆道 - 内分泌学说：胆道 - 心脏内分泌因素，如心房利钠尿多肽、心肌抑制因子、内皮素、血管活性肽、P 物质等心脏分泌调节肽，在胆道感染、失血、缺氧时能较多地释放入血液循环从而对心脏产生影响。

胆系疾病与冠心病在老年人中均为常见病，有时并存，造成诊断困难，且易误诊。当患者存在典型胆系疾病表现（右上腹痛、发热、黄疸等）且伴有心绞痛或心电图改变时，需高度警惕胆心综合征，此时如单纯按照冠心病二级预防进行抗血小板、扩冠、稳定斑块、控制心室率等治疗，效果常欠佳，需积极治疗原发胆系病，只有胆道疾病治愈后才能缓解心脏症状。研究表明胆心综合征患者接受有效胆囊治疗后（包括手术治疗或内科保守治疗），患者心脏症状均逐渐消失，胆道手术治疗后胆心综合征治愈率达93.4%。胆心综合征不是胆囊手术的禁忌证，相反却是手术的直接适应证，但术前需全面评估心功能，同时积极进行围手术期心脏治疗。相反，如长期不去除原发病，胆心综合征持续时间过久，心脏也可演变为不可逆转的器质性病变，所以在临床上我们应提高对于胆心综合征的认识，实现对其的早期诊断及治疗。

三、要点提示

- 临床中对于存在典型胆系疾病表现（右上腹痛、发热、黄疸等）且伴有心绞痛或心电图改变的患者，需高度警惕胆心综合征可能，积极治疗胆系原发病及扩冠、营养心肌、纠正心律失常等针对心脏基础治疗，争取尽快改善症状及心功能。

- 内科保守治疗效果不佳时，胆心综合征不是胆囊手术的禁忌证。相反却是手术的直接适应证，但术前需全面评估心功能，同时积极进行围手术期心脏治疗。

参考文献

［1］黄志强 . 当代胆道外科学 . 2 版 . 上海：上海科学技术出版社，1998：318-323.

［2］牛力群 . 胆心综合征机制研究进展 . 陕西医学杂志，2000，29（5）：285.

［3］ORNAQUE I，SALA X，NALDA M A. Anestesia peridural para colecistectomía subcostal en pacientes con miocardiopatía dilatada. A propósito de dos casos［Peridural anesthesia for subcostal cholecystectomy in patients with dilated cardiomyopathy. Apropos of 2 cases］. Rev Esp Anestesiol Reanim，1996，43（6）：216-218.

［4］霍云 . 内科医生提高对胆心综合征的认识是避免误诊的前提 . 临床误诊误治，2006，19（1）：38.

［5］丰仕华，周雪莲 . 胆心综合征 15 例误诊分析 . 中国误诊学杂志，2006，6（3）：535-536.

［6］路建华 . 胆囊切除术治疗胆心综合征 . 河南外科学杂志，2004，10（4）：24-25.

（张妍）

应激性心肌病

一、病例摘要

患者老年女性，78 岁。主因"间断胸闷 6 日"于 2019-4-24 入院。患者 6 日前在外地游玩劳累、激动后出现胸闷，随后意识丧失，无抽搐及二便失禁，送至当地医院测血压 199/94 mmHg，脉氧饱和度 94%，心率 84 次 / 分，压眶反射存在，双侧瞳孔对光反射欠佳。发病 1 h 后患者意识恢复，仍有胸闷、气短、头晕。心电监护未见心律失常。急查血常规、生化、心肌酶、D- 二聚体正常。心电图示 I 导联 ST 段压低，Ⅱ、aVR、V₂ ～ V₆ 导联 ST 段抬高，当地医院考虑"晕厥待查，心律失常？"完善检查：头部 CT 无新发脑血管病；胸部 CT 可见散在炎症、间质性肺水肿可能、双侧少量胸腔积液；头部磁共振血管成像（MRA）示右侧大脑前动脉 A1 段纤细，右侧大脑中动脉管壁毛糙。至第二日上午，复查血压 143/84 mmHg，心率 82 次 / 分，心肌酶仍正常，本人签字自动出院。此后患者间断胸闷，晨起明显，休息后缓解。1 日前来我院门诊查心电图异常，血常规及心肌酶正常，为进一步诊治收入院。患者自发病以来，精神、食欲可，睡眠欠佳，需药物辅助。尿量正常，体重无变化，可耐受一般家务。

既往史及个人史： 临床诊断冠心病 27 年，平时偶有"咽部紧缩感"，服用救心丸 3 ～ 5 min 可缓解，长期口服阿司匹林及他汀类降脂药，7 年前完善冠脉 CTA 提示粥样硬化及肌桥。7 年前诊断脑梗死，无后遗症。血脂异常多年。自诉曾诊断青光眼但未规律复查。8 年前因胆囊炎行胆囊切除术。60 年前诊断黄疸型肝炎，已愈。否认高血压、糖尿病、肝肾功能不全、自身免疫性疾病史。

入院查体： 体温 36.5 ℃，脉搏 76 次 / 分，呼吸 20 次 / 分，血压 150/64 mmHg，脉氧饱和度 99%（FiO₂ 21%）。身高 165 cm，体重 67 kg，BMI 24.61 kg/m²。神清语利，自主体位，步入病房。双肺呼吸音粗，无干、湿啰音。心率 76 次 / 分，心界不大，心律齐，各瓣膜听诊区未闻及病理性杂音或心音分裂。右上腹可见手术瘢痕。腹软，无压痛、反跳痛，肝脾未触及。双下肢无水肿，双侧巴宾斯基征阴性。

入院前辅助检查（2019-4-18 外院）：

- 血常规：WBC 4.89×10⁹/L，GR% 46.6%，HGB 124 g/L，PLT 136×10⁹/L。
- 生化：钾 3.78 mmol/L，Cr 69 μmol/L，ALT 23.8 U/L，AST 28 U/L，CK 87 U/L ↑，CK-MB 15 ng/ml ↑。
- 凝血：INR 0.88。
- 心电图：窦性心律，完全性右束支传导阻滞，I 导联 ST 段压低，Ⅱ、aVR（患者未提供肢体导联心电图，此信息源自外院出院小结）、V₂ ～ V₆ 导联 ST 段抬高（图 10-1）。

我院急诊化验（2019-4-24）：

- 血常规：WBC 5.88×10⁹/L，GR% 65.0%，HGB 130 g/L，PLT 193×10⁹/L。
- 生化：钾 4.75 mmol/L，Cr 63.6 μmol/L，ALB 41.9 g/L，TBIL 12.51 μmol/L。
- 心肌损伤标志物：CK 57 U/L，CK-MB 0.80 ng/ml，TnI 0.009 ng/ml，TnT < 0.03 ng/ml；D-dimer 0.60 μg/ml。
- 心电图：窦性心律，完全性右束支传导阻滞，QT 间期延长（460 ms），V₂ ～ V₆ 导联 ST 段抬高 0.05 mV，Ⅱ、Ⅲ、aVF、$V_2 \sim V_6$ 导联 T 波倒置（图 10-2）。

初步诊断： 胸闷待查，急性心肌梗死？应激性心肌病？冠状动脉粥样硬化性心脏病，心功能Ⅰ级（NYHA），脂代谢异常，陈旧性脑梗死，青光眼，睡眠障碍。

入院后诊疗经过： 患者入院后精神可，无不适症状。复查心肌酶及 D-dimer 正常，NT-pro BNP 1710 ng/ml↑，儿茶酚胺系列（血＋尿）在正常范围。在院心电图示窦性心律，完全性右束支传导阻滞，QT 间期延长（490 ms），$V_2 \sim V_6$ 导联 ST 段较前回落，Ⅱ、Ⅲ、aVF、$V_2 \sim V_6$ 导联 T 波倒置（图 10-3）。药物治疗方面，予冠心病二级预防药物，双联抗血小板治疗，加用曲美他嗪改善心肌代谢。低分子量肝素治疗 1 日后，复测心肌酶正常，停用。观察患者心律及心功能变化，并逐步完善其他检查。

- 心脏超声：入院首次心脏超声基本正常，随后出现室壁运动异常、心尖部变薄、圆钝及左室射血分数下降（图 10-4），至出院前逐

步恢复（表 10-1）。
- 冠脉 CTA（2019-4-28）：右优势型，左主干、前降支、回旋支、钝圆支及右冠钙化斑块形成，管腔轻度狭窄（25%～49%），前降支及回旋支远段管腔可疑浅肌桥，心包少量积液。
- CMR（2019-4-26）：左心室远段心尖部心肌水肿，呈反向运动，室壁瘤形成，符合应激性心肌病，建议治疗 3 个月后复查明确（图 10-5）。

入院第 12 日（2019-5-6），患者无明显诱因出现心悸加重，自诉律不齐，心率不快，稍感胸闷，无明显头晕、黑矇，血压稳定。心电图示二度Ⅰ型房室传导阻滞（图 10-6）。动态血压基本正常。复查动态心电图提示窦性心律，平均心率 67 次/分，完全性右束支传导阻滞，一度及二度房室传导阻滞，最长 RR 间期 2.10 s，大于 2.0 s 的 RR 间期共 31 次。经专家会诊，建议加用尼可地尔及辅酶 Q10，由于出现 RR 长间歇，暂停倍他乐克（酒石酸美托洛尔）使用。

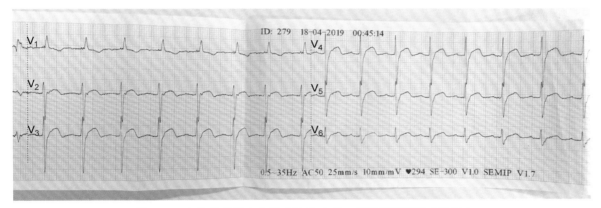

图 10-1　入院前外院心电图（2019-4-18，仅提供胸导联心电图）

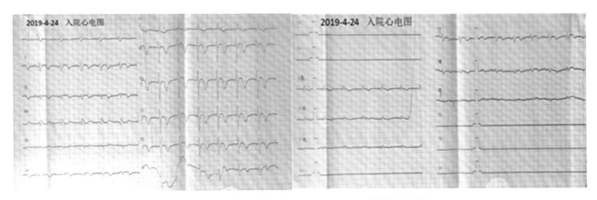

图 10-2　入院心电图（2019-4-24，18 导联心电图）

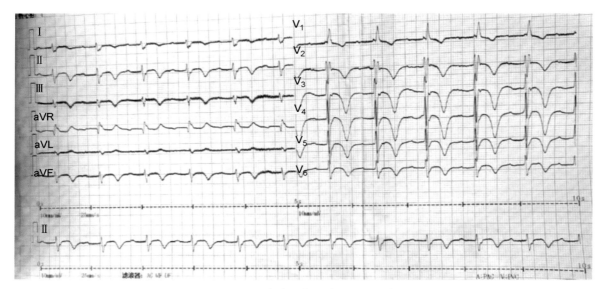

图 10-3　在院心电图（2019-4-29）

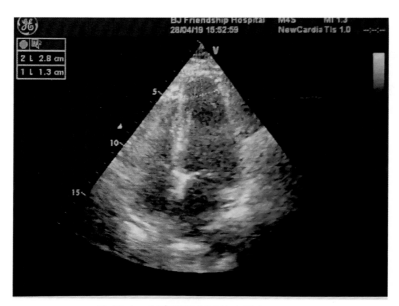

图 10-4　心脏超声（2019-4-28）

表 10-1　心脏超声变化

日期（距离发病时间）	室壁运动	心尖结构	LVEDD（mm）	LVESD（mm）	LVEF（%）	二尖瓣反流程度，流速
2019-4-25（第 7 天）	—	—	46	30	66	轻度，214 m/s
2019-4-28（第 10 天）	降低，节段性运动异常（心尖）	变薄，圆钝，13 mm×28 mm	46	28	53	轻中度，324 m/s
2019-5-10（第 22 天）	略减低，节段性运动异常（心尖）	圆钝	47	30	54	轻度，267 m/s
2019-5-17（第 29 天）	略减低，节段性运动异常（心尖）	圆钝	47	31	57	轻度，302 m/s
2019-5-29（第 41 天）	—	—	47	32	59	轻度，358 m/s

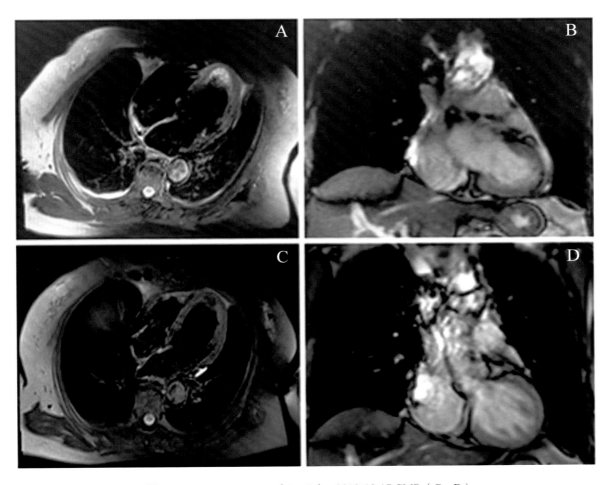

图 10-5　2019-4-26 CMR（A、B）；2019-10-17 CMR（C、D）

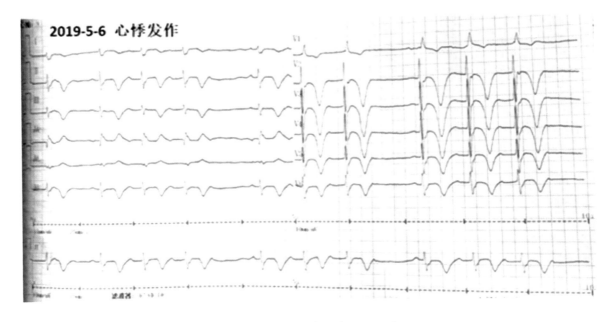

图 10-6　在院心电图（2019-5-6）

继续完善相关检查。焦虑抑郁评分（2019-5-6）：抑郁自评量表（SDS）51分，轻度抑郁；焦虑自评量表（SAS）45分，正常。静息心肌核素显像（2019-5-8）：门控静息显像提示左心室前壁中段局部血流灌注轻度降低，大致同前；左室射血分数62%；运动显象提示左心室心尖部室壁运动减低（图10-7）。复查动态心电图提示一度及二度Ⅰ型房室传导阻滞，最长RR间期1.89 s，较前缩短。

入院第26日（2019-5-20），患者倍他乐克停药2周，心悸症状基本消失，NT-pro BNP逐步下降至255 ng/ml。心电监护提示夜间最慢心率在35～40次/分，日间心律稳定，心室率不慢。入院第35日（2019-5-29），病情稳定出院。

出院诊断：应激性心肌病，一度房室传导阻滞，二度Ⅰ型房室传导阻滞，冠状动脉粥样硬化等。

院外随访：患者出院后规律在我院门诊随访，自诉无特殊不适。出院5个月复查CMR（2019-10-17）提示原左心室远段心尖部心肌水肿、室壁瘤消失，符合应激性心肌病恢复状态（图10-5）。暂停曲美他嗪、尼可地尔、辅酶Q10使用。出院18个月复查动态心电图（2021-1-8，72 h长程动态心电图）：窦性心律，平均心率61次/分，最慢37次/分，完全性右束支传导阻滞，一度及二度Ⅰ型房室传导阻滞，室性早搏127次，偶呈三联律，大于2.0 s的RR间期共7次，最长2.04 s，未见ST-T改变。心电图（2021-1-11）：下壁及前壁导联T波直立（图10-8）。焦虑抑郁评分（2021-1-12）：汉密尔顿抑郁量表（HAMD）5分，正常；汉密尔顿焦虑量表（HAMA）8分，可能有焦虑。经专科会诊，加用劳拉西泮口服。此后以房室传导阻滞及失眠、情绪问题定期门诊随诊。

二、病例解析

应激性心肌病（stress cardiomyopathy）1990年首次被报道并命名，主要特点为特异的可逆/部分可逆的心脏结构及功能改变。2019年命名为"Takotsubo综合征（TTS）"。在首诊急性冠脉综合征或疑似ST段抬高心肌梗死的患者中，有1%～2%的患者最终诊断为应激性心肌病，ICU患者中TTS的发生率达到28%。

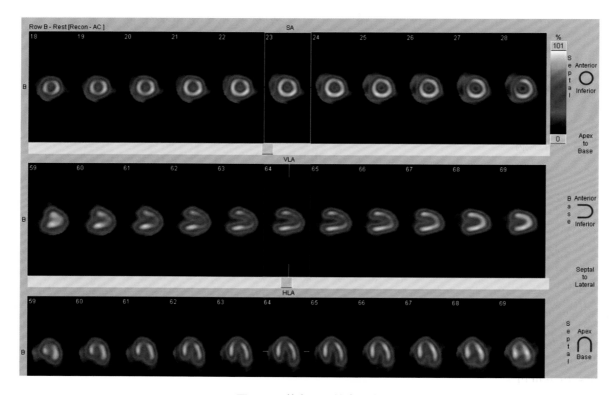

图10-7 静息心肌核素显像

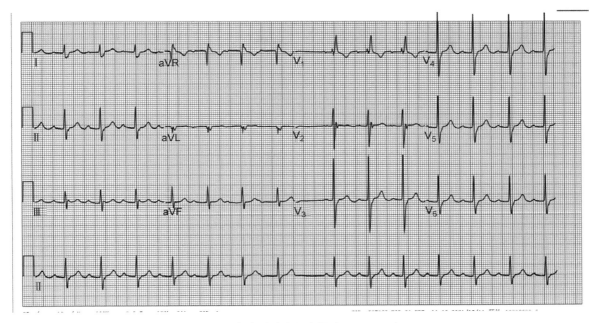

图 10-8　出院后随访心电图（2021-1-11）

该病的发病机制尚不清楚。研究认为与儿茶酚胺诱发广泛冠脉微血管痉挛或功能障碍导致心肌顿抑或心肌毒性有关。其他学说还包括心肌代谢异常、原发性微循环障碍，以及左心室中部或流出道动力性梗阻导致心尖功能障碍。近年也有认为，儿茶酚胺的变化仅仅是一种伴随表现，脑干的去甲肾上腺素和下丘脑弓状核产生的应激相关神经肽 Y（NPY）在疾病发展中发挥着重要作用。

危险因素方面，有家族性病例报道，提示可能存在遗传易感性。大部分病例独立存在。绝经后女性是 TTS 的首要危险因素。其次还包括脓毒症、心境障碍、糖尿病、哮喘（尤其 β2 受体激动剂、外消旋肾上腺素和插管干预后）、持续炎症状态、5-羟色胺再摄取抑制剂（SNRI）使用、大麻滥用，以及近年的 COVID-19 感染等。在国际 TTS 注册研究中，55.8％的患者存在急、慢性或既往存在精神及神经系统障碍，远高于其他心血管疾病。

诊断上，目前常用的诊断标准包括：欧洲心脏病学会心力衰竭协会（HFA-ESC）应激性心肌病的诊断标准，国际 Takotsubo 诊断标准（InterTAK）和修订的梅奥临床标准（Revised Mayo Clinic）。总结见表 10-2。

结合以上可以看出：①发病前（既往主要指 5 日内）的应激源接触史不再作为诊断的必要条件；②诊断的要点是"与冠脉病变不平行的室壁运动异常"，心功能的损伤往往较心肌损伤严重，收缩功能的损伤重于舒张功能损伤；③除典型心尖运动及结构改变外，目前还划分了中间型（约 14.6％）、反向型（约 2.2％）和局灶型（约 1.5％）等类型，发病率较低但需要引起关注；④大部分患者的心脏结构及功能改变短期内（一般 3 ～ 6 个月）可以恢复。

影像学检查为诊断 TTS 提供了关键性证据，暂时没有实验支持单个实验指标可以作为其诊断的关键性因素。欧洲心血管成像学会（EACVI）和日本超声心动图学会（JSE）对临床常用影像学方法进行总结，将心电图和心脏超声作为常规诊疗推荐，有条件的患者可以完善 CMR 加以明确（表 10-3）。同时提出计算 TnI 水平（ng/ml）和超声心动图 LVEF（Simpson 法）的乘积，该指标 ≥ 250 代表患者更倾向于被诊断为 ST 段抬高心肌梗死（特异性 87％，敏感性 95％）。TTS 典型的超声表现为左心室局部气球样变，即左心室中间段及心尖段节段性运动减弱或消失，而基底段收缩功能正常或增强，导致心尖球形样变，左心室整体收缩功能明显降低；病情缓解期室间隔与左心室游离壁各节段运动恢复正常和协调，心尖气球样改变消失，左心室收缩功能恢复正常。CMR 可表现为左

表 10-2　应激性心肌病诊断标准比较

HFA-ESC（7条）	InterTAK（8条）	Revised Mayo Clinic（4条）
1. 心室的短暂室壁运动异常，经常但不一定伴有应激源	1. 短暂的左心室功能障碍，超声的典型表现不能用单支冠脉病变解释（右心室可参与）	1. 有或无心尖受累的短暂性左心室运动减退、迟缓或障碍，单支冠脉病变不能解释，可有或无应激源
2. 单支冠脉病变不能解释，并且室壁运动异常多为环形分布	2. 发病前有情绪因素参与，但为非必要条件	2. 没有新发阻塞性冠脉病变或斑块破裂的造影证据
3. 排除急性冠脉综合征	3. 可以存在神经系统疾病和嗜铬细胞瘤作为诱因	3. 新发的心电图变化或心肌酶升高（轻中度）
4. 新出现且可恢复的心电图改变	4. 新出现的心电图改变	4. 排除嗜铬细胞瘤或心肌炎
5. BNP 的显著升高	5. 心肌酶可轻中度升高，但 BNP 明显升高	
6. 心肌酶的轻度变化	6. 严重冠脉病变与该疾病可以同时存在	
7. 随访（通常 3~6 个月）中，左心室影像学提示收缩功能恢复	7. 排除感染性心肌炎	
	8. 绝经后女性高发	

表 10-3　TTS 诊断相关影像学方法及意义

检查	可行性	疾病表现或提示意义	临床价值
心电图	易	ST 段抬高及动态演变（约 43.7%），ST 段压低（约 7.7%），还包括 QT 间期延长、T 波倒置、异常 Q 波以及传导阻滞	便于跟踪比较
心脏超声	易	特征性表现包括心尖变薄、圆隆、气球样改变，室壁运动异常或减退，左室射血分数下降	便于跟踪比较
CMR	难	更详细地评估心室功能、室壁运动情况，可以对室壁水肿、应变、右心室功能、腔内血栓、左心室流出道压力阶差进行评价。无晚期钆强化（LGE）对诊断有一定价值	评估准确，可以鉴别心肌梗死及心肌纤维化
核医学	难	铊 201、^{99m}锝或碘 123-金属氧苄基胍（I-^{123} MIBG）评估心脏顿抑；氟 18-氟脱氧葡萄糖（FDG）检测心肌葡萄糖代谢。对明确诊断有意义	检查要求高，不作为常规
心脏多排螺旋计算机体层摄影（MDCT）	待评价	可同时评估心脏功能和冠状动脉病变	检查要求高

心室球形扩张伴心肌水肿但无明显的心肌坏死和纤维化，同时应用 MRIT2W1 能够识别在室壁运动异常区域所发生的心肌水肿，亦可利用对比剂增强的 MRIT1W1 观察到心肌充血所致的早期心肌钆摄取增加。本例患者 CMR 检查所见"室壁瘤"即左心室心尖部球形扩张，其与心肌梗死所致"室壁瘤"的鉴别点在于 TTS 心肌异常运动区域不局限于单一冠状动脉供血区，多为环状分布，且病情缓解后心室各节段运动恢复正常，"室壁瘤"消失，为可逆性功能障碍；而心肌梗死患者冠状动脉常有严重狭窄或阻塞性病变，并出现与单一冠状动脉供血区相符的节段性运动异常，CMR 有特征性的心肌延迟强化，其形成的"室壁瘤"为不可逆性结构改变。

TTS 常见并发症包括：急性心力衰竭（3%~46%）、左心室流出道梗阻（12%~25%）、心源性休克（6%~20%）及二尖瓣反流（14%~25%）。发生率较低的并发症包括：房颤（4.5%~25%）、左心室血栓（2%~9.2%）、心脏停搏（4%~6%）。罕见的并发症包括：快速心律失常（2%~5%）、缓慢型心律失常（2%~5%）、死亡（1%~5%）。

关于 TTS 的预后，大部分临床改变在 3～6个月可以完全恢复，但其低程度慢性炎症状态可以持续 5 个月甚至更长。TTS 的年复发率为2%～4%，10 年复发率高达 20%。晚期 MRI 提示 40% 的患者存在心肌坏死，故有专家提出该疾病可纳入 2 型心肌梗死，但没有被广泛认可。关于 TTS 导致的心律失常数据较少，报道指出大部分不能完全恢复。高度阻滞导致的起搏器植入时间多发生在 2～4 周，但对于伴随室性心律失常患者的植入型心律转复除颤器（ICD）植入时机仍存在争议。该患者既往无心律失常病史，门诊病历未提示存在房室传导阻滞表现，T 波直立无倒置，故考虑入院后心电图变化为本次患病后新发。经过长时间观察，患者传导阻滞方面无恢复，可能将长期伴随。

三、要点提示

- 本例的发展过程符合典型的 TTS 表现。患者属于高危人群，有明确的应激源和典型的临床表现，在院期间完善了各项心脏影像学评估均支持该诊断，符合修订的梅奥临床标准的全部 4 条标准，诊断明确。
- 对于疾病的诊断及随诊方面，首先需要冠状动脉相关检查除外急性冠脉综合征可能。CMR 可以对心脏结构和功能进行更为清晰、准确的观察，而常规/动态心电图、心脏超声、心肌酶、BNP 的连续监测在临床操作中简单易行。
- 对于部分患者，TTS 导致的结构、功能改变并不能完全可逆，并发的心律失常可能难以恢复。应注意警惕疾病复发、传导阻滞进展的可能。

参考文献

［1］GIANNI M，DENTALI F，GRANDI A M，et al. Cardiomyopathy：a systematic review. Eur Heart J，2006，27（13）：1523.

［2］PELLICCIA F，KASKI J C，CREA F，et al. Pathophysiology of Takotsubo Syndrome. Circulation，2017，135（24）：2426-2441.

［3］TEMPLIN C，GHADRI J R，DIEKMANN J，et al. Clinical Features and Outcomes of Takotsubo（Stress）Cardiomyopathy. N Engl J Med，2015，373（10）：929-938.

［4］LYON A R，BOSSONE E，SCHNEIDER B，et al. Current state of knowledge on Takotsubo syndrome：a Position Statement from the Taskforce on Takotsubo Syndrome of the Heart Failure Association of the European Society of Cardiology. Eur J Heart Fail，2016，18（1）：8-27.

［5］MEDINA DE C H，DEL BUONO M G，KEYSER-MARCUS L，et al. Stress Cardiomyopathy Diagnosis and Treatment：JACC State-of-the-Art Review. J Am Coll Cardiol，2018，72（16）：1955-1971.

［6］CITRO R，OKURA H，GHADRI J R，EACVI Scientific Documents Committee. Multimodality imaging in takotsubo syndrome：a joint consensus document of the European Association of Cardiovascular Imaging（EACVI）and the Japanese Society of Echocardiography（JSE）. Eur Heart J Cardiovasc Imaging，2020，21（11）：1184-1207.

［7］EITEL I，VON KNOBELSDORFF-BRENKENHOFF F，BERNHARDT P，et al. Clinical characteristics and cardiovascular magnetic resonance findings in stress（Takotsubo）cardiomyopathy. JAMA，2011，306（3）：277-286.

［8］STIERMAIER T，ROMMEL K P，EITEL C，et al. Management of arrhythmias in patients with Takotsubo cardiomyopathy：Is the implantation of permanent devices necessary? Heart Rhythm，2016，13（10）：1979-1986.

（冯枫）

高钾血症

一、病例摘要

患者老年男性，90岁，本次主因"纳差伴乏力3日，加重伴喘憋6h"于2019-3-26入院。患者3日前无明显诱因出现纳差，伴周身麻木、尿量减少（具体不详）、全身关节痛加重、活动耐量明显下降，仅可从轮椅挪动至坐便器或床，未予重视。1日前患者恶心未吐，几乎未进食水。6h前患者睡眠中自觉胸闷、气短、喘憋、大汗，有濒死感，肢体不能活动，休息、改变体位等均不能缓解，遂来院就诊。急诊心电图示室性异常搏动心律，心率51次/分，为进一步诊治收入院。患者自发病以来，神清，精神差，饮食睡眠差，排便需药物辅助，尿量较前减少（具体不清），不能下地活动，体重无明显下降。

既往史及个人史： 发作性头晕20余年，运动多发，偶伴意识障碍。临床诊断冠心病20余年，长期口服阿司匹林及他汀类降脂药。2型糖尿病20年，强化胰岛素治疗7年，糖尿病肾病3年，血糖控制情况不清，血肌酐90～130 μmol/L。特发性震颤、慢性阻塞性肺疾病诊断4年余，肾性高血压、痴呆、睡眠呼吸暂停低通气综合征诊断4个月。16年前行左肺上叶错构瘤切除手术。11年前由于外周动脉闭塞行腋-腋动脉人工血管转流术，以及右侧锁骨下动脉球囊扩张＋支架植入术，8年前行右侧锁骨下动脉支架植入术，7年前行左侧颈动脉-锁骨下动脉自体血管转流术。吸烟30余年，平均30支/日，戒烟20余年，否认饮酒。

入院查体： 体温36.5℃，脉搏51次/分，呼吸22次/分，血压（左侧）92/38 mmHg，（右侧）136/72 mmHg，脉氧饱和度93％（FiO₂ 21％）。身高175 cm，体重75 kg，BMI 24.49 kg/m²。神清，言语稍含糊，逻辑及定位可，自主体位，查体合作。颜面、躯干可见皮肤色素缺失，双侧锁骨下及左侧颈外侧可见手术瘢痕，右侧锁骨下、双侧颈动脉可闻及杂音。双肺呼吸音稍粗，双肺底少量细湿啰音。心界不大，律齐，心率51次/分，各瓣膜听诊区未闻及病理性杂音。腹平软，无压痛、反跳痛，肠鸣音3次/分。四肢肌力Ⅲ～Ⅳ级，双下肢无水肿。

辅助检查：

- 急诊心电图（2019-3-26，7：28，我院急诊室）：交界性异常搏动心律，心室率45次/分（图11-1）。
- 血气（2019-3-26入院后即刻化验，冠心病监护病房）：pH 7.260↓，PO₂ 140.10 mmHg↑，PCO₂ 25.90 mmHg↓，HCO₃⁻ 14.50 mmol/L↓，BE－13.10 mmol/L↓，K 9.70 mmol/L↑。
- 血常规：WBC 9.48×10⁹/L，GR％ 77.6％↑，HGB 109 g/L↓。
- 血生化：尿酸（UA）418.4 μmol/L↑，ALB 30.2 g/L↓，BUN 12.3 mmol/L↑，Cr 223.3 mmol/L↑，K 9.48 mmol/L↑，D-dimer，0.900 μg/ml。

入院诊断： 高钾血症，交界性异常搏动心律，急性肾损伤，代谢性酸中毒，2型糖尿病血糖控制不佳，糖尿病肾病，肾性高血压，慢性阻塞性肺疾病，多发腔隙性脑梗死，后循环缺血，外周动脉多发硬化闭塞，冠脉支架植入术后，冠状动脉粥样硬化性心脏病，心功能Ⅱ级（NYHA分级），睡眠呼吸暂停低通气综合征，白癜风。

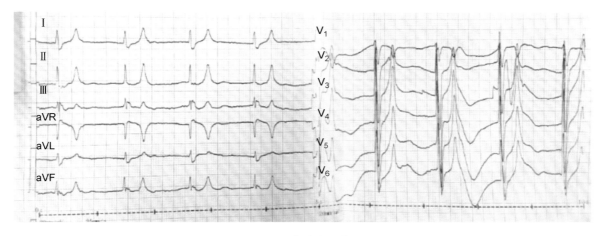

图 11-1　急诊室心电图

入院后诊疗经过：患者入院后持续监护，监测患者神志、心率、呼吸及肌力变化。急查各项化验，监测心电图变化。入院后追问病史，患者 2 周前遵医嘱开始每天服用阿米洛利（2.5 mg/d）和氢氯噻嗪（25 mg/d）改善下肢水肿症状。患者血气提示代谢性酸中毒、高血钾，急查心脏超声：LVEF 71%，左心房前后径 35 mm，左心室舒张末期内径（LVEDD）47 mm，左心室收缩末期内径（LVESD）26 mm，肺动脉瓣轻度高压（44.5 mmHg）。心电图示窦室传导，心室率 71 次 / 分。患者神志清楚，血压仍偏低，予以羟乙基淀粉及去甲肾上腺素升压，降钾树脂口服及灌肠，葡萄糖＋胰岛素静脉推注，葡萄糖酸钙静脉推注，静脉排钾利尿剂使用，碳酸氢钠积极纠正酸中毒，同时监测血压、心率、血糖。建议床旁血液滤过治疗，家属拒绝。入院 7 h 后患者代谢性酸中毒纠正，pH 7.439，PO$_2$ 135.30 mmHg ↑，PCO$_2$ 29.40 mmHg ↓，HCO$_3^-$ 22.50 mmol/L，BE −2.30 mmol/L，血钾 5.95 mmol/L ↑，心电图 QRS 波群宽度减小，T 波振幅降低。患者清醒，乏力、喘息好转，血压 100/48 mmHg，心室率 50 次 / 分。入院 9 h 后血钾降至 5.04 mmol/L，心电图恢复正常。患者肌力有所恢复，血压 108/50 mmHg，心率 72 次 / 分。

患者入院后 24 h 内心电图随血钾变化，具体如下（图 11-2）：心电图①（2019-3-26，9：54，血钾 9.48 mmol/L ↑）：窦室传导，心室率 71 次 / 分，QRS 波明显增宽，S 波深倒，T 波高尖，T 波与 QRS 波群融合。心电图②（2019-3-26，12：02，血钾 8.4 mmol/L ↑）：交界性异常搏动心律，心室率 50 次 / 分，QRS 波逐步恢复，QT 间期延长，T 波高尖。心电图③（2019-3-26，16：00，血钾 5.95 mmol/L ↑）：交界性异常搏动心律，心室率 42 次 / 分，QRS 波正常范围，QT 间期逐步缩短，T 波振幅下降。心电图④（2019-3-26，20：05，血钾 5.04 mmol/L）：窦性心律，心率 72 次 / 分，QT 间期正常上限，T 波振幅恢复正常。心电图⑤（2019-3-27，9：11，血钾 4.62 mmol/L）：窦性心律，心率 75 次 / 分，肢体导联低电压，余指标恢复正常。

患者代谢性酸中毒和高钾纠正，完善检查排除心肾、内分泌、自身免疫等相关继发因素。化验：UA 418.4 μmol/L ↑，糖化血红蛋白（HbA1c）7.09 % ↑，ESR 25 mm/h ↑，CRP 21.50 mg/L ↑，D-dimer 1.800 μg/ml ↑，N- 乙酰葡糖胺（NAG）16.60 IU/L ↑，肌酐清除率（CCr）40.98 ml/min ↓，尿 ACR 1302.36 mg/g ↑。卧位醛固酮、病毒七项、抗核抗体谱、ANCA、ENA、免疫球蛋白＋补体、肝功能、心肌酶均正常。动态心电图（2019-4-3）：窦性心律（平均心率 67 次 / 分），房性早搏（146 次 / 日），短阵房性心动过速，室性早搏（691 次 / 日），未见 ST-T 改变。

结合患者恢复情况及其他检查结果，考虑患者存在慢性肾功能不全，本次为药物（尤其阿米洛利）引起的急性高钾血症。监测各项指标，静脉血钾由 9.48 mmol/L 降至 4.62 mmol/L；血肌酐由 223.3 μmol/L 降至 100.2 μmol/L，eGFR 由 22 ml/（min·1.73 m^2）升至 39 ml/（min·1.73 m^2）。

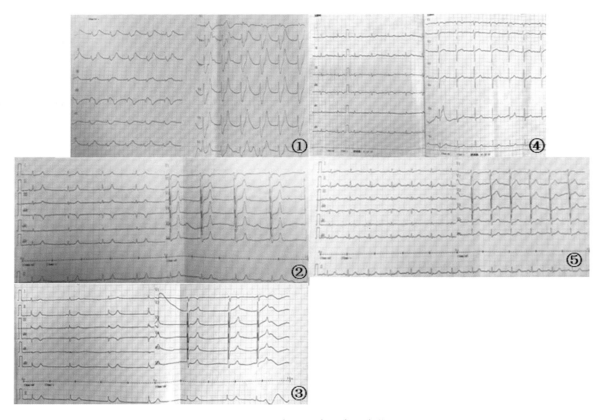

图 11-2 入院 24 h 内心电图变化

NT-pro BNP 由 最 高 8125 pg/ml 降 至 1242 pg/ml。患者临床症状完全缓解，明确药物治疗方案，叮嘱家属注意事项，2019-4-9 患者出院。

出院诊断： 慢性肾功能不全急性加重，代谢性酸中毒，高钾血症，窦室传导，交界性异常搏动心律，2 型糖尿病血糖控制不佳，糖尿病肾病，肾性高血压等。

院外随访： 患者此后多次由于感染及肾功能不全入院，每次入院均伴有高钾血症及肾功能恶化。2021 年 1 月患者第四次入院，血钾 6.34 mmol/L，肌酐 411.2 μmol/L，eGFR 11 ml/（min·1.73m^2），诊断"慢性肾功能不全急性加重（慢性肾病 5 期）"，建议透析治疗，患者及家属拒绝。2021 年 3 月患者重症肺炎入院，伴多器官衰竭及脓毒症休克，血钾 6.65 mmol/L，肌酐 1105.4 μmol/L，家属仍拒绝透析治疗，2021-3-29 抢救无效死亡。

二、病例解析

1. 高钾血症在临床较为常见，病因排查十分重要，药物是最常见的诱因

钾主要储备在细胞内，其细胞内外浓度差是跨膜静息膜电位的主要决定因素之一。钾由肠道吸收，主要由远端小管及集合管排出，其摄取过程受到胰岛素及 β2- 肾上腺素能受体影响，排出过程则受醛固酮分泌、细胞外钾浓度或远端肾单位钠输送能力的影响。

根据《中国慢性肾脏病患者血钾管理实践专家共识（2020）》及《中国心力衰竭患者高钾血症管理专家共识（2021）》，高钾血症的诊断定义为血清钾＞5.0 mmol/L，又分为轻度（5.0～5.5 mmol/L）、中度（5.6～6.0 mmol/L）和重度（＞6.0 mmol/L）。国内门诊就诊患者发病率约

3.86%，门诊心力衰竭患者中合并高钾血症的约占 12.54%，慢性肾功能不全患者合并高钾血症发病率更高（13.22%～24.56%），且复发间隔逐渐缩短。

临床上，高血钾分为假性高血钾或真性高血钾。假性高血钾主要见于穿刺损伤、白细胞或血小板的异常增高、样本冻存过久或凝血，也可见于少数遗传性红细胞异常疾病患者（如遗传性口型红细胞增多症等）。真性高血钾分为生理性高血钾及病理性高血钾。生理性高血钾主要见于剧烈运动后；病理性高血钾成因众多，而 75% 由药物造成（表 11-1）。

造成高钾血症的常见危险因素包括：男性、糖尿病、心血管疾病、充血性心力衰竭、急性肾损伤、尿路梗阻、慢性肾功能不全、酸中毒、药物。常见引起高钾血症的药物及可能机制见表 11-2。

表 11-1　真性病理性高钾血症常见原因

机制	常见原因	具体临床情况
摄入增加	摄入异常增多	含钾溶液快速静脉输入 误食含钾盐替代品 红细胞输入
分布异常	代谢性酸中毒 胰岛素缺乏、高血糖及高渗透压 组织分解代谢增加 β 受体阻滞剂使用	酸中毒 周期性瘫痪 细胞大量崩解（肿瘤溶解综合征、横纹肌溶解、挤压外伤） 药物（洋地黄、β 受体阻滞剂、琥珀酰胆碱） 1 型糖尿病、成人晚发自身免疫性糖尿病等导致糖尿病高渗状态
排出减少	醛固酮分泌减少 醛固酮抵抗 远端水、钠输送减少 急慢性肾病	肾衰竭 远端小管排钾减少 Ⅳ型肾小管酸中毒 药物（螺内酯、ACEI/ARB、磺胺、肝素、NSAIDs、CsA/FK506） 艾迪生病 间质性肾病 醛固酮/皮质醇减少

表 11-2　常见引起高钾血症的药物及可能机制

药物种类	可能机制
RAASi	ACEI/ARB：抑制血管紧张素 Ⅱ 和醛固酮的分泌 引起肾小球出球动脉扩张，降低肾小球滤过率而减少钾离子的排泄
β 受体阻滞剂	通过降低 Na-K-ATP 酶的活性来干扰细胞对钾的吸收（普萘洛尔） 阻断交感神经系统对肾素释放的刺激作用
强心药物	剂量依赖性抑制 Na-K-ATP 酶泵，减少外钾内流
抗生素	如青霉素钾，100 万 U（0.625 g）含钾离子 1.5 mmol（0.066 g）；氨基糖苷类
肝素	抑制醛固酮在肾上腺皮质的合成和分泌，使尿和血浆中醛固酮降低
非甾体抗炎药	抑制前列腺素合成，使醛固酮分泌减少（吲哚美辛）
琥珀酰胆碱	使乙酰胆碱受体去极化，内钾外流，当受体表达上调并广泛分布时，可引起高钾血症
保钾利尿剂	MRA：与醛固酮竞争受体结合位点结合（螺内酯、依普利酮） 直接阻滞集合管中主细胞顶端膜（腔侧膜）钠通道（阿米洛利、氨苯蝶啶）
钙调磷酸酶抑制剂	如他克莫司、环孢素、尼可地尔、异氟烷，激活 ATP 依赖性钾离子通道，减少肾素性醛固酮分泌，泌钾的腔侧膜钾离子通道受抑制

ACEI，血管紧张素转化酶抑制剂；ARB，血管紧张素受体阻滞药；MRA，盐皮质激素受体拮抗剂；RAASi，肾素 - 血管紧张素 - 醛固酮系统抑制剂。

2. 高钾血症的临床表现不具有特异性，心电图表现为 T 波高尖、QRS 波增宽、P 波消失等，在临床早期判断中有重要提示作用

高钾血症的常见症状包括乏力、恶心、心悸、皮肤感觉异常，严重者可表现为肌无力或肌麻痹、心脏传导异常及心律失常。症状的严重程度取决于血钾升高的程度和速度，以及是否伴随其他电解质和水代谢紊乱。具体来说，临床可包括：骨骼肌（乏力、上行性麻痹、肌张力改变）、平滑肌（肠梗阻或尿潴留）、心肌（洋地黄敏感性降低、传导异常）、神经受损（手足刺痛、烦躁不安及谵妄）、消化道症状（乙酰胆碱释放增加有关），但括约肌和颅神经功能极少受损，呼吸肌无力罕见。

心电图方面，通常认为血钾 < 6 mmol/L 时心电图变化可以不明显。常见的心电图表现包括：① 血钾 5.0 ~ 6.5 mmol/L：细胞外钾浓度升高，心室肌复极末期钾外流增加，T 波逐步高尖。② 血钾 6.6 ~ 8.0 mmol/L：心房肌静息膜电位下降，钠离子通道失活，动作电位下降，导致心房肌传导受阻，出现 QRS 波增宽，QT 间期缩短，以及 P 波增宽，PR 延长。③ 血钾 > 8.0 mmol/L：钠通道被抑制，心室传导减慢，进一步表现为 R 波减低，ST 段压低，S 波宽而深等。④ 血钾 > 8.5 mmol/L：P 波消失，出现窦室传导、正弦波或停搏。

3. 治疗高钾血症的常用药物及作用机制

重度高钾血症（血钾 > 6.0 mmol/L）或血钾 > 4.5 mmol/L 但 24 h 内增加超过 1 mmol/L 的患者，需要立即开始治疗。治疗遵照"稳定、再分布、清除"三步进行，主要的方法包括增加尿钾清除、胃肠道排泄，部分特定患者可考虑外源性盐皮质激素使用，但该治疗存在争议。若患者基础肾功能差、药物效果不理想或血钾过高、临床症状严重，需要考虑血液透析治疗。具体药物及机制如表 11-3 所列。本例患者基础肾功能不佳、入院血钾极高，但患者始终神志清楚、血压稳定，同时本人及家属均拒绝床旁血液滤过治疗，所以药物应用在本例降钾治疗中起到了关键性作用。

三、要点提示

- 高钾血症是常见的临床情况，尤其见于心肾功能不全的患者。通过对患者症状的评估，以及心电图的识别，往往可以较早发现高钾血症的存在，对治疗有指导意义。
- 本例存在肾功能不全基础，服用保钾利尿剂后出现高钾血症，在临床较为常见。其指导意义在于：① 通过入院首日较为清晰的心电图演变资料，重新认识血钾和心电图变化间的关系；② 再次提示慢性肾病患者服用保钾利尿剂时需要规律监测电解质水平。

参考文献

[1] BODDY K，KING P C，HUME R，et al. The relation of total body potassium to height，weight，and age in normal adults. J Clin Pathol，1972，25（6）：512.

[2] 中国医师协会肾脏病学分会专家组. 中国慢性肾脏病患者血钾管理专家共识. 中华肾脏病杂志，2020，36（10）：781-792.

[3] 中国医师协会心血管内科医师分会心力衰竭学组. 中国心力衰竭患者高钾血症管理专家共识. 中华医师杂志，2021，101（42）：3451-3458.

[4] ISMAIL A，SHINGLER W，SENEVIRATNE J. In vitro and in vivo haemolysis and potassium measurement. BMJ，2005，330（7497）：949.

[5] WEISBERG L S. Management of severe hyperkalemia. Crit Care Med，2008，36（12）：3246-3251.

[6] PALMER B F，CARRERO J J，CLEGG D J，et al. Clinical Management of Hyperkalemia. Mayo Clin Proc，2021，96（3）：744-762.

[7] CHEN H T，WU Y T，YANG W C，et al. Nicorandil-Induced Hyperkalemia in a Hemodialysis Patient. Am J Med Sci，2017，353（4）：411.

［8］GUPTA A A，SELF M，MUELLER M，et al. Dispelling myths and misconceptions about the treatment of acute hyperkalemia. Am J Emerg Med，2022，52：85-91.

［9］LITTMANN L，GIBBS M A. Electrocardiographic manifestations of severe hyperkalemia. J Electrocardiol，2018，51（5）：814-817.

［10］LEMOINE L，LE BASTARD Q，BATARD E，et al. An Evidence-Based Narrative Review of the Emergency Department Management of Acute Hyperkalemia. J Emerg Med，2021，60（5）：599-606.

（冯枫）

非梗阻性冠状动脉心肌梗死

一、病例摘要

患者老年男性，91岁，主因"发热三天"于2017-12-18入院。患者3天前无明显诱因出现发热，当时体温37.8℃，伴流少量清涕、乏力、食欲下降，无畏寒、寒战；无咳嗽、咳痰，无胸闷、胸痛、背痛、夜间阵发呼吸困难；无头痛、头晕、黑矇；无恶心、呕吐、腹痛、腹泻；无尿频、尿急、尿痛，间断服用退热药两次（具体不详）及感冒冲剂，效果欠佳，体温波动于37.3～38.6℃。遂就诊于我院门诊，查血白细胞轻度升高，心肌损伤标志物明显升高，心电图示房颤，心率144次/分，I、aVL、V_2～V_6导联ST段抬高，BNP 922 pg/ml，考虑急性心肌梗死，为进一步诊治收入冠心病监护病房。

既往史： 高血压史10余年，平素服用非洛地平缓释片5 mg qd＋替米沙坦片80 mg qd降压治疗，血压控制在140/80 mmHg左右。冠心病史10余年，无明显活动或静息时胸痛症状，无特殊用药。慢性阻塞性肺疾病史5年余，间断吸入噻托溴铵粉吸入剂治疗。2年前阵发性室上性心动过速（AVNRT）行射频消融术；两年前曾患急性胆囊炎、消化道穿孔可能性大、局限性腹膜炎、腹腔感染，经积极治疗后痊愈出院。完全性右束支传导阻滞多年，诊断阵发房颤、慢性肾功能不全（CKD 3a期）、高尿酸血症、总前列腺特异性抗原（TPSA）升高等1年。睡眠障碍、青光眼、白内障、前列腺增生，腰椎间盘突出等。

入院查体： 体温38.0℃，呼吸24次/分，脉搏112次/分，血压83/66 mmHg，SpO_2 99%（FiO_2 33%）。身高176 cm，体重70 kg，BMI 22.6 kg/m²。神清状尚可，桶状胸，肋间隙略增宽，双肺呼吸音粗，未闻及干、湿啰音及胸膜摩擦音。心前区无隆起，心界不大，心率132次/分，律不齐，第一心音强弱不等，各瓣膜听诊区未闻及病理性杂音，未闻及心包摩擦音。腹软，无压痛、反跳痛，肝脾肋下未触及，移动性浊音阴性。肠鸣音4次/分，可见右下肢静脉曲张，双下肢无水肿，右下肢足背动脉搏动弱。

辅助检查：

- 血常规：WBC $12.10×10^9$/L↑，GR% 74.4%，RBC $5.68×10^{12}$/L，HGB 169.0 g/L↑，PLT $245×10^9$/L。

- 生化：ALT 23 U/L，ALB 31.5 g/L↓，球蛋白（GLO）35.7 g/L，TBIL 8.54 μmol/L，K 4.75 mmol/L，Na 135 mmol/L，Cr 182.5 μmol/L↑，UA 446.0 μmol/L↑，超敏C反应蛋白（h-CRP）35.8 mg/L↑，低密度脂蛋白胆固醇（LDL-C）2.23 mmol/L，CHOL 3.38 mmol/L。

- 心肌损伤标志物：CK 299 U/L↑，CK-MB 14.40 ng/ml↑，肌红蛋白（MYO）637.0 ng/ml↑，TnI 19.996 ng/ml↑，TnT > 2 ng/ml↑。

- 凝血功能：PT 14.5 s，APTT 52.90 s↑，Fbg 5.04 g/L↑，AT-Ⅲ 68.00%↓，D-dimer 1.0 μg/ml。

- BNP：922 pg/ml↑。

- 血气：FiO_2 33%，pH 7.406，PCO_2 24.7 mmHg，PO_2 131.5 mmHg↑，SO_2 99.4%，HCO_3^- 15.7 mmol/L↓，BE－6.6 mmol/L↓。

- 超声心动图：LA 40 mm，LVEDD 46 mm，

LVEF 48%↓，IVSd 12 mm，左心室壁整体运动减低。

- 入院心电图：见图 12-1。

入院诊断：急性广泛性前壁心肌梗死，冠状动脉粥样硬化性心脏病，心功能Ⅳ级（Killip 分级），阵发性房颤，完全性右束支传导阻滞，高血压 2 级（极高危组），肺部感染，肾功能不全，血脂代谢异常等。

入院后诊疗经过：入院后给予患者阿司匹林＋氯吡格雷双联抗血小板，那曲肝素 0.4 ml qd 1 周抗凝，阿托伐他汀 20 mg 降脂，美托洛尔 25 mg bid 控制心室率，培哚普利 4 mg qd 降压改善心肌重构，螺内酯 20 mg qd 利尿、抗心力衰竭，曲美他嗪、辅酶 Q10、维生素 C 保护心肌等治疗。后因患者血压持续偏低，培哚普利逐渐减停。住院期间患者先后合并肺部感染（细菌＋真菌）、抗凝后皮下出血、他汀类药物性肝损害等并发症，同时患者存在超高龄、肾功能不全等情况，家属对有创检查的风险存在较大顾虑，一直未同意行冠脉造影。住院期间检测患者心肌损伤标志物（图 12-2）、心电图（图 12-3）

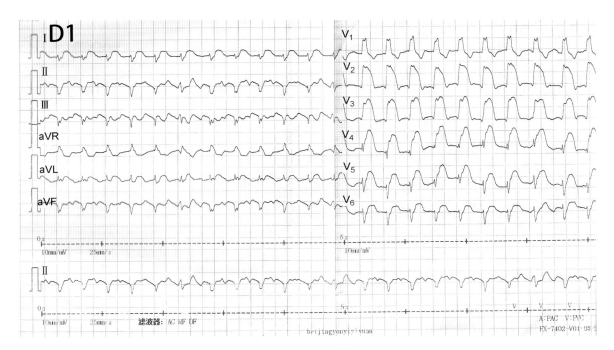

图 12-1 入院心电图

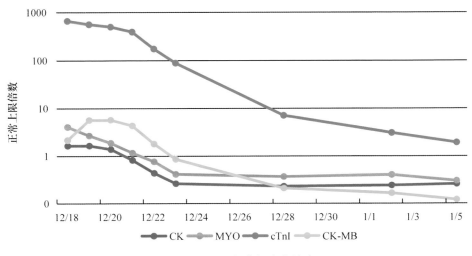

图 12-2 心肌损伤标志物演变

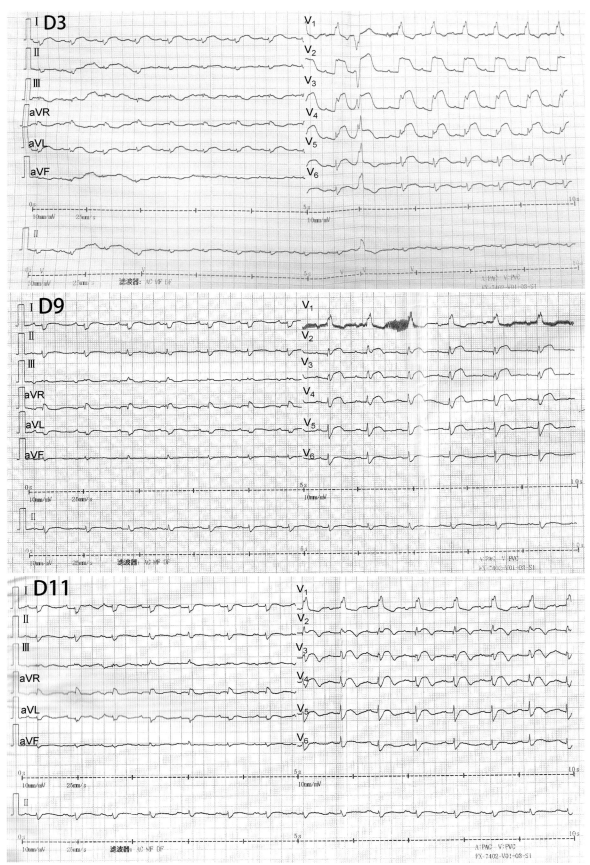

图 12-3　心电图演变（入院第 3、9、11、14 天）

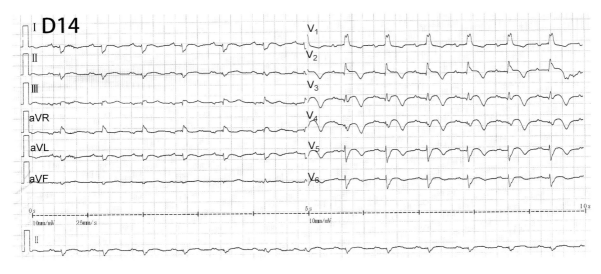

图 12-3　（续）

均呈典型急性 ST 段抬高心肌梗死（STEMI）心电图演变，超声心动检查逐渐可见左心室扩大、节段性室壁运动异常及心尖室壁瘤形成（表 12-1）。

经积极治疗，患者病情逐渐稳定，在反复和患者家属沟通后，于 2018-2-12 行冠脉造影检查，结果示左冠脉走行区片状钙化影，左主干正常，前降支、回旋支、右冠状动脉血流 3 级，未见狭窄（图 12-4）。术后继续给予双联抗血小板及冠心病二级预防治疗，顺利出院。

出院后患者未再发心肌梗死或有胸痛症状，2022 年 1 月患者因脑卒中住院，复查超声心动图示：LA 33 mm，LVEDD 45 mm，LVEF 56.2%（辛普森法），左心室前壁、室间隔心尖段运动减低，左心室心尖收缩期向外膨出，呈矛盾运动，范围 12 mm×19 mm。

二、病例解析

随着介入技术的进展，越来越多的心肌梗死患者完善了冠脉造影检查。在这个过程中，人们发现一些心肌梗死的患者冠脉造影未见明显梗阻 / 仅轻度梗阻。2013 年起，这种表现被命名为"非梗阻性冠状动脉心肌梗死"（myocardial infarction with non-obstructive coronary arteries，MINOCA）。根据 2019 年美国心脏协会（AHA）关于 MINOCA 患者诊断和治疗的科学声明，MINOCA 定义为：①符合第四次全球心肌梗死定义的急性心肌梗死诊断；②冠脉造影显示非阻塞性冠状动脉，包括正常冠状动脉（无 > 30% 的狭窄）和轻度冠脉狭窄（狭窄在 30% ~ 50%）；③临床无其他诊断可以解释上述心脏表现（包括但不限于心脏疾病，如脓毒症、肺栓塞、心肌炎等）。目前数据表明，有 5% ~ 6% 的 AMI 患者的冠脉造影未发现冠状动脉梗阻。和冠心病所致心肌梗死患者相比，MINOCA 患者相对更年轻，女性更多见，非 ST 段抬高心肌梗死（NSTEMI）比例更高，传统的心血管病危险因素更少。

MINOCA 是一个排除性诊断，因此它的诊断过程就是一个寻找病因的过程。当发现患者肌钙蛋白升高并伴有缺血证据而冠脉造影未见 ≥ 50% 狭窄时，首先要根据临床表现排除脓毒症、肺栓塞、心肌挫裂伤等非心源性肌钙蛋白升高情况。然后通过重读冠脉造影、超声心动图、左心室造影、增强 CMR 等检查，进一步明确是否为漏诊的小血管阻塞、心尖球囊样综合征、心肌炎或心肌病等。如果此时还没有明确病因，则可诊断为 MINOCA。最后通过腔内影像〔如光学相干断层扫描（OCT）、血管内超声成像（IVUS）〕或功能学检查〔血流储备分数（FFR）、激发试验〕等进一步明确导致心肌缺血的原因，指导后续治疗。具体流程见图 12-5。

当明确考虑为 MINOCA 后，需要通过检查进一步寻找导致心肌坏死的机制。根据 AHA 的科学

表 12-1　超声心动图演变

	2017-12-18	2017-12-22	2017-12-28	2018-1-4	2018-1-15	2018-2-5
LVEDD（mm）	46	48	50	49	50	48
LVEF（%）	48	52	55	58	58	59
运动描述	左心室壁略增厚，左心室壁整体运动减低	左心室壁略增厚，左心室前壁、室间隔心尖段及左心室心尖运动减低		左心室壁略增厚，左心室前壁、室间隔心尖段及左心室心尖运动减低，左心室尖略圆钝		

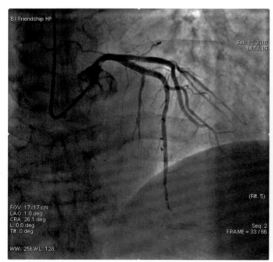
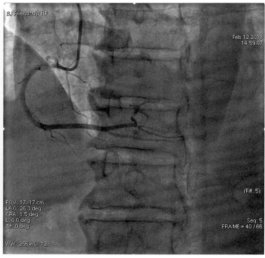

图 12-4　冠脉造影结果

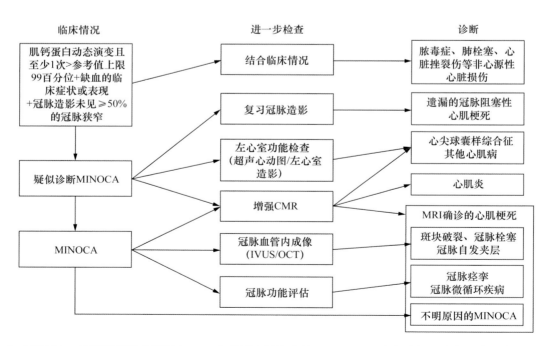

图 12-5　**MINOCA 诊断流程图**（翻译自 2019 年美国心脏协会关于 MINOCA 患者诊断和治疗的科学声明，略改动）

声明，可能的机制主要包括以下几种：①动脉粥样硬化因素（斑块破裂、斑块侵蚀）；②非动脉粥样硬化因素（冠脉痉挛、冠脉血栓栓塞、自发冠脉夹层及冠脉微血管病变）；③心肌供需氧失衡（Ⅱ型心肌梗死）。值得注意的是，除了Ⅱ型心肌梗死和冠脉微循环病变外，其他病因的本质也是冠脉阻塞导致了心肌坏死。只是由于造成阻塞的机制是可逆的，而行冠脉造影的时间和阻塞发生的时间不一致，造成了非梗阻性的"假象"。

由于 MINOCA 是一种异质性疾病，病因的不同导致其治疗侧重点也不完全相同。对于斑块破裂、侵蚀的患者，除常规冠心病二级预防外，需要强调双联抗血小板＋强化降脂治疗；对于血管痉挛的患者，则首选钙离子通道拮抗剂，可考虑硝酸酯类药物或尼可地尔，避免应用 β 受体阻滞剂；对于血栓栓塞的患者，则更需要联合抗凝治疗；对于心脏微血管病的患者，除传统的 β 受体阻滞剂等抗心绞痛药物外，还可考虑曲美他嗪、尼可地尔、氨茶碱、α 受体阻滞剂等药物；对于Ⅱ型心肌梗死（供需氧失衡）患者，则需要重视原发病的治疗。鉴于 MINOCA 患者没有显著的冠脉狭窄，一般来说不考虑冠脉介入治疗，除非是非常高危的自发冠脉夹层（发生在左主干或前降支近段的严重夹层，或夹层引发了持续的心肌缺血，导致血流动力学不稳定）或药物治疗无效、反复发作的严重冠脉痉挛。

大多数研究表明，MINOCA 患者的预后比普通心肌梗死患者要好，但差于无心血管基础病的普通人。但也有部分研究表明，MINOCA 患者的死亡和再发主要心血管事件的概率和心肌梗死患者相似。由于 MINOCA 的异质性，其预后根本上仍取决于造成缺血的基础病因。

此患者老年男性，发热入院，结合心电图、心肌损伤标志物及超声心动演变过程，急性前壁心肌梗死诊断明确。病情稳定后完善冠脉造影，未见明显阻塞/狭窄的冠状动脉，符合 MINOCA 诊断。但受限于患者超高龄、合并症多、病情不稳定及家属顾虑，未能行 CMR、冠脉血管内影像等检查以对 MINOCA 的具体病因进行进一步的明确，有一定遗憾。

三、要点提示

- 不是所有的胸痛伴心肌损伤标志物升高及心电图改变都是心肌梗死，需要与心尖球囊样综合征、心肌炎、肺栓塞等相鉴别。
- 当临床表现、心肌损伤标志物、心电图、CMR 支持心肌梗死但冠脉造影阴性时，需要考虑 MINOCA，机制可能是斑块破裂、血栓、夹层、痉挛、微循环障碍等。
- 增强 CMR、血管超声、OCT 等技术，能够增加对 MINOCA 病变的认识，帮助明确诊断。

参考文献

［1］TAMIS-HOLLAND J E, JNEID H, REYNOLDS H R, et al. Contemporary Diagnosis and Management of Patients with Myocardial Infarction in the Absence of Obstructive Coronary Artery Disease: A Scientific Statement from the American Heart Association. Circulation, 2019, 139（18）: e891-e908.

［2］LINDAHL B, BARON T, ALBERTUCCI M, et al. Myocardial infarction with non-obstructive coronary artery disease. EuroIntervention, 2021, 17（11）: e875-e887.

［3］THYGESEN K, ALPERT J S, JAFFE A S, et al. Fourth Universal Definition of Myocardial Infarction（2018）. Circulation, 2018, 138（20）: e618-e651.

［4］张依曼，黄宝涛，时瑞娟，等 . 冠状动脉非阻塞性心肌梗死的病因及预后研究进展 . 中国全科医学,2021,24（2）: 132-137，153.

（章岱）

病例 13

家族性扩张型心肌病

一、病例摘要

患者老年男性，65岁，主因"间断乏力、心悸2周余"入院。患者2周余前无明显诱因感乏力、心悸，含服速效救心丸约半小时症状缓解，未就诊。2周前拟行骨科手术于北京市某医院住院，心电图检查异常（具体不详），超声心动图提示射血分数降低（具体不详），考虑冠心病、急性心肌梗死不除外，10天前转至心血管病专科医院住院治疗，当天行冠脉造影未见血管狭窄病变，造影测左室射血分数40%，之后多次复查超声心动图、心脏PET-CT提示射血分数明显降低（25%～40%），左心室整体室壁运动减弱，诊断为扩张型心肌病，予利尿、控制心率、改善心肌代谢等治疗，症状略有改善，为进一步诊治转来我院。患者病程中精神可，进食正常，二便正常，体重无明显变化。

既往史及个人史：14年前因胸闷于北京市某三甲医院行冠脉造影提示前降支血管60%左右狭窄，诊断为冠状动脉粥样硬化性心脏病，规律口服药物冠心病二级预防治疗；2型糖尿病20余年，应用门冬胰岛素三餐前皮下注射控制血糖，血糖控制不满意，空腹血糖7～10 mmol/L，餐后血糖14～18 mmol/L；高脂血症3年；痛风、高尿酸血症3年。2012年因腰椎爆裂骨折于外院行金属支架内固定术。否认吸烟饮酒史。

家族史：母亲患糖尿病、精神分裂症，死于心功能不全、心源性猝死；儿子患强直性脊柱炎、扩张型心肌病；大表哥患心脏病（具体不详）、起搏器术后、心脏增大，因心功能不全去世；多位表哥及外甥女、外甥患强直性脊柱炎。

入院查体：体温36.5℃，呼吸18次/分，血压115/69 mmHg，脉搏82次/分，脉氧饱和度95%（FiO_2 21%），体重72 kg，身高169 cm，BMI 25.2 kg/m²，神清，一般情况可，平卧位，呼吸平稳，口唇略发绀，双肺呼吸音清，未闻及干、湿啰音，心界不大，心率82次/分，律不齐，偶可闻及早搏，未闻及病理性杂音，腹软，无压痛、反跳痛，肝脾肋下未触及，肠鸣音可，双下肢无水肿。

辅助检查：

- 心肌损伤标志物：正常。
- 生化：糖化血红蛋白：7.90%↑，NT-pro BNP：852 pg/ml↑，肝肾功能正常，血尿酸564.9 μmol/L↑，低密度脂蛋白胆固醇1.25 mmol/L↓。
- 心电图：窦性心律，Ⅰ、aVL、V_4～V_6导联T波倒置（图13-1）。
- 动态心电图：窦性心律、房性早搏、室性早搏、短阵室性心动过速，可见ST-T改变。
- 超声心动图：各房室内径正常（左心房34 mm，左心室舒张末期内径55 mm，左心室收缩末期内径45 mm），室壁无增厚，左室射血分数降低（37%），左心室壁整体运动减低，各瓣膜活动正常。组织超声心动图：未见心室间及心室内明显机械运动不同步。
- 心肌核素显像：①左心室心尖部、部分左心室前壁、部分下后壁、部分侧壁心肌呈缺血改变；左心室心腔明显扩大，左心室各壁运动弥漫性减弱，符合扩张型心肌病表现。②负荷状态下左室射血分数约21%，静息

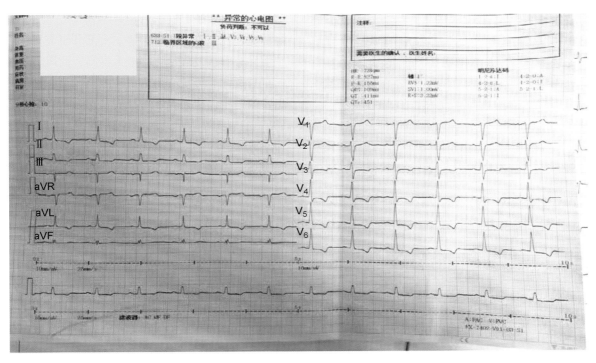

图 13-1　2017 年住院期间心电图

状态下左室射血分数约 24%（图 13-2A）。

- CMR：心脏各房室腔不大，左心室收缩、舒张运动减弱，左室射血分数 20%；心肌延迟增强室间隔可疑高信号（图 13-2B，白色箭头所示）。

初步诊断： 扩张型心肌病、心功能 Ⅱ 级（NYHA 分级）；2 型糖尿病伴血糖控制不佳；高脂血症；高尿酸血症；腰椎骨折术后等。

入院后诊疗经过：

1. 心脏病方面

根据患者临床症状及辅助检查结果，扩张型心肌病诊断明确，其临床症状主要与射血分数降低型心力衰竭（HF with reduced ejection fraction，HFrEF）相关。患者儿子外院诊断扩张型心肌病、心功能不全，曾有专家建议行心脏移植手术，母亲

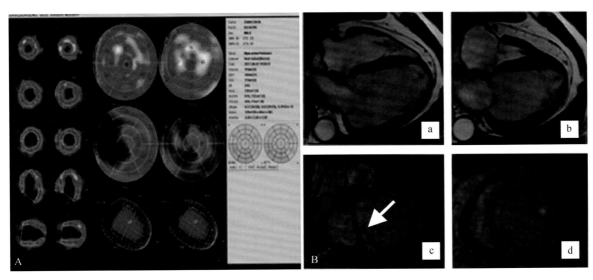

图 13-2　心肌核素显像及 CMR 检查图像

发生心源性猝死，应考虑家族性扩张型心肌病。而且患者儿子及家族成员多人明确诊断强直性脊柱炎，患者入院后查 HLA-B27 阳性。骶髂关节 CT：部分骶髂关节面模糊，关节间隙变窄、融合，经风湿科会诊也诊断为强直性脊柱炎（图 13-3）。

强直性脊柱炎，又称放射学阳性中轴型脊柱关节炎，有一定遗传背景，常携带 *HLA-B27* 基因。强直性脊柱炎患者心血管疾病风险增加，包括主动脉根部（偶尔主动脉瓣）疾病、急性冠脉综合征、脑卒中、静脉血栓栓塞和传导异常等。大部分研究显示患者的缺血性心脏病发病率比一般人群高，此风险增加归因于全身炎症和传统心血管危险因素的存在增加。本例患者家系中存在强直性脊柱炎、扩张型心肌病两种疾病的遗传倾向，相关基因检测显示，患者及其儿子 *TTN* 和 *BAG3* 基因发生突变，患者孙女未发现相关基因突变，红色箭头所示为突变基因位点（图 13-4）。

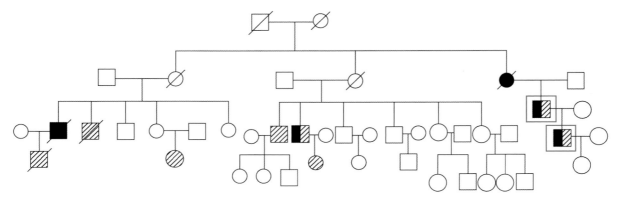

图 13-3　家系图谱：方形，男性；圆形，女性；斜线，已去世；黑色图标，扩张型心肌病；阴影图标，强直性脊柱炎；白色图标，未患上述两种疾病；红框，本例患者及其儿子

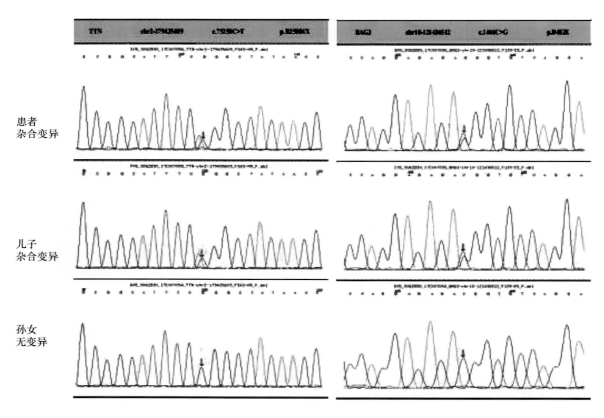

图 13-4　患者、儿子、孙女的基因检测图像

该基因突变仅见于遗传性心肌病，而非强直性脊柱炎，故考虑该患者家族性扩张型心肌病诊断明确。

扩张型心肌病的治疗： 入院后予口服培哚普利叔丁胺片、螺内酯片、酒石酸美托洛尔、盐酸伊伐布雷定片、稳心颗粒等改善心肌重构及心功能、控制心率改善室性心律失常，拜阿司匹林、阿托伐他汀钙片、辅酶 Q10、盐酸曲美他嗪片等抗血小板、调脂、营养心肌细胞、改善心肌代谢等治疗，并根据患者出入量间断口服托拉塞米片利尿治疗，患者乏力、心悸症状好转。患者有活动后胸闷、气短症状，心功能 II 级（NYHA 分级），完善心肺运动测试评估运动耐量，在康复科指导下行综合心脏康复，改善活动耐量。

2.强直性脊柱炎方面

强直性脊柱炎主要表现为慢性背痛，伴有一种或多种脊柱外关节和关节周表现，包括滑膜炎、附着点炎和指（趾）炎。还可出现一些非关节表现，包括葡萄膜炎、银屑病和炎症性肠病。本例患者辅助检查支持强直性脊柱炎的诊断，因为已属晚期，且无腰背痛及其他关节外症状，未予药物治疗。

3.糖尿病及代谢疾病方面

患者血糖控制不佳，且波动大，予阿卡波糖片、甘精胰岛素注射液、门冬胰岛素注射液强化降糖治疗，口服苯溴马隆片降尿酸治疗。同时给予健康宣教，改善生活方式，请营养科指导饮食。

患者病情好转后出院，出院后继续规律使用上述药物治疗。

出院诊断： 家族性扩张型心肌病、短阵室性心动过速、心功能 II 级（NYHA 分级）；2 型糖尿病伴血糖控制不佳；强直性脊柱炎；高脂血症；高尿酸血症等。

出院后随访： 患者门诊随访 5 年，心功能稳定在 II 级（NYHA 分级），多次复查心电图较前无明显变化（图 13-5）。其中 3 次住院治疗，住院原因及相关检查结果见表 13-1。

患者间断出现室性心律失常，动态心电图提示最多时 24 h 室性早搏 7292 次，占 8.6%，短阵室性心动过速（最长可见连续 17 次搏动），患者无晕厥、心悸等不适，调整药物后可减轻，继续盐酸伊伐布雷定片、酒石酸美托洛尔控制心率等治疗。心电图 QRS 波宽度 < 120 ms，暂不考虑植入型心律转复除颤器（ICD）、心脏再同步化治疗（CRT），如果病情进展、加重，可考虑安装心脏再同步除颤器（CRT-D）。

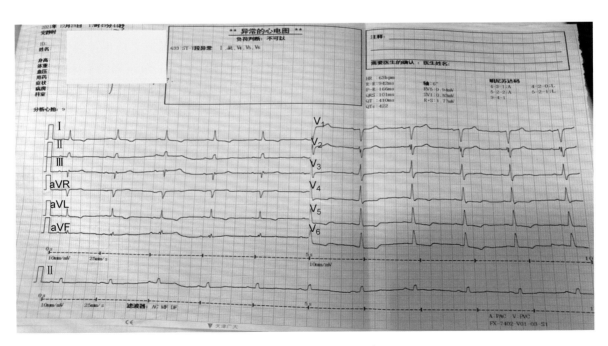

图 13-5　2021 年住院期间心电图

表 13-1　随访期间患者住院原因及生化、CMR 指标变化

	2019 年	2020 年	2021 年
HbA1c（%）	8.17	8.26	7.27
NT-pro BNP（ng/L）	728	414	889
左房前后径（mm）	44	39	46
左心室短径（mm）	59	55	54
左室射血分数（%）	28.5	31.0	27.7
心输出量（L/min）	4.19	4.3	6.16
室壁厚度	正常	左心室外侧壁略变薄	左心室外侧壁略变薄
CMR 结论	基底部及乳头肌水平心肌中层大片心肌延迟强化 左心室稍增大，整体运动减低	基底部间隔壁及乳头肌水平心肌中层、外层可见条状延迟强化 左心室稍增大，整体运动减低	基底部及乳头肌水平心肌中层大片心肌延迟强化 左心室稍增大，整体运动减低
住院原因	血糖控制不佳	活动后胸闷、心悸	头晕、体位性低血压
用药调整	增加达格列净、二甲双胍	增加沙库巴曲缬沙坦钠片	停用沙库巴曲缬沙坦钠片 增加门冬胰岛素 30 注射液

二、病例解析

1. 家族性扩张型心肌病的筛查

扩张型心肌病（dilated cardiomyopathy，DCM）是心力衰竭（heart failure，HF）的常见原因，是一种异质性心肌病，以心室扩大和心肌收缩功能降低为特征，诊断时首先应明确病因，并需除外高血压、心脏瓣膜病、先天性心脏病或缺血性心脏病等。临床表现为：心脏逐渐扩大、心室收缩功能降低、心力衰竭、室性和室上性心律失常、传导系统异常、血栓栓塞和猝死。分为原发性和继发性，原发性包括家族性（常染色体遗传）、获得性和特发性心肌病。

家族性扩张型心肌病（familial dilated cardiomy-opathy，FDC）大多为常染色体显性遗传，但各种遗传方式都有（常染色体隐性遗传、X 连锁遗传和线粒体遗传）。过去 20 年间，关于 FDC 的遗传学研究在 30 多个基因中发现了可能与疾病相关的罕见变异。如果 2 名或以上有密切血缘关系的家族成员诊断为特发性扩张型心肌病（idiopathic dilated cardiomyopathy，IDC），即可诊断为 FDC。家族研究对诊断为 IDC 患者的一级家族成员行临床筛查后发现，20% ～ 35% 的 IDC 患者为家族性 DCM（FDC）。本例患者家族中 ≥2 人患扩张型心肌病，且进一步的基因检测提示两人发生相同的基因突变，故 FDC 诊断明确。

2018 年美国心力衰竭协会（HFSA）的心肌病遗传学评估指南推荐，DCM 患者的一级亲属进行如下筛查：无论无症状的一级亲属是否已行基因检测，抑或基因检测是否发现了遗传性病因，都推荐进行临床心肌病筛查。筛查应包括：①病史：特别注意心力衰竭症状、心律失常、晕厥前兆和晕厥；②体格检查：特别注意心脏和骨骼肌系统，体格检查可能发现综合征性疾病的表现，检查者应保持警惕；③心电图；④超声心动图。如果一级亲属的临床筛查异常提示 DCM 或符合 DCM，建议 1 年后重新筛查。如上所述，筛查结果阴性的无症状一级亲属应每 3 ～ 5 年筛查一次，以便及早发现异常并及早诊断。

2018 年 HFSA 指南还指出，找出具体突变往往不能指导治疗，但与部分基因关联的特定临床特征可能极大地影响家族成员的筛查、教育和咨询，也会影响何时开始一级预防（如 ICD）或症状发生前内科抗心力衰竭治疗，对传导系统疾病和心律失常给予器械治疗（起搏器和 ICD）。

2. 扩张型心肌病的药物治疗

对于扩张型心肌病的治疗强调使用神经激素拮抗剂。在早期阶段（NYHA Ⅰ级），积极应用 β

受体阻滞剂和 ACEI/ARB，抑制心室重构，减少心肌损伤和延缓病变发展，改善预后。中期阶段（NYHA Ⅱ～Ⅲ级），针对心力衰竭病理生理交感神经系统、肾素 - 血管紧张素 - 醛固酮系统、利钠肽系统的异常激活，应用拮抗剂降低患病率和死亡率。对于 β 受体阻滞剂治疗后心率＞70 次 / 分的患者，可使用伊伐布雷定。晚期阶段（NYHA Ⅳ级），针对顽固性终末期心力衰竭可考虑使用正性肌力药物和血管扩张剂，药物仍未能改善者，推荐非药物治疗。

HFrEF 是指左室射血分数≤40% 的心力衰竭，一线治疗通常包括利尿剂、肾素 - 血管紧张素系统阻断剂、β 受体阻滞剂、盐皮质激素受体拮抗剂（MRA）、钠 - 葡萄糖协同转运蛋白 2（SGLT2）抑制剂、伊伐布雷定以及地高辛等，需要根据患者的临床特点选择。

血管紧张素系统阻断剂包括血管紧张素受体脑啡肽酶抑制剂（ARNI）、ACEI、ARB 单药制剂 3 类，其中改善结局的疗效 ARNI 最强、ACEI 中等、ARB 最弱。本患者诊断扩张型心肌病合并 HFrEF 后，初始治疗使用了 ACEI，再次因心功能不全住院后，根据指南更换为效果更好的 ARNI，但是尽管调整为最小使用剂量，患者仍然出现了低血压及相关不适症状，最终放弃使用。

SGLT2 表达于肾近端小管，介导近 90% 滤过葡萄糖负荷的重吸收。SGLT2 抑制剂促进肾对葡萄糖的排泄，预防 2 型糖尿病患者因心力衰竭住院，有关机制的假说很多：这类药物促进渗透性利尿和尿钠排泄，减轻心脏前负荷；改善内皮功能，促进血管扩张，减轻后负荷；也可能改善心肌代谢、减少心脏纤维化。此外，SGLT2 抑制剂对肾功能的有利作用可能有利于改善心力衰竭结局。本例患者血糖控制不佳时选用了兼顾改善心功能不全的新型降糖药物——达格列净，希望达到一箭双雕的效果。因为该药渗透性利尿，降低容量负荷及血压，本例患者用药后出现了血压降低，最终停用了血管紧张素系统阻断剂。

三、要点提示

* 新诊断的特发性扩张型心肌病患者应采集 3～4 代家族史并对一级亲属行临床筛查，以便尽早发现异常并及早诊断。所有扩张型心肌病患者都应做基因检测＋适宜的遗传咨询，以利于个体和有风险家族成员的风险评估。
* 对于扩张型心肌病的治疗强调使用神经激素拮抗剂，SGLT2 抑制剂在降糖的同时改善射血分数降低型心力衰竭的临床结局，为慢性心力衰竭患者提供了很好的选择。

参考文献

［1］杨杰孚，廖玉华，袁璟，等 . 中国扩张型心肌病诊断和治疗指南 . 临床心血管病杂志，2018，34（5）：421-434.
［2］HERSHBERGER R E, GIVERTZ M M, HO C Y, et al. Genetic Evaluation of Cardiomyopathy-A Heart Failure Society of America Practice Guideline. J Card Fail, 2018, 24（5）：281-302.
［3］PACKER M. Lessons learned from the DAPA-HF trial concerning the mechanisms of benefit of SGLT2 inhibitors on heart failure events in the context of other large-scale trials nearing completion. Cardiovasc Diabetol, 2019, 18（1）：129.

（卢玉）

抗肿瘤药物相关心肌病

一、病例摘要

患者老年男性，73岁，因"喘憋1个月，加重3天"入院。患者1个月前无明显诱因出现喘憋，喘憋与活动无明显相关，无胸闷、胸痛，无心前区不适，无发热，无畏寒、寒战，无咳嗽、咳痰。近3天来患者喘憋加重，夜间不能平卧，坐位可缓解，伴干咳，无黄白痰，无咯血，无粉红色泡沫样痰。遂于我院就诊，门诊予吸氧后症状较前有所改善，完善血常规示 WBC 5.46 10⁹/L，GR% 69.4%，HGB 142 g/L，PLT 229 10⁹/L，行心电图示窦性心动过速，心率104次/分，胸前 $V_1 \sim V_3$ 导联呈 QS 波形。胸部 CT 提示双肺血管支气管束周围多发实变、磨玻璃密度及结节、索条影；右肺下叶背段不规则结节较前增大；右肺门及纵隔多发淋巴结，较前新出现，转移可能性大；右侧胸腔积液。为进一步诊治收入我科。

患者自发病以来，神志清，饮食睡眠欠佳，有尿频、尿急，无尿痛，夜尿3～4次，大便1～2天1次，性状偏干，体重无明显变化。

既往史：

- 肺腺癌伴多发骨转移、多发脑转移及纵隔淋巴结转移：患者2019年1月CT发现右肺下叶占位，于我院行CT引导右肺下叶穿刺活检提示肺腺癌浸润，行 PET-CT 示右侧第4、10后肋，胸9，腰2，骶骨，双侧髂骨，双侧髋臼及左侧坐骨多发 FDG 代谢增高骨质异常灶，考虑多发骨转移；右侧顶叶及左侧枕叶高密度结节，周围脑实质密度降低，双侧额叶、左侧颞叶及枕叶灰白质交界处多发低密度区，邻近脑回饱满，左颞叶及右顶叶 FDG 病灶 FDG 代谢增高，考虑多发脑转移、周围脑水肿可能性大。行基因检测提示 p.L858R 位点突变，外院就诊予吉非替尼片 250 mg qd 治疗。2019年3月患者因肺癌多发脑转移行局部放疗20次。2020年5月患者出现乏力，于外院就诊行基因检测示 p.T790m 基因突变，将吉非替尼片改为甲磺酸奥西替尼片 80 mg qd 治疗。患者治疗期间未复查心电图、心脏超声。

- TIA：5年前曾发作 TIA，表现为右上肢一过性无法活动，外院行相关检查未见特殊异常，未予特殊治疗，后逐步恢复。

- 手术、外伤史：60年前因外伤行右眼球摘除术。55年前曾行阑尾切除术。4个月前因跌倒，左侧肱骨粉碎性骨折。

- 过敏史：2年前于我院行增强CT检查，注射碘造影剂后出现寒战、高热，就诊于门诊行心电图及血常规检查未见特殊，后体温自行回落，否认其他食物、药物过敏史。

个人史： 出生于上海，曾于云南工作生活20年，29年前来北京并久居，否认疫水、疫区接触史，否认其他放射性物质及毒物接触史。免疫接种史不详。否认吸烟史，否认饮酒史。

家族史： 适龄结婚，育有2子，妻子、儿子体健。父母已逝，具体原因不详，否认家族中类似病史、传染病史、遗传病史及肿瘤史。

入院查体： 体温 36.4℃，脉搏104次/分，呼吸23次/分，血压 112/81 mmHg，脉氧饱和度95%（FiO₂ 29%），身高 180 cm，体重 67 kg，BMI 20.7 kg/m²。神清，精神弱，双肺呼吸音粗，右下

肺呼吸音低，双肺未闻及干、湿啰音及胸膜摩擦音。心率 104 次 / 分，律齐，叩诊心脏相对浊音界向左下扩大，各瓣膜听诊区未闻及明显病理性杂音及心包摩擦音。腹软，无压痛、反跳痛、肌紧张，腹部未触及包块，肝脾肋下未触及，墨菲征阴性，肠鸣音 3 次 / 分。双下肢轻度水肿，以足踝部为著。

辅助检查：

1.实验室检查

- 血常规：WBC 5.46 10⁹/L，GR％ 69.4％，HGB 142 g/L，PLT 229 10⁹/L。
- 心肌损伤标志物：患者入院时心肌酶稍高，后多次复查无动态演变，如图 14-1 所示；NT-pro BNP 及出入量情况，如图 14-2 所示。
- 生化：ALT 47 U/L ↑，AST 54 U/L ↑，BUN 15.74 mmol/L ↑，Cr 90.4 μmol/L，BUN/Cr 40.09 ↑。
- 凝血功能：PT 16.2 s ↑，APTT 37.3 s，D-dimer 4.7 μg/ml ↑，Fbg 3.07 g/L。
- 血气：吸入氧浓度 29％，pH 7.47 ↑，PCO_2 19.5 mmHg ↓，PO_2 103.3 mmHg ↑，SpO_2 98.3％，HCO_3^- 14.3 mmol/L ↓，BE － 6.3 ↑。
- 病原学：嗜肺军团菌、肺炎支原体、肺炎衣原体、腺病毒、呼吸道合胞病毒、Q 热立克次体、流感病毒（A、B）、副流感病毒 IgM 均为阴性，巨细胞病毒、EB 病毒 IgM 阴性，乙肝病毒表面抗原阴性，丙肝病毒抗体阴性，1,3-β-D- 葡聚糖含量正常，结核感染 T 细胞检测阴性。
- 风湿免疫及肿瘤标志物：抗核抗体谱全项均为阴性；CEA 52.32 ng/mL ↑，CA125 365.79 U/ml ↑，CA199 39.20 U/ml ↑，TPSA 16.72 ng/ml ↑，CYFRA211 4.11 ng/ml ↑，NSE 25.52 ng/ml ↑。

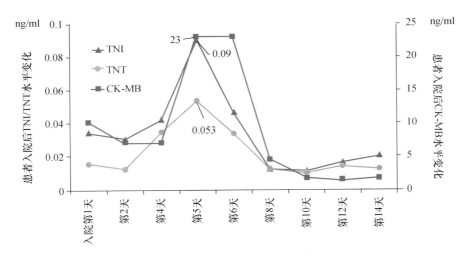

图 14-1 入院后心肌酶衍变情况

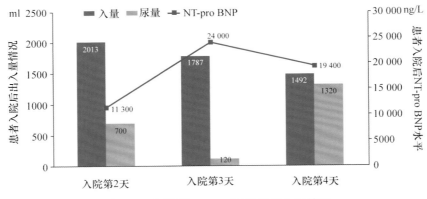

图 14-2 入院后 NT-pro BNP 及出入量情况

2. 心电图

- 1 年前心电图：未见特殊异常，如图 14-3 所示。
- 本次入院心电图：窦性心动过速，心率 104 次 / 分，胸导联 $V_1 \sim V_3$ QS 波，如图 14-4 所示。

3. 心脏超声

- 1 年前心脏超声：LA 30 mm，LVEDD 45 mm，LVEF 66%，二尖瓣轻度反流，三尖瓣轻度反流。
- 此次入院心脏超声（入院第 3 天）：LA 40 mm ↑，LVEDD 60 mm ↑，LVEF 31% ↓，全心大，左室整体运动减弱，二尖瓣重度反流，三尖瓣轻度反流。

4. 腹部超声

- 肝囊肿。

5. 泌尿系超声

- 双肾大小正常，实质回声正常，双侧肾盂、肾盏及输尿管未见扩张。

6. 胸部 CT

- 双肺血管支气管周围多发突变、磨玻璃密度及结节、索条影，感染？转移？右肺下叶背段不规则结节。
- 右肺门及纵隔多发淋巴结，较前新出现，转移可能性大。
- 双肺下叶多发索条影，较前增多。
- 第九胸椎椎体内片状稍高密度影，大致同前；右侧第 4 后肋骨质破坏，局部密度较前增多。
- 右侧胸腔积液。如图 14-5 所示。

7. 脑 MRI

- 右侧额叶异常强化灶较前变小，考虑脑转移，结合临床，建议动态观察。

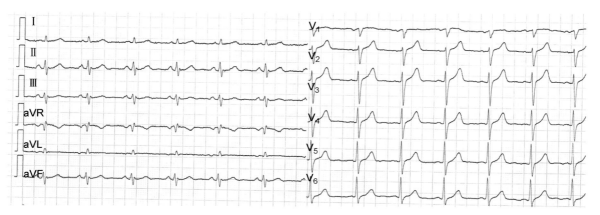

图 14-3　入院 1 年前心电图：窦性心律，各导联 ST-T 未见异常

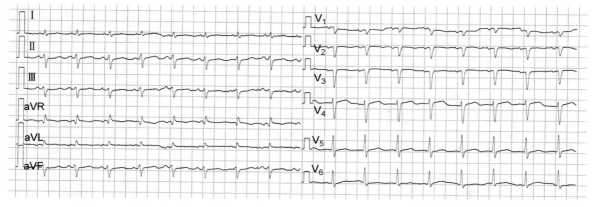

图 14-4　入院时心电图：窦性心动过速，心率 104 次 / 分，$V_1 \sim V_3$ 导联 QS 波

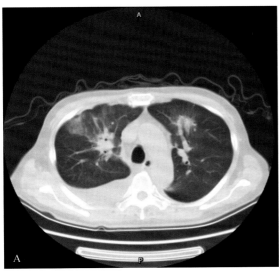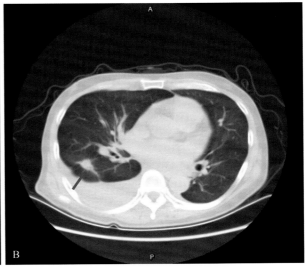

图 14-5　胸部 CT：A. 双肺血管支气管周围多发突变、磨玻璃密度及结节、索条影，感染？转移？ B. 右肺下叶背段不规则结节

- 缺血性脑白质病变，新出现。
- 右侧小脑半球软化灶，同前。
- 右侧眼球缺如，结合临床病史。
- 老年性脑改变。

初步诊断：①喘憋原因待查：心力衰竭？急性非 ST 段抬高心肌梗死？②右肺下叶腺癌，纵隔淋巴结转移，多发脑转移，多发骨转移；③肺部感染；④右侧胸腔积液；⑤肝囊肿；⑥ TIA 发作史；⑦阑尾切除术后；⑧右侧眼球摘除术后；⑨左侧肱骨骨折后。

入院后诊疗经过：

1. 心脏扩大病因诊断

患者入院后喘憋进行性加重，入院第 2 天出现心悸，心电图示房性心动过速，心率 165 次 / 分（图 14-6），遂予盐酸胺碘酮注射液静脉泵入治疗，患者转复为窦性心律，但心电图示 QTc 间期显著延长（图 14-7）。入院第 3 天行心脏超声示 LA 40 mm ↑，LVEDD 60 mm ↑，LVEF 31 % ↓，全心大，左室整体运动减弱，二尖瓣重度反流，三尖瓣轻度反流。与 1 年前心脏超声相比，患者此次心脏超声提示了全心大，射血分数较前明显减低。

2016 年欧洲心脏病学会（European Society of Cardiology，ESC）颁布了"扩张型心肌病、低收缩性非扩张型心肌病的定义及其对临床的影响"的

立场申明，在该申明中将扩张型心肌病定义为左心室或双心室扩张或收缩功能不全，但需排除高血压和瓣膜病及导致大面积收缩功能异常的冠状动脉疾病。2018 年《中国扩张型心肌病诊断与治疗指南》指出，扩张型心肌病为一种异质性心肌，以心室扩大和心肌收缩功能降低为特征，发病时除外高血压、心脏瓣膜病、先天性心脏病或缺血性心脏病。该患者既往无高血压病史，不支持高血压引起的心脏扩大。1 年前及此次入院的心脏超声均未提示心脏瓣膜病、先天性心脏病，因此不考虑心脏瓣膜病、先天性心脏病引起的心脏扩大。此外，该患者无典型胸背部疼痛症状，既往无吸烟史、高血压、糖尿病、高脂血症、肥胖等心血管危险因素，虽入院时心肌酶轻度升高，但与典型急性心肌梗死后心肌标志物动态衍变过程不相符，因此不考虑冠状动脉疾病引起的心脏扩大。结合 ESC 及《中国扩张型心肌病诊断与治疗指南》定义，考虑该患者扩张型心肌病诊断明确。

扩张型心肌病的病因分为遗传性因素及非遗传性因素（表 14-1），可为遗传易感性与外部或环境因素交互作用的结果。结合该患者的既往史及实验室检查，需警惕由病毒性心肌炎、抗肿瘤药物（吉非替尼片、甲磺酸奥西替尼片）引起的扩张型心肌病。病毒性心肌炎方面，患者无心肌酶显著升高，病原学无异常，入院后完善 CMR 提示全心增大、左心室

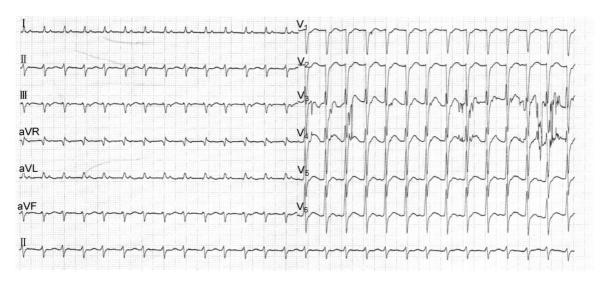

图 14-6　入院第 2 天心电图：房性心动过速，心率 165 次 / 分

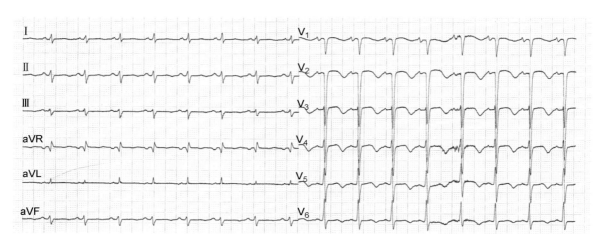

图 14-7　应用胺碘酮后患者转复为窦性心律，但 QTc 显著延长（QTc 606 ms）

基底部至乳头肌层面前侧壁略薄、心功能减低（射血分数 24.6%）；但心肌未见明确水肿、坏死纤维化改变（图 14-8），综上考虑病毒性心肌炎导致心脏扩大的可能性较小。患者有既往右肺下叶腺癌病史，曾规律服用吉非替尼片、甲磺酸奥西替尼片，服用期间未检测心电图、超声心动图，因此考虑患者心脏扩大、心功能不全与抗肿瘤药物的心脏毒性有关，而此次肺部感染诱发心力衰竭急性加重。

2. 治疗

（1）心脏方面治疗

入院后停用甲磺酸奥西替尼片，予沙库巴曲缬沙坦钠片、酒石酸美托洛尔片、螺内酯片、盐酸伊

伐布雷定片口服，予注射用重组人脑利钠肽静脉泵入，根据出入量及 NT-pro BNP 间断予袢利尿剂（拖拉塞米注射液）利尿治疗，患者喘憋症状明显缓解，夜间可平卧，NT-pro BNP 降至正常范围（736 ng/L），入院第 59 天复查心脏超声提示患者双房及右室缩小至正常范围，左室稍缩小，LVEF 升至 41%。

（2）呼吸道方面治疗

肺部感染：入院第 4 天复查血常规示 WBC 8.11×10⁹/L，GR 7.22×10⁹/L，GR % 89.1 %，遂先后予注射用头孢他啶、注射用美罗培南及注射用拉氧头孢钠抗感染，患者咳嗽、咳痰明显缓解，复查血常规示 WBC 5.92×10⁹/L，GR 4.06×10⁹/L，GR % 68.6 %，肺 CT 提示炎症较前吸收（图 14-9），

表 14-1 扩张型心肌病病因

遗传性因素	非遗传性因素
主要心脏表型相关的基因	**药物**
肌联蛋白	抗肿瘤药物（蒽环霉素，酪氨酸激酶抑制剂等）
纤层蛋白 A/C	抗精神病药物（氯氮平，奥氮平，三环类抗抑郁药）
肌球重链蛋白	其他（氯喹，全反式维甲酸，抗逆转录病毒药）
TnT	**中毒或药物过量**
肌凝结合蛋白 C	乙醇、可卡因、铁元素过量
RNA 结合模体 20	**营养不良**
肌钙蛋白	克山病，硫胺素、锌、铜、肉碱缺乏
钠离子通道 α 单位	**电解质紊乱**
BaCl2 相关永生基因 3	低钙血症、低磷酸盐血症
神经肌肉功能障碍	**内分泌疾病**
进行性假肥大性肌营养不良	甲状腺功能减退或亢进、库欣病/艾迪生病、嗜铬细胞瘤、肢端肥大症、糖尿病等
贝克肌营养不良	**感染**
强直性肌营养不良	病毒、细菌、分枝杆菌等
综合征	**自身免疫性疾病**
线粒体疾病	器官特异性（巨细胞心肌炎、炎症相关的扩张型心肌病）
全身型原发性肉碱缺陷	非器官特异性（多发性肌炎/皮肌炎、韦格纳肉芽肿病、系统性红斑狼疮、结节病等）
	围产期

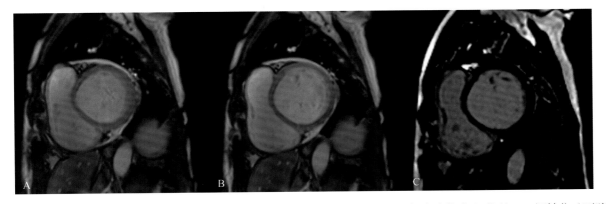

图 14-8 CMR：A. 短轴位（两腔心）收缩末期亮血序列；B. 短轴位（两腔心）舒张末期亮血序列；C. 短轴位（两腔心）未见延迟钆显像

停用抗生素后患者体温持续正常，呼吸道症状体征平稳。

右肺腺癌：入院后经肿瘤科及胸外科会诊考虑患者心功能差，暂不予靶向药物治疗。出院后于肿瘤医院就诊，考虑其心功能不全，不予特殊治疗。

（3）其他方面治疗

急性肝衰竭：患者住院期间出现房性心动过速，与盐酸胺碘酮注射液静脉泵入治疗，后患者出现转氨酶显著升高（ALT$_{max}$ 1313 U/L↑，AST$_{max}$ 4707 U/L↑），考虑与心功能不全致肝淤血及胺碘

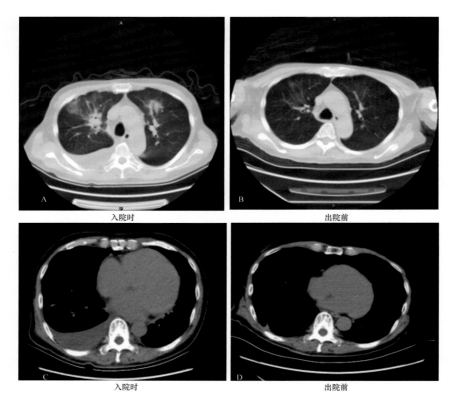

图 14-9 入院时、出院前胸 CT 对比：双肺血管支气管束周围多发病变较前减少（图 A、B 对比）；心脏体积较前减少（图 C、D 对比）

酮的肝毒性有关，停用胺碘酮，积极纠正心衰及保肝治疗后，患者转氨酶恢复正常。

双下肢静脉血栓：患者高龄、恶性肿瘤、长期卧床，入院第 15 天复查双下肢超声示双下肢深静脉血栓，血管外科会诊建议予利伐沙班片抗凝治疗，入院第 45 天复查双下肢超声示双下肢深静脉血流通畅。

二、病例解析

目前已有多项研究证实表皮生长因子受体 - 酪氨酸激酶抑制剂（epidermal growth factor receptor-tyrosine kinase inhibitor，EGFR-TKI）为携带表皮因子受体突变非小细胞肺癌的一线治疗。吉非替尼片为第一代 EGFR-TKI，接受第一代和第二代 EGFR-TKI 治疗的患者在 10 ～ 14 个月后可产生耐药，最常见的耐药机制是 EGFR 基因 20 号外显子 T790M 突变。对在应用第一代或第二代 EGFR-TKI 治疗期间获得 T790M 突变的非小细胞肺癌患者，第三代 EGFR-TKI 甲磺酸奥西替尼片可作为一线治疗。

一项基于美国食品药品监督管理局（FDA）不良事件报告系统的研究比较了甲磺酸奥西替尼片和其他 EGFR-TKI 药物心脏毒性事件发生率，表明接受甲磺酸奥希替尼的患者出现心力衰竭、房颤、QT 间期延长的风险高于其他 EGFR-TKI，研究也建议在服用甲磺酸奥西替尼片期间，监测心电图评估 QT 间期，并关注心力衰竭相关症状及指标的情况。该患者在服用抗肿瘤药物吉非替尼片、甲磺酸奥西替尼片的过程中从未监测心电图、心脏超声或 NT-pro BNP，但反复追问病史，患者诉在服用吉非替尼片期间未出现喘憋、双下肢水肿，因此考虑患者此次出现扩张性心肌病、心力衰竭的原因与服用甲磺酸奥西替尼片有关。

在接受甲磺酸奥西替尼片治疗的患者中，心脏不良事件的发生率约为 4.9%。对合并心脏疾病的患者而言，服用甲磺酸奥西替尼片出现心脏不良事件的风险更高。此外，也有研究显示服用甲磺酸奥西替尼片 80 mg qd 出现心脏不良事件更为常见。目前关于甲磺酸奥西替尼片导致心脏不良事件的机制并不明确，有研究发现尽管甲磺酸奥西替尼片能高度选择性抑制 EGFR，但与其他 EGFR-TKI

相比，甲磺酸奥西替尼片对人表皮生长因子受体 -2（human epidermal growth factor receptor 2，HER2）的抑制作用更强，因此甲磺酸奥西替尼片的心脏毒性不排除与 HER-2 信号传导通路抑制有关。甲磺酸奥西替尼片相关心肌病可分为可逆型及不可逆型，本例患者在停用甲磺酸奥西替尼片后，心脏大小及 LVEF 得到部分改善。

对既往服用甲磺酸奥西替尼片出现心脏不良事件的患者，能否重启甲磺酸奥西替尼片治疗目前尚无循证医学证据。在一些病案报道中，部分患者在心力衰竭改善后重启甲磺酸奥西替尼片治疗，未再出现心脏不良事件。本例患者在住院第 64 天病情好转出院，出院后于肿瘤专科医院就诊，专科医生考虑患者恢复靶向药物心功能不全加重风险较高，遂未重启肺腺癌相关治疗，出院第 6 个月后患者死于肿瘤持续进展及肺部感染。

三、要点提示

- 甲磺酸奥西替尼片是一种第三代 EGFR-TKI，

可选择性抑制 EGFR-TKI 致敏突变和 T790M 耐药突变，为 EGFR 突变的非小细胞肺癌患者的一线治疗。但近期有研究发现，与其他 EGFR-TKI 相比，甲磺酸奥西替尼片的心脏不良事件风险较高，主要包括心力衰竭、房颤、QT 间期延长等。

- 甲磺酸奥西替尼片相关的心脏毒性主要分为两大类：可逆型与不可逆型。目前甲磺酸奥西替尼片导致心脏毒性的机制仍不明确，部分学者认为甲磺酸奥西替尼片可能通过抑制 HER2 而导致心力衰竭或心肌病。

- 临床医生对甲磺酸奥西替尼片相关心脏毒性的认识相对不足。随着现代医学的不断进步，肺癌的 5 年生存率逐步增加，甲磺酸奥西替尼片相关的心脏风险可能会进一步增加。因此，临床医生在应用甲磺酸奥西替尼片时应更加谨慎，对应用甲磺酸奥西替尼片的患者应充分告知该药的心脏毒性并常规监测心电图和心脏超声。

参考文献

[1] PINTO Y M，ELLIOTT P M，ARBUSTINI E，et al. Proposal for a revised definition of dilated cardiomyopathy，hypokinetic non-dilated cardiomyopathy，and its implications for clinical practice：a position statement of the ESC working group on myocardial and pericardial diseases. Eur Heart J，2016，37（23）：1850-1858.

[2] 中华医学会心血管病学分会，中国心肌炎心肌病协作组. 中国扩张型心肌病诊断和治疗指南. 临床心血管病杂志，2018，5（34）：421-434.

[3] WU L，KE L，ZHANG Z，et al. Development of EGFR TKIs and Options to Manage Resistance of Third-Generation EGFR TKI Osimertinib：Conventional Ways and Immune Checkpoint Inhibitors. Front Oncol，2020，10：602762.

[4] NAN X，XIE C，YU X，et al. EGFR TKI as first-line treatment for patients with advanced EGFR mutation-positive non-small-cell lung cancer. Oncotarget，2017，8（43）：75712-75726.

[5] ANAND K，ENSOR J，TRACHTENBERG B，et al. Osimertinib-Induced Cardiotoxicity：A Retrospective Review of the FDA Adverse Events Reporting System（FAERS）. JACC CardioOncol，2019，1（2）：172-178.

[6] KUNIMASA K，KAMADA R，OKA T，et al. Cardiac Adverse Events in EGFR-Mutated Non-Small Cell Lung Cancer Treated With Osimertinib. JACC CardioOncol，2020，2（1）：1-10.

[7] PATEL S R，BROWN S N，KUBUSEK J E，et al. Osimertinib-Induced Cardiomyopathy. JACC Case Rep，2020，2（4）：641-645.

[8] PIPER-VALLILLO A J，COSTA D B，SABE M A，et al. Heart Failure Associated With the Epidermal Growth Factor Receptor Inhibitor Osimertinib. JACC CardioOncol，2020，2（1）：119-122.

[9] SHINOMIYA S，KAIRA K，YAMAGUCHI O，et al. Osimertinib induced cardiomyopathy：A case report. Medicine（Baltimore），2020，99（39）：e22301.

（卢尚欣）

病例 15

渗出-缩窄性心包炎

一、病例摘要

患者老年男性，71岁，主因"发热伴咳嗽、咳痰10余天，喘憋2天"入院。患者10余天前无明显诱因出现发热，伴畏寒，体温最高39℃，下午和夜间体温升高明显，为稽留热，伴轻度咳嗽，无明显咳痰，伴有喘憋，活动后明显，外院胸部X线片提示为肺炎，心影略大，予头孢类抗生素治疗2周后症状好转出院。2日前患者喘憋再次加重，步行不足20米即喘憋明显，伴纳差、乏力，体重无明显变化。

既往史及个人史： 高血压史10余年，目前未服用降压药。糖耐量降低史4年，血脂代谢异常史2年，高尿酸血症史2年，银屑病史6年，过敏性鼻炎史多年。2年前曾诊断重度低钠血症（血钠109 mmol/L），PET-CT检查未见异常，经补钠后纠正。否认肝炎、结核、疟疾病史。吸烟史40余年，吸烟10支/日，戒烟1年，饮酒史40余年，最多时每日饮高度白酒4～5两/日，戒酒5年。

入院查体： 体温36.5℃ 脉搏88次/分 呼吸19次/分血压110/60 mmHg，脉氧饱和度99%（吸氧浓度33%），身高1.7 m，体重62 kg，BMI 21.45 kg/m²。神清，喘息状，自主体位，双侧颈静脉怒张，双肺呼吸音粗，双下肺呼吸音略降低，左下肺湿啰音；心界向两侧扩大，心率88次/分，心律齐，心音低钝，各瓣膜听诊区未闻及病理性杂音；腹软，无压痛，肝肋下4 cm，剑突下6 cm，脾肋下未触及，移动性浊音阴性，双下肢无水肿。

辅助检查：

- 血常规：WBC 12.11×10⁹/L ↑，GR% 71.3%。
- 生化：血钾4.0 mmol/L，血钠128 mmol/L ↓，血氯91 mmol/L，血肌酐119 μmol/L ↑，血糖7.40 mmol/L，ALT 372 U/L ↑，AST 450 U/L ↑，ALB 39 g/L。TnI、TnT、肌酸激酶均正常。NT-pro BNP 1001 pg/ml。
- 超声心动图：房室内径正常，左室射血分数60%，心包积液（大量）。
- 心电图：窦性心律，肢体导联低电压（图15-1）。
- 超声：双侧胸腔积液，左3.6 cm，右5.2 cm；腹水（10.2 cm）。
- 胸部X线片：心影增大，右肺门影增大（图15-2）。
- 胸部CT：右肺上叶钙化灶；双侧胸腔积液、心包积液，较1年前新出现；纵隔多发淋巴结，部分较前稍增大（图15-3）。

初步诊断： 多浆膜腔积液（心包积液、胸腔积液、腹水），肺部感染，急性肝损伤，低钠血症。

入院后诊疗经过： 患者入院后家属不同意行心包穿刺，先后给予美罗培南、拉氧头孢抗感染治疗，并化痰、雾化、解痉、补蛋白、利尿等治疗，患者喘憋症状明显好转，查体心音较前增强，可闻及心包摩擦音，双下肢无水肿。复查腹水消失，左侧胸腔积液以及心包积液量减少。因右侧胸腔积液未见减少，故于入院后一周行右侧胸腔穿刺，为血性胸腔积液，颜色似静脉血，李凡他试验阳性，比重>1.018，有核细胞计数10 392×10⁶/L，单核细胞54%，多核细胞46%，胸腔积液蛋白/血液>0.5，胸腔积液肿瘤标志物：CA125和Cyfra

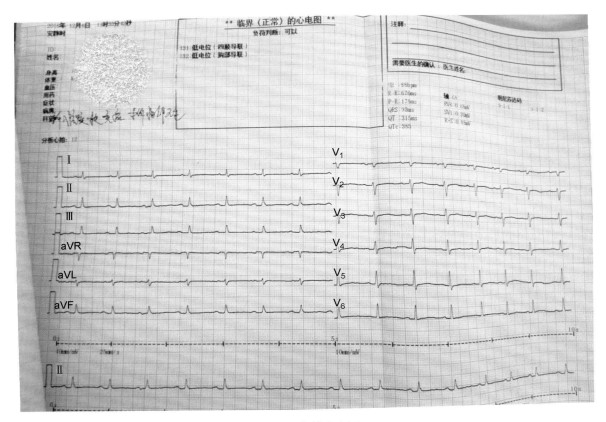

图 15-1　入院心电图

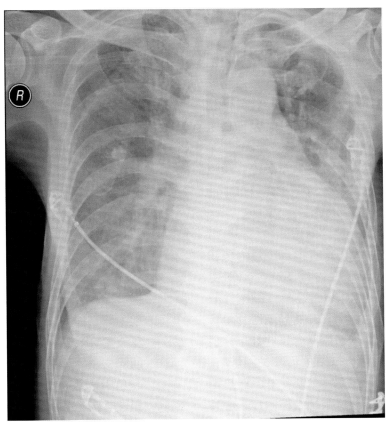

图 15-2　入院胸部 X 线片正位

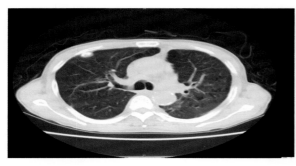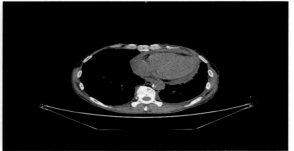

图 15-3　入院胸部 CT

211 升高。胸腔积液培养阴性，未见恶性细胞。胸腔积液结核 PCR 检测：阴性。

分析常见多浆膜腔积液的原因有：感染、结核、肿瘤、风湿免疫疾病、特发因素等。针对以上病因进行相关检查：①感染方面：降钙素原、支原体、衣原体、巨细胞病毒、EB 病毒、柯萨奇病毒 B 组、单纯疱疹病毒 Ⅰ 型和 Ⅱ 型、腺病毒、风疹病毒等 IgM 抗体、结核感染 T 细胞检测、结核菌素纯蛋白衍生物均阴性。②肿瘤方面：CA125：114.3 U/ml 升高，PET-CT 示：左肺上叶尖后段以及下叶背段多发索条，部分支气管可见牵拉扩张，未见氟代脱氧葡萄糖代谢，右肺上叶前段胸膜下结节灶，氟代脱氧葡萄糖代谢轻度增高，综上考虑结核可能；纵隔、双肺门多发稍肿大淋巴结，FDG 代谢增高，首先考虑良性病变；直肠上段乙状结肠局限性管壁稍厚，FDG 代谢增高，延迟后代谢较前进一步增高，建议肠镜。骨髓穿刺涂片及活检未见异常。结肠镜提示直乙交界 1.2 cm×1.5 cm 长蒂息肉，病理呈低级别管状腺瘤。③风湿免疫：免疫球蛋白＋补体、抗可溶性抗原、抗核抗体、抗中性粒细胞抗体均阴性。ESR 22 mm/h。

患者入院后监测体温呈持续午后低热，心脏可闻及心包摩擦音，完善 CMR 检查提示少量心包积液，心包膜增厚，心包膜厚度约 0.45 cm。心脏舒张运动减弱（图 15-4）。考虑患者结核性缩窄性心包炎可能较大，于入院后一个月开始异烟肼片每日 0.3 g、乙胺丁醇每日 0.75 g 口服联合试验性抗结核治疗，并逐渐加至四联联合抗结核治疗（异烟肼、乙胺丁醇、利福平、吡嗪酰胺）。患者午后低热消失。病情好转后出院，继续口服抗结核治疗。心外科建议择期手术治疗。

但患者口服抗结核药返家后一个月再次出现喘憋，活动耐量明显减低。伴尿少，体重增加约 2.5 kg，增加口服利尿剂用量后效果欠佳，再次住院治疗。

再次入院查体：体温 36.5℃，脉搏 98 次／分，呼吸 20 次／分，血压 110/60 mmHg，脉氧饱和度 95％（吸氧浓度 21％）。神清，右颈部可触及多发散在淋巴结，大小约 0.8 cm×0.8 cm，与周围组织无粘连，活动度良好，无压痛、颈静脉怒张，库斯莫尔征阳性，可触及奇脉，肘静脉压 26 cm H$_2$O，双肺呼吸音粗，左中下肺可闻及湿啰音。心律齐，心音低钝，腹软，无压痛，肝脾肋下三指，肠鸣音 3 次／分，移动性浊音阴性，双下肢凹陷性水肿（至膝关节），包皮水肿。

再次入院辅助检查：

- 超声：超声提示右侧胸腔积液 7.8 cm，淡黄清亮，性质为漏出液。腹部超声提示腹水 1.8 cm。

- 超声心动图：未见心包积液，左室壁活动减弱，室间隔抖动征，吸气时室间隔向左侧移动，吸气时 E 峰下降＞25％，二尖瓣环 e'＞8 cm/s。

- 右心导管检查：肺动脉舒张压、右心室舒张末期压力、右心房压力、腔静脉压分别为 17 mmHg、18 mmHg、17 mmHg、16 mmHg，均显著升高，且趋于同一水平。右心房压力曲线呈 W 形，左、右心室收缩压呈舒张早期下陷，即平方根型（图 15-5）。

- 复查 CMR：提示心包膜增厚较前明显，室间隔摆动，心脏舒张运动受限，符合缩窄性心包炎表现；最厚处约 5.6 mm；少量心包积液（图 15-6）。

再次入院后诊疗经过：患者药物改善心力衰

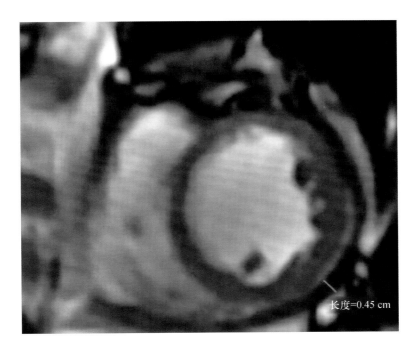

图 15-4　第一次 CMR，心包膜厚度约 0.45 cm

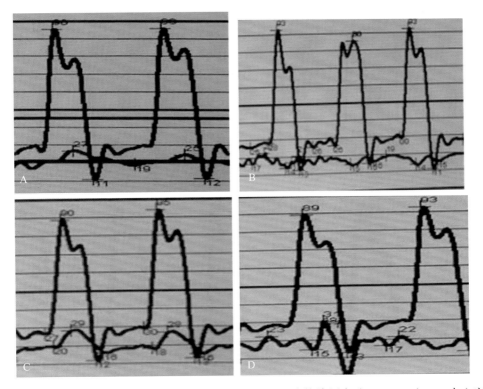

图 15-5　右心导管检查：A. 肺动脉压力（舒张压：17 mmHg）；B. 上腔静脉压力（16 mmHg）；C. 右心室压力（舒张压：18 mmHg）；D. 右心房压力（17 mmHg）

竭效果欠佳，拟行心包剥脱术，术前评估冠状动脉为左主干＋三支病变。外科在完成冠状动脉搭桥术后行心包剥脱术。术中显示心包增厚粘连严重，以左室面、膈面为著，剥脱心包最厚处为 1.0 cm（图 15-7），病理提示增生变性的纤维组织，未见明确结核形态学改变（图 15-8）。

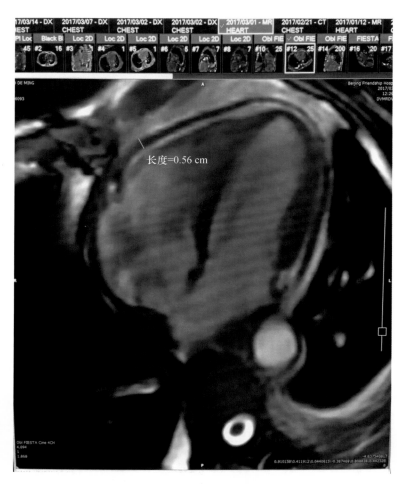

图 15-6　第二次 CMR，心包最厚处 0.56 cm

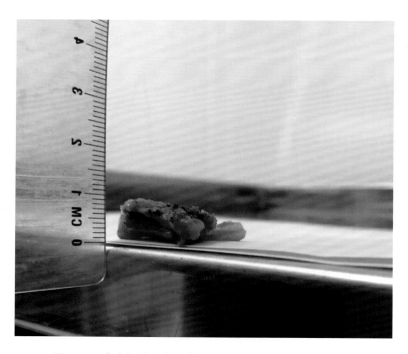

图 15-7　术中切除心包大体标本所见，最厚处约为 1.0 cm

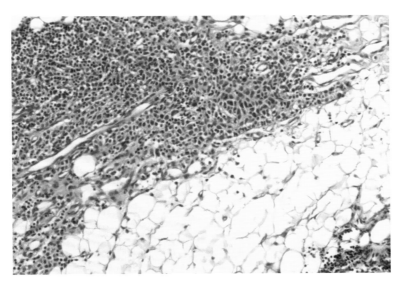

图 15-8 心包病理

转归与随访：术后一年随访，患者持续口服抗结核治疗 1 年，活动耐量逐步改善，无喘憋症状，体温正常，停用利尿剂，双下肢水肿消失。复查超声心动图大致正常，左心房内径 36 mm，左心室舒张末期内径 46 mm，左室射血分数 68％，未见心包积液。

二、病例解析

1. 我国心包积液最常见的原因还是结核，特别是对于老年抵抗力下降的患者

心包疾病最简单的病因分类分为感染和非感染二类。发达国家和地区感染性心包疾病的病因以病毒为主，发展中国家和欠发达地区仍以结核分枝杆菌感染为主。非感染性心包疾病常见病因包括免疫、肿瘤、创伤、主动脉夹层及心力衰竭等。

本例患者为老年男性，以多浆膜腔积液入院，大量心包积液为突出表现。心包穿刺有助于明确病因，但患者家属拒绝行心包穿刺术，故未能完善本项检查。该患者的病因诊断主要依据临床特点，包括老年消瘦、血性胸腔积液、午后低热、胸部有陈旧病变、试验性抗结核效果明显等。遗憾的是心包活检没有显示典型的结核病灶。经查阅文献，北京协和医院张丽等观察 150 例缩窄性心包炎患者，其中 118 例考虑为结核性心包炎，104 例进行了心包病理，仅有 22.1％在增生的纤维结缔组织中见到干酪样坏死、上皮样肉芽肿等结核病特征；72.8％患者为非特异性炎症，表现为纤维结缔组织增生、玻璃样变、淋巴细胞浸润等。因此结核性心包炎的病理和病原学检查阳性率较低，尚无理想的特异性诊断指标，结核的诊断主要依靠临床综合指标判断。

2. 渗出性心包积液与缩窄性心包炎几乎同时出现时，可考虑为渗出 - 缩窄性心包炎

本例患者后续出现下肢水肿、顽固性低血压、胸腔积液、腹水等右心衰竭症状和体征，怀疑缩窄性心包炎。当怀疑缩窄性心包炎时应行超声心动图和 X 线检查，CT 和心血管磁共振（CMR）可作为二线影像学检查，用于评价心包钙化、厚度、心包受损程度。当影像学无法提供足够支持时，可行心导管检查，区分缩窄性心包炎和限制性心肌病。本患者超声心动图有典型的室间隔弹跳征，影像学提示心包增厚，心导管检查存在平方根压力曲线，均支持缩窄性心包炎诊断。

若心包穿刺后右心房压力下降＜ 50％或＜ 10 mmHg，应考虑为渗出 - 缩窄性心包炎，也可通过非侵入性影像学检查确定。该例患者经历了由大量心包积液发展至心包缩窄的过程，进展迅速，发展较快，虽无心包穿刺前后的数据比较，但也符合渗出 - 缩窄性心包炎特点。

3. 结核性缩窄性心包炎最主要的治疗方法是在标准抗结核治疗的基础上行外科手术治疗

结核性缩窄性心包炎的主要治疗手段是外科手术，但以下三种情况，药物仍有一定价值：①针对原发病因治疗，如结核病患者接受抗结核治疗可显著降低缩窄性心包炎的发生和进展；②一过性心包缩窄综合征患者接受 2 ～ 3 个月抗炎治疗，部分患者的心包缩窄可消失；③充血症状进展或有手术禁忌的患者应接受辅助药物治疗，但处于疾病进展期的患者应及时接受外科手术。

对于结核性心包炎，抗结核足量足疗程十分重要。应严格执行标准抗结核治疗 6 个月，如经 4 ～ 8 周抗结核治疗病情无好转者，推荐心包切除。本例患者正规抗结核治疗症状无改善，抗结核治疗 8 周后实施手术治疗。

老年缩窄性心包炎常常合并冠状动脉粥样硬化心脏病。心包剥离后心脏负荷急剧增加，容易诱发心肌缺血，因此需先处理冠脉问题。

三、要点提示

- 我国心包积液最常见的原因仍是结核，尽管部分患者经过手术可取到心包的病理结果，但病理阳性的比例比较低。诊断主要依靠临床综合指标判断。当患者从心包积液快速进展至缩窄性心包炎时，应考虑诊断渗出 - 缩窄性心包炎。
- 结核性缩窄性心包炎的主要治疗手段是在标准抗结核治疗的基础上行外科手术治疗。

参考文献

［1］IMAZIO M，SPODICK D H，BRUCATO A，et al. Controversial issues in the management of pericardial diseases. Circulation，2010，121（7）：916-928.

［2］张丽华，倪超，郭立琳，等 . 结核所致缩窄性心包炎的临床病理分析 . 中华心血管病杂志，2008，36（9）：812-815.

［3］MUTYABA A K，BALKARAN S，CLOETE R，et al. Constrictive-pericarditis requiring pericardiectomy at Groote Schuur Hospital，Cape Town，South Africa：causes and perioperative outcomes in the HIV era（1990–2012）. J Thorac Cardiovasc Surg，2014，148（6）：3058-3065.

［4］王骏 . 2015 欧洲心脏病学会心包疾病诊断和治疗指南解读 . 医药专论，2016，37（5）：293-299.

（黄蔚）

病例 16

高龄老年巨大胸主动脉瘤

一、病例摘要

患者老年男性，90岁，主因"间断咳嗽、咳痰20余年，伴喘憋6年，加重1个月"于2019年5月29日入院。患者有反复发作咳嗽、咳痰病史20余年，7年前行肺功能检查明确诊断为慢性阻塞性肺疾病（COPD，GOLD 3级），近年来活动耐量进行性下降，多次因肺部感染住院治疗。此次因1个月前再次憋气加重，伴咳嗽、痰量增多，胸部CT可见双肺炎性渗出病变较前增多，诊断肺部感染，予拉氧头孢抗感染，化痰、平喘等治疗后症状改善，后停用抗生素。但患者仍有间断憋气，静息时即有发作，平卧时症状较轻，活动后加重，无端坐呼吸、夜间阵发性呼吸困难，无肢体水肿、尿量减少。为进一步诊治收入院。

既往史：体检发现主动脉弓动脉瘤10余年，曾于专科医院就诊，无法手术治疗，未规律血管外科随诊。高血压病史7年余，血压最高180/60 mmHg，服用富马酸比索洛尔片1.25 mg qd，血压维持于90～150/50～70 mmHg。高脂血症病史多年，服用普伐他汀钠片40 mg qn治疗。前列腺增生病史多年，口服非那雄胺片治疗。类风湿关节炎病史30余年，间断服用中药治疗。诊断肺间质纤维化、双肾囊肿、肝多发囊肿、脂肪肝、胆囊息肉、过敏性鼻炎、外周动脉粥样硬化（右颈内动脉狭窄，左股总动脉、右股浅动脉、右股深动脉重度狭窄，左股浅动脉中-重度狭窄）病史多年。否认冠心病、糖尿病、脑血管病病史。陈旧性肺结核病史60余年。60余年前因右胸创伤行手术治疗。否认药物过敏史。

个人史：吸烟史50余年，每日20支，已戒烟7年，否认饮酒史。

家族史：父亲因"直肠癌"，母亲因"肺结核"去世，否认家族中有遗传病病史。

入院查体：体温36.2℃，呼吸18次/分，脉搏76次/分，血压132/92 mmHg，脉氧饱和度98%（FiO_2 21%）。身高168 cm，体重65 kg，BMI 23.03 kg/mm²。神清，状可，自主体位。口唇无明显发绀，桶状胸，右胸壁可见手术瘢痕，双肺呼吸音粗，左下肺呼吸音低，双肺可闻及少量湿啰音及爆裂音。心前区无隆起，心界叩诊向左扩大，心率76次/分，律齐，各瓣膜听诊区未闻病理性杂音。腹软，无压痛、反跳痛，肝脾肋下未触及，肠鸣音3次/分。双侧足背水肿。双侧足背动脉搏动减弱。生活能力评分：75分。

辅助检查：

- 血常规：WBC $9.31×10^9$/L，GR% 78.3%，RBC $4.19×10^{12}$/L，PLT $85×10^9$/L↓，HGB 130.0 g/L。

- 生化：肌酐71.7 μmol/L，白蛋白31.2 g/L↓，间接胆红素14.84 μmol/L↑，尿素氮9.15 mmol/L↑，总胆固醇3.81 mmol/L↓，低密度脂蛋白胆固醇2.26 mmol/L↓，超敏C反应蛋白16.93 mg/L↑。

- 肿瘤标志物：CA125 77.54 U/ml↑。

- 心肌损伤标志物：心肌酶阴性，D-dimer 15.500 μg/ml↑，NT-pro BNP 531 ng/L。

- 尿便常规：未见异常。

- 心电图：窦性心律不齐，未见ST-T改变。

- 超声心动图：估测肺动脉压轻度增高（40.1 mmHg），因心脏受压明显，其余数值无法测量。

● 主动脉相关 CT 检查：见表 16-1。

初步诊断：①憋气原因待查：慢性阻塞性肺疾病急性加重？心功能不全？②慢性阻塞性肺疾病（GOLD 3 级）；③主动脉弓巨大动脉瘤；④高血压 3 级（很高危）；⑤外周动脉粥样硬化；⑥肺间质纤维化；⑦类风湿关节炎等。

入院后诊疗经过：患者此次因憋气原因待查入院，需进行鉴别诊断包括：①慢性阻塞性肺疾病急性加重；②冠心病，不稳定型心绞痛；③心功能不全；④肺栓塞；⑤胃食管反流病等。入院后经完善相关化验、检查进行鉴别，最终考虑患者的憋气症状是在重度 COPD、肺间质病变等肺部疾病的基础上，由于主动脉弓部动脉瘤过于巨大、持续进展、压迫心脏及肺组织所致。患者声音嘶哑，考虑与主动脉弓动脉瘤压迫喉返神经有关。经心血管外科会诊，综合全身状况分析患者无法承受主动脉瘤的外科干预。

1. COPD 合并肺部感染

患者在住院期间反复多次出现咳嗽加重，痰量增多，喘憋进一步加重，同时伴有白细胞增高，胸部 CT 或胸部 X 线片提示肺内斑片影增多，痰涂片可见革兰氏阴性杆菌及革兰氏阳性球菌，先后给予美罗培南、哌拉西林钠他唑巴坦钠等抗生素静脉滴注抗感染治疗，同时予沙美特罗替卡松雾化吸入剂、噻托溴铵粉吸入剂等扩张气道以及化痰、平喘等治

疗，感染可短期控制随后再反复，最终于 2019 年 9 月患者再次出现发热，伴痰量增多，喘憋明显，脉压下降，血气分析提示 Ⅱ 型呼吸衰竭，虽经积极抗感染、湿化气道、辅助排痰等治疗，症状无好转，呼吸功能迅速恶化，最终突发脉氧下降，由于患者高龄，家属考虑不行气管插管、胸外按压等有创抢救措施，经药物抢救无效，患者于 2019 年 10 月 5 日去世。

2. 双下肢水肿

患者入院时体格检查双侧足背轻度水肿，住院后双下肢水肿加重，同时伴有左侧胸腔积液及心包积液，分析下肢水肿原因为多因素，低蛋白血症（血清白蛋白最低 27 g/dl）及巨大主动脉弓部瘤压迫左肺动脉，造成肺动脉压力增高，继而右心室压力增高，体循环淤血，造成右心功能不全表现。经口服营养补充剂及静脉补充白蛋白，给予螺内酯、托拉塞米等利尿治疗减轻心脏负荷，水肿间断减轻。

二、病例解析

本例患者为高龄老人，以憋气伴咳嗽、咳痰住院，经抗感染、化痰止咳等治疗后肺部感染好转，但患者仍有憋气症状，且肺部感染反复并出现脏器功能不全，最终死亡。在该患者病程的发展、演变中，除存在高龄，多种慢性病共存等预后不良的因素外，巨大的主动脉弓部瘤成为该患者死亡的促进因素。

表 16-1 主动脉相关 CT 检查

时间	检查	影像学表现
2012.1	主动脉 CTA	主动脉弓左外侧可见局部向外突出的主动脉瘤，最大截面约 5.4 cm×4.7 cm，瘤壁可见较厚的附壁血栓形成，最厚处约 3.6 cm。胸主动脉降段管径增粗，管径与升主动脉相当，降主动脉全段管壁可见厚薄不均的附壁血栓形成，管腔粗细不均匀
2018.4	胸部 CT	主动脉弓局部向外突出的主动脉瘤，密度与主动脉弓一致，宽径约 7.9 cm，与主动脉弓分界不清。降主动脉扩张，最宽 3.7 cm，密度欠均匀
2018.11	胸部 CT	主动脉瘤宽径约 8.5 cm。降主动脉扩张，最宽 3.7 cm，密度欠均匀
2019.6	胸部 CT	主动脉瘤宽径约 9.2 cm。降主动脉扩张，最宽 3.7 cm，密度欠均匀
2019.6	腹部 CT 平扫	腹主动脉多发局限性管腔扩张，较宽处直径约 3.9 cm，管腔内密度不均匀
2019.7	胸部增强 CT	主动脉瘤大小约 15.7 cm×8.7 cm×9.4 cm，合并附壁血栓、壁间血肿可能，邻近左肺动脉受压推挤改变，增强扫描病灶边缘可见新月形无强化区（图 16-1）。胸主动脉、腹主动脉上段扩张，最宽约 3.7 cm，密度欠均匀

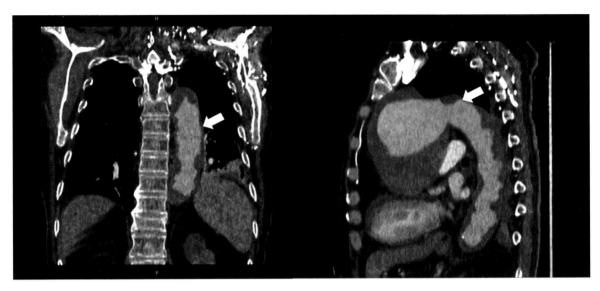

图 16-1　2019 年 7 月胸部增强 CT

1. 胸主动脉瘤的诊断、分类及鉴别诊断

胸主动脉瘤是一种严重的、致命的心血管疾病，是由于各种原因造成的胸主动脉壁正常结构损害，在血流压力的作用下，胸主动脉局部或弥漫性扩张或膨出，达到正常胸主动脉直径的 1.5 倍以上，即成为胸主动脉瘤。胸主动脉瘤按照发生部位不同可分为：主动脉根部动脉瘤、升主动脉瘤、主动脉弓部瘤、降主动脉瘤以及胸 - 腹主动脉瘤。按照瘤体形态不同，可分为囊性、梭形、混合性和夹层动脉瘤。按病理形态学可分为真性动脉瘤和假性动脉瘤。真性动脉瘤的瘤壁具备全层动脉结构，假性动脉瘤由于主动脉壁被撕裂，或穿破血液自此破口流出而被主动脉邻近的组织包裹而形成的血肿。

胸主动脉瘤的病因大致分为局部性和全身性两大类。局部病因主要有：机制不明的特发性囊性中层退化，或继发于主动脉夹层、主动脉瓣膜病变和局部创伤病变。全身性病因包括：①退行性变，是最常见的病因，常在中老年发生，与动脉粥样硬化危险因素相关。②遗传性胸主动脉瘤，常为常染色体显性遗传，20% 患者有家族史，特点是年龄较轻即可发病，病变进展较快。常见的类型包括马方综合征、血管性埃勒斯 - 当洛斯综合征、家族性非综合征性胸主动脉瘤等。③主动脉炎，包括梅毒、细菌、真菌等感染引起的感染

性动脉炎和非感染性炎症，后者包括巨细胞动脉炎、大动脉炎、IgG4 相关性疾病、类风湿关节炎、强直性脊柱炎、肉芽肿性多血管炎、反应性关节炎和白塞病等，其中巨细胞动脉炎是最常导致胸主动脉瘤的炎症性疾病。

65 岁以上患者中发现的胸主动脉瘤大多是退行性病变，并与动脉粥样硬化的危险因素有关，如吸烟、高血压和高胆固醇血症。其中高血压是重要的危险因素，见于 60% 以上的胸主动脉瘤。

胸主动脉瘤的确诊主要依赖影像学检查，包括 X 线、CTA、MRA 以及超声。鉴别诊断主要包括主动脉夹层、纵隔肿瘤、中央型肺癌等疾病。

本例患者为胸主动脉真性动脉瘤，以巨大主动脉弓部瘤为主，累及降主动脉，随病程进展，腹主动脉亦有受累。结合患者老年发病，进展较慢，考虑病因为退行性改变，与动脉粥样硬化有关。

2. 胸主动脉瘤的自然病程

本病例的特点之一是患者为 90 岁的老年患者，发现主动脉瘤的病程有 10 余年，主动脉瘤逐渐发展为巨大动脉瘤。

动脉瘤的自然病程为主动脉缓慢扩张，扩张速度取决于动脉瘤的病因、直径和部位。胸主动脉瘤的扩张速度通常比腹主动脉瘤慢，每年为 0.1 ～ 1.0 cm，这意味着大多数患者并无症状，很

多患者尚未发现胸主动脉瘤就会死于其他疾病。引起症状的胸主动脉瘤一般非常大，有破裂风险，破裂后的并发症发生率和死亡率都很高。直径 4.0 ～ 4.9 cm 的胸主动脉瘤发生破裂或夹层的年风险＜ 2%，但直径＞ 6.0 cm 的胸主动脉瘤此风险接近 7%。此外，老年患者易患感染性疾病，氟喹诺酮类药物是常用的抗生素之一，需要注意的是氟喹诺酮类药物可能破坏血管壁的完整性，有观察性研究显示，氟喹诺酮类药物可能增加主动脉瘤或夹层的风险。

本例患者因为病史比较久远，最早发现胸主动脉瘤时的资料已经无从得知，通过我院自 2012 ～ 2019 年 7 年间的资料观察到该患者动脉瘤宽径的增长速度约为每年 0.5 cm。至本次住院动脉瘤已达 15.7 cm×8.7 cm×9.4 cm 大小，其破裂风险明显增加。

3. 胸主动脉瘤的危害

胸主动脉瘤发病缓慢，早期多无症状和体征，至后期由于动脉瘤压迫、牵拉、侵蚀周围组织而产生症状，其临床表现根据动脉瘤的大小、形状、部位和生长方向而有不同。

（1）胸痛

胸痛是胸主动脉瘤最常见的症状，一般不严重，多为胀痛或跳痛，系动脉瘤膨出增大、牵拉或压迫周围组织引起，压迫侵袭胸骨、肋骨和脊椎及神经时，疼痛可加重。若出现撕裂样剧痛，可能为瘤体扩展，濒临破裂。

（2）产生压迫症状

主动脉瘤压迫气管和支气管可引起咳嗽、气急、肺炎和肺不张；压迫食管可以造成吞咽困难；压迫喉返神经引起声音嘶哑；压迫上腔静脉和头臂静脉可引起上肢及颈部、面部、上胸部水肿。

（3）破裂

动脉瘤的破裂与主动脉直径、瘤体大小及血压控制程度等有关。如果动脉瘤合并高血压，则更容易破裂。血压控制满意者不易发生破裂，46% 高血压患者发生主动脉破裂而仅 17% 的无高血压患者发生主动脉破裂。引起症状的动脉瘤一般非常大，有破裂风险，破裂时并发症发生率和死亡率很高。还可能形成主动脉 - 食管 / 气管瘘等。

此外，瘤腔贴壁血流缓慢与涡流可引起瘤腔内血栓形成，附壁血栓脱落会导致脑、内脏、四肢动脉栓塞。升主动脉瘤可能使主动脉瓣环变形，瓣叶分离而致主动脉瓣关闭不全，出现相应的杂音和症状。

本例患者在长达 10 余年的时间中没有胸主动脉瘤的相关症状，在病程后期出现由于巨大动脉瘤带来的压迫症状，包括压迫喉返神经造成声音嘶哑，压迫心脏、肺造成喘憋症状，以及在高龄、衰弱、多病共存的共同作用下，巨大动脉瘤带来压迫症状不能缓解，成为反复肺部感染及感染继发多脏器衰竭的促进因素之一，加速了患者的死亡。

4. 胸主动脉瘤的治疗

胸主动脉瘤治疗分外科治疗和内科治疗。

外科手术指征包括：胸主动脉瘤出现压迫症状，破裂和（或）破裂包裹症状；瘤体直径＞ 5 cm；瘤体直径年增长速度＞ 1 cm，假性动脉瘤与夹层动脉瘤应尽早治疗。手术禁忌证包括重要器官（心、脑、肝、肾）功能损害；全身情况不能耐受手术。

2014 年 ESC《主动脉疾病诊治指南》对主动脉弓动脉瘤的介入治疗的推荐意见如下：①孤立的主动脉弓动脉瘤最大直径为 55 mm 应考虑手术治疗（Ⅱ a C）；②主动脉弓动脉瘤患者其相邻的动脉瘤位于升或降主动脉，已有手术适应证的可考虑主动脉弓重建（Ⅱ b C）。

外科治疗通过外科治疗手段对病变血管进行替换，包括：①传统的"开放式"外科手术是使用人工血管替换病变的胸主动脉段。②胸主动脉腔内修复技术（endovascular aneurysm repair，EVAR），此技术不需开胸以及体外循环辅助，具有创伤小、康复快、较少并发症和禁忌证的优点。③杂交手术，杂交技术是将外科手术技术与血管腔内修复技术相结合。

内科治疗是通过药物延缓主动脉扩张。控制血压、心率也是减少动脉瘤破裂风险的治疗方法。

对于存在外科手术禁忌或各种原因导致的主动脉修复术不可行时，主动脉瘤的姑息治疗目标为延缓主动脉瘤进展和避免并发症发生。药物治疗的主要目的是通过控制血压和心肌收缩，减轻主动脉病变处的层流剪切力。相当一部分主动脉疾病患者伴有糖尿病、冠心病、高脂血症等疾病，治疗过程中应积极治疗相应伴发疾病。适度运动可以延缓主动脉粥样硬化进程，但是应避免激烈的竞技运动以防血压陡升。慢性主动脉病变患者的血压宜控制在140/90 mmHg 以下，尤其对慢性主动脉夹层患者，应严格控制血压在130/80 mmHg 以下。如主动脉瘤持续进展引起的外部支气管受压导致呼吸困难时，可考虑气管支气管支架植入术用于姑息性治疗机械性中央气道阻塞，虽然持久应用自扩张支架来缓解主动脉瘤造成的左主支气管外源性压迫存在较高的手术风险，但对一些患者有效。

5. 主动脉瘤的筛查与随访

随着我国老龄化的加剧，对主动脉瘤的筛查和随访应引起重视。

2014 年 ESC《主动脉疾病诊治指南》推荐：对于已发现主动脉瘤的患者，当诊断为任何部位的主动脉瘤时，应对整个主动脉及主动脉瓣的基线状况进行评价并进行随访；若为腹主动脉瘤时应考虑多普勒超声用于外周动脉疾病和外周动脉瘤的筛选；主动脉瘤患者心血管疾病的风险增加，应考虑心血管疾病预防的一般原则。

对腹主动脉瘤（abdominal aortic aneurysm，AAA）筛查的推荐包括：对所有年龄＞65 岁的男性（Ⅰ A），所有年龄＞65 岁的现在/过去有吸烟史的女性（Ⅱ b C），腹主动脉瘤患者的兄弟姐妹（Ⅱ a B）应考虑采用超声筛查腹主动脉瘤。对于不吸烟，无家族史的女性不推荐筛查（Ⅲ C）。

对无症状主动脉扩大或腹主动脉瘤患者管理的推荐包括：腹主动脉直径25～29 mm 的患者应考虑4 年后新的超声图像检查（Ⅱ a B）；腹主动脉瘤最大直径＜55 mm 且生长缓慢（每年＜10 mm）的患者进行监视是适合且安全的（Ⅰ A）；小腹主动脉瘤（30～55 mm）患者应考虑下列时间间隔行影像学检查：直径30～39 mm 的AAA 为每3 年，直径40～44 mm 的AAA 为每2 年，直径＞45 mm 的AAA 为每年（Ⅱ a B）；推荐戒烟以减缓AAA 的生长（Ⅰ B）；小AAA 患者为减少主动脉并发症可考虑使用他汀类及ACBI（Ⅱ b B）。

该患者为高龄老年男性，巨大主动脉弓部动脉瘤10 年来逐渐增大，因患者高龄，全身情况不能耐受外科手术治疗，采取内科保守治疗。在病程后期，因患者肺部基础疾病较重，反复出现肺部感染，营养状况和心肺代偿能力均较差，巨大的主动脉弓动脉瘤导致心肺压迫，使心肺功能进一步恶化，虽给予积极内科药物治疗，效果欠佳，最终因心力衰竭和呼吸衰竭死亡。对于存在多种基础疾病的高龄老年主动脉瘤患者，除关注基础疾病的治疗和对预后的影响，还应考虑主动脉瘤与比邻脏器的关系，特别是要关注巨大主动脉瘤可能带来的压迫症状、破裂风险以及继发血栓引起的凝血紊乱，全面、综合分析病情，权衡利弊，选择最佳治疗方案。

三、要点提示

- 随着社会人口老龄化问题的加剧、我国人口平均寿命的延长，高龄老年胸主动脉瘤患者，常合并冠心病、高血压、糖尿病、慢性阻塞性肺疾病等多种疾病，为胸主动脉瘤的治疗带来挑战。建立由心内科，心外科，血管外科，老年科构成的多学科诊疗团队在胸主动脉瘤诊治及长期随访方面将有帮助。

- 对于老年无症状胸主动脉瘤患者，应定期随访动脉瘤扩张情况，积极控制血压和基础疾病以延缓进展。如主动脉瘤扩张迅速或出现并发症，应及时请心胸外科和血管外科评估有无手术指征，治疗方案的选择应充分权衡利弊。

- 老年胸主动脉瘤患者可能缺乏典型的胸痛症状，胸主动脉瘤相关压迫症状可能与共存其他疾病的症状相交织，学习、掌握胸主动脉瘤可能带来的压迫症状对于临床症状表象下病理生理过程的分析至关重要，有助于病情的分析判断、治疗方案的选择。

参考文献

［1］ERBEL R，ABOYANS V，BOILEAU C，et al. 2014 ESC Guidelines on the diagnosis and treatment of aortic diseases. Kardiol Pol，2014，72（12）：1169-1252.

［2］BOODHWANI M，ANDELFINGER G，LEIPSIC J，et al. Canadian Cardiovascular Society position statement on the management of thoracic aortic disease. Can J Cardiol，2014，30（6）：577-589.

［3］SVENSSON L G，ADAMS D H，BONOW R O，et al. Aortic valve and ascending aorta guidelines for management and quality measures. Ann Thorac Surg，2013，95（6 Suppl）：S1-66.

［4］HIRATZKA L F，CREAGER M A，ISSELBACHER E M，et al. Surgery for Aortic Dilatation in Patients With Bicuspid Aortic Valves：A Statement of Clarification From the American College of Cardiology/American Heart Association Task Force on Clinical Practice Guidelines. J Am Coll Cardiol，2016，67（6）：724-731.

［5］陈孝平，汪建平，赵继宗 . 外科学 . 9 版 . 北京：人民卫生出版社，2018.

（杜玲，汪云超，冯海）

病例 17

老年扩张型心肌病合并恶性心律失常

一、病例摘要

患者老年男性，63 岁，主因"喘憋伴间断下肢水肿 1 年余，加重 1 个月余"于 2020 年 10 月 9 日入院。患者 1 年余前无诱因出现喘憋，伴胸闷、头晕、乏力、腹胀，活动后加重，夜间不能平卧、双下肢水肿。于我科住院治疗，入院心电图示三度房室传导阻滞，超声心动图提示双房、左心室增大，左室运动减低（LVEF 35%），诊断心功能不全、三度房室传导阻滞，立即于次日行永久性全自动双腔起搏器置入术，术后出现频发室性心律失常，予利尿、平喘、改善心室重构、盐酸伊伐布雷定 + 酒石酸美托洛尔片控制心率等治疗，因住院期间患者出现严重过敏反应（过敏原不明确，可疑别嘌醇或盐酸伊伐布雷定），停用盐酸伊伐布雷定，未完善冠脉 CTA、CMR 等检查进一步明确心脏扩大原因。出院后长期口服螺内酯 20 mg qd、呋塞米 20 mg qd、酒石酸美托洛尔片 25 mg tid，每日可平地行走 2 km 左右，无明显喘憋、胸闷，下肢水肿轻度水肿。1 个月余前无诱因再次出现喘憋，活动耐量下降，夜间不能平卧、腹胀、下肢水肿加重，无发热、鼻塞、流涕、腹泻等症状；10 天前就诊于我院门诊，查 NT-pro BNP 明显升高（16 500 ng/L↑），将呋塞米片由每日 20 mg 加量至每日 40 mg，自觉喘憋症状稍好转，但下肢水肿仍明显，为进一步诊治收入我院。

既往史：否认高血压、糖尿病等病史。无烟酒嗜好。自诉对花粉过敏。可疑药物过敏史（别嘌醇或盐酸伊伐布雷定），否认近期特殊药物应用史。家族中有猝死病史，父亲 70 余岁感冒后猝死，爷爷 80 余岁活动时猝死。

入院查体：体温 36.4℃，脉搏 90 次/分，呼吸 18 次/分，血压 130/83 mmHg，体重 79 kg，身高 168 cm，BMI 27.99 kg/m²。神清，双侧颈静脉怒张，双肺呼吸音粗，双下肺可闻及少量湿啰音。心界扩大，心率 90 次/分，律不齐，P2 > A2，心音低钝。杂音？腹软，肝肋下 2 指，剑下 4 指，脾触诊未触及，移动性浊音可疑阳性，双下肢重度凹陷性水肿。

辅助检查：

1. 相关化验检查

- 血常规：白细胞、血红蛋白、血小板正常。
- 生化：肾功能、血钾、血钠正常。肝功能提示 γ-谷氨酰胺转肽酶（GGT）轻度升高，胆红素升高。血脂：轻度偏低。
- 心肌酶：正常。
- 凝血：D-dimer 正常。
- NT-pro BNP：见图 17-1。
- 病毒相关检查：病毒七项、EB 病毒（EBV）、巨细胞病毒（CMV）均阴性。

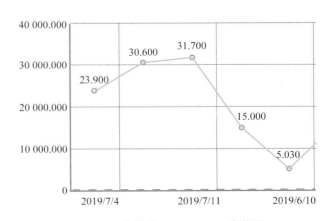

图 17-1 入院前 NT-pro BNP 变化图

- 甲状腺功能：正常。
- 免疫相关指标：抗链球菌溶血素 O 试验、类风湿因子、CRP 阴性。免疫球蛋白＋补体、ANA、ENA、ANCA 均阴性。

2. 心电图

- 本次入院前（2020-9-29，图 17-2）：心房同步心室起搏（VAT），频发室性早搏，心率 89 次 / 分。
- 第一次入院起搏器置入术前（2019-6-5，图 17-3）：三度房室传导阻滞（AVB），心率 47 次 / 分，QRS：130 ms。

- 第一次入院起搏器置入术后当天（2019-6-6，图 17-4）：VAT，心率 99 次 / 分。
- 第一次入院起搏器置入术后 1 个月（2019-7-11，图 17-5）：VAT，心率 106 次 / 分，可见室性早搏、短阵室性心动过速。

3. 动态心电图（Holter）

- 此次入院时 Holter（2020-10-10，图 17-6）：起搏心律＋自身心律；频发室性早搏（可见二联律、部分呈三联律，部分成对），短阵室性心动过速（连续 6 搏一次，时间 15：09），可见 ST-T 改变。平均心率 88 次，

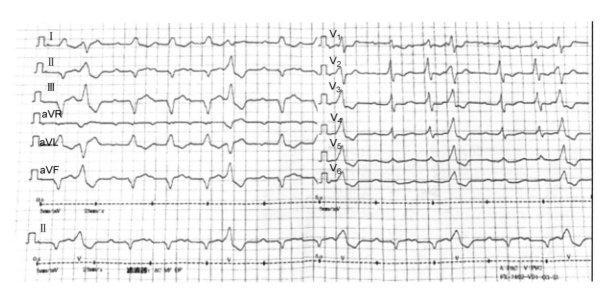

图 17-2 本次入院前心电图（2020-9-29）

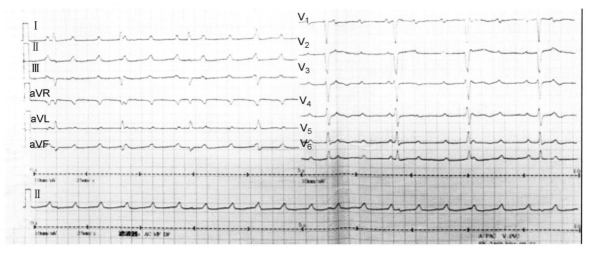

图 17-3 既往起搏器置入术前心电图（2019-6-5）

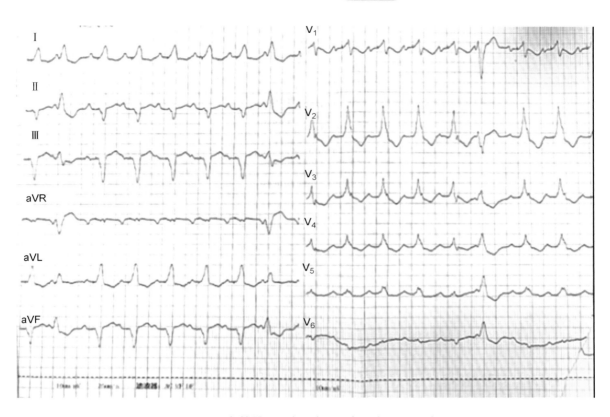

图 17-4　起搏器置入术后当天心电图（2019-6-6）

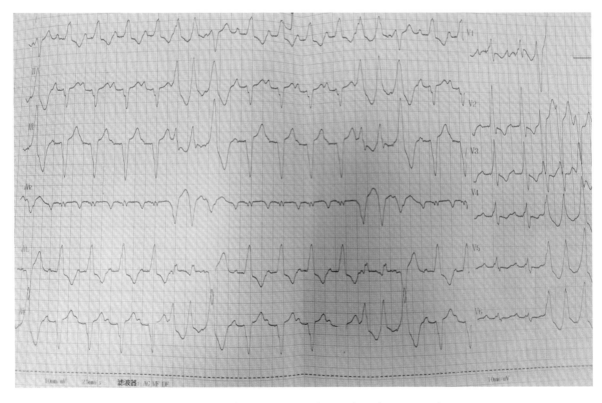

图 17-5　起搏器置入术后 1 个月心电图（2019-7-11）

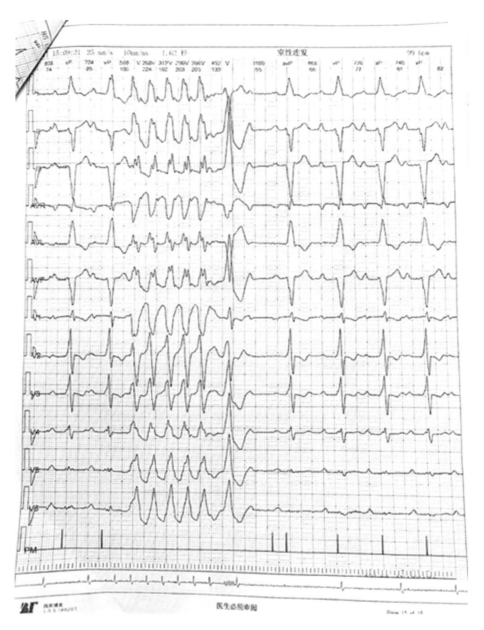

图 17-6　入院时 Holter（2020-10-10）

室性心律占 13.5%，起搏心律占 86.5%。

- 第一次入院起搏器置入术前 Holter（2019-6-5，图 17-7）：三度房室传导阻滞，可见室性逸搏心律，可见 ST-T 改变，平均心率 41 次 / 分，最长 RR 间期：1927 ms。
- 第一次入院起搏器置入术后 4 天 Holter（2019-6-10，图 17-8）：起搏心律＋自身心律；偶发房性早搏；偶发室性早搏；可见 ST-T 改变。平均心率 76 次 / 分，室性心律 < 1%，起搏心律 < 1%。

- 第一次入院起搏器置入术后 21 天 Holter（2019-6-27，图 17-9）：起搏心律＋自身心律，室性早搏（可见成对、三联律），可见 ST-T 改变。平均心率 84 次 / 分，室性心律占 10%，起搏心律占 40%。

4. 胸部 X 线片（2020-10-9，图 17-10）
起搏器电极位置良好（如箭头所示）。

5. 超声心动图（表 17-1）

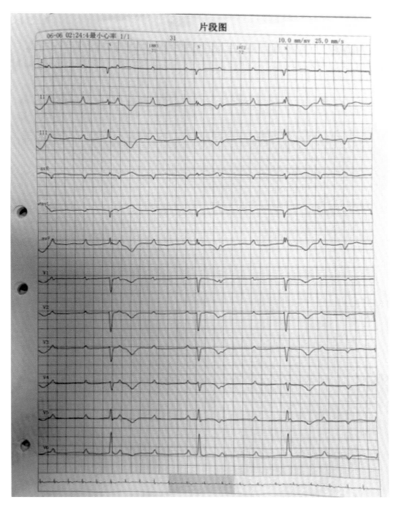

图 17-7　第一次入院起搏器置入术前 Holter（2019-6-5）

6. 静息心肌核素（2019-6-20，图 17-11）

门控静息心肌显像示左室各壁放射性分布稀疏、欠均匀，稍呈"花斑样"改变；门控心肌显像示左心室各壁运动弥漫性减低；以上，未见明确节段性缺血征象，考虑扩心病可能。

7. CMR（2020-10-29）

全心增大，左室游离壁弥漫略变薄，左室整体运动减低，心功能不全；主动脉瓣、二尖瓣、三尖瓣反流；心肌未见明确坏死纤维化；起搏器电极位置良好（图 17-12）。

8. 基因检测结果

● 患者本人：TTN 基因杂合突变 c.6820C > T（p.Q2274X），根据美国医学遗传学与基因组学学会（ACMG）指南，该变异初步判定为致病性变异（Pathogenic）PVS1 ＋ PS4 ＋ PM2（图 17-13）。

● 患者女儿：无变异。

9. 全自动双腔起搏器程控（2020-10-9）

心室起搏占 85%；起搏 AV 间期 150 ms，感知 AV 间期 180 ms；阻抗：心房 608ohms，心室 513ohms；阈值：心房 0.875 V，心室 1.375 V；灵敏度：心房 0.30 mV，心室 0.90 mV。

10. 冠脉 CTA

因患者严重过敏体质，未完善冠脉 CTA 检查。

诊断：①扩张型心肌病；②双房、左心室增大；③心功能不全Ⅲ～Ⅳ级（NYHA 分级）；④三度房

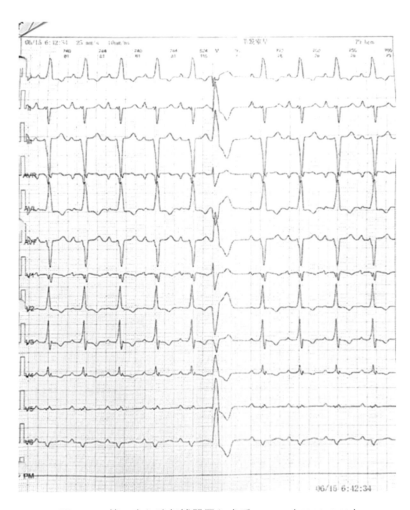

图 17-8　第一次入院起搏器置入术后 Holter（2019-6-10）

室传导阻滞、全自动双腔起搏器置入术后、频发室性早搏、短阵室性心动过速。

入院后诊疗经过：

1. 改善心功能

- 利尿：①呋塞米、螺内酯继续口服，调整剂量，出院前螺内酯片 20 mg qd PO；②托拉塞米 40 mg IV 起始，酌情调整剂量，出院前 20 mg qd PO；③托伐普坦 7.5 mg qd 三日后皮疹增多停用。
- 改善心室重构：沙库巴曲缬沙坦钠 25 mg bid 逐渐加量至 50 mg bid。

2. 控制心率及心律失常

- 酒石酸美托洛尔片酒石酸美托洛尔片加量，因血压偏低（95 ～ 05/70 ～ 80 mmHg）至

每日 100 mg（早、中、晚各 50 mg、25 mg、25 mg）。
- 地高辛片（0.125 mg qod PO）。

经积极治疗后，出院时患者心力衰竭症状明显好转，主要表现为喘憋症状消失，活动耐量增高。

出院查体： 体温 36.5 ℃，脉搏 90 次 / 分，呼吸 18 次 / 分，血压 122/62 mmHg。神清，体重由入院时的 77.5 kg（2020-10-9）降至出院时的 66 kg（2020-11-12）。颈静脉由怒张转为充盈，双肺呼吸音粗，双下肺偶可闻及细小湿啰音。心界扩大，心率 90 次 / 分，律不齐，可闻及早搏，P2 > A2，心音较前有力。腹软，肝肋下 1 指，剑下 2 指，脾未触及，移动性浊音阴性，双下肢轻度凹陷性水肿。

复查 NT-pro BNP 较 2020-10-9 入院时下降，从 18 500 ng/ml 降至 13 000 ng/ml。

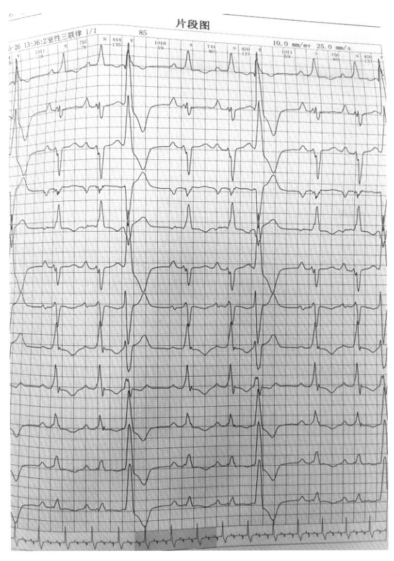

图 17-9　第一次入院起搏器置入术后 21 天 Holter（2019-6-27）

超声心动图示（2020-11-9）：LVEF 由入院时的 32％升至出院时的 35％，三尖瓣反流较前减轻。

综上所述，患者心功能不全虽有改善，但复查 Holter 仍频发室性早搏、短阵室性心动过速，猝死风险高。经院外专家会诊讨论，结合患者病史、化验检查、诊治过程，患者为非缺血性心力衰竭，优化药物治疗后，LVEF ≤ 35％，是推荐植入心脏再同步化治疗及埋藏式心脏自动除颤器（CRTD）的 I 类指征，但考虑到患者存在中重度三尖瓣反流，行 CRTD 手术难度高，成功率低，征求患者及家属意见后，暂时继续药物保守治疗。可加用胺碘酮抗心律失常，但患者考虑到自己过敏体质，拒绝应用。

出院后随访：出院后规律随访 12 个月，患者无明显喘憋，活动耐量改善（每日可平地行走 3 ～ 4 km），NT-pro BNP 水平明显下降，提示心功能改善。但在坚持服用酒石酸美托洛尔片每日 100 mg 情况下，频发室性早搏、短阵室性心动过速一直无明显改善，于 2021-5-27 患者加用胺碘酮片 200 mg qd PO。服用 4 个月后复查 Holter（2021-10-12）室性心律失常明显减少，未见短阵室性心动过速。

出院后 NT-pro BNP 情况：出院时 2020-11-9：13 000 ng/ml ↑，出院后 2020-12-10：3880 ng/ml ↑，2021-2-25：1230 ng/ml ↑，2021-5-26：1070 ng/ml ↑。NT-pro BNP 明显下降。

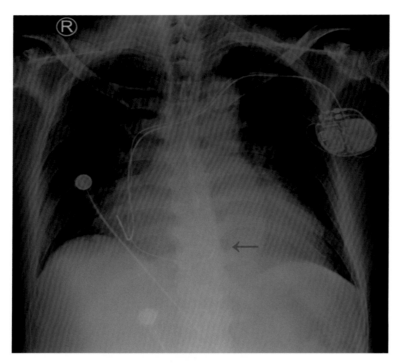

图 17-10　胸部 X 线片示起搏器心室电极位置（如箭头所示）

表 17-1　超声心动图变化情况

	2019-6-5	2019-6-10	2019-6-25	2020-10-12	2020-11-9
时间节点	起搏器置入术前	起搏器置入术后	起搏器置入术后	此次入院后	出院前
左心房内径（mm）	42×51×40	42×51×41	42×54×45	44	42
舒张末左心室内径（mm）	64	60	62	64	64
射血分数（EF，%）	36	39	36	32	35
缩短分数（FS，%）	18	18	19	15	17
右心房内径（mm）	53×43	51×43	51×46	45×54	45×54
右心室内径（mm）	22	17	12	18	17
肺动脉收缩压（mmHg）	44.4	38.4	39.9	44.86	45
二尖瓣反流（cm/s）	263 轻度反流	356 轻度反流	356 轻度反流	357 轻中度反流	274 轻中度反流
三尖瓣反流（cm/s）	314 轻度反流	289 轻度反流	273 轻度反流	295 中度反流	280 中度反流

出院后 Holter 情况：2021-5-26 复查 Holter 示室性早搏占 40%，可见短阵室性心动过速（最长 9 个），室性心律失常加重。加用胺碘酮口服。2021-10-12 服用胺碘酮 4 个月后复查 Holter 示：平均心率 69 次 / 分，起搏心律＋自身心律，室性早搏 7792 次（占 8.2%）。较前明显改善。

出院后超声心动图（2021-2-25 及 2021-5-26 复查）：LVEF 稳定在 35% 左右，瓣膜反流较前稍好转（二尖瓣反流由出院时的 274 cm/s 降至 2021 年 5 月 26 日的 232 cm/s，三尖瓣反流由出院时的 280 cm/s 降至 2021 年 5 月 26 日的 193 cm/s）。

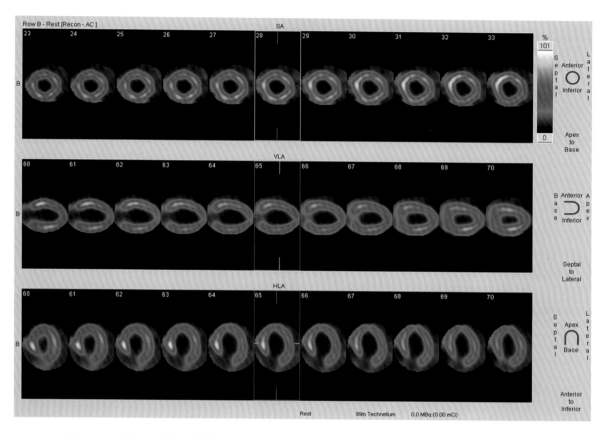

图 17-11 静息心肌核素显像示左心室各壁放射性分布稀疏、欠均匀，稍呈"花斑样"改变

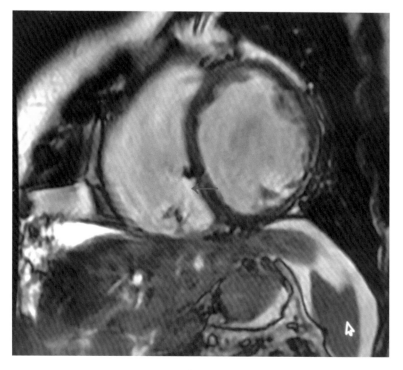

图 17-12 CMR（2020-10-19，起搏器心室电极位置见箭头）

分析结果：

通过对疾病相关基因的测序分析，发现与疾病表型相关的高度可疑变异

1. 临床表型高度相关，且致病性证据充分的基因变异：

基因	染色体位置	转录本外显子	核苷酸氨基酸	纯合/杂合	正常人频率	预测	致病性分析	疾病/表型（遗传方式）	变异来源
TTN	chr2:179639171[1]	NM_001267550;exon30	c.6820C > T（p.Q2274X）	het	0.000077	—	Pathogenic	1. Salih 肌病（AR） 2. 胫骨肌营养不良（AD） 3. 扩张性心肌病1G型（－） 4. 家族性肥厚性心肌病9型（AD） 5. 肢带型肌营养不良10型（AR） 6. 肌纤维性肌病9，伴早发性呼吸衰竭（AD）	父母未收样

注：预测：蛋白功能预测软件 REVEL，D：预测为有害；LD：预测为潜在有害；B：预测为良性；－：未知

参考文献：[1] Clin Var：Likely pathogenic，

其他家系成员分析结果：
TTN c.6820C > T（p.Q2274X）女儿：无变异；

基因变异信息概述：发现 *TTN* 基因有 1 个杂合突变。经家系验证分析，c.6820C > T（p.Q2274X）由于未收到父母样本，未进行基因变异来源验证，受检人之女儿该位点无变异。

1）基因变异信息详细解读：
该样本分析到 *TTN* 基因有 1 个杂合突变：在 6820 号核苷酸由胞嘧啶 C 变为胸腺嘧啶 T（c.6820C > T）的杂合突变，导致氨基酸发生无义突变（p.Q2274X）。ACMG 遗传变异信息详细解读如下：

（1）c.6820C > T（exon30，NM_001267550），导致氨基酸改变 p.Q2274X，为无义突变。
根据 ACMG 指南，该变异初步判定为致病性变异（Pathogenic）PVS1 + PS4 + PM2：
➢ PVS1：该变异为零效变异（无义突变），可能导致基因功能丧失；
➢ PS4：文献数据库未有该位点的相关性报道 ClinVar 数据库对该位点的致病性分析为 Likely pathogenic；
➢ PM2：在正常人群数据库中的频率为 0.000077，为低频变异；
由于未收到父母样本，未进行基因变异来源验证，受检人之女儿该位点无变异；

疾病介绍：家族性肥厚性心肌病是一种以心室不对称肥厚并常累及室间隔的一类家族式遗传性心脏疾病。患者很容易因为运动而引发多种症状，包括呼吸困难、晕厥、摔倒、心悸及胸痛等。本病在家族间和家族内部成员之间可表现出从良到恶的差异，具有很高的心衰和心源性猝死的风险。

临床表型：肥厚性心肌病；扩张型心肌病

图 17-13　基因检测结果

二、病例解析

患者为老年男性，临床表现为活动后喘憋、夜间不能平卧、腹胀、双下肢明显水肿，有一级亲属猝死家族史。查体颈静脉怒张、双下肺可闻及少量湿啰音，心界扩大，心律不齐，心音低钝，肝大，双下肢重度凹陷性水肿。化验 NT-pro BNP 明显升高。心电图及 Holter 提示三度房室传导阻滞、频发室性早搏、短阵室性心动过速。超声心动图左室壁整体运动减低，双房、左室增大，LVEF 减低（36%），肺动脉压增高。静息心肌核素示左室各壁呈"花斑样"改变，左室各壁运动弥漫性减低，未见明确节段性缺血征象。CMR 提示全心扩大、左室游离壁弥漫略变薄、左室整体运动减低。基因检测结果检出致病性基因突变。根据病史、体征、辅助检查，患者"扩张型心肌病"诊断明确。

扩张型心肌病（dilated cardiomyopathy，DCM）是一种异质性心肌病，临床特征是心室扩大、心肌收缩能力下降，发病时除外高血压、心脏瓣膜病、先天性心脏病或缺血性心脏病等，是排他性诊断。其临床表现为心脏逐渐扩大、心室收缩功能降低、心力衰竭、室性和室上性心律失常、传导系统异常、血栓栓塞和猝死。2018 年《中国扩张型心肌病诊断和治疗指南》将扩张型心肌病分为原发性和继发性，原发性包括家族性、获得性、特发性三类。继发性是指全身性系统性疾病（如自身免疫性心肌病、代谢内分泌和营养性疾病继发心肌病、其

他器官疾病并发心肌病）累及心肌，心肌病变是系统性疾病的一部分。

扩张型心肌病为排他性诊断，故需与以下疾病鉴别：①缺血性心脏病：患者虽未完善冠脉 CTA，但无吸烟、高血脂、高血压、糖尿病等冠心病易患因素，同时静息心肌核素、CMR 不支持缺血性心脏病诊断。②心肌炎：患者无病毒感染史及前驱症状，病毒检查阴性，心肌酶正常，可排除病毒性心肌炎。③酒精性心肌病：否认饮酒史。④心动过速性心肌病：患者起搏器置入前无快速心律失常病史。此外 HIV 阴性，否认化疗及其他药物应用史。免疫化验正常，不考虑全身性系统性疾病的继发性因素，同时 CMR 排除心脏淀粉样变性。结合患者有家族性猝死病史，基因检测结果检出致病性基因突变，支持诊断原发性家族性扩张型心肌病。

扩张型心肌病的治疗是有效控制心力衰竭。如能确定病因，应积极去除病因，针对病因治疗。在心力衰竭的早期阶段，应用 β 受体阻滞剂和 ACEI/ARB，改善心室重构，减少心肌损伤、延缓病变进展。心力衰竭的中期阶段，仍是针对心力衰竭病理生理机制的三大系统激活，采用三大类神经激素拮抗剂 β 受体阻滞剂、ACEI/ARB、醛固酮受体拮抗剂，如有钠水潴留、限制钠盐摄入、合理使用利尿剂。心力衰竭晚期阶段，在上述药物治疗基础上症状无法缓解，可考虑静脉应用正性肌力药物、血管扩张剂等以缓解症状。药物治疗仍未能改善症状者，根据指南，可进行超滤治疗、左室机械辅助装置或心脏移植等非药物治疗。

本例患者在利尿药、酒石酸美托洛尔片酒石酸美托洛尔片、沙库巴曲缬沙坦钠片、螺内酯等遵指南导向药物治疗（GDMT）后，心力衰竭症状、体征得到了有效控制，NT-pro BNP 明显下降。

但患者心力衰竭同时合并了严重的恶性心律失常——三度房室传导阻滞、频发室性早搏、短阵室性心动过速。心律失常是扩张型心肌病的重要临床表现之一，常导致心功能恶化、心源性猝死。根据 2018 年《中国心力衰竭诊断和治疗指南》慢性射血分数降低型心力衰竭（HFrEF）患

者的心脏植入型电子器械治疗主要包括 2 项内容：① CRT，用于纠正心力衰竭患者的心脏失同步以改善心力衰竭；② ICD，用于心力衰竭患者心脏性猝死的一级或二级预防。其中 CRT 植入中需要高比例（＞40％）心室起搏的 HFrEF 患者为 I A 类适应证；已植入起搏器或 ICD 的 HFrEF 患者，心功能恶化伴高比例右心室起搏，可考虑升级到 CRT（II b，B）。植入 ICD 适应证中对于非缺血性心力衰竭患者，优化药物治疗至少 3 个月，预期生存期＞1 年，LVEF ≤ 35％，NYHA 心功能 II 或 III 级，推荐植入 ICD，减少心脏性猝死和总死亡率，为 I A 类。

患者 2019 年心功能不全（LVEF ≤ 35％）、三度房室传导阻滞入院时，因病情危急，未充分考虑到患者需要高比例（＞40％）心室起搏，植入了全自动双腔起搏器。全自动双腔起搏器植入后，虽在一定程度上缓解了三度房室传导阻滞导致的猝死风险，但其心室起搏比例高（＞40％），在植入全自动双腔起搏器后，即使充分优化药物治疗，心功能改善后，室性心律失常、短阵室性心动过速反而逐渐增多，符合升级为 CRTD 的指征。但综合考虑患者心力衰竭严重，合并中重度三尖瓣反流，体内存在双腔起搏电极等因素，行 CRTD 手术成功率低、猝死风险高。故未更换 CRTD，而建议患者选择心脏移植。

三、要点提示

- 扩张型心肌病起病隐匿，很多患者在发生心力衰竭或严重心律失常时才被发现。CMR 及心肌病有关的基因检测对于扩张型心肌病的病因判断有一定的诊断价值。
- 扩张型心肌病常合并恶性心律失常，在植入起搏器时，需充分考虑高比例（＞40％）右心室起搏可能恶化心功能，增加心脏性猝死风险，而应在最初安置 CRT/ICD。
- 扩张型心肌病患者出现难治性心力衰竭（常规内科治疗或介入等方法治疗无效）时，心脏移植是目前唯一已确立的外科治疗方法。

参考文献

［1］中华医学会心血管病分会，中国心肌炎心肌病协作组 . 中国扩张型心肌病诊断和治疗指南 . 临床心血管病杂志，2018，34（5）：421-434.

［2］中华医学会心电生理和起搏分会，中国医师协会心律学专业委员会 . 2020 室性心律失常中国专家共识（2016 共识升级版）. 中国心脏起搏与心电生理杂志，2020，24（3）：189-253.

［3］MCDONAGH T A，METRA M，ADAMO M，et al. 2021 ESC Guidelines for the diagnosis and treatment of acute and chronic heart failure. Eur Heart J，2021，42（36）：3599-3726.

（刘彦，唐梅）

第二篇

呼吸系统疾病

军团菌肺炎

一、病例摘要

患者老年男性，78岁。主因"体检发现乙状结肠癌10天"于2017-9-19入院。患者10天前体检发现乙状结肠肿物，于当地医院行结肠镜检查示：距肛门25 cm乙状结肠见一直径1.8 cm×1.5 cm盘状黏膜隆起，乙状结肠多发息肉。活检病理示中分化腺癌。患者无腹痛、腹胀，无便血，无体重减轻，门诊以"乙状结肠癌"收入外科拟行手术治疗。

既往史及个人史： 患者20年前因肝囊肿行经腹肝囊肿开窗手术。否认高血压、糖尿病、心脑血管疾病及精神病史；否认肝炎、结核、疟疾等传染病史；否认工业粉尘及化学毒物长期接触史。否认外伤史及输血史。否认食物药物过敏史。否认吸烟史、饮酒史。否认遗传病史。

入院查体： 体温36.5℃，呼吸18次/分，脉搏72次/分，血压120/80 mmHg，脉氧饱和度97%（FiO_2 21%），身高180 cm，体重81 kg，BMI 25 kg/m²。神清，精神可，自主体位。皮肤黏膜无黄染，全身浅表淋巴结未触及肿大。听诊双肺呼吸音清，未闻及干、湿啰音及胸膜摩擦音。心率72次/分，律齐，各瓣膜听诊区未闻及病理性杂音。腹平坦，右上腹可见陈旧手术瘢痕，腹软，无压痛及反跳痛，肝脾肋下未触及。双下肢无水肿。

辅助检查：
- 血常规：WBC $6.83×10^9$/L，GR% 53.0%，嗜酸性粒细胞 $0.72×10^9$/L ↑，HGB 148 g/L，PLT $118×10^9$/L ↓。
- 血气：pH 7.439，PaO_2 81.90 mmHg，$PaCO_2$ 32.7 mmHg ↓，SpO_2 97.3%。
- 生化：BUN 8.32 mmol/L ↑，Cr 94.3 μmol/L，ALT 11 U/L，AST 13 U/L，UA 430.8 μmol/L ↑。
- 肿瘤标志物及甲状腺功能等未见异常。
- 肺功能：阻塞性通气功能障碍［舒张试验后第一秒用力呼气容积占用力肺活量的百分比（FEV1/FVC%）68.2% ↓，FEV1% 102.5%］，肺弥散总量减低（肺一氧化碳弥散百分比 DLCO% 75.0% ↓）。
- 超声心动图：风湿性心脏病，二尖瓣狭窄（轻度），主动脉瓣关闭不全（中度），升主动脉增宽（升主动脉径40 mm ↑），左房增大（左房内径47 mm×58 mm×51 mm ↑），室间隔增厚（室间隔厚度13 mm ↑），LVEF 60%。
- 动态心电图：阵发房扑、房颤。
- 胸部CT（2017-9-21）：右肺多发小结节，性质待定；双肺尖陈旧病变；双肺气肿；两肺小斑片影，炎症可能；纵隔增大淋巴结，性质待定；心包少量积液。

初步诊断： 乙状结肠癌（cT2N0M0）；风湿性心脏病；二尖瓣狭窄（轻度）；主动脉瓣关闭不全（中度）；阵发房扑；阵发房颤；结肠多发息肉；肝囊肿术后。

入院后诊疗经过： 患者外院诊断乙状结肠中分化腺癌，入院后完善全身相关检查，无明确手术禁忌。入院第4天行超声内镜下结肠占位探查，提示乙状结肠进展期癌，同时完善电子胃镜见胃体及胃窦小弯侧炎性病变。入院第6天患者出现低热，体温波动于37.4~37.8℃，无畏寒、寒战，新发轻微咳嗽，无咳痰，无胸闷、气促及鼻塞、流涕等症状，血常规提示WBC $10.50×10^9$/L ↑、GR% 80.7% ↑，予头孢唑肟（4.0 g/d×4 d）抗感染后体温逐渐升高，最高体温 38.7℃，实验室检查提示炎症指标较前升高（WBC 14.70×10⁹/L ↑，GR% 80.8% ↑，PCT 0.77 ng/ml ↑，CRP 195 mg/L ↑），痰病原学阴性、嗜肺军团菌 IgM 阴性、风湿免疫相关检查 ANA、ENA、ANCA 未见异常。床旁胸部 X 线片提示右肺炎。考虑感染控制欠佳，抗生素升级为头孢哌酮＋舒巴坦（6.0 g/d）加强抗炎。入院第 11 天，患者仍持续发热，喘憋及呼吸困难逐渐加重，血气提示 I 型呼吸衰竭（PO₂ 52.2 mmHg ↓，SO₂% 89%，PaO₂/FiO₂ 248 ↓），抗生素调整为头孢哌酮＋舒巴坦联合万古霉素（2.0 g/d）抗炎治疗，入院第 12 天，患者喘憋症状进行性加重，储氧面罩吸氧 10 L/min 时监测指脉氧饱和度波动于 90% 左右，血气提示氧合指数显著下降（PaO₂/FiO₂ 177 ↓），

复查胸部 CT（2017-9-30）提示右肺大片状密度增高影、实变影，较 2017-9-21 胸部 CT 明显增多（图 18-1）。患者呼吸衰竭进行性加重，于当日转至重症监护室进一步监护、治疗。

患者于重症监护病房住院期间完善检查提示 WBC 仍高，呼吸道病原菌检查见军团菌抗体阳性，病毒七项（巨细胞病毒、EB 病毒、柯萨奇病毒 B 组、单纯疱疹病毒 I / II 型、腺病毒及风疹病毒 IgM 抗体）、支原体抗体、衣原体抗体、甲型流感病毒抗原检测均阴性，结核分枝杆菌 T-SPOT 阴性，G 试验阴性。先予亚胺培南（亚胺培南 3.0 g/d）联合阿奇霉素（阿奇霉素 0.5 g/d）静脉滴注抗炎 1 周，其间患者病情仍进行性恶化，伴肝功能异常（ALT 85 U/L ↑，AST 98 U/L ↑）、血钠降低（130 mmol/L ↓）、低蛋白血症（24.1 g/L ↓），复查

2017-09-21　　　　　　　　　　　2017-09-30

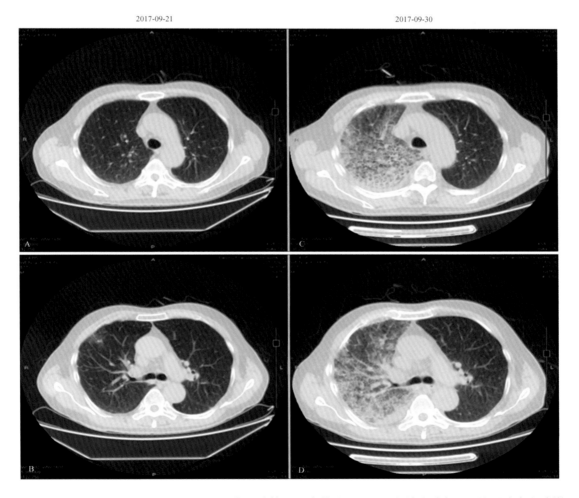

图 18-1　治疗初期患者胸部 CT 变化：A、B：患者入院第 3 天术前（2017-9-21）检查胸部 CT 见两肺小斑片影；C、D：患者发热第 4 天（2017-9-30）行胸部 CT 见右肺大片状密度增高影、实变影，较前明显增多

胸部影像学较前进展（图 18-2）。患者有发热伴呼吸道症状，β-内酰胺类抗生素治疗无效，呼吸道病原菌检查见军团菌抗体阳性，需考虑军团菌肺炎可能，监测军团菌抗体 IgM 滴度比值进行性升高（表 18-1）。结合以上，军团菌肺炎诊断明确，抗生素调整为阿奇霉素（0.5 g/d）联合左氧氟沙星（0.5 g/d）抗军团菌治疗 3 周（抗生素应用见表 18-2），同时予雾化面罩单通路吸氧（10 L/min）、化痰、平喘、保肝及营养支持等。经上述治疗，患者体温逐步降至正常，仍有间断干咳，但气促、喘憋症状基本消失。

入院第 39 天，患者病情相对稳定，由重症监护室转入我科。转入后继续予患者喹诺酮联合大环内酯类药物（表 18-2）抗感染治疗 3 周余，其间患者临床症状逐步缓解，但复查肺部影像学改善不明显（图 18-3），监测嗜酸性粒细胞进行性升高（1.54×10⁹/L↑）。遂组织多学科会诊，考虑军团菌肺炎诊断明确，患者呼吸困难等临床症状及氧合指数缓解明显，存在影像学吸收滞后可能，同时

感染后继发机化性肺炎不能除外。鉴于患者高龄、明确存在肺部感染及消化道恶性肿瘤，激素治疗存在诱发肿瘤进展、感染加重风险未予应用，继续先后予左氧氟沙星联合阿奇霉素、莫西沙星、左氧氟沙星抗感染治疗，经上述治疗 4 周后患者体温、WBC 基本正常，氧合指数稳步改善，嗜酸性粒细胞较前下降，复查军团菌抗体 IgM 比值逐步下降，吸氧浓度逐步下调至间断鼻导管吸氧 2 L/min，活动耐量可，无明显胸闷、胸痛不适。复查胸部 CT 病变逐步吸收，好转出院。

二、病例解析

军团菌肺炎（legionella pneumonia，LP）是由军团菌感染引起的肺部炎症，起病急骤，表现以发热、咳嗽和呼吸急促为主，发热及乏力多早于呼吸道症状出现，常伴多系统功能损害，如呕吐及腹泻等消化道症状、肝功能损伤、低钠血症等。军团菌

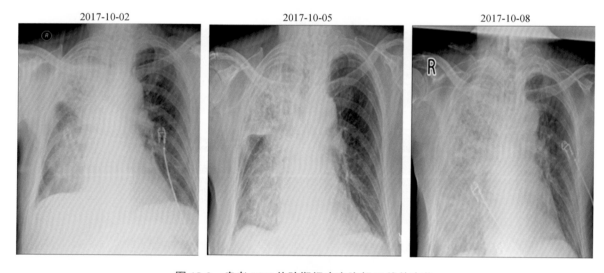

图 18-2　患者 ICU 住院期间床旁胸部 X 线片变化

表 18-1　军团菌抗体变化

	2017-10-2	2017-10-6	2017-10-16	2017-10-23	2017-11-15	2017-11-20	2017-11-29
军团菌抗体 IgM（血清型 1-7）	阳性	阳性	阳性	阳性	阳性	阳性	阳性
军团菌抗体 IgM 比值	2.53	3.61	5.80	7.38	2.94	1.94	2.53
白细胞计数（10⁹/L）	11.38	11.50	9.01	9.27	10.36	8.56	11.38
氧合指数	81	106	103	179	194	216	81

表 18-2　抗生素应用

	2017-9-19	2017-9-24	2017-9-27	2017-9-29	2017-9-30	2017-10-2	2017-10-8	2017-10-23	2017-11-3	2017-11-15	2017-11-20	2017-11-29	2017-12-11	2017-12-21
入院天数	1	6	9	11	12	14	20	35	35	58	63	72	84	94
体温（℃）	36.5	37.4	38.7	38.3	37.7	36.8	37.1	36.4	36.5	36.4	36.4	36.2	36.4	36.2
白细胞计数（10^9/L）	6.83	10.5	14.7	12.61	11.26	11.38	10.35	9.27	9.38	10.36	8.56	11.38	8.19	5.35
氧合指数	426	—	—	248	177	81	—	179	193	194	216	81	256	—
痰培养/咽拭子	正常菌群	—	—	—	—	—	溶血葡萄球菌	—	—	—	正常菌群	—	正常菌群	—
军团菌抗体IgM	阳性	—	—	—	阳性	阳性	阳性	阳性	—	阳性	阳性	阳性	阳性	—
军团菌抗体IgM比值	—	—	—	—	2.53	—	3.61	7.38	—	2.94	1.94	2.53	2.58	—
抗生素1	—	头孢唑肟↑	↓头孢哌酮舒巴坦↑	→	→	→	↓左氧氟沙星↑	→	↓莫西沙星↑	→	↓左氧氟沙星↑	→	→	↓
抗生素2	—	—	—	万古霉素↑	↓亚胺培南↑									
抗生素3	—	—	—		阿奇霉素→	→	→	→	→					

↑：抗生素应用起始；↓前一种抗生素应用停止；→：抗生素应用同前同一种。

2017-10-10　　　　　　　　　　　　　2017-11-01

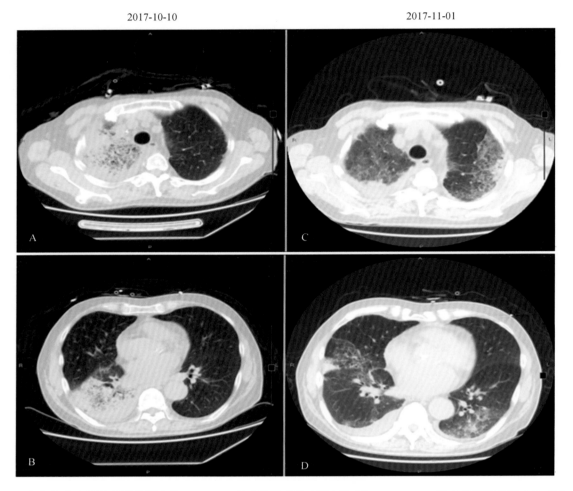

图 18-3　患者治疗中期肺部影像学变化： A、B，重症监护室治疗期间胸部 CT；C、D，转入我科抗炎治疗 3 周余右肺多发大片状实变影、斑片影较前减少，左肺上叶尖后段及下叶基底段新发斑片状影

感染通常在接触被污染的水或土壤后 2 ～ 10 日出现症状。军团菌肺炎可散发也可暴发，以社区获得性肺炎为主，院内获得性肺炎也较常见。军团菌肺炎病情有轻有重，但重症肺炎患者发生比例高，平均死亡率为 1% ～ 10%，老年患者死亡率可高达 10% ～ 50%。

早期诊断并给予恰当的抗生素治疗可改善军团菌肺炎患者结局。具有高龄、吸烟、慢性肺部、心血管或肾病、免疫功能受损等危险因素的患者，伴有神志改变、胃肠道症状、低钠血症及肝功能损伤等肺外表现，并经 β-内酰胺类抗生素单药治疗无效时应怀疑军团菌感染的可能，可考虑进行军团菌检测。军团菌检测方法包括聚合酶链式反应（PCR）、军团菌尿抗原检测、培养法及直接荧光抗体染色及血清学检测等。尿抗原检测可用于军团菌感染早期诊断，但此法仅对重症嗜肺军团菌 LP1 型敏感。PCR 可以检测 LP 所有菌株，特异性可达 95% ～ 100%，其不足之处是成本较高、操作复杂。采用特殊培养基的培养法被视为诊断军团菌感染的金标准，但是痰培养的敏感性不一，检出率低。所以目前国内多采用血清抗体检测法。

军团菌在细胞内寄生，所以抗生素选择容易进入肺组织、气道分泌物且细胞内药物浓度高的药物，大环内酯类和喹诺酮类为首选。《中国成人社区获得性肺炎诊断和治疗指南（2016 年版）》指出，对于免疫功能正常的轻、中度军团菌肺炎患者，可采用大环内酯类、呼吸喹诺酮类或多西环素单药治疗。对于重症病例、单药治疗失败、免疫功能低下患者，建议喹诺酮类药物联合利福平或大环内酯类药物治疗。《中国急诊重症肺炎临床实践专家共识》建议军团菌属抗感染疗程为10～21天，重症患者喹诺酮、大环内酯类药物应用疗程可延长至8～12周。多数患者影像学改变滞后于临床，虽临床症状改善，影像学在短时间内仍有进展（1周内），或肺部浸润影持续1～3个月，约半数患者肺部浸润影完全吸收需10周或更久，有的可长达1年，这也是军团菌肺炎胸部影像相对特异的表现。

本例患者为老年男性，有消化道恶性肿瘤及风湿性心脏病基础，入院前及入院72 h内无体温升高及呼吸道症状，WBC正常，肺部体征阴性。患者于入院第6天出现发热伴WBC升高及呼吸道症状、体征，故考虑院内获得性感染。随后病情发展迅速，短时间出现喘憋及呼吸困难等症状的急剧变化，实验室检查炎症指标升高，胸部CT出现肺内大片高密度实变阴影，并伴低钠血症，肝功能损伤，先后予头孢唑肟、头孢哌酮＋舒巴坦、万古霉素抗感染治疗效果欠佳，病情迅速进展为重症肺炎，起病1周后出现军团菌抗体阳性，监测军团菌抗体IgM比值逐步升高，支持军团菌肺炎诊断。患者病情进展迅速伴氧合指数明显下降、病变累及双侧肺叶、呼吸窘迫明显（呼吸频率＞30次/分），病情重，予氟喹诺酮、大环内酯类药物规范治疗11周后患者症状缓解，氧合水平恢复，胸部影像学病变吸收，病情稳定，康复出院。

三、要点提示

- 老年军团菌感染起病隐匿、进展迅速，临床及影像学表现非特异，容易延误诊治。对于高龄、具有慢性肺部、心血管或肾基础疾病，以及免疫功能受损等危险因素的患者，出现肺炎同时伴有神志改变、胃肠道症状、低钠血症及肝功能损伤等肺外表现，特别是经β-内酰胺类药物治疗无效时应警惕军团菌感染的可能，并早期进行军团菌相关病原学检测。

- 老年军团菌肺炎患者出现重症感染比例高，死亡率高。早期诊断并给予恰当的抗生素治疗可改善老年军团菌肺炎患者的预后。抗菌药物以大环内酯类和氟喹诺酮类为首选。对于重症军团菌肺炎，单药治疗效果欠佳时，应积极使用喹诺酮类药物联合大环内酯类药物治疗，且药物应用疗程可根据患者临床症状及影像学表现适当延长。

- 军团菌肺炎的影像学特点为：迅速进展的非对称性、边缘不清的肺实质浸润阴影，呈肺炎或肺段分布。早期单侧分布，继而涉及双肺，常合并胸腔积液。多数患者影像学改变滞后于临床症状的缓解，部分患者尽管已进行适当的抗生素治疗，早期影像学病变仍会有一定程度进展，肺内病变吸收缓慢，消散期6周以上者常见，慢于其他细菌性肺炎。

参考文献

[1] TSAI T F, FINN D R, PLIKAYTIS B D, et al. Legionnaires' disease: clinical features of the epidemic in Philadelphia. Ann Intern Med, 1979, 90 (4): 509-517.

[2] ISENMAN H L, CHAMBERS S T, PITHIE A D, et al. Legionnaires' disease caused by Legionella longbeachae: Clinical features and outcomes of 107 cases from an endemic area. Respirology, 2016, 21 (7): 1292-1299.

[3] POIRIER R, RODRIGUE J, VILLENEUVE J, et al. Early Radiographic and Tomographic Manifestations of Legionnaires' Disease. Can Assoc Radiol J, 2017, 68 (3): 328-333.

[4] LEVCOVICH A, LAZAROVITCH T, MORAN-GILAD J, et al. Complex clinical and microbiological effects on Legionnaires' disease outcone: A retrospective cohort study. BMC Infect Dis, 2016, 16: 75.

[5] 瞿介明，曹彬. 中国成人社区获得性肺炎诊断和治疗指南（2016年版）. 中华结核和呼吸杂志，2016，39（4）：253-279.

（汪云超，陈颖）

病例 19

以反复胸腔积液为表现的恶性肿瘤

一、病例摘要

患者老年男性，67 岁，主因"咳嗽伴喘憋半个月"入院。患者半个月前无明显诱因出现咳嗽伴喘憋，无明显咳痰，无发热、皮疹和关节疼痛，无头晕、头痛，无乏力、盗汗和消瘦，无胸闷、胸痛、咯血，无腹痛、腹泻等不适，上述症状进行性加重，卧位和活动时显著。一周前于外院就诊，查血常规未见明显异常，降钙素原及肺炎支原体抗体阴性，胸部 CT 提示左肺下叶占位性病变、肺膨胀不全待除外、纵隔淋巴结肿大、左侧胸腔积液、双肺间质改变、双侧肺气肿、多发肺大疱、冠状动脉钙化灶、右侧甲状腺结节，建议进一步检查治疗。患者 3 天前就诊于本市某三甲医院胸外科门诊，被告知无手术机会，建议尽快行胸腔置管引流缓解症状、明确诊断。自起病以来，患者神志清、精神可，饮食睡眠尚可，大小便无异常，体重无明显变化。

既往史： 患者 20 年前诊断 2 型糖尿病，皮下注射精蛋白锌重组人胰岛素混合注射液，早 25IU 晚 15IU 控制血糖，空腹血糖控制在 5～6 mmol/L，餐后在 9～11 mmol/L。高尿酸血症 20 余年，3 年前出现痛风，规律服用非布司他隔日 10 mg 治疗，自述血尿酸已正常，无痛风症状。黄疸伴腹部不适 32 年，诊断为巴德 - 基亚里综合征（隔膜型）、淤血性肝硬化可能性大、门静脉高压、食管静脉曲张（中度）、门静脉高压性胃病、脾大、腹水、胆汁淤积症，3 年前于外科住院治疗，血管外科会诊考虑广泛肝内、肝外侧支循环形成，肝功能大致正常，侧支循环可分流大部分肝静脉血流，手术风险较大，继续内科保守治疗，规律服用熊去氧胆酸胶

囊 228 mg 3 次 / 日、多烯磷脂酰胆碱胶囊 250 mg 3 次 / 日治疗，监测胆红素仅轻度增高，肝功能水平较稳定。20 年前诊断甲状腺功能亢进，曾服用甲巯咪唑片治疗，每日 2.5 mg，3 年前甲状腺功能已正常，已停药。陈旧性脑梗死 8 年余，无明显后遗症，长期隔日口服瑞舒伐他汀 5 mg 治疗。4 年前在我科住院期间查胃镜示胃角胃窦侧早期癌症，予内镜黏膜下剥离术，术后病理：胃黏膜中分化腺癌，癌瘤侵犯黏膜固有层，癌灶位于黏膜近中央区，脉管内未见明确癌栓，基底切缘及侧切缘干净；周围胃黏膜呈慢性萎缩性炎伴肠上皮化生，5 个月前复查胃镜未见复发。

入院查体： 体温：36.3℃，脉搏：80 次 / 分，呼吸：20 次 / 分，血压：133/83 mmHg，脉氧饱和度 100%（FiO₂ 21%），身高 175 cm，体重 75 kg，BMI 22.8 kg/m²。神清状可，双肺呼吸音粗，左下肺呼吸音低，叩诊浊音，未闻及干、湿啰音及胸膜摩擦音。心率 80 次 / 分，律齐，无额外心音，未闻及心包摩擦音，各瓣膜听诊区未闻及杂音。腹软，无压痛，未触及包块，肝脾未触及，墨菲征阴性，移动性浊音阴性，肠鸣音正常，双下肢无水肿。

辅助检查：

- 血气：血浆 pH 7.479 ↑，二氧化碳分压 33.3 mmHg ↓，血氧分压 70.60 mmHg ↓，血氧饱和度 94.90% ↓，标准碳酸氢根 26.50 mmol/L ↑，钾 3.47 mmol/L ↓，钠 134.20 mmol/L ↓，葡萄糖 13.52 mmol/L ↑。

- 血常规：WBC 6.24×10^9/L，HGB 143.0 g/L，MCHC 361 g/L，PLT 91×10^9/L ↓。

- 生化：总胆红素 36.62 μmol/L ↑，间接胆红素 28.74 μmol/L ↑，尿素氮 7.52 mmol/L ↑，

葡萄糖 12.99 mmol/L ↑，钾 3.40 mmol/L ↓，总胆固醇 3.66 mmol/L ↓，低密度脂蛋白胆固醇 2.12 mmol/L ↓，乳酸脱氢酶 243 U/L ↑。

- 甲状腺系列：TSH 0.34 μIU/ml ↑。
- 凝血、肿瘤标志物、ESR、尿便常规未见异常。
- 痰涂片：可见少量轻度异型鳞状上皮细胞，建议进一步检查除外肿瘤；结核感染 T 细胞检测阳性。
- 胸腔积液化验：外观黄色，透明度微浑，不凝固，李凡他试验阳性，比重＞1.018，有核细胞计数 1040×10⁶/L，白细胞分类 - 单核细胞 97％，白细胞分类 - 多核细胞 3％；肿瘤标志物正常；细菌＋真菌培养阴性；结核 PCR 阴性；涂片可见淋巴细胞、增生的组织细胞及间皮细胞，未见明确恶性细胞；找结核分枝杆菌阴性。

- 腹部超声：肝硬化，脾大，少量盆腔积液；肝左、中、右静脉及下腔静脉肝段所见，考虑巴德 - 基亚里综合征可能性大，双肾多发囊肿。
- PET-CT（2021-3-16，图 19-1）：①左肺下叶前内基底段胸膜下团片状软组织密度影，纠集牵拉周围肺组织，FDG 代谢增高，对比本院 2020-10-9 及 2021-3-10（图 19-2）胸部 CT，较本院 2020-10-9 胸部 CT 新发，并逐渐增多，考虑不除外恶性可能，建议胸膜活检明确鉴别结核等炎性病变；左侧胸膜不均匀增厚，部分 FDG 代谢增高；胸腔置管引流术后；左侧胸腔积液，伴左肺部分肺组织不张，较 2021-3-10 胸部 CT 减少；②左肺下叶多发索条影，部分索条纠集成条状，FDG 代谢稍增高，考虑炎性病变；双肺多发微小实性结节，未见 FDG 代谢增高；

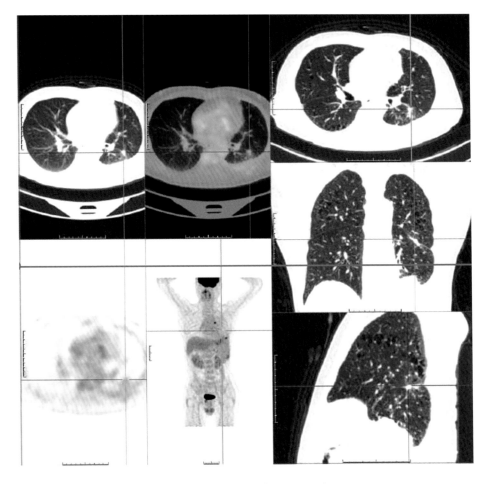

图 19-1　PET-CT（2021-3-16）

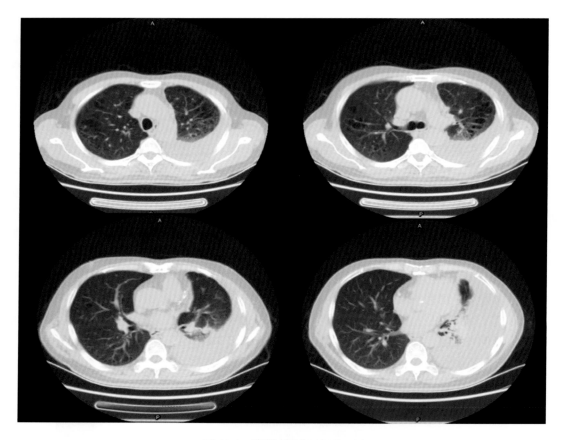

图 19-2　胸部 CT（2021-3-10）

③肝体积增大，形态失常，肝比例失调，尾状叶增大，肝边缘不光整，呈锯齿状改变，肝裂及胆囊窝增宽，肝内呈结节状改变；脾体积增大；心膈角区、食管胃壁部、心底部多发迂曲增粗的血管影及肝门静脉、脾静脉明显增宽；以上病变，结合患者病史，符合巴德 - 基亚里综合征、肝硬化、脾大、门静脉高压表现。

- PET-CT（2021-6-11，图 19-3）：与 本 院 2021-3-16 PET-CT（图 19-1）比较：①左肺下叶前内基底段胸膜下多发不规则实变影，FDG 代谢稍增高；较前代谢减低、形态改变；左侧胸膜增厚伴胸腔积液，局部包裹，内散在气体，胸膜 FDG 代谢稍增高；较前胸膜增厚程度加重、代谢增高，胸腔积液增多，气体影新出现；左肺下叶膨胀不全伴多发索条影及实变影，未见 FDG 代谢增高；较前索条及实变增多、形态改变、代谢减低；综上表现，考虑炎性病变可能，建议必

要时结合病理除外恶性。②双肺多发微小实性结节，未见 FDG 代谢增高；其中右肺上叶小结节较前新发，与本院 2021-5-19 胸部 CT 比较大致同前，余小结节大致同前；建议随诊观察；双肺肺气肿、肺大疱；左肺间质性改变，较前新发；纵隔及双侧肺门区多发小淋巴结，部分 FDG 代谢稍增高；其中 5 区淋巴结较前稍增大，FDG 代谢稍增高，考虑炎性反应性摄取。③肝体积增大，形态失常，肝比例失调，尾状叶增大，肝边缘不光整，呈锯齿状改变，肝裂及胆囊窝增宽，肝内呈结节状改变；脾体积增大；心膈角区、食管胃壁部、心底部多发迂曲增粗的血管影增宽；以上病变，结合病史，符合巴德 - 基亚里综合征、肝硬化、脾大、门静脉高压表现；大致同前；下腔静脉至门静脉内置管影，较前新出现；肝门区、胃小弯处多发金属密度影，较前新出现；以上，结合病史，考虑术后改变（门体分流术及胃冠状静脉栓塞

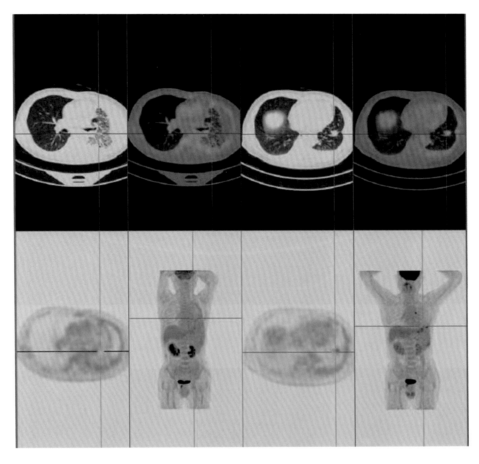

图 19-3　PET-CT（2021-6-11）

术）；盆腔积液，较前稍增多。④余（胆囊结石可能；双肾弥漫性多发囊肿；前列腺稍增大伴钙化；甲状腺体积增大伴右叶稍低密度灶；多发缺血性脑白质改变，部分软化灶形成；双侧筛窦、上颌窦内炎性改变；脊柱退行性改变）大致同前，建议随诊观察。

- 气管镜刷检涂片：可见呼吸道上皮细胞，未见恶性细胞。支气管肺泡灌洗液涂片：可见肺泡巨噬细胞及呼吸道上皮细胞，未见恶性细胞。肺泡灌洗液基因测序显示唾液链球菌。

- 腹盆 CT（2021-9-15，图 19-4）：①符合布巴德 - 基亚里综合征 CT 表现；肝硬化、脾大、大量腹水、门静脉高压、侧支循环形成。②肝门静脉 - 下腔静脉支架术后改变；胃左静脉栓塞术后改变。③脾小低密度灶，考虑良性改变可能，建议随诊观察。④双

肾多发囊肿，部分为单纯囊肿，部分考虑为复杂囊肿，请结合临床。⑤腹膜、大网膜多发增厚，转移？其他？请结合临床病史考虑。

- PET-CT（2021-9-27，图 19-5）：①左肺下叶基底段胸膜下团片状软组织密度影，与邻近增厚胸膜分界不清，FDG 代谢增高；左肺胸膜不均匀明显增厚，左侧中量包裹性胸腔积液，FDG 代谢不均匀明显增高，胸膜较前明显增厚，胸腔积液较前稍减少；左肺膨胀不全，部分肺不张，左肺下叶为著，肺内小叶间隔增厚，肺内多发结节相互融合，分界不清，多发实变影，较前增多、代谢增高；左肺支气管壁广泛增厚，部分狭窄闭塞，较前加重；右肺多发大小不等实性小结节，未见明确 FDG 代谢增高，较前增多、增大；纵隔（4R、4L、5、7 区）及双肺门、

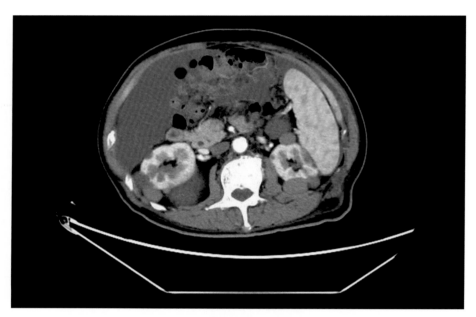

图 19-4 腹盆 CT（2021-9-15）

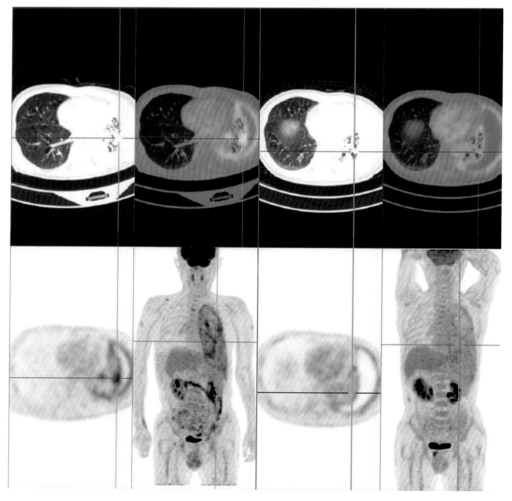

图 19-5 PET-CT（2021-9-27）

左侧心膈角区多发淋巴结，FDG 代谢增高，较前增大、代谢增高；腹膜及网膜不均匀增厚，FDG 代谢增高，同肠壁分界欠清，较前新出现；腹盆腔大量积液，较前增多；脊柱胸 3、6 椎体、胸 11 椎板、骶骨、右侧髂骨、右侧锁骨、右侧第 4 侧肋、右侧股骨头后缘多发 FDG 代谢增高灶，伴骨质密度增高，部分骨质破坏，较前新出现，综上表现，考虑恶性病变（左肺来源可能性大），累及左侧胸膜，左肺内癌性淋巴管炎，双肺多发转移、淋巴结转移、腹膜转移、骨转移。②肝硬化，脾大，结合病史考虑巴德 - 基亚里综合征相关改变，肝、脾体积较前稍缩小；门 - 腔静脉置管影，胃底多发极高密度，大致同前，考虑门体分流术及胃冠状静脉栓塞术后改变。③前片示胆囊结石，本次未见明确显示。④余（双肾多发囊肿伴多发复杂囊肿；前列腺稍增大伴钙化；甲状腺体积增大伴右叶稍低密度灶；双侧多发腔隙性脑梗死；缺血性脑白质病变；双侧筛窦、上颌窦内炎性改变，双侧上颌窦囊肿；胸 6 椎体骨岛；脊柱退行性改变）大致同前，建议随诊观察。

入院诊断：①左肺占位，恶性病变待除外；②左侧胸腔积液；③纵隔淋巴结肿大；④肺气肿；⑤肺大疱；⑥心包积液；⑦巴德 - 基亚里综合征（隔膜型）；⑧淤血性肝硬化可能性大；⑨门静脉高压。

入院后诊疗经过：入院后予左侧胸腔置管，间断引流胸腔积液减轻憋喘症状，胸腔积液呈血性，化验结果为渗出液，肿瘤标志物及结核方面化验阴性，多次留取胸腔积液和痰病理未见恶性细胞，PET-CT 和胸部增强 CT 提示左肺占位性病变，累及胸膜，恶性不除外。患者胸腔积液呈血性渗出液且肺部占位性病变性质不明，需尽快明确病因以开始针对性治疗。胸外科及我科均建议行胸腔镜检查，可直视下取活检有利于病理诊断，但患者及家属顾忌出血、感染、气胸等风险，拒绝接受活检，经引流胸腔积液症状缓解后出院，出院时建议患者密切观察并 3 个月后复查胸部 CT。

出院后患者于外院就诊，认为胸腔积液与巴德 - 基亚里综合征有关，遂接受经皮下腔静脉球囊扩张术、经颈静脉穿刺门体分流术、胃冠状静脉栓塞术。术后 1 个月患者再次因憋喘就诊于我科，超声示左侧大量胸腔积液，立即予穿刺引流，胸腔积液化验结果示渗出液，结核、肿瘤方面化验均为阴性。复查胸腔积液超声示左胸腔纤维化明显，包裹性胸腔积液，复查 PET-CT（图 19-3）病变因纤维包裹影响诊断，不除外恶性病变可能。全院多学科会诊意见：①门体分流术胸腔积液并无减少趋势，考虑胸腔积液不止为巴德 - 基亚里综合征所致；②影像学可见胸腔出现粘连分隔，引起肺不张，占位病变被遮挡，无法判断进展；③可行 CT 引导下局部穿刺，抽取占位组织，但家属需接受操作可能的风险及检查结果假阴性可能；④外科可行开胸手术，解除粘连，并取活检明确诊断，但风险高；⑤呼吸科建议对支气管镜盥洗液进行测序分析，筛查病原体，除外结核。向家属说明诊疗方案及风险，仅同意行支气管镜检查。气管镜刷检及肺泡灌洗液涂片无有诊断意义的发现。患者憋喘症状经胸腔积液引流等对症治疗暂时缓解后出院。

2 个月后患者因间断腹痛入院，完善腹盆 CT 提示大网膜恶性肿瘤转移可能，诊断性腹腔穿刺术示腹水中可见腺癌细胞，完善 PET-CT（图 19-5）提示左肺腺癌伴双肺、胸膜、网膜、腹膜、淋巴结、纵隔多发转移。住院期间患者左下腹新发 5 cm×3 cm 皮下包块，考虑肿瘤种植转移，行皮下肿物穿刺，病理回报示左肺腺癌，肺癌分子分型：NapsinA（＋），ALK（D5F3）（阳性对照＋，肿瘤细胞－），ALK（阴性对照－，肿瘤自身对照－），PD-L1（SP263）（阳性对照＋，肿瘤细胞阳性约 5%），PD-L1（阴性对照－，肿瘤自身对照－），EGFR（＋，附阳性对照），未见明显突变位点。肿瘤科会诊并与患者家属充分沟通，家属考虑患者体弱，暂不愿行全身化疗，同意接受安罗替尼靶向治疗联合顺铂腹腔盥洗方案，治疗过程中患者逐渐出现骨髓抑制（粒系、血小板下降）、肺部感染、肝损伤、不全肠梗阻，予抗感染、禁食水、抑酸、胃肠减压等治疗。患者最终因脓毒症休克、急性肺损伤、急性肝损伤死亡。

二、病例分析

胸腔积液是一种常见临床症状，因胸膜腔分泌液产生、吸收不平衡而产生，临床表现为呼吸困难、咳嗽或胸痛，也可表现出全身症状，如发热、体重减轻等，胸腔积液可分为漏出液及渗出液，前者通常与心脏、肾，或者是肝功能障碍有关，后者多由炎症导致，如恶性肿瘤或感染。治疗胸腔积液须减轻胸闷、憋气等局部症状同时治疗原发疾病。胸腔积液的病因可通过病史及胸腔积液性质判断，诊断性穿刺既可以缓解症状，又可以采集胸腔积液进行化验，胸腔积液检测项目包括：细胞计数和细胞分类计数、pH、蛋白质、乳酸脱氢酶、葡萄糖、癌症相关生物标志物等，后通过 Light 标准区分漏出液和渗出液。其他液体常规检查通常包括细胞学检查，和微生物培养，可以确定是否存在胸腔局部感染或肿瘤。

成功取得胸腔积液并进行脱落细胞学诊断后，仍有 25% 胸腔积液原因不明，这部分患者可通过 CT 或超声引导下行胸膜穿刺活检取得组织进行病理诊断，然而如果胸腔积液患者 CT 影像上病灶不明显，诊断的阳性率会显著下降，在此类情况下内科胸腔镜检查有明显的优势。内科胸腔镜检查是通过胸壁送入内镜，检查胸膜、引流胸腔积液，在直视下对可疑组织进行活检，而且可同时完成积液的抽吸及胸膜腔内药物注射。内科胸腔镜并发症轻微，发生率在 2%～6%，分为麻醉相关及操作相关并发症（气胸、感染、出血、空气栓塞等）。

该患者以左侧胸腔积液为首发症状，既往合并巴德 - 基亚里综合征影响了病因判断，但入院 CT 发现肺部占位性病变、PET-CT 结果不除外恶性可能，不应首先考虑良性疾病。胸腔穿刺引流后，完善胸腔积液化验结果无法判断积液形成原因，建议患者行内科胸腔镜检查，但家属及患者过分顾忌检查并发症而拒绝该操作，后期因病变发展，肺组织不张、胸膜粘连使胸腔镜检查受限，并影响 PET-CT、增强 CT 的诊断效力，延误了诊疗时机。待后期通过腹水及腹壁肿物病理活检明确诊断为肺腺癌转移时，肿瘤已广泛转移，治疗效果差且生存期短。

三、要点提示

- 面对胸腔积液原因待查的老年患者，特别是高度怀疑恶性疾病引起胸腔积液的患者，通过胸腔积液脱落细胞明确病理诊断阳性率低，如胸腔积液常规检查无法明确诊断时，应积极早期行胸膜活检。
- 内科胸腔镜是一种呼吸系统疾病诊疗过程中常用的内镜技术，作为一项有创的操作技术，主要应用于无创方法不能确诊的胸腔积液和胸膜疾病。
- 内科胸腔镜在局部麻醉下即可进行，对于老年患者而言安全性高，耐受性好，对于不明原因胸腔积液的患者应积极早期完善该检查以明确诊断。

参考文献

［1］SAHN S A，HUGGINS J T，SAN J E，et al. The art of pleural fluid analysis. Clin Pulm Med，2013，20（2）：77-96.

［2］American Thoracic Society. Management of malignant pleural effusions. Am J Respir Crit Care Med，2000，162（5）：1987-2001.

［3］RAHMAN N M，ALI N J，BROWN G，et al. Local anaesthetic thoracoscopy：British Thoracic Society plerual disease guidelines 2010. Thorax，2010，65（Supp2）：7-7.

（周叶）

病例 20

肺曲霉球

一、病例摘要

患者老年男性，85岁，主因"活动后气短3个月，加重伴咳嗽、咳痰1个月"入院。患者3个月前无明显诱因出现活动后气短，平地走1000米后出现气短症状，休息后好转，无发热、盗汗，无胸痛、咯血。1个月前出现咳嗽、咳白痰，无痰液拉丝，无痰中带血，无发热、畏寒、寒战。2天前患者平地行走数米即出现气短，伴心悸，无胸痛、胸闷、大汗。门诊完善血常规提示 WBC $5.80×10^9$/L，GR % 79.2%。肺CT平扫示左肺上叶空洞并结节病变，较前略增大，真菌感染待除外；右肺下叶实变病灶较前略增多，双肺间质性病变并慢性感染可能（图20-1），为进一步诊治收入院。患者自发病以来，一般情况可，二便如常，近半年体重下降10 kg。

既往史： 特发性肺间质纤维化，缺铁性贫血，直肠癌术后，陈旧性耻骨骨折，便秘。

个人史及家族史： 吸烟10余年，1支/天，戒烟40年。偶饮酒。父母已逝，父亲死因不详，母亲因肺癌去世。

入院查体： 体温36.1℃，脉搏68次/分，呼吸22次/分，血压124/67 mmHg，脉氧饱和度98%（FiO_2 21%），身高1.68 m，体重45 kg，BMI 15.9 kg/m²，神清，精神可，双肺呼吸音粗，双下肺可闻及少量细湿啰音，未闻及胸膜摩擦音。心率68次/分，律齐，未闻及额外心音及异常心音。腹软，无压痛、反跳痛，肝脾肋下未及，肠鸣音3次/分，双下肢未见水肿。

辅助检查：

- 血气：吸入氧气浓度29.0%，血浆 pH 7.454，血氧分压106.50 mmHg，二氧化碳分压35.3 mmHg，标准碳酸氢根26.10 mmol/L。
- 血常规：WBC $8.22×10^9$/L，GR % 83.0%，HGB 91.0 g/L，MCV 76.92fl，平均红细胞血红蛋白含量（MCH）22.82pg，平均红细胞血红蛋白浓度（MCHC）296 g/L，PLT $353×10^9$/L。
- ESR：58 mm/h。
- 降钙素原：0.15 ng/ml。
- GM试验：阳性。
- 痰涂片：见到革兰阳性球菌。多次痰找真菌阴性。
- 生化全套：ALB 34.1 g/L，Cr 56.9 μmol/L，低密度脂蛋白胆固醇（LDL-C）1.96 mmol/L，CRP（超敏）16.38 mg/L，血清铁（FE）4.30 μmol/L。
- 贫血系列：铁蛋白10.20 ng/ml。
- 免疫球蛋白＋补体：IgG 1960.0 mg/dl，IgM 232.0 mg/dl。
- 抗链球菌溶血素O试验＋CRP＋类风湿因子：CRP 44.90 mg/L。

初步诊断： 肺空洞并结节待查，真菌感染？结核？肿瘤？体重下降原因待查，肿瘤？糖尿病？缺铁性贫血、直肠癌术后、陈旧性耻骨骨折、便秘。

入院后诊疗经过： 患者左肺上叶空洞并结节，可见新月征，追问病史，患者有长期接触陈旧书籍史，实验室检查示GM试验阳性，结合其高龄、

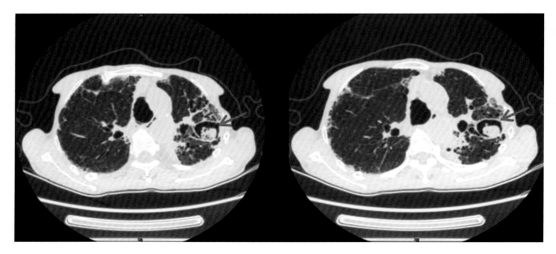

图 20-1 胸部 CT（入院当天）：左肺上叶空洞并结节病变

合并肿瘤、存在低蛋白血症、贫血等营养不良等危险因素，临床诊断倾向于肺部曲霉菌感染。但入院后多次痰找真菌阴性，无确切实验室证据。考虑患者高龄体弱，支气管镜检查及 CT 引导下穿刺活检等操作风险极大，经反复多次送检痰培养，最终痰培养结果示黄曲霉感染，予伏立康唑 0.2 g bid 口服抗真菌治疗，同时辅以祛痰雾化、营养支持等对症治疗 1 个月后，患者临床症状体征逐步好转。

转归及预后：规律抗真菌治疗 6 个月后，患者咳嗽、咳痰明显好转，活动后气促较前有所恢复，复查胸部 CT（图 20-2），左上肺空洞内真菌球直径较前减小。复查生化指标，肝肾功能正常，无抗真菌药物所致肝肾功能损伤发生。

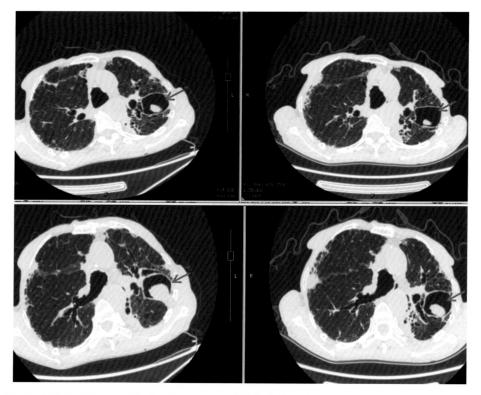

图 20-2 抗真菌治疗前后胸部 CT 对比（左图治疗前，右图抗真菌治疗 6 个月后）：左肺上叶空洞内结节较前减小

二、病例解析

曲霉菌在自然界普遍存在，占空气中真菌12％左右，属于腐生真菌，为机会致病菌。肺曲霉病约占全部曲霉病的80％，感染危险因素包括酗酒、吸烟、营养不良、COPD、糖尿病血糖控制不佳、糖皮质激素治疗、肿瘤、器官移植、入住ICU、肝硬化等。本病例患者长期接触陈旧书籍，存在真菌吸入可能，同时存在肿瘤、营养不良等危险因素，为真菌感染高危人群。

2015年欧洲临床微生物与感染性疾病学会（ESCMID）、欧洲呼吸学会（ERS）联合发布的慢性肺曲霉病（chronic pulmonary aspergillosis，CPA）临床指南将肺曲霉病（pulmonary aspergillosis，PA）分类为：单发/单纯肺曲霉球、曲霉菌结节、慢性空洞性肺曲霉病、慢性纤维化性肺曲霉病及亚急性侵袭性肺曲霉病。单发/单纯肺曲霉球为PA常见类型，曲霉球常见于已经存在的肺空洞内，致病菌以烟曲霉最常见，其他致病菌包括黄曲霉，黑曲霉和土曲霉。本病例致病菌为黄曲霉，符合曲霉球致病菌属。

PA检测方式包括：①实验室检查：痰液菌丝直接镜检，痰或支气管镜灌洗液真菌培养，组织学（穿刺吸引、支气管镜活检）标本真菌培养，支气管镜灌洗液检测GM试验和PCR等。有研究表明临床可通过联合支气管肺泡灌洗液G试验与GM试验提高早期侵袭性肺部曲霉菌感染诊断价值。但因支气管镜检为侵入性操作，且灌洗液采集多引起患者不适，尤其高龄体弱患者检查风险高、配合度低，造成上述检测在高龄患者中无法广泛应用。②影像学检查：胸部CT及增强CT对PA诊断特异性不高，但可以提供附加诊断价值，如病灶定性、定位、大小及肺叶分布等，影像学表现包括但不限于空洞、曲霉球、胸膜增厚和上叶纤维化等。典型的曲霉球胸部CT特征为空气新月征：肺部空腔内出现类球形影，与周围空腔壁形成新月形透亮区。结核等特殊感染造成的空洞、先天性肺囊性病变如囊性纤维化、癌性空洞等空腔样结构则是曲霉球产生的前提。本病例患者GM试验阳性，痰培养结果为黄曲霉，既往间质性肺疾病史多年，肺CT提示双肺蜂窝样变，伴有多发囊腔，存在曲霉球产生基础，其CT表现为肺空洞内球形阴影，球形阴影与洞壁相连，可见新月征，故该病例肺部CT表现符合肺曲霉球影像学表现。

关于PA治疗，2015年欧洲《慢性肺曲霉病：理论基础和临床诊治指南》推荐：①唑类药物，伊曲康唑、伏立康唑口服，泊沙康唑静脉滴注或口服；②静脉抗真菌药物用于口服药物不耐受或耐药、诱导期静脉给药随后口服唑类药物维持，包括米卡芬净、两性霉素B等；③外科治疗适用于单发/单纯性肺曲霉球，可采取肺叶或肺段切除术或胸腔镜手术。对于老年肺曲霉菌病患者，除疾病本身外，治疗措施尚应结合基础疾病综合考虑，因此治疗应当个体化。该患者患有特发性肺间质纤维化，肺功能基础差且活动耐力差，无法耐受手术治疗，虽无明显咯血症状，但持续存在咳嗽、咳痰等呼吸道症状，故选择伏立康唑抗真菌治疗6个月，患者咳嗽、咳痰症状明显缓解，活动后气促有所好转；复查影像学提示曲霉球病变较前减小，治疗效果良好。

三、要点提示

● 慢性肺曲霉病为临床相对不常见的难治性感染性疾病，其临床表现复杂多样，胸部CT缺乏特异性诊断表现，实验室无创检查检测阳性率不高，有创检查开展受限，对临床工作造成较大挑战。需细化疾病分类，着重对高危人群进行多次、多项真菌检测，增强诊断意识，从而提高诊断率。

● 关于高龄患者诊疗：高龄患者在不耐受有创检查的情况下，如何提高曲霉菌感染检出率，有待今后进一步临床实践探索；高龄肺曲霉球患者受其基础疾病、脏器功能等因素影响，具体治疗措施、抗真菌药物使用安全性及治疗疗程如何选择，均有待今后临床研究指导。

参考文献

［1］何礼贤. 欧洲《慢性肺曲霉病：理论基础和临床诊治指南》解读. 中国实用内科杂志，2016，36（6）：458-460.

［2］DENNING D W，CADRANEL J，BEIGELMAN-AUBRY C，et al. Chronic pulmonary aspergillosis：rationale and clinical guidelines for diagnosis and management. Eur Respir J，2016，47（1）：45-68.

［3］HUANG Y，DONG G，LI H，et al. Discovery of Janus Kinase 2（JAK2）and Histone Deacetylase（HDAC）Dual Inhibitors as a novel strategy for the combinational treatment of Leukemia and? Invasive Fungal Infections. J Med Chem，2018，61（14）：6056-6074.

［4］HARMOUCHI H，SANI R，ISSOUFOU I，et al. Pulmonary aspergilloma：From classification to management. Asian Cardiovasc Thorac Ann，2020，28（1）：33-38.

（王梦然）

病例 21

急性肺栓塞

一、病例摘要：

患者老年男性，76 岁。主因"腹痛伴发热半日"于 2019-4-16 入院。患者半日前无明显诱因出现右上腹绞痛不适，伴畏寒、寒战及发热，体温最高达 39℃，伴憋气、恶心、纳差，腹痛无肩背放射、无阵发性加剧，无呕吐、皮肤黏膜黄染，无腹胀、腹泻，无呕血、黑便，无排气排便困难等。

既往史： 脑桥梗死、神经根型颈椎病、腰椎后路减压固定＋植骨融合术后。

个人史及家族史： 否认吸烟及饮酒史。父母已逝，死因不详。否认家族遗传病史。

入院查体： 体温 39℃，脉搏 100 次／分，呼吸 20 次／分，血压 130/70 mmHg，脉氧饱和度 96％（FiO$_2$ 21％），身高 1.79 m，体重 75 kg，BMI 23.4 kg/m^2，神清，精神可，双肺呼吸音粗，右下肺少许啰音，未闻及胸膜摩擦音，心率 100 次／分，律齐，未闻及额外心音及各瓣膜区杂音，腹软，右上腹轻度压痛，无反跳痛及肌紧张，肝脾肋下未触及，墨菲征阴性，肠鸣音 3 次／分，双下肢不肿。

辅助检查：

- 血常规：WBC 10.69×10^9/L，GR％ 71.4％，HGB 153 g/L，PLT 182×10^9/L。
- 淀粉酶：19 U/L。
- 生化：ALT 14 U/L，AST 14 U/L，TBIL 28.39 μmol/L，DBIL 6.35 μmol/l，IBIL 22.04 μmol/L。
- 腹部超声：脂肪肝、肝肾囊肿，右下腹未见占位。
- 胸部平扫 CT（2019-4-16）：双肺下叶实变、

磨玻璃及索条影。双肺小结节。右侧胸腔积液、双侧胸膜增厚。
- 腹部 MRI：肝门区胆管小结石不除外；肝、双肾多发小囊肿可能。

初步诊断： 右上腹痛原因待查、双侧肺炎、胆系感染？腰椎后路减压固定＋值骨融合术后、神经根型颈椎病、脑梗死（陈旧）。

入院后诊疗经过： 入院后考虑患者右上腹痛原因待查、双侧肺炎，予头孢哌酮钠舒巴坦钠 3 g q8h 静脉滴注抗感染，盐酸氨溴索静脉推注化痰，异丙托溴铵雾化吸入等治疗，患者体温下降，间断咳嗽，仍有右上腹痛。

入院第 3 天，患者出现胸痛、咯血（少量）、憋气。查体：体温 37.4℃，脉搏 100 次／分，呼吸 20 次／分，血压 112/67 mmHg，脉氧饱和度 95％（FiO$_2$ 21％）。急性病容，双肺呼吸音粗，右肺可闻及湿啰音，右肺听觉语颤增强，心率 100 次／分，律齐，腹软，无压痛、反跳痛及肌紧张，墨菲征可疑阳性，双下肢未见水肿。血气（FiO$_2$ 29％）：pH 7.442，PaO$_2$ 84.4 mmHg，PaCO$_2$ 29.2 mmHg，HCO$_3^-$ 20.4 mmol/L，P（A-a）O$_2$ 32 mmHg。D-dimer 2.8 μg/ml。TnT、TnI、BNP、CK 及 CK-MB 无异常。完善下肢静脉超声提示：左下肢腓静脉血栓。完善超声心动图：估测肺动脉压力 32.4 mmHg。完善胸部增强 CT（2019-4-18）提示：急性肺栓塞。双肺下叶实变、磨玻璃及索条影。双肺小结节。右侧胸腔积液、双侧胸膜增厚（图 21-1）。心电图未见异常（图 21-2）。

立即转入 CCU 急行下腔静脉滤器植入术，同时予尿激酶 50 万 IU 静脉泵入（10 h）连续 4 天；予低分子量肝素 0.4 ml 皮下注射 q12h 治疗 2 天后，

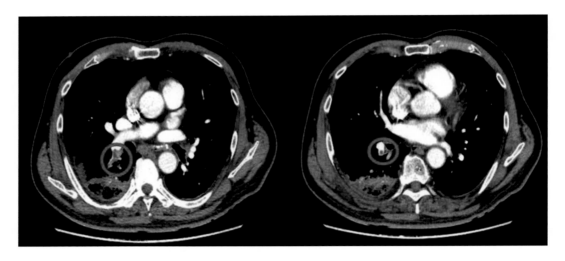

图 21-1 胸部 CT（入院第 3 天）：右肺下叶肺动脉主干及分支多发充盈缺损

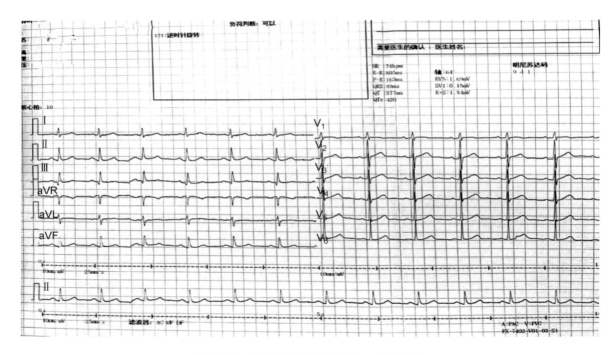

图 21-2 心电图（入院第 3 天）：大致正常

患者出现肝功能异常（ALT 103 U/L），停用低分子量肝素，予利伐沙班 10 mg bid 口服抗凝 6 天后，患者出现右结膜出血，减量利伐沙班为 10 mg qd 口服。上述治疗同时继续予头孢哌酮钠舒巴坦钠 3 g q8h 静脉滴注抗感染。下腔静脉滤器植入 3 周后取出。患者未再诉胸痛及右上腹痛，未再咯血，咳嗽好转。查体：血压 120/70 mmHg，脉氧饱和度 99%（FiO_2 21%）。神清，精神可，双肺呼吸音粗，未闻及干、湿啰音，心率 75 次 / 分，律齐，腹部平坦，腹软，全腹无明显压痛，墨菲征阴性，肠鸣音 4 次 / 分，双下肢不肿。

复查胸部 CT（2019-4-26，图 21-3）、下肢静脉超声、超声心动及监测 D-dimer 变化如下。

1. 影像学变化（表 21-1）

2. D-dimer 水平变化（图 21-4）

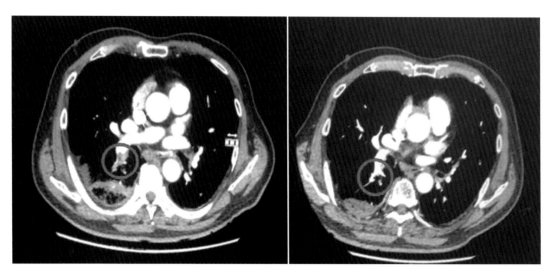

图 21-3　胸部 CT（入院第 3 天、第 11 天）：右肺下叶肺动脉主干及分支多发充盈缺损基本消失

表 21-1　抗凝后影像学变化			
日期	胸部 CT	下肢静脉超声	超声心动描记术（UCG）
4-18/4-19	右肺下叶肺动脉主干及分支多发肺栓塞	左小腿腓静脉血栓形成	估测肺动脉压力 32.4 mmHg
4-23	—	—	估测肺动脉压力 31.6 mmHg
4-26	前片所示右肺下叶肺动脉主干及分支多发肺栓塞，此次未见明显显示	—	—
4-29	—	左小腿腓静脉血栓形成伴部分再通	—
5-6	—	双下肢深静脉血流通畅	—

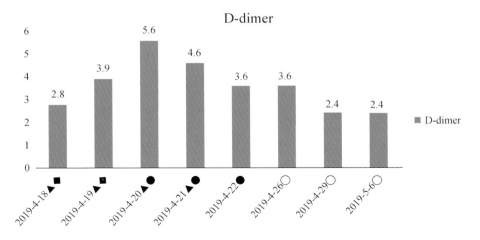

▲尿激酶 50 万 IU 静脉泵入；◆低分子量肝素 0.4 ml 皮下注射 q12h；●利伐沙班 10 mg bid 口服；○利伐沙班 10 mg qd 口服

图 21-4　D-dimer 水平变化：D-dimer 水平呈下降趋势

3. 其他辅助检查

腹部 CT 重建（2019-5-15）：未见肝门区胆管小结石。

胸部 CT（2019-4-26）：双肺下叶实变、磨玻璃及索条影，较前减少。

随访：此后患者连续服用利伐沙班 10 mg qd 9 个月，多次复查胸部增强 CT 未见栓塞表现，遂停用利伐沙班，改为阿司匹林抗血小板治疗。随访观察 3 年未再出现下肢静脉血栓。

二、病例解析

1. 老年急性肺栓塞诊断

急性肺栓塞（acute pulmonary embolism，APE）是以各种栓子阻塞肺动脉或其分支为发病原因的一组疾病或临床综合征的总称，包括肺血栓栓塞症（pulmonary thromboembolism，PTE）、脂肪栓塞综合征、羊水栓塞、空气栓塞、肿瘤栓塞等，其中 PTE 为肺栓塞的最常见类型，引起 PTE 的血栓主要来源于下肢的深静脉血栓形成（deep venous thrombosis，DVT）。APE 病死率仅次于冠心病和脑卒中，居心血管疾病死亡的第三位。

APE 临床表现呈多样性，可涉及多系统，由于老年患者临床表现特异性不高，同时合并基础疾病较多，使得老年肺栓塞的诊断更容易被延误。APE 典型临床症状三联征为胸痛、咯血、呼吸困难，而在实际临床工作中，以心悸、晕厥、咳嗽、发热为主诉的病例也较常见，在老年患者中，则更多以胸闷、气短、咳嗽以及晕厥为首发症状。APE 诱发因素包括：长途航空或乘车旅行史、长期卧床制动史、高龄、肥胖、口服避孕药、妊娠、骨折、创伤、恶性肿瘤、心肺疾病、肾病综合征、静脉曲张、中心静脉置管、起搏器植入术后等。故对于存在上述诱发因素的患者，尤其是老年患者，突然出现呼吸困难、咯血、咳嗽、胸痛、胸闷、心悸、下肢水肿、不明原因晕厥等症状，需及时完善血气、凝血功能、心电图、超声心动图、肺动脉通气灌注显像及肺动脉增强 CT 等检查，协助尽快确诊，其中临床最常用的确诊手段为肺动脉增强 CT。肺动脉造影虽是 APE 诊断的金标准，具有极高的诊断特异性及敏感性，但因其属于有创操作，会对患者

的机体造成损伤，而老年患者对此项诊断方法更难耐受，故其在临床中较少应用。

本病例为老年患者，以急性右上腹痛伴发热为首发症状，入院时不具备肺栓塞典型临床症状，同时合并肺部感染、胆系感染不除外。入院第 3 天出现胸痛、咯血等临床症状，伴有 D-dimer 升高，及时完善下肢血管超声发现左下肢腓静脉血栓，最终依据肺动脉增强 CT 明确诊断。

2. 深静脉血栓栓塞症内外科治疗方案

对于深静脉血栓栓塞症（包括深静脉血栓形成和肺栓塞）患者，内科药物保守治疗包括溶栓和抗凝。常用的抗凝药物包括：第一代抗凝药物代表为肝素、华法林，第二代抗凝药物代表为低分子量肝素，第三代抗凝药物代表为利伐沙班、达比加群；常用的溶栓药物有尿激酶、链激酶等。外科介入治疗方法中，下腔静脉滤器可用于预防深静脉血栓脱落导致的急性大面积肺动脉栓塞。该技术优点：操作简单，损伤小；缺点：永久下腔静脉滤器存在滤器移位、静脉血管穿孔、下肢水肿、复发性血栓等风险。

本病例诊断明确后，采取了下腔静脉滤器植入术及尿激酶静脉溶栓术，术后予低分子量肝素皮下注射抗凝，因出现转氨酶升高，更换为抗凝药物利伐沙班口服，抗凝疗程共计 9 个月，复查胸部增强 CT 肺动脉血栓完全消失，下肢静脉及肺动脉血流再通，治疗效果满意，治疗过程中除应用低分子量肝素导致肝功能异常及轻度结膜出血外，未发生内脏出血等药物副作用。

三、要点提示

- APE 目前仍然是全球疾病负担的主要因素之一，随着老龄化加剧及诊断技术的提高，其在老年人群中的患病率也不断增加。PE 临床症状复杂多样，可从无任何临床症状到猝死，导致早期 PE 极易被漏诊误诊。临床中需对存在 APE 诱发因素的患者给予高度重视，及时完善血气、凝血功能、肺动脉增强 CT 等辅助检查尽快明确诊断。

- 抗凝药物在 PTE 的预防及内科保守治疗、

介入术后维持状态处于重要地位，第三代抗凝药物与传统抗凝药物相比，有效性、安全性及便捷性均有极大提高，在老年人中具有较好的优势，但仍需警惕内脏出血风险。

参考文献

［1］中华医学会呼吸病学分会肺栓塞与肺血管病学组，中国医师协会呼吸医师分会肺栓塞与肺血管病工作委员会，全国肺栓塞与肺血管病防治协作组 . 肺血栓栓塞症诊治与预防指南 . 中华医学杂志，2018，98（14）：28.

［2］王琼康，王群，刘安 .40 例老年急性肺栓塞患者临床诊治分析 . 中华危重病急救医学，2020，32（10）：1236-1240.

［3］顾松，王辰，苏丕雄，等 . 慢性肺动脉血栓栓塞症的外科治疗 . 中国心血管病研究杂志，2004，2（5）：320-323.

［4］KONSTANTINIDES S V，BARCO S，LANKEIT M，et al. Management of pulmonary embolism：An update. J Am CollCardiol，2016，67（8）：976-990.

（王梦然）

第三篇

消化系统疾病

病例 22

艰难梭菌相关性腹泻

一、病例摘要

患者老年女性，71岁。主因"腹泻1个月余"于2021-7-30入院。患者1个月余前无明显诱因出现腹泻，呈黄色糊状，无明显便血、黏液或胶冻样物质，由于使用纸尿裤每日排便次数及总量不清。发病初期曾有发热，午后出现，体温最高38.0℃，夜间或凌晨自行恢复正常，不伴腹痛、腹胀、恶心、呕吐，无明确反酸、嗳气、反食，无厌食。于当地医院就诊，并行结肠镜检查。镜下可见粪石，黏膜未见异常。当地医院考虑炎症，予静脉滴注可乐必妥（左氧氟沙星）抗感染治疗，患者体温恢复正常，但仍有不成形便，每日排便10余次，遂来我院就诊。急诊查血常规：WBC 9.30×10⁹/L，GR% 80.2%，CRP 85.89 mg/L；便隐血阳性，予抗感染、补液、抑酸、纠正电解质等治疗，为进一步诊治收入院。患者自发病以来进餐量无影响，进食水无呛咳，睡眠可，尿量无明显减少，体重变化不详。

既往史及个人史： 2型糖尿病30余年，目前胰岛素联合二甲双胍治疗，血糖控制情况不清。20余年前因胆囊结石、胆囊炎行开腹胆囊切除术。诊断阿尔茨海默病4年，未用药。本次于外院住院期间留置尿管1个月余。曾有青霉素皮试阳性史。否认烟酒史。

入院查体： 体温36.6℃，脉搏95次/分，呼吸20次/分，血压153/94 mmHg，脉氧饱和度94%（FiO₂ 21%）。身高159 cm，体重63 kg，BMI 24.92 kg/m²。神清，认知下降，查体基本合作。双肺呼吸音稍粗，未闻及干、湿啰音。心界不大，心率95次/分，律齐，心音有力，心脏各瓣膜听诊区未闻及病理性杂音。腹部稍膨隆，右上腹可见纵向15 cm陈旧手术瘢痕，腹软，无压痛、反跳痛，肝脾肋下未触及，肠鸣音3次/分。双下肢无水肿。

辅助检查：

- 血常规：WBC 9.30×10⁹/L，GR% 80.2%↑，CRP 85.89 mg/L↑。
- 生化：AST 44.2 U/L↑，ALB 23.2 g/L↓，Ca 1.82 mmol/L↓，血糖（GLU）16.39 mmol/L↑，K 2.86 mmol/L↓，CK 210 U/L↑，BUN 4.32 mmol/L，Cr 51.3 μmol/L，NT-pro BNP 225.0 pg/ml。
- 便常规：隐血阳性。
- 胸部CT平扫：①左肺下叶背段点状钙化，右肺中叶、左肺舌段条索影，考虑慢性炎症；②右肺中叶内侧段小结节，建议年度复查；③双侧胸腔积液；④心脏饱满，主动脉、冠状动脉粥样硬化；⑤甲状腺左叶结节。

入院诊断： 腹泻原因待查，便隐血阳性，低蛋白血症，低钾血症，低钙血症，肝功能异常，2型糖尿病，阿尔茨海默病，脑动脉硬化，双侧胸腔积液，主动脉及冠状动脉粥样硬化，右肺小结节，尿管留置状态，胆囊切除术后。

入院后诊疗经过： 患者入院后仍有腹泻，少量多次，体温正常。入院后予拉氧头孢静脉滴注抗感染及肠道益生菌治疗。入院第5日（2021-8-3），患者便检示艰难梭菌毒素A、B均为阳性，予加用万古霉素口服，同时患者出现腹胀，伴排便次数减少，予甘油灌肠剂通腑治疗。

入院第6日（2021-8-4）患者出现发热，体温最高39.4℃，无明显畏寒、寒战，伴嗜睡、心率增快、腹胀加重。查体：呼吸 34 次 / 分，血压 134/53 mmHg。嗜睡状态，双肺呼吸音稍粗，未闻及干、湿啰音。心率 107 次 / 分，律齐，腹部膨隆，软，按压无痛苦表情，肠鸣音 2 次 / 分。急查血常规示 WBC $10.81×10^9$/L，GR％ 79.0％。腹盆增强 CT 示：直肠、乙状结肠肠管弥漫性增厚、水肿，浆膜面稍显模糊，邻近脂肪间隙密度稍升高，炎性病变？其他？胆囊未见显示；脾多发低密度灶，脉管源性病变？其他？建议动态观察。予禁食水、静脉营养支持、石蜡油口服联合甘油灌肠剂加强通腑治疗。

入院第 7 日（2021-8-5）患者神志略改善，精神差，仍有发热，体温最高 38.6℃，无恶心、呕吐，予冰毯物理降温。查体：呼吸 24 次 / 分，心率 119 次 / 分，血压 130/53 mmHg。腹部膨隆较前明显加重，未见肠形或蠕动波，肠鸣音 0～1 次 / 分。复查血常规：WBC $23.71×10^9$/L，GR％ 79.4％，降钙素原 2.52 μg/L，G 试验阴性。血气：乳酸由 0.80 mmol/L 升至 3.70 mmol/L。床旁胸部 X 线片提示右肺中野、双肺下野散在斑点影、小点片影，炎症？左侧少量胸腔积液。考虑腹腔感染加重，伴新发肺部感染。将抗生素调整为美平联合替加环素，通腑方案调整为甘油灌肠、石蜡油口服、中药敷脐、生理盐水灌肠，后灌肠方案调整为大肠埃希菌混悬液与大黄汤交替灌肠。

入院 2 周后（2021-8-12）患者神志逐渐好转，体温恢复正常，腹胀明显减轻。继续禁食水、静脉营养支持治疗。复查血常规：WBC $5.63×10^9$/L，GR％ 70.1％，降钙素原 0.14 μg/L。艰难梭菌毒素仍为阳性。抗生素调整为头孢他啶，艰难梭菌治疗方案调整为口服万古霉素联合甲硝唑。超声提示下肢静脉血栓形成，予低分子量肝素抗凝。

入院 3 周后（2021-8-20）患者体温正常，腹胀改善，停用静脉抗生素。10 天后停止万古霉素口服及静脉补液，逐步恢复肠内营养。患者排便性状及次数恢复正常，痊愈出院。患者入院后体温变化见图 22-1、图 22-2（蓝色折线为体温，红色折线为脉率），病原学及便检见表 22-1。

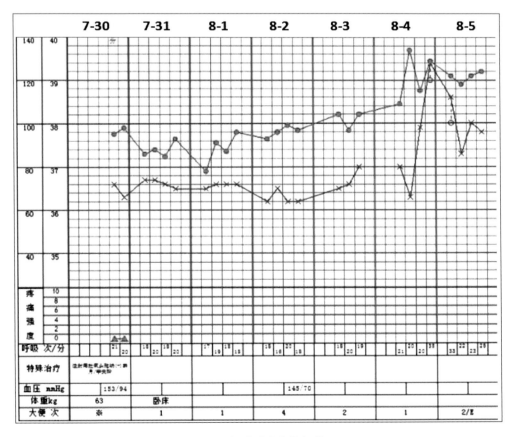

图 22-1　入院后生命体征单 -1

出院诊断：艰难梭菌感染（重型），肺炎，脓毒症，凝血功能障碍，双侧胸腔积液，双下肢肌间静脉血栓形成，低蛋白血症，血小板减低，肠道菌群失调，肝功能异常，2 型糖尿病伴血糖控制不佳，阿尔茨海默病，贫血，频发室性早搏，低钾血症，低钙血症，脑动脉硬化，外周动脉粥样硬化，便秘，右肺小结节，尿管留置状态，胆囊切除术后。

院外随访：患者返回外地居住，情况稳定，排便正常，未再就诊。

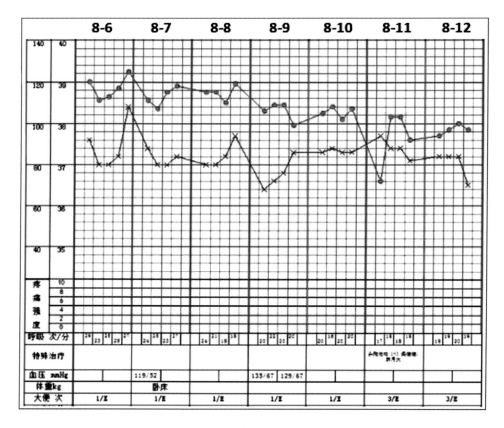

图 22-2　入院后生命体征单 -2

表 22-1　住院期间病原学检查及便检情况

	2021-8-3	2021-8-6	2021-8-9	2021-8-12	2021-8-13	2021-8-18	2021-8-26	2021-8-31
艰难梭菌毒素	阳性		阳性	阳性	阴性	阴性	阴性	
大便性状		稀便	稀便	水样便	稀便	稀便		黄软便
便隐血	阳性		弱阳性	阴性	阴性	阴性	阴性	阴性
镜下白细胞	—		30～35	20～25	0～1	—	0～1	—
球杆比	多数阴杆+少量阳球		少量阴杆+阳球	极少量阴杆+阳球	总体菌量少，少量阴杆+阳球	极少量阴杆+阳球	极少量阳球	极少量阴杆+阳球
便培养				阴性		阴性		
血培养			阴性×2	阴性	阴性			

二、病例解析

1. 艰难梭菌在院内肠道感染中并不少见，毒素 B 是常见菌株的主要致病毒素，其主要危险因素包括年龄、在院时间、基础疾病及抗生素应用

艰难梭菌（*Clostridioides difficile*，*C.difficile*）是一种无荚膜、有鞭毛、严格厌氧的革兰氏阳性细菌，1935 年首次作为病原体被报道。目前已知其可产生 6 种毒素。其中，毒素 A（308 kD）是一种肠毒素，激活中性粒细胞浸润肠壁，释放淋巴因子，引起肠壁大量分泌体液及出血性坏死。毒素 B（270 kD）是一种细胞毒素，使肌动蛋白解聚，损坏细胞骨架，导致细胞固缩坏死，直接损坏肠壁细胞。高致病性菌株 BI/NAP1/027 可分泌二元毒素（CDT），具有更高毒力。

艰难梭菌感染（*C.difficile* infection，CDI）在院内肠道感染中并不少见。成年健康人群的定植率约 3%，长期住院患者携带率为 8%～10%，发病率 12%～19%，总体死亡率约 5.9%。CDI 的危险因素包括：高龄、长期在院、严重合并症、肠道喂养、肥胖、免疫抑制、炎症性肠病、肝硬化、质子泵抑制剂使用、胃肠手术等。对于复发型 CDI，其再发的危险因素包括：年龄 > 65 岁、共病、持续应用抗生素、血肌酐 > 1.2 mg/dl（106.08 μmol/L）及免疫抑制。重症出现合并症的危险因素包括：高龄、白细胞 $\geq 20 \times 10^9$/L 或 $\leq 4 \times 10^9$/L、白蛋白 < 25 g/L、尿素氮 > 7 mmol/L、C 反应蛋白 $\geq$ 150 mg/L、心率 > 90 次 / 分、呼吸 > 20 次 / 分。与 CDI 相关的抗生素见表 22-2。

本例为老年女性，年龄 > 65 岁，有近期外院入院治疗及抗生素使用史，存在至少 3 种主要危险因素，是 CDI 的好发人群。患者在院期间病情加重，白细胞最高 23.71×10^9/L，尿素氮最高 7.52 mmol/L，白蛋白最低 23.5 g/L，心率最高 123 次 / 分，呼吸频率最高 34 次 / 分，以上均提示患者重症出现并发症的风险极高。

2. 艰难梭菌感染的诊断主要依靠临床和毒素检测，目前国内分为三型，重型感染可能伴随严重并发症，危及生命

CDI 的临床表现差异较大，以消化道症状为主要表现。常见为水样泻（24 h $\geq$ 3 次稀便），可伴有下腹不适、低热、恶心、厌食等，可伴黏液或隐血。严重者可表现包括脱水、低蛋白、乳酸中毒、外周水肿和循环衰竭。重症伴随的并发症包括中毒性巨结肠、结肠穿孔、肠麻痹、肾衰竭、全身性炎症反应综合征、脓毒症，甚至死亡。

国内 CDI 的诊断标准要求患者临床出现中至重度腹泻或肠梗阻，并满足以下任一条件：①粪便检测出艰难梭菌毒素或产毒素艰难梭菌结果阳性；②内镜下或组织病理检查显示假膜性小肠结肠炎。

目前国内将 CDI 分为三型（轻中型、重型、重型伴并发症），具体诊断标准见表 22-3。国际主要分为四型（初发型、复发型、重型、爆发型）。其中无症状携带者由于不需要治疗，在各指南中不做治疗分类。本例存在全身重症感染表现，白细胞计数 > 15×10^9/L，有肠梗阻表现，符合重型伴并发症表现。患者 APACHE Ⅱ 评分最高 32 分，已属于危重患者，和以上分型判断符合，风险极高。

表 22-2　艰难梭菌感染相关抗生素

强相关	中等相关	弱相关
氟喹诺酮	大环内酯	氨基糖苷
克林霉素	青霉素	四环素类
广谱头孢（二 / 三 / 四代）	一代头孢	氯霉素
碳青霉烯	磺胺类	灭敌灵
		万古霉素

表 22-3　艰难梭菌感染分型（《中国成人艰难梭菌感染诊断和治疗专家共识》，2019）

分型	症状
轻中型	腹泻无全身感染表现（WBC < 15×10^9/L，Cr < 基线 1.5 倍）
重型	腹泻合并全身感染（WBC $\geq$ 15×10^9/L，Cr $\geq$ 基线 1.5 倍），或出现假膜性小肠结肠炎
重型伴并发症	腹泻合并全身性感染症状，伴并发症包括中毒性巨结肠、低血压或肠梗阻

3. 艰难梭菌感染的规范治疗中，一线药物种类变化不大，粪菌移植的地位有所提升，新型药物值得期待

艰难梭菌感染的治疗，首先需要强调接触隔离、加强消毒（肥皂水为佳），尽量去除诱因，停用相关抗生素，同时予以液体及营养等支持。然后，根据其严重程度评估（参考国内外分型）及既往治疗情况选择合理的治疗方案。本例患者的治疗以口服万古霉素为基石，由于单药缓解欠佳且出现并发症，故加用了口服甲硝唑并尝试应用粪菌移植治疗。指南及共识方面，《中国成人艰难梭菌感染诊断和治疗专家共识》于2019年制定。美国感染病学会（IDSA）联合美国医疗保健流行病学学会（SHEA）于2021年发布，治疗方案有适当调整（表22-4）。

本例患者的诊疗过程中：①患者院外已出现腹泻1个月余，但对艰难梭菌感染的监测力度不足。一般推荐腹泻超过7日应进行艰难梭菌毒素监测，并开始环境隔离。②口服药方面，对于非肠梗阻患者，单用甲硝唑失败率较高，万古霉素是目前常见的一线药物。对于初发型，起始疗程10～14日。国外指南推荐口服非达霉素，认为其有效率高于万古霉素、对正常菌群的影响相对较小。但目前国内尚未应用。③静脉药物方面，国内及欧美均未将静脉药物作为一线推荐，但合并其他系统感染则有必要根据全身感染情况选择药物治疗。④粪菌移植（fecal microbiota transplantation，FMT）的治疗方案在各医疗机构并不相同。目前FMT主要用于多次复发的患者，在重型或爆发型患者中的应用尚在摸索阶段，不过其地位在近年的指南中得到强化。制剂选择发现，冰冻或新鲜粪便灌肠的腹泻缓解率类似；给药途径方面，下消化道给药缓解率优于上消化道给药，其中保留灌肠方便可行；给药次数上，试验证实≥3次效果更为理想。本例尝试应用新鲜大肠埃希菌灌肠治疗，在症状缓解方面得到较好的效果。

新药使用方面，2017年欧洲上市的苯洛单抗人群耐受性好，高危人群CDI复发率低。目前美国FDA的临床三期药物ridinilazole（对称性双苯并咪唑，symmetrical bis-benzimidazoles，BBZ）在临床中对艰难梭菌感染切实有效。口服微生态制剂方面，目前认为SER-109（纯化的厚壁菌孢子制剂）对于复发型CDI有效。以上药物均值得期待。

表 22-4 艰难梭菌感染治疗方案（US2021）

分型	治疗
初始 CDI 的治疗	优选：非达霉素 200 mg，2 次 / 日，口服，持续 10 日 替代：万古霉素 125 mg，4 次 / 日，口服，持续 10 日 非严重性 CDI 的替代：甲硝唑，500 mg，3 次 / 日，口服，持续 10 ～ 14 日
初次 CDI 复发的治疗	优选：非达霉素 200 mg，2 次 / 日，口服，持续 10 日；或 2 次 / 日，应用 5 日后隔天应用 1 次，口服，持续 20 日 替代：口服万古霉素逐渐减量和脉冲方案。万古霉素 125 mg，4 次 / 日，口服，持续 10 ～ 14 日；2 次 / 日，口服，持续 7 日；1 次 / 日，口服，持续 7 日；随后 2 ～ 3 日 1 次，口服，持续 2 ～ 8 周 替代（首次应用甲硝唑的）：万古霉素 125 mg，4 次 / 日，口服，持续 10 日 辅助：标准治疗期间应用 Bezlotoxumab 10 mg/kg 静脉给药 1 次（充血性心力衰竭慎用）
二次以及后续 CDI 复发的治疗	优选：非达霉素 200 mg，2 次 / 日，口服，持续 10 日；或 2 次 / 日，口服，应用 5 日后隔天应用 1 次，持续 20 日 替代：口服万古霉素逐渐减量和脉冲方案 替代：万古霉素 125 mg，4 次 / 日，口服，持续 10 日；随后应用利福昔明 400 mg，3 次 / 日，口服，持续 20 日 辅助：粪菌移植治疗（第 3 次以后） 辅助：标准治疗期间应用 Bezlotoxumab 10 mg/kg 静脉给药 1 次
爆发性 CDI 的治疗	万古霉素 500 mg，4 次 / 日，口服或经鼻胃管给药 如果存在肠梗阻，可考虑万古霉素直肠灌肠给药 静脉应用甲硝唑（500 mg/8 h）应联同万古霉素口服或直肠给药，尤其是在肠梗阻时

三、要点提示

- 艰难梭菌是院内肠道感染的常见病原菌。毒素 B 是常见菌株的主要致病毒素。其主要危险因素包括年龄、在院时间、基础疾病及抗生素应用。在院老年患者应注意毒素监测，规范抗生素使用。

- 艰难梭菌感染的老年患者重症风险更高，临床缓解更为缓慢。临床除艰难梭菌本身的监测及治疗外，应同时关注全身情况，注意维持肠道功能及全身其他重要脏器的功能状态，并给予积极营养及全身支持，以改善预后。

- 对于艰难梭菌的治疗，目前指南均将万古霉素作为一类推荐，但国外优选非达霉素治疗。规范的药物治疗方案对减少复发十分重要。对于肠道功能不全可考虑加用甲硝唑，对反复复发、症状迁延或合并肠道功能不全可考虑粪菌移植。

参考文献

[1] HALL I C，O'TOOLE E. Intestinal flora in newborn infants with a description of a new pathogenic anaerobe Bacillus difficilis. Am J Dis Child，1935，49：390.

[2] 中华预防医学会. 艰难梭菌感染诊断（T/CPMA 008-2020）. 中华流行病学杂志，2021，42（1）：58-62.

[3] LEFFLER D A，LAMONT J T. Clostridium difficile infection. N Engl J Med，2015，372（16）：1539.

[4] BALSELLS E，SHI T，LEESE C，et al. Global burden of Clostridium difficile infections：a systematic review and meta-analysis. J Glob Health，2019，9（1）：010407.

[5] 中国医师协会检验医师分会感染性疾病检验医学专家委员会. 中国成人艰难梭菌感染诊断和治疗专家共识. 现代消化及介入诊疗，2019，24（4）：448-452.

[6] STUART J，VALÉRY L，ANDREW M S，et al. Clinical Practice Guideline by the Infectious Diseases Society of America（IDSA）and Society for Healthcare Epidemiology of America（SHEA）：2021 Focused Update Guidelines on Management of Clostridioides difficile Infection in Adults. Clin Infect Dis，2021，73（5）：e1029-e1044.

[7] VITALIY P，ALEXANDER T H，ANURADHA R B，et al. The American Society of Colon and Rectal Surgeons Clinical Practice Guidelines for the Management of Clostridioides difficile Infection. Dis Colon Rectum，2021，64（6）：650-668.

[8] GIANLUCA I，STEFANO B，SERENA P，et al. Fecal microbiota transplantation for recurrent C. difficile infection in patients with inflammatory bowel disease：experience of a large-volume European FMT center. Gut Microbes，2021，13（1）：1994834.

[9] LEE C H，STEINER T，PETROF E O，et al. Frozen vs Fresh Fecal Microbiota Transplantation and Clinical Resolution of Diarrhea in Patients With Recurrent Clostridium difficile Infection：A Randomized Clinical Trial. JAMA，2016，315（2）：142-149.

（冯枫）

病例 23

老年缺血性肠病——急性肠系膜缺血

一、病例摘要

患者老年男性，83岁。因"阵发性胸痛3天"于2020-10-9入院。患者入院前3天午餐后突发胸痛，为心前区闷痛，舌下含服硝酸甘油，症状持续约2h后缓解。入院前2天上述症状再次发作，心电图不详，TnT 0.230 ng/ml，TnI 0.793 ng/ml，均升高，以"急性非ST段抬高心肌梗死"收入院。住院期间仍反复发作胸闷、胸痛，心电图提示多导联ST段压低，伴或不伴心肌酶升高，考虑急性冠脉综合征。完善冠状动脉CTA提示多支血管病变（前降支狭窄50%～99%），经心内科评估，考虑冠脉病变重、介入风险高，给予阿司匹林、氯吡格雷双联抗血小板等冠心病二级预防药物保守治疗。2021-10-8患者午餐中突然出现脐周及左下腹痛，呈持续性，程度尚可忍受，性质不清，钝痛为主，无恶心、呕吐，有排气、排便，无黑便、血便。

既往史： 高血压3级（很高危），阵发性房颤，阵发性房扑，慢性肾病5期，维持性血液透析，2型糖尿病，高脂血症，多发动脉粥样硬化，左侧颈动脉狭窄，下肢动脉硬化闭塞，右肾动脉狭窄，前列腺癌，结肠息肉，结肠黑变病。

个人史及家族史： 否认食物及药物过敏史。曾于非洲长期工作，否认特殊物质接触史。否认吸烟、饮酒史。弟弟患前列腺癌，否认早发心血管疾病家族史、遗传病史。

入院查体： 体温36.4℃，呼吸18次/分，脉搏73次/分，血压165/70 mmHg，脉氧饱和度98%。体重84.5 kg，身高1.73 m。神志清楚，精神可。双肺呼吸音粗，可闻及少量湿啰音，未闻及干啰音。心率73次/分，心律齐，未闻及病理性杂音。腹软，全腹无压痛、反跳痛及肌紧张，未触及包块，肝脾肋下未触及，墨菲征阴性，肠鸣音3次/分。左下肢轻度凹陷性水肿。双足背动脉搏动减弱。

辅助检查：

- 血常规：WBC $5.09×10^9$/L，GR% 60.2%，HGB 110 g/L↓，PLT $107×10^9$/L↓。
- 胰腺功能：脂肪酶34.2 U/L，胰淀粉酶32IU/L。
- 血生化：钾3.55 mmol/L，钠140 mmol/L，ALT 7 U/L，AST 14 U/L，Cr 221.7 μmol/L↑，BUN 5.29 mmol/L，乳酸0.8 mml/L。
- 凝血功能：PT 13.0 s，APTT 34.7 s，PTA 105%，D-dimer 2.4 μg/ml↑，FDP 6.42 μg/ml↑，Fbg 4.03 g/L↑。
- 2021-10-8腹盆增强CT：①盆腔及右侧腹部分小肠异常改变，考虑缺血性改变可能，周围脂肪间隙渗出、腹盆腔积液，周围肠系膜血管积气；②肝内多发气体密度影，考虑门静脉积气可能；③腹腔干及其远端所见，考虑正中弓状韧带致腹腔干压迫综合征可能，伴侧支循环形成；腹主动脉及其分支动脉粥样硬化表现，腹主动脉内可疑条状低密度影；肠系膜上动脉及其分支局部管腔扩张，动脉瘤不除外（图23-1）。
- 2021-10-14腹盆平扫CT（治疗后）：①盆腔及右侧腹部分小肠异常改变，较前减轻，周围脂肪间隙渗出、腹腔积液、盆腔积液较前减少，原周围肠系膜血管积气较前减少；②门静脉积气较前消失（图23-2）。

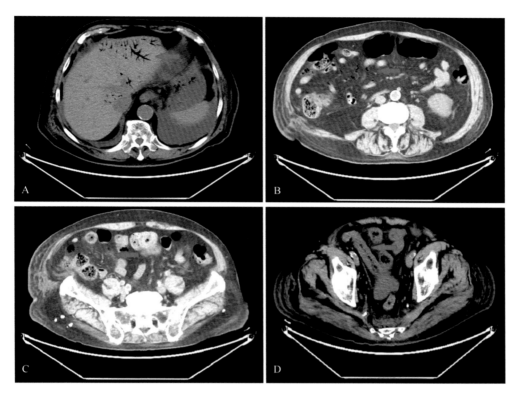

图 23-1 2021-10-8 腹盆增强 CT： A. 肝内多发树枝样气体密度影，左半肝显著，达肝缘，考虑门静脉积气；B. 右下腹肠系膜静脉血管走行区多发气体密度影，考虑肠系膜静脉血管部分积气；C. 右侧腹肠管周围脂肪间隙渗出、模糊；D. 右侧腹及盆腔部分小肠肠壁增厚

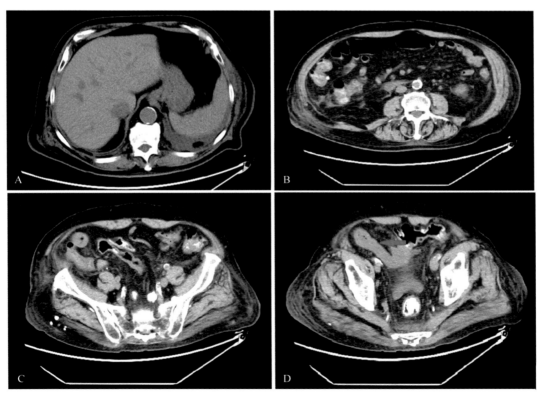

图 23-2 2021-10-14 腹盆平扫 CT： A. 肝内气体密度影消失，门静脉积气消失；B. 右下腹肠系膜静脉血管走行区气体密度影消失，肠系膜静脉积气消失；C. 右侧腹肠管周围脂肪间隙渗出明显减少，脂肪间隙模糊好转；D. 右侧腹部及盆腔小肠肠壁增厚减轻

初步诊断：腹痛原因待查，高血压 3 级（很高危），阵发性房颤，阵发房扑动，慢性肾病 5 期，维持性血液透析，2 型糖尿病，高脂血症，多发动脉粥样硬化，左侧颈动脉狭窄，下肢动脉硬化闭塞，右肾动脉狭窄，前列腺癌，结肠息肉，结肠黑变病。

入院后诊疗经过及疾病转归：患者进餐中腹痛急性发作，初始查体腹部体征阴性，肝功能、血胆红素、淀粉酶、白细胞均无明显异常，积极完善腹部增强 CT 提示广泛腹腔动脉粥样硬化及钙化狭窄，正中弓状韧带压迫腹腔干可能，右下腹盆腔小肠肠壁增厚，周围肠系膜脂肪间隙渗出，门静脉、肠系膜静脉积气。综合考虑腹痛原因为继发于广泛腹腔动脉粥样硬化基础上的慢性肠道缺血性病变急性加重；肝内积气考虑为门静脉来源，可能与右下腹及盆腔小肠病变有关。经普外科、血管外科评估，建议保守治疗。次日患者腹痛症状缓解，但查体出现范围较为广泛（右侧中、下腹，中腹部，左侧中、下腹）的轻压痛，无反跳痛及肌紧张，先后共排柏油样大便 4 次，总量约 130 ml，监测血色素无明显下降，考虑少量消化道出血，为肠道缺血性病变基础上合并肠黏膜损伤出血，予暂停口服阿司匹林，保留氯吡格雷单药抗血小板。患者同时出现发热，体温 37.9℃，复查血常规 WBC 升高至 13.25×10^9/L，GR％ 88.6％，考虑存在腹腔感染，给予禁食水、美罗培南抗感染、罂粟碱及前列地尔扩张血管改善肠系膜血运、胃肠外营养支持、通腑保持排便通畅治疗。患者腹部症状体征缓解，逐渐恢复正常饮食。6 天后复查腹部平扫 CT 提示右下腹盆腔小肠病变、肠管增厚较前有所减轻，肠系膜脂肪间隙渗出较前明显减少，门静脉、肠系膜静脉积气消失。

二、病例解析

1. 老年人缺血性肠病的发病率不断增加，急性肠系膜缺血是老年人少见但后果严重、死亡率高的腹腔血管性病变，常与基础心血管疾病、慢性动脉粥样硬化相关

随着人口老龄化、动脉硬化相关疾病的发病率增加，缺血性肠病的发病率也有所增加。缺血性

肠病分为：急性肠系膜缺血、慢性肠系膜缺血和缺血性结肠炎。急性肠系膜缺血（acute mesenteric ischemia，AMI）定义为小肠某一段的血液供应突然中断，继而导致缺血、细胞损伤、肠坏死。AMI 是急性腹痛的一个不常见病因，总体发病率较低，占急诊入院患者的 0.09％～ 0.2％，但死亡率高、预后差。有报道，AMI 手术死亡率为 26％～ 72％，未接受手术的漏诊患者死亡率接近 100％，综合死亡率为 47％。年龄是死亡的独立危险因素，一项重症监护病房 AMI 的多中心研究显示，年龄增加、诊断时 SOFA 评分和血浆乳酸浓度高于 2.7 mmol/L 与 AMI 死亡率增加相关。对于年龄大于 70 岁，诊断延迟超过 24 h，伴休克、酸中毒的患者，预后差。诊断延迟是导致 AMI 持续高死亡率的主要因素。因此，及时诊断和干预对于降低死亡率至关重要。

AMI 按引起缺血的病因分为：闭塞性和非闭塞性（约 20％）。非闭塞性肠系膜缺血通常由血管收缩或低血容量引起，如低血压、心输出量减少、使用外源性血管加压药等。闭塞性病因又包括：肠系膜动脉栓塞（50％）、肠系膜动脉血栓形成（15％～ 25％）、肠系膜静脉血栓形成（5％～ 15％）。急性肠系膜动脉血栓形成通常与基础存在的慢性动脉粥样硬化疾病有关，常有与慢性肠系膜缺血一致的病史，包括餐后腹部疼痛、体重减轻或"食物恐惧"，因此在评估疑似患者时，系统的病史很重要。

本例患者高龄，存在外周多处动脉及广泛腹腔动脉粥样硬化及钙化狭窄的病变基础，又有正中弓状韧带压迫腹腔干可能的解剖基础，虽无慢性肠系膜缺血的临床表现，当发生突发餐后腹痛时仍应重点排除 AMI。

2. AMI 临床症状非特异，缺乏准确可靠的生物标志物，对比剂增强 CT 作为一线检查方法，具有较高的敏感性和特异性

由于 AMI 起病急、临床症状非特异性，其早期诊断较困难，误诊、漏诊率较高。AMI 的临床表现包括：腹痛（95％）、恶心（44％）、呕吐（35％）、腹泻（35％）、便血（16％）。约 1/3 患者出现腹痛、发热和血便培养阳性三联征。老年人 AMI 的主要临床表现以腹痛、便血更为多

见。发病初期，患者急性严重腹痛，但体征常不明显，症状与体征严重程度不成比例，诊断较为困难。随着疾病进展可出现肠坏死、肠穿孔、腹膜炎等。AMI 患者中超过 90% 会出现白细胞计数异常升高，其次乳酸水平升高的代谢性酸中毒也较常见，发生率为 88%。血清乳酸水平 > 2 mmol/L 与不可逆的肠缺血损害相关。但由于乳酸酸中毒也可因摄入减少、脱水等引起，单纯依据乳酸水平区分早期缺血与不可逆肠损伤并不完全可靠。D-二聚体可以反映血栓形成和通过纤维蛋白溶解的内源性降解，可能在 AMI 早期评估中具有重要意义。研究显示，D-二聚体是肠缺血的独立危险因素，D-二聚体 > 0.9 mg/L 特异性、敏感性和准确度分别为 82%、60% 和 79%。文献报道，其他有助于诊断 AMI 的生物标志物包括肠道脂肪酸结合蛋白（I-FABP）、血清 α-谷胱甘肽 S-转移酶（α-GST）和钴白蛋白结合试验（CABA），临床应用较少。这些生物标志物可以提高 AMI 的诊断准确性，但尚需要进一步研究来确定其准确性和应用价值。

腹部 X 线检查是急性腹痛患者最基本的检查，但在诊断 AMI 方面的作用有限，尤其是在疾病早期，X 线检查阴性并不能排除 AMI，仅当出现肠梗阻、肠穿孔时，才会有 X 线阳性表现。对比剂增强多排螺旋 CT 和 CTA 可以观察肠系膜动脉主干及其二级分支的情况，已取代血管造影作为诊断 AMI 的一线检查方法，具有较高的敏感性（85%～98%）和特异性（91%～100%）。AMI 直接征象为肠系膜上动脉不显影、腔内充盈缺损；间接征象有肠系膜上动脉钙化、肠腔扩张、积气、积液，门静脉-肠系膜静脉内积气，肠系膜水肿，肠壁增厚。由于 AMI 患者通常通过 CT 等成像方法进行诊断，¹⁸F-FDG PET-CT 用于识别 AMI 并不常见。然而有报道，一名门静脉血栓患者，怀疑胰头肿瘤，完善 ¹⁸F-FDG PET-CT 检查，却发现肠系膜静脉梗死继发缺血性小肠坏死。¹⁸F-FDG PET-CT 对于快速识别肠缺血、肠坏死及 AMI 患者的鉴别诊断以及后续干预至关重要。

本例患者餐后突发急性持续性腹痛，程度不剧烈，初期腹部体征不明显，随后出现广泛腹部压痛，血液检测无特殊阳性发现，在血液透析（存在慢性肾病终末期基础疾病）保驾下，及时完善增强 CT 检查，得以及时明确诊断。

3. 及时诊断、早期规范治疗有利于 AMI 改善预后

确诊 AMI 后，应立即开始液体治疗以增强内脏灌注，包括改善急性充血性心力衰竭、纠正低血压、低血容量和心律失常等。禁食并进行胃肠减压，积极纠正电解质紊乱。由于 AMI 患者血培养阳性的比例高，感染的高风险超过了抗生素获得性耐药的风险，因此应在治疗的早期给予广谱抗生素，以预防肠缺血加重、诱发或加速肠管坏死。AMI 一经诊断应立即使用血管扩张剂（罂粟碱）肌内注射，尽可能避免使用血管收缩剂、洋地黄类药物以防止肠穿孔，慎用肾上腺糖皮质激素以免坏死毒素扩散。AMI 急性期应予抗血小板治疗（阿司匹林或氯吡格雷）；抗凝（肝素）及溶栓（尿激酶）治疗，主要适用于肠系膜静脉血栓形成。对于急性肠系膜动脉血栓，一旦诊断，对有适应证者应尽早进行介入治疗。对于有明显腹膜炎的患者，应及时进行剖腹探查。

本例患者腹痛随后继发消化道出血、腹腔感染，在学科团队支持下及时规范治疗，疾病缓解。高龄为本例患者影响预后的危险因素，血乳酸水平不高、早期诊断、及时治疗为预后的保护因素。

三、要点提示

- 缺血性肠病多发于老年人，腹痛为急性肠系膜缺血的突出表现，呈持续性钝痛，程度轻重不一；可伴有恶心、嗳气、腹胀、腹泻；有的表现为突然下腹痉挛性疼痛，里急后重，黑便或鲜血便，发热，脉搏增快，左下腹及盆腔明显压痛。由于缺血性肠病总发病率不高及早期诊断的困难性，常需要与克罗恩病、结肠肿瘤、机械性肠梗阻、急性胰腺炎等相鉴别，容易造成误诊。

- 本例患者出现腹痛症状，第一时间完善增强 CT 扫描，影像呈现了较典型 AMI 间接征象，及时明确诊断，并密切监测并发症情况，在学科团队的支持下及时治疗，获得了

良好的预后。如果老年人，特别是伴有高血压和动脉硬化的老年人，出现不明原因的腹痛，特别是餐后腹痛，间歇缓解，需要警惕缺血性肠病，及时就诊。

参考文献

[1] DURAN M, POHL E, GRABITZ K, et al. The importance of open emergency surgery in the treatment of acute mesenteric ischemia. World J Emerg Surg, 2015, 10: 45-51.

[2] LEONE M, BECHIS C, BAUMSTARCK K, et al. Outcome of acute mesenteric ischemia in the intensive care unit: a retrospective, multicenter study of 780 cases. Intensive Care Med, 2015, 41 (4): 667-676.

[3] GNANAPANDITHAN K, FEUERSTADT P. Review Article: Mesenteric Ischemia. Curr Gastroenterol Rep, 2020, 22 (4): 17-29.

[4] NUZZO A, MAGGIORI L, RONOT M, et al. Predictive Factors of Intestinal Necrosis in Acute Mesenteric Ischemia: Prospective Study from an Intestinal Stroke Center. Am J Gastroenterol, 2017, 112 (4): 597-605.

[5] TRESKES N, PERSOON A M, VAN ZANTEN A R H. Diagnostic accuracy of novel serological biomarkers to detect acute mesenteric ischemia: a systematic review and meta-analysis. Intern Emerg Med, 2017, 12 (6): 821-836.

[6] SMITH M V, YANG M, ROARKE M C. Identification of Acute Mesenteric Ischemia on ^{18}F-FDG PET-CT. Clin Nucl Med, 2022, 47 (1): e103-e104.

[7] NUZZO A, MAGGIORI L, PAUGAM-BURTZ C, et al. Oral antibiotics reduce intestinal necrosis in acute mesenteric ischemia: a prospective cohort study. Am J Gastroenterol, 2019, 114 (2): 348–351.

[8] 缺血性肠病诊治中国专家建议（2011）写作组. 老年人缺血性肠病诊治中国专家建议（2011）. 中华老年医学杂志, 2011, 30 (1): 1-6.

[9] BALA M, KASHUK J, MOORE E E, et al. Acute mesenteric ischemia: guidelines of the World Society of Emergency Surgery. World J Emerg Surg, 2017, 12: 38-49.

（陈姝君）

急性胰腺炎局部并发症——包裹性坏死

一、病例摘要

患者老年男性，84岁，主因"发热伴腹痛1天"于2014-10-15入院。患者1天前无明显诱因出现畏寒、寒战、发热，最高体温38℃，伴上腹部隐痛，主要位于中上及右上腹，无反酸、烧心、恶心、呕吐、腹胀、腹泻，无咳嗽、咳痰、胸闷、憋喘、尿频、尿急、尿痛，有排气、排便，于我院发热门诊就诊查 WBC 10.3×10^9/L ↑，GR% 91.6% ↑，ALT 232 U/L ↑，AST 475 U/L ↑，TBIL 50.3 μmol/L ↑，IBIL 3.06 μmol/L，DBIL 47.2 μmol/L ↑，血清胰淀粉酶（P-AMY）76IU/L ↑，为进一步诊治收入院。

既往史及个人史：患者3个月前（2014-7-6）进食鸡肉后出现持续上腹部胀痛，就诊于海淀医院，查血淀粉酶2220IU/L ↑，行腹部CT：胰腺增大伴密度不均匀，包膜不完整。考虑急性胰腺炎，予禁食水、胃肠减压、灌肠、抑酶及补液等治疗。患者腹痛症状无明显缓解，逐渐出现气促、喘憋症状，考虑存在急性肺损伤，同时伴有少尿、CK及LDH升高，于我院重症医学科住院，诊断"急性重症胆源性胰腺炎、急性呼吸窘迫综合征、急性肝损伤、急性肾损伤、急性心肌损伤、胃肠道功能不全"等，予呼吸机辅助通气、床旁血液滤过、禁食水、抑酸、抑酶、胃肠减压等治疗后于2014-8-25好转出院。既往高血压、胃食管反流、肝囊肿、胆囊结石、双肾囊肿、左肾结石、前列腺增生、阑尾切除术后等病史。个人史、婚育史及家族史无特殊。

入院查体：体温38℃，脉搏110次/分，呼吸18次/分，血压113/66 mmHg，SpO₂ 96%，身高168 cm，体重60 kg，BMI 21.26 kg/m²，神清，精神萎靡，皮肤巩膜无明显黄染，双肺未闻及啰音，心率110次/分，律齐，各瓣膜听诊区未闻及病理性杂音。腹平坦，无瘀点瘀斑，剑突下深压痛，胆囊区压痛，无反跳痛、肌紧张，肝脾肋下未触及，墨菲征（±），肝区叩击痛（＋），麦氏点压痛（－），移动性浊音（－），肠鸣音3～4次/分，双下肢无水肿。

辅助检查：

- 感染指标：血常规：WBC 11.08×10^9/L ↑，GR% 91.2% ↑，HGB 109 g/L ↓，PLT 109×10^9/L ↓；ESR 23 mm/h ↑。
- 肝功能：ALT 232 U/L ↑，AST 475 U/L ↑，TBIL 50.3 μmol/L ↑，IBIL 3.06 μmol/L，DBIL 47.24 μmol/L ↑。
- 淀粉酶：P-AMY 76IU/L ↑。
- 肾功能：Cr 105 mmol/L，BUN 8 mmol/L ↑，eGFR 55.8 ml/（min·1.73m²）↓。
- 凝血功能：PTs 15.9 s ↑，PTA 69% ↓，INR 1.27 ↑，APTT 39.6 s，Fbg 4.31 g/L ↑，FDP 9.74 μg/ml ↑，D-dimer 3.6 μg/ml ↑。
- 血气：pH 7.447，pCO₂ 32.9 mmHg ↓，PO₂ 72.3 mmHg ↓，HCO₃⁻ 22.9 mmol/L，BE －1.4 mmol/L，SO₂% 94.6% ↓。
- 心肌损伤标志物：CK 46 U/L，CK-MB 0.3 ng/ml，MYO 187.4 ng/ml ↑，TnI 0.028 ng/ml，TnT < 0.03 ng/ml，BNP 134 pg/ml ↑。
- 肿瘤标志物：CA125 36.76 U/ml ↑，CA199 > 1000 U/ml ↑，AFP、CEA、TPSA、FPSA均阴性。
- 尿常规：酮体（KET）＋＋，尿糖（GLU）

＋＋，尿白细胞（LEU）＋，WBC 15/µl。

- 其他：甲状腺功能：游离 T3 2.98 pmol/L ↓，余阴性；糖化血红蛋白 5.9%。
- 胸部 X 线片：双下肺条片影，炎症不除外。
- 腹部超声（2014-10-15）：胰腺后方低回声（4.3 cm×3.6 cm），建议复查，胆囊增大（8.1 cm×5.4 cm），充满胆泥，左肝及胆囊之间少量积液（宽 1.5 cm），肝多发囊肿，双肾囊肿，脾大。
- MRCP（2014-10-17）：①胆总管扩张，梗阻位于胆总管末端，与 2014-9-1 对比，部分肝内胆管及胰管较前稍细，原胆总管远端点状异常信号较前显示模糊；②胆囊炎，胆囊腔内信号较前片明显不均匀；③胰腺形态信号改变、胰周异常信号，较前胰周积液影较前略增多；④肝、双肾多发囊性病变；⑤腹腔游离积液；⑥腹部多发小淋巴结。

初步诊断：①腹痛原因待查：急性梗阻性胆管炎？慢性胆囊炎急性发作？急性胆源性胰腺炎？②双下肺炎；③高血压 2 级（高危组）；④前列腺增生；⑤阑尾炎术后；⑥左肾结石碎石术后；⑦胆囊结石；⑧双肾囊肿；⑨肝囊肿。

入院后诊疗经过：

1. 急性梗阻性胆管炎

患者入院时发热，腹部超声及 MRCP 提示胆囊增大，胆总管扩张，梗阻位于胆总管末端，结合患者既往曾患急性胆源性胰腺炎，初步考虑患者发热原因为急性梗阻性胆管炎，予持续监护、禁食水、亚胺培南 - 西司他丁钠及甲硝唑葡萄糖注射液抗感染、注射用埃索美拉唑钠抑酸、注射用还原型谷胱甘肽保肝等治疗。入院后患者发热、腹痛，血胆红素进行性升高，内科治疗 24 h 后病情无好转，入院次日于消化内镜中心行内镜逆行胰胆管造影术（endoscopic retrograde cholangiopancreatography，ERCP）、内镜下乳头括约肌切开术（endoscopic sphincterotomy，EST）、鼻胆管引流术（endoscopic nasobiliary drainage，ENBD）（图 24-1A），过程顺利，ERCP 示胆总管下段稍狭窄，未见结石影。行 ENBD 后患者胆红素下降，梗阻性黄疸好转（表 24-1），但仍间断发热。胆汁及痰培养提示铜绿假单胞菌、鲍曼不动杆菌，根据药敏结果调整为哌拉西林他唑巴坦注射液、头孢哌酮舒巴坦钠注射液抗感染治疗（表 24-2），同时予患者输注血浆及白蛋白支持治疗。治疗过程中患者仍间断发热，普外科及消化科会诊后，2014-11-15 日在消化中心进行 ERCP ＋ EST，内镜置入塑料胆总管支架引流术

化验项目	2014-10-15	2014-10-16	2014-10-17	2014-10-20	2014-10-23	2014-10-27	2014-10-31	2014-11-6	2014-11-13	2014-11-19
WBC（×10⁹/L）	11.08 ↑	8.13	6.92	14.16 ↑	14.26 ↑	14.44 ↑	10.2 ↑	6.68	8.21	7.73
GR%（%）	91.2 ↑	93 ↑	89.1 ↑	90.5 ↑	92.5 ↑	92.8 ↑	85.6 ↑	87.6 ↑	80.1 ↑	77 ↑
ALT（U/L）	232 ↑	177 ↑	92 ↑	20	4	8	7	11	8	15
AST（U/L）	475 ↑	260 ↑	—	13	—	—	—	38	—	37
TBIL（µmol/L）	50.3 ↑	68.96 ↑	30.8 ↑	14.69	10.4	13.3	7.9	13.3	8.8	14.41
DBIL（µmol/L）	47.24 ↑	57.4 ↑	28.13 ↑	12.09 ↑	10.35 ↑	11.11 ↑	7.7	12.15 ↑	8.43	10.43 ↑
GGT（U/L）	—	359 ↑	—	150 ↑	—	—	—	—	—	221 ↑
ALP（U/L）	—	376 ↑	—	152 ↑	—	—	—	—	—	158 ↑
CHE（KU/L）	—	2.82 ↓	—	3.64 ↓	—	—	—	—	—	3.16 ↓
ALB（g/L）	30.7 ↓	34 ↓	28.2 ↓	31.4 ↓	24.4 ↓	23.8 ↓	28.4 ↓	27.5 ↓	32.1 ↓	33.5 ↓
P-AMY（IU/L）	76 ↑	60 ↑	48	42	61 ↑	70 ↑	83 ↑	81 ↑	77 ↑	53
PTA（%）	69 ↓	50 ↓	—	52 ↓	58 ↓	—	—	38 ↓	52 ↓	80

表 24-1 治疗期间实验室指标监测

表 24-2 病原学及抗生素应用

项目	2014-10-15	2014-10-17	2014-10-20	2014-10-31	2014-11-6	2014-11-10
体温（℃）	38	38.8	37	36.8	39.2	37.5
WBC（10^9/L）	11.08 ↑	6.92	14.16 ↑	10.2 ↑	6.68	7.57
GR%（%）	91.2 ↑	89.1 ↑	90.5 ↑	85.6 ↑	87.6 ↑	73.9
培养	–	铜绿假单胞菌（胆汁）	铜绿假单胞菌（胆汁）	鲍曼不动杆菌（胆汁）	鲍曼不动杆菌（痰及胆汁）	光滑念珠菌（血培养）
抗生素1	亚胺培南	→	哌拉西林他唑巴坦	头孢哌酮舒巴坦钠	→	→
抗生素2	甲硝唑	→	→	→	→	→
抗生素3		万古霉素	↓		依替米星	伏立康唑

↓：前一种抗生素应用停止；→：抗生素应用同前一种。

（endoscopic retrograde biliary drainage，ERBD）（图 24-1B）、空肠营养管置入术，术后空肠营养支持。

2. 胰腺囊实性肿物

患者 2014-11-15 行 ERBD 及置入空肠引流管后，予空肠营养支持治疗，同时予患者积极抗感染、纠正贫血、补充蛋白、输注血浆等治疗。患者体温波动于 37 ～ 37.5℃，复查腹部超声提示胰腺后囊实性肿物较前增大（7.5 cm×4.9 cm），胆总管 0.8 cm 正常上限。患者间断出现喘憋，监测中心静脉压情况下予呋塞米注射液、托拉塞米注射液等治疗纠正心功能不全。

患者于 2014-11-27 出现腹胀加重，无腹痛，予肥皂水灌肠、胃肠减压，口服莫沙必利片、米曲菌胰酶片、西甲硅油乳剂等治疗，症状无明显改善。复查腹部超声示腹水深约 7.6 cm，进行腹腔穿刺示黄色清亮外观，性质示漏出液，病理未见恶性细胞，血清腹水白蛋白梯度（serum ascites albumin gradient，SAAG）为 24.3 g/L，提示区域性门静脉高压所致，考虑与胰腺后囊实性病变逐渐增大压迫门静脉有关（表 24-3）。遂于 2014-12-14 行超声内镜下胰腺囊实性病变穿刺引流术（图 24-2），抽出褐色和白色脓性分泌物，留置鼻囊肿引流管及内引流管 2 根。术后持续鼻囊管引流，引流量每天 700 ml，后降至 170 ml，囊液细胞涂片未见恶性细胞。后引流量逐渐减少，外接负压吸引引流量仍较少，考虑与囊液脓性、黏稠、形成分隔有关。2014-12-24 于我院内镜中心拔除鼻囊肿引流管，

置入空肠营养管。后复查超声示胰腺囊实性肿物仍进行性增大（表 24-3）。患者体温波动于 37.5℃左右，先后应用亚胺培南西司他丁钠注射液、头孢吡肟注射液联合硫酸依替米星注射液，12-28 体温恢复正常。

2014-12-31 患者突发寒战、高热、喘憋，最高体温 38.5℃，血压 67/29 mmHg，心率 150 次 / 分，SpO_2 降至 64%，给予去甲肾上腺素维持血压，无创呼吸机辅助通气治疗，同时予美罗培南注射液抗感染，经治疗后患者血流动力学逐渐稳定，生命体征稳定。考虑到患者胰腺囊实性肿物为肠管包绕粘连，超声及 CT 引导下穿刺引流风险较高，进一步治疗较困难，与家属沟通之后转往北京市某三甲医院普外科行手术治疗。患者最终因反复感染、多脏器功能不全在该院去世。

二、病例解析

1. 急性胰腺炎局部并发症——包裹性坏死

急性胰腺炎（acute pancreatitis，AP）是最常见的消化系统急重症之一，年发病率为（13 ～ 45）/10 万人，且发病率逐年上升。AP 的全身并发症包括脓毒症、急性呼吸窘迫综合征、器官衰竭、腹腔内高压、腹腔间隔综合征等，均可危及生命。而 AP 的局部并发症有时出现较为隐匿，包括急性胰周液体积聚（acute peripancreatic fluid collection，APFC）、胰腺假性囊肿（pancreatic pseudocyst，PPC）、急性坏死物积聚（acute nerotic collection，

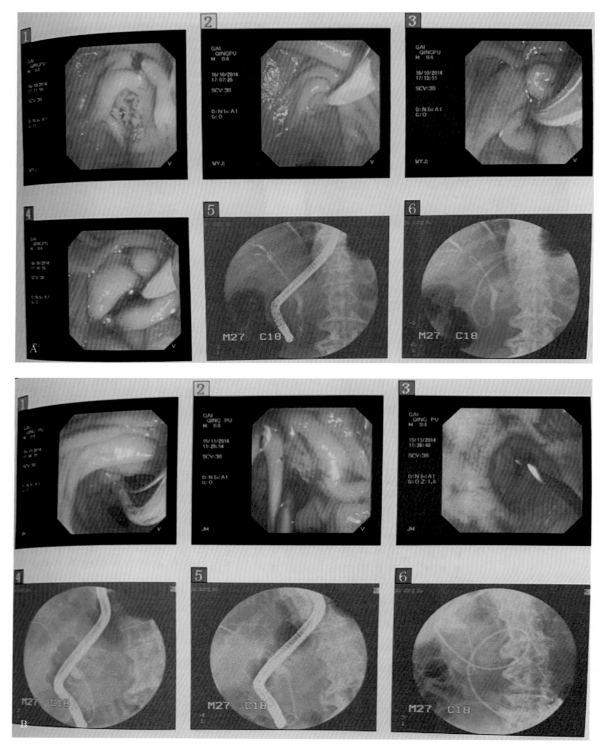

图 24-1 内镜下胆道引流及支架术：A. 2014-10-16 行 ERCP+EST+ENBD；B. 2014-11-15 行 ERCP+EST+ERBD

表 24-3　腹部超声监测

	2014-10-15	2014-11-15	2014-11-28	2014-12-12	2014-12-15	2014-12-18	2014-12-22	2014-12-29	2014-12-31
胰腺尾部囊实性病变（cm）	4.6×3.6	7.5×4.9	12.3×7.6	15×8.5×9.7	9.6×5.7	10.1×6.1×6.6	10.8×8.4×5.9	11.4×8.8×6.6	14×10
胆囊大小（cm）	8.1×5.4	8.9×4.9	9.0×5.2	7.6×4.0	7.1×4.5	7.7×3.9	7.9×4	7.5×4.2	胆囊收缩
胆总管宽（cm）	0.8	0.8	1.6	2.2	1.5	1.6	1.6	1.8	2.1
腹水（cm）	0	3.3	7.6	8.1	1.5	4	3	6.4	1.6

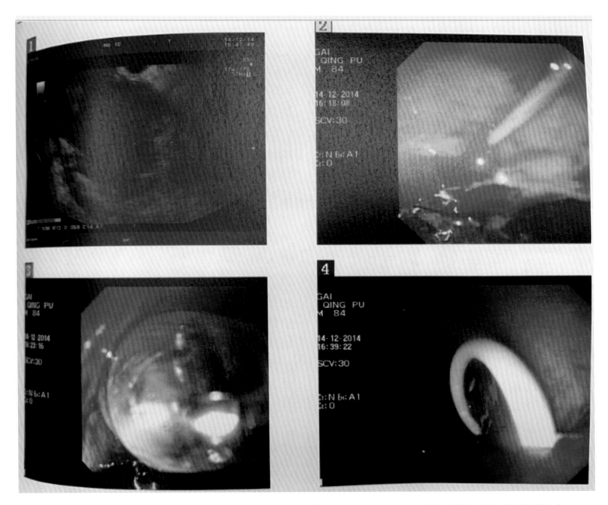

图 24-2　内镜下胰腺囊肿引流术：2014-12-14 日进行超声内镜（EUS）引导下胰腺囊肿穿刺引流术

ANC）、包裹性坏死（walled-off necrosis，WON），每种局部并发症均分为感染性和无菌性两种情况（表 24-4）。

PPC 和 WON 是急性胰腺炎胰周积液形成的局部并发症，一般发生在急性胰腺炎发病 4 周后，积液已有完整的炎性假包膜形成，而两者之间的区

表 24-4　AP 局部并发症的基本特征

局部并发症	距离初发腹痛时间（周）	AP 亚型	部位	影像特征
APFC	≤4	间质水肿性 AP	胰周	腹膜后无壁均质液性密度
ANC	≤4	坏死性 AP	胰腺和（或）胰周	无壁不均质非液性密度
PPC	>4	间质水肿性 AP	胰周	有壁均质液性密度
WON	>4	坏死性 AP	胰腺和（或）胰周	有壁不均质非液性密度

别就是胰腺假性囊肿内仅为液体，而 WON 囊内可见固体坏死组织。该患者曾患急性重症胰腺炎，3 个月后出现胰腺囊实性病变，从病程及影像学表现看胰腺囊实性病变可确诊为 WON。患者病程中感染控制不佳，WON 进行性增大，通过内镜引流出脓性分泌物，考虑 WON 合并感染。对于感染性 WON 应积极进行引流治疗。与 PPC 治疗相比，WON 的内镜下治疗难度较大，并发发生率更高，当 WON 合并感染时病死率高达 20%～30%。当 WON 出现症状如胆道梗阻、囊内感染、胃流出道梗阻、胰漏、出血等则需进一步引流治疗。对于有症状的 WON 治疗，传统上，开放性坏死切除加引流术是 WON 合并感染的标准治疗，但传统手术创伤大、病死率高（6%～34%）、恢复期长、术后易发生胰漏、腹腔感染及多脏器功能不全等并发症。WON 的微创治疗方法包括经皮穿刺导管引流术（percutaneous catheter drainage，PCD）、视频辅助腹腔镜下清创术（video-assisted retroperitoneal debridement，VARD）、内镜超声引导的透壁引流术（endoscopic ultrasound-guided transmural drainage，EUS-TD）和内镜下坏死组织清创术（direct endoscopic necrosectomy，DEN）。目前广泛接受的是内镜操作的升阶梯，即前期进行 EUS-TD 引流，必要时行 DEN 引流。外科的升阶梯治疗应用也较为广泛，即首先在 CT 引导下行 PCD 治疗，必要时再实施 VARD 为主的外科手术。两种方式各有其优缺点，需根据患者情况进行选择。目前初始使用 EUS-TD 逐渐成为治疗 WON 的主流技术，行 EUS-TD 时推荐进行支架引流，包括塑料支架或金属支架。对于该高龄患者，首先予内镜超声引导下的内镜引流，置入引流管及鼻囊肿引流管，因脓液黏稠引流效果欠佳，囊肿进一步增大，全身重症感染控制不满意，最后病情恶化，若能进一步行 DEN、VARD、PCD 及外科开腹手术等干预操作可能会逆转不良预后。目前不论是内镜升阶梯治疗还是外科升阶梯治疗尚处于发展阶段，随着多学科方法治疗及技术手段的进步，新的治疗可能会出现并改善预后。

2. 急性梗阻性胆管炎

胆道梗阻最常见的原因包括胆道结石（28%～70%）、胆道良性狭窄（5%～28%）和恶性肿瘤（10%～57%），其他原因包括 ERCP 术后（0.5%～1.7%）、胆肠吻合口狭窄、Sump 综合征、Lemmel 综合征、急性胰腺炎继发炎症、米里齐综合征、寄生虫导致的复发化脓性胆管炎等。在正常情况下，奥迪括约肌能够阻止细菌进入胆道，胆汁的持续冲洗及胆盐的抑菌活性也有助于维持胆道的无菌状态。急性梗阻可破坏正常机械屏障，使细菌进入胆道。结石及支架等异物可造成细菌定植灶，当细菌较多时部分细菌也能穿过奥迪括约肌，约有 70% 的胆结石所致胆管炎胆汁培养提示细菌感染。超过 90% 的急性胆管炎患者胆汁、胆管结石及支架培养结果呈阳性，最常培养出现的革兰氏阴性细菌为大肠埃希菌（25%～50%），其次是克雷伯菌属（15%～20%）和肠杆菌（5%～10%）。肠球菌是最常培养出的革兰氏阳性菌（10%～20%）。本例患者因存在胆囊结石，曾发生急性胆源性胰腺炎，梗阻部位于胆总管末端，因此最初考虑胆石症所致胆总管梗阻，但从腹部超声及 MRCP 上看未见明确结石，ERCP 亦未见明显结石。考虑患者由于 WON 从外部压迫胆管，造成胆道梗阻，进而出现急性梗阻性胆管炎，这也是 WON 的并发症表现。治疗方面主要是解除梗阻，该患者先后进行 ENBD 及 ERBD 引流治疗，并根据胆汁培养选用药物敏感的抗生素治疗改善感染情况，给予脏器及营养支持治疗，经积极治疗患者黄疸及腹痛症状改善。

3. 胰源性门静脉高压

该患者病程中出现腹胀，考虑与大量腹水相关，腹水形成原因需考虑感染性、低蛋白性、胰源性等。在诊治过程中进行腹水穿刺提示腹水性质呈漏出液，SAAG 为 24.3 g/L（ > 11 g/L），提示门静脉高压性腹水，从临床及影像上考虑与胰腺区 WON 病变进行性增大压迫有关，结合患者影像学显示脾大，需考虑患者合并胰源性门静脉高压（pancreatic portal hypertension，PPH）可能。PPH 最常见的原因包括急性胰腺炎、慢性胰腺炎、胰腺肿瘤等，可导致脾静脉血栓形成或受外源性压迫，导致脾静脉闭塞。该患者病程较短，尚无明显全身门静脉高压表现，如食管胃底静脉曲张、脾功能亢进等。治疗方面需积极针对原发胰腺疾病进行治疗，对于该患者需进行 WON 治疗且积极进行引流及清除坏死物减少压迫，以减少产生门静脉高压的诱因。

三、要点提示

- WON 是急性坏死性胰腺炎的局部并发症，多于急性期 4 周后出现，WON 会出现感染、胆道梗阻及门静脉高压等并发症，在老年患者中比较隐匿，容易误诊，需及时进行临床识别及鉴别。
- WON 合并胆道梗阻时，可考虑内镜下胆管引流减压治疗解除梗阻因素。
- WON 合并感染时预后较差，需积极进行引流，对于老年患者可考虑内镜下引流，当效果欠佳时需积极考虑经皮穿刺引流及外科手术引流（开腹、腹腔镜等）等升阶梯治疗。

参考文献

[1] KIMURA Y，TAKADA T，KAWARADA Y，et al. Definitions，pathophysiology，and epidemiology of acute cholangitis and cholecystitis：Tokyo Guidelines. Hepatobiliary Pancreat Surg，2007，14（1）：15-26.

[2] CSENDES A，BECERRA M，BURDILES P，et al. Bacteriological studies of bile from the gallbladder in patients with carcinoma of the gallbladder，cholelithiasis，common bile duct stones and no gallstones disease. Eur J Surg，1994，160（6-7）：363.

[3] BANKS P A，BOLLEN T L，DERVENIS C，et al. Classification of acute pancreatitis—2012：revision of the Atlanta classification and definitions by international consensus. Gut，2013，62（1）：102-111.

[4] 中华医学会急诊分会，京津冀急诊急救联盟，北京医学会急诊分会，等. 急性胰腺炎急诊诊断及治疗专家共识. 中华急诊医学杂志，2021，30（2）：161-172.

[5] VAN BRUNSCHOT S，BAKKER O J，BESSELINK M G，et al. Treatment of necrotizing pancreatitis. Clin Gastroenterol Hepatol，2012，10（11）：1190-1201.

[6] 黄刚，于岩波. 胰腺包裹性坏死的微创治疗进展. 中华胰腺病杂志，2021，21（2）：85-88.

[7] VAN SANTVOORT H C，BESSELINK M G，BAKKER O J，et al. A step-up approach or open Necros Ectomy for necrotizing pancreatitis. N Engl J Med，2010，362（16）：1491-1502.

[8] 高堃，童智慧，李维勤. 急性胰腺炎局部并发症的引流指征与时机. 中华医学杂志，2019，99（25），1938-1941.

[9] RU N，HE C H，REN X L，et al. Risk factors for sinistral portal hypertension and related variceal bleeding in patients with chronic pancreatitis. J Dig Dis，2020，21（8）：468-474.

[10] THOMPSON R J，TAYLOR M A，MCKIE L D，et al. Sinistral portal hypertension. Ulster Med J，2006，75（3）：175-177.

（窦丽阳）

食管异物合并肺炎

一、病例摘要

患者老年男性，92岁。主因"咳嗽、咳痰2天，发热1天"于2019年3月4日入院。患者入院前2天无明显诱因出现咳嗽、咳痰，为白色黏痰，痰多、不易咳出，无痰中带血、喘息，未予重视，入院当天早晨出现发热，体温最高37.8℃，伴有精神萎靡、嗜睡、食欲减退，无明显畏寒、寒战，无恶心、呕吐、腹痛、腹泻等不适，为行进一步治疗收入我院。患者长期居住在养老机构，由护工照看，平素可坐轮椅活动，饮水及进食无呛咳，此次发病后精神差，仅能进食少量流食，小便如常，每2～3天开塞露辅助通便一次，体重变化情况不详。

既往史及个人史： 高血压史20余年，规律服用氨氯地平5 mg qd降压，平素血压控制在110/70 mmHg左右。2型糖尿病病史20余年，规律服用阿卡波糖50 mg三餐中，未监测血糖。陈旧性脑梗死12年，遗留右侧肢体偏瘫，运动性失语；发现右侧颈动脉狭窄100％，左侧颈动脉狭窄40％10余年，规律服用阿司匹林及阿托伐他汀治疗。前列腺增生病史10余年，规律口服非那雄胺、坦索罗辛治疗。9年前发作急性化脓性胆管炎于外院行"胆总管探查＋胆总管切开取石＋T管引流＋胆囊切除术"，术中输血治疗，具体不详；5年前因急性化脓性胆管炎行ERCP＋EST＋EPBD＋取石术。否认吸烟及饮酒史。

入院查体： 体温37.3℃，呼吸18次/分，脉搏80次/分，血压115/59 mmHg，脉氧饱和度88％，体重60 kg，身高170 cm，BMI 20.76 kg/m²。嗜睡，呼之可睁眼，不能对答，查体不配合，双肺呼吸音粗，双下肺可闻及湿啰音，双肺散在痰鸣音，未闻及哮鸣音。心率80次/分，律齐，未闻及杂音，腹平软，右上腹部可见长约15 cm左右斜行手术瘢痕，按压腹部无痛苦表情，肝、脾肋下未触及，肠鸣音3次/分。双足轻度凹陷性水肿。

辅助检查：

- 血常规：WBC 11.79×10⁹/L ↑，GR 10.18×10⁹/L ↑，GR％ 86.4％ ↑，HGB 122.0 g/L，PLT 192×10⁹/L，PCT 9.99 pg/ml ↑。
- 感染指标：ESR 51 mm/h↑，CRP 183 mg/l↑；肺炎支原体、肺炎衣原体、军团菌抗体、病毒七项均为阴性。
- 痰涂片（入院第二天）：见到革兰氏阴性杆菌。
- 痰培养（3次）：甲型溶血性链球菌。
- 血气（未吸氧）：PO₂ 59.90 mmHg ↓，SO₂％ 91.00％ ↓，PCO₂ 33.5 mmHg ↓。
- 心肌损伤标志物：心肌酶、TnT 阴性。
- 生化：肝肾功能、电解质未见明显异常，ALB 34.4 g/L ↓，GLU 8.00 mmol/L ↑，CHOL 2.21 mmol/L ↓，甘油三酯（TG）0.47 mmol/L↓，LDL-C 0.99 mmol/L ↓，HDL-C 1.09 mmol/L。
- 胸部CT（图25-1）：右肺上叶后段、双下肺胸膜下网格影、实变影，较前增多；颈段食管腔内线条状高密度影，颈段食管及胸段食管上段壁增厚，性质待定。

入院诊断： 肺炎，I型呼吸衰竭，高血压3级（极高危），2型糖尿病，陈旧脑梗死，右侧肢体瘫痪，不完全运动性失语，双侧颈动脉狭窄，前列腺增生，胆囊切除术后，胆总管切开取石术后，ERCP＋EST＋EPBD＋取石术后。

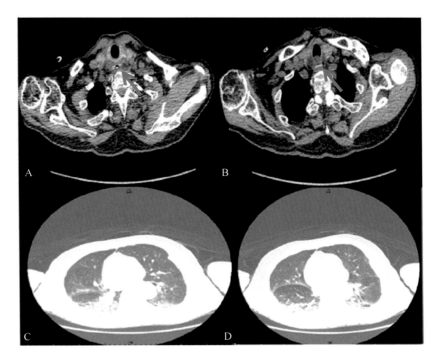

图 25-1 胸部 CT（入院当天）：A、B，纵隔窗，红色箭头所指为食管异物；C、D，肺窗，可见双下肺实变影

入院后诊疗经过：结合患者病史、胸部 CT 及血常规情况，肺炎诊断明确，给予头孢哌酮舒巴坦抗感染治疗，并予对症化痰治疗。患者 CT 提示颈段食管高密度影，入院后存在明显吞咽困难，食管异物不除外，而患者高龄，由于脑血管病后遗症无法进行有效沟通，向患者家属及陪护询问患者入院前进食情况，家属表示发病前有进食排骨及鸡腿史，不除外动物骨头嵌顿于食管上段，予禁食静脉营养支持治疗，请耳鼻喉科会诊建议于手术室行全麻下食管异物取出术，但患者高龄，基础疾病多，肺炎合并 I 型呼吸衰竭，全麻操作风险高，而且患者存在认知功能障碍、偏瘫，不能配合耳鼻喉科要求的手术体位，因此耳鼻喉科无法行食管异物取出术。经耳鼻喉科、胸外科、消化科三科共同会诊，最终由消化科经普通胃镜取出食管异物，异物为带包装的阿卡波糖药片（图 25-2）。取出异物后患者吞咽困难改善，逐步恢复进食，同时经抗感染治疗后患者体温、WBC 恢复正常，痰量明显减少，2 周后复查胸部 CT 肺部病变明显吸收，病情好转，出院。

二、病例解析

1. 老年吸入性肺炎

社区获得性肺炎（community-acquired pneumonia，CAP）是老年人群常见病、多发病，我国目前尚无 CAP 发病率数据，仅有 CAP 年龄构成比，2013 年一项国内研究结果显示，16585 例住院的 CAP 患者中＞65 岁（28.7%）人群的构成比远高于 26～45 岁青壮年（9.2%）。CAP 的病死率随患者年龄增加而升高，2012 年我国肺炎的死亡率平均为 17.46/10万，65～69 岁人群死亡率为 23.55/10 万，＞85 岁人群死亡率高达 864.17/10 万。老年 CAP 的临床表现可不典型，有时仅表现为食欲减退、体力下降、精神状态异常等，而发热、咳嗽、咳痰等典型肺炎表现不明显，同时由于老年人群反应差，存在如脑血管病等各种原因所致的意识障碍、吞咽困难、牙周疾病或口腔卫生状况差等危险因素，70%以上的老年 CAP 为吸入性肺炎，且多由隐性误吸引起。

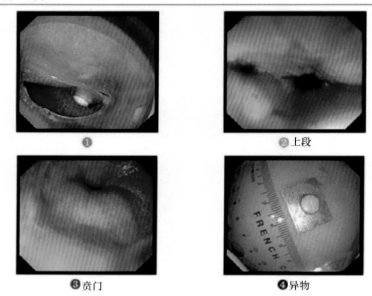

①　　　　　　　　②上段

③贲门　　　　　　④异物

内镜所见： 距门齿18 cm可见异物（药片铝箔）嵌顿，予异物钳取出，再以进境观察，食管前壁似可见一窦道形成，周围黏膜充血糜烂，余食管未见明显异常。

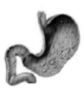

图 25-2　胃镜下所见及取出的食管异物

本例患者急性起病，有典型的咳嗽、咳痰、发热的症状，血常规提示白细胞计数及中性粒细胞百分比升高，胸部 CT 可见双肺出现新发实变及磨玻璃影，社区获得性肺炎诊断明确；患者本人脑血管病后遗症，遗留偏瘫及运动性失语，为失能状态，无法有效沟通，不能主诉，但考虑到患者存在误吸风险，采集病史时反复向家属及陪护询问患者发病前进食及饮水是否有呛咳，均表示患者不存在呛咳的情况，而本病例胸部 CT 肺部新出现的病灶集中在右肺上叶后段、双肺下叶背段，且右肺病变较多，这些影像学表现为吸入性肺炎常见部位，患者肺部病变累及多个肺叶，合并 I 型呼吸衰竭，如为误吸引起，发病前应该存在明显的呛咳，但在病史采集过程中未得到证实，行胸部 CT 发现食管异物后，分析患者由于食管异物导致吞咽困难，进而出现明显误吸而导致吸入性肺炎。

治疗方面，吸入性肺炎多为厌氧菌、革兰氏阴性杆菌及金黄色葡萄球菌感染，治疗上应覆盖以上病原体，结合本患者高龄，基础疾病多，肺部病变累及多个肺段，合并 I 型呼吸衰竭，入院后首先经验性给予广谱强效的头孢哌酮舒巴坦抗感染治疗，同时与耳鼻喉科、消化科共同制订食管异物取出方案，尽快进行食管异物取出术。考虑患者存在脑血管病后遗症、认知功能障碍，清醒状态下配合完成手术操作较困难，因此请麻醉科参与进行术前麻醉风险评估。

2. 老年患者围手术期综合评估

老年患者术前评估是实施麻醉手术前至关重要的一环，其目的是客观评价老年患者对麻醉手术的耐受能力及其风险，同时对患者术前准备提出建议，在条件允许的情况下尽可能提高患者对麻醉手术的耐受力，降低围手术期并发症和死亡风险。老年患者术前麻醉评估包括常规的器官功能、美国麻醉医师协会（ASA）分级术前评估、老年综合评估（CGA）。CGA 包括对老年患者的合并症、机体功能、心理和社会学特点进行全面评估，其中老年患者认知功能、营养及衰弱状态等情况都与围手术期不良事件发生率明显相关。对于本患者麻醉术前评估重点考虑以下几方面：① ASA 分级，ASA 分级是根据患者体质状况和对手术危险性进行分类，共将患者分为六级，本病例患者根据其临床情况为第四级，围手术期死亡率为 7.8％～ 23％；而 ASA 分级及患者年龄也可以初步预测围手术期死亡率，对麻醉与手术相关死亡率研究发现，整体人群的总死亡率为 1.2％，而 90 岁以上组为 8.4％。②认知功能：老年患者认知功能受损会增加术后并发症发生率和死亡率，而认知功能受损又会增加术后谵妄的风险，谵妄又与术后不良结局相关，包括住院时间延长、肺部并发症、院内跌倒、脱水、感染等。本患者高龄，脑血管病后遗症状态，存在明显认知功能障碍。③日常生活功能、衰弱状态：本患者日常生活活动能力评分 0 分（日常生活活动量表 ADLs），为完全失能老人；基于 CGA 的多维衰弱状态（MFS）评分 12 分（总分 15 分，大于 5 分为高危患者），这两方面不利因素均会导致术后不良事件增加。④脏器功能状态：患者术前存在吸入性肺炎、I 型呼吸衰竭，急性呼吸系统感染可增加围手术期气道反应，易发生呼吸系统并发症；术前呼吸系统有感染的病例，其术后并发症的发生率可较无感染者高出 4 倍。以上评估结果提示患者如进行全麻下食管异物取出，麻醉风险高、术后并发症多；而耳鼻喉科的操作需使用硬镜，必须在全麻状态下进行，消化科可尝试经普通胃镜下食管异物取出术，但患者存在认知功能障碍，术中如配合不当，胃镜操作的风险也会加大，通过老年科、耳鼻喉科、消化科、麻醉科多科共同协商，同时与患者家属交代手术的各项风险，最终确定进行胃镜操纵，手术过程顺利，食管异物取出后患者恢复良好，经 2 周的治疗病情好转出院。

3. 认知功能障碍老人中长期照护

老年认知功能障碍患者自理能力下降，逐渐不能适应社会，需要长期照护，我国多数这些患者在家中由亲友、邻居或雇佣照护人员长期照护，少数送往照护或医疗机构，而大多数照护人员未接受专业培训，因此会发生看护不当而导致患者意外损伤。对于老年专科医生，在接诊患者的过程中，经老年综合评估发现简易认知评估异常的患者，进行全面的精神状态及智能状况的评估，力争做到痴呆的早发现，并对检查发现的可疑患者做好其本人和家属工作，提供相应的咨询服务和健康指导，对于中重度痴呆患者，应对患者进行充分的评估，制订护理方案，应加强对患者及照料者的健康教育，如家庭物品固定地方，放置有序，方便取用，防止撞伤；协助患者在熟悉的环境中生活自理，如洗漱、进餐、行走等；中重度痴呆患者对环境、方向的定向力差，不能单独外出，防止走失或跌伤；药物、热水应放好、放稳，防止误服、烫伤；铁器、锐器等物品保管好，防止误伤和伤人等。

三、要点提示

- 老年人吸入性肺炎发生率高，积极寻找误吸的危险因素，并尽可能去除可能的误吸风险。
- 老年人手术及各项操作风险高，全面评估风险，制订安全、可行的诊疗策略。
- 对于老年患者，常规进行认知功能筛查，对于存在认知功能障碍，特别是失能失智的老年人，应对家属及照护人员进行宣教，加强看护，警惕出现本病例的误服情况或其他意外情况。

参考文献

［1］刘慧，肖新才，陆剑云，等. 2009—2012 年广州市社区获得性肺炎流行特征和病原学研究. 中华预防医学杂志，2013，47（12）：1089-1094.

［2］国家卫生和计划生育委员会统计信息中心. 中国卫生和计划生育统计年鉴. 2012-04-26.

［3］KOMIYA K，ISHII H，KADOTA J. Healthcare-associated Pneumonia. Aging DIS，2015，6（1）：27-37.

［4］JIN F，CHUNG F. Minimizing perioperative adverse events in the elederly. Br J Anaesth，2001，87（4）：608-624.

［5］中华医学会麻醉学分会老年人麻醉学组，国家老年疾病临床医学研究中心，中华医学会精神病学分会，等. 中国老年患者围手术期脑健康多学科专家共识（二）. 中华医学杂志，2019，99（29）：2252-2269.

［6］KIM S W，HAN H S，JUNG H W，et al. Multidimensional frailty score for the prediction of postoperative mortality risk.JAMA Surg，2014，149（7）：633-640.

［7］CHIO J Y，KIM K I，CHIO Y，et al. Comparison of multidimensional frailty score，grip strength，and gait speed in older surgical patients. J Cachexia Sarcopenia Muscle，2020，11（2）：432-440.

（陈艳蓉）

病例 26

老年急性胆道感染诊治及围手术期管理

一、病例摘要

患者老年男性，89 岁，因"间断胸闷、胸痛20 余年，加重 1 天"入院。患者 20 余年来间断于活动时出现心前区闷痛，范围约手掌大小，偶向左侧腋下放射，不伴心悸、大汗、喘憋、呼吸困难等，休息或含服硝酸甘油数分钟后可缓解。症状发作时多次查心电图未见明显 ST-T 改变。先后于 1996 年、2001 年、2007 年行冠脉造影均提示单支病变，狭窄程度 50%～60%。患者长期规律冠心病二级预防，上述症状仍反复于活动时出现、活动耐量逐年下降。先后于 2011 年、2014 年复查冠脉 CTA 提示冠脉硬化改变（累及多支，均为轻度狭窄）、左缘支局部浅肌桥形成。2014 年心肌核素显像提示左室后侧壁心肌呈轻度缺血表现，左室后壁血流灌注轻度减低。予调整冠心病二级预防药物后，近 2 余年来患者未再频繁发作胸闷、胸痛，多次行动态心电图检查未见 ST-T 改变，未再复查冠脉 CTA 及心肌核素显像。入院当日劳累后出现胸骨下段及剑突处憋闷感，伴轻度疼痛，无放射痛，含服"速效救心丸"10 丸症状无改善，后含服硝酸甘油 1～2 min 后有所减轻，但随后上述症状再次加重，持续 2 h 无缓解，无恶心、呕吐、腹痛、腹胀、呕血、便血，不伴心悸、大汗、喘憋、呼吸困难。就诊于我院急诊查血常规、生化、心肌酶谱未见明显异常，心电图未见明显 ST-T 改变，为进一步诊治收入我科。

既往史： 2 年前体检发现新发胆囊结石，近 2 年规律体检发现胆囊结石呈增大趋势，无急性胆囊炎发作病史。有高血压、支气管扩张、慢性阻塞性肺疾病、2 型糖尿病、高脂血症、高尿酸血症、反流性食管炎、糜烂性胃炎、萎缩性胃炎、结肠息肉、前列腺增生、多发腔隙性脑梗死、周围血管硬化伴狭窄、结节性甲状腺肿、脂肪肝、右肾囊肿、颈椎病、双眼老年性白内障、过敏性鼻炎、睡眠障碍、便秘、右肺中叶切除术后（病理提示为炎性假瘤）、阑尾切除术后病史。对"鲁米那"过敏，否认其他药物及食物过敏史。

个人史： 吸烟史 30 余年，20～40 支/日，已戒烟 30 余年，否认酗酒史。

家族史： 否认家族性遗传疾病史。

入院查体： 体温 36.7℃，脉搏 63 次/分，呼吸 18 次/分，血压 150/50 mmHg，脉氧饱和度100%，身高 172 cm，体重 62 kg，BMI 20.96 kg/m²。神清状可，皮肤、巩膜无黄染，浅表淋巴结未触及。双肺呼吸音粗，未闻及干、湿啰音；心率 63次/分，律齐；腹软，无压痛，无反跳痛及肌紧张，肝脾肋下未触及，墨菲征阴性，肝区无叩痛，肠鸣音 4 次/分；双下肢不肿，双足背动脉搏动减弱。

辅助检查：

- 血常规：WBC 6.83×10⁹/L，GR% 70.3%，HGB 121.0 g/L↓，PLT 206×10⁹/L。
- 生化：肝功能、胆红素、白蛋白水平正常，肌酐 75.0 μmol/L，尿素氮 7.23 mmol/L↑，TG 3.60 mmol/L↓，LDL-C 2.09 mmol/L↓。
- 心肌损伤标志物：心肌酶谱、TNT、BNP 均阴性。
- 凝血功能：D-dimer 1.40 μg/ml↑。
- ECG：窦性心律，一度房室传导阻滞，未见 ST-T 改变。

初步诊断： 胸闷待查，不稳定型心绞痛？反流性食管炎？冠状动脉粥样硬化性心脏病，心律失常，I度房室传导阻滞，心功能II级（NYHA分级），高血压3级（极高危），慢性阻塞性肺疾病，支气管扩张，2型糖尿病，高脂血症，高尿酸血症，慢性萎缩性胃炎，反流性食管炎，多发腔隙性脑梗死，周围血管硬化伴狭窄（双颈动脉、双胫前动脉、左胫后动脉），前列腺增生，脂肪肝，右肾囊肿，胆囊结石，颈椎病，便秘，睡眠障碍，右肺中叶（炎性假瘤）切除术后。

入院后诊疗经过： 患者入院当日仍主诉胸闷、胸痛，复查心电图及心肌酶谱较急诊无明显动态变化。入院次日患者进食少量糯米类食物后出现上腹明显疼痛，表现为剑下及右上腹痛，伴有排便次数增加，无明显恶心、呕吐；经予解痉对症治疗后患者腹痛症状明显缓解，但仍有腹胀，并出现一过性发热。再次追问患者病史，此次入院前有进食少量肉类熟食史。查体剑下及右上腹压痛明显，墨菲征阴性，余无明显阳性体征；复查WBC大致正常。腹部超声提示胆囊壁厚0.3 cm，不光滑，呈双边征；胆囊结石；胆泥；脂肪肝；右肾囊肿。MRCP提示：肝内外胆管及胰管未见明显异常；胆囊结石，胆囊炎；胆囊管开口较低，考虑发育所致。考虑患者急性胆囊炎、胆囊结石诊断明确。经外科会诊，考虑患者高龄、基础疾病多、急诊手术风险较高，建议保守治疗。遂予禁食水、补液治疗，并先后予头孢哌酮舒巴坦、拉氧头孢抗感染治疗。患者体温恢复正常，腹部不适症状好转，复查腹部超声提示胆囊双边征消失。考虑患者急性胆囊炎好转，嘱患者逐步缓慢恢复低脂饮食。

患者进少量半流食后，于入院第3周再次突发腹痛，伴腹泻，无恶心、呕吐，伴体温进行性升高，最高达39.5℃。查体：血压131/53 mmHg，心率85次/分，呼吸24次/分，脉氧饱和度96%（氧流量5 L/min）。神清状弱，皮肤巩膜无明显黄染，双肺呼吸音粗，右下肺可及少量湿啰音；腹略膨隆，剑下、右上腹、左上腹压痛明显，无明显反跳痛，墨菲征阳性，肝区叩痛，肠鸣音弱，双下肢不肿。辅助检查：血常规：WBC 11.98×10⁹/L↑，GR% 78.8%↑，HGB 127.0 g/L↓，PLT 149×10⁹/L。生化：ALT 108 U/L↑，AST 321 U/L↑，TBIL 26.35 μmol/L↑，DBIL 19.44 μmol/L↑，P-AMY

1258IU/L↑，钾3.76 mmol/L，钠142.0 mmol/L，肌酐83.0 μmol/L，尿素氮7.10 mmol/L。血气：吸入氧浓度41.0%。血浆pH 7.416，血氧分压（PO_2）78.80 mmHg↓，二氧化碳分压（PCO_2）37.5 mmHg，肺泡动脉氧分压差（PA-aDO_2）148.30 mmHg↓。MRCP与2017-4-25 MRCP比较：①胰腺略饱满，胰腺周围少量渗出，新出现，考虑急性胰腺炎；肝内外胆管及胰管未见明显异常。②胆囊结石，胆囊炎，大致同前。③双侧少量胸腔积液，新出现。考虑患者急性胆源性胰腺炎诊断明确。予禁食水、奥曲肽抑制胰酶分泌、乌司他丁抑制胰酶活性、泮托拉唑抑酸治疗，并先后予亚胺培南、拉氧头孢抗感染治疗总疗程2周。患者体温恢复正常，腹痛、腹胀症状明显好转，复查肝功能、淀粉酶恢复正常，考虑急性胰腺炎好转，嘱患者逐步缓慢恢复流食。

考虑到患者胆囊结石持续存在，病程中反复发作急性胆囊炎，并继发急性胆源性胰腺炎。在急性期恢复后仍不能恢复正常饮食，逐渐出现衰弱表现，且营养不良风险逐渐增加，结合患者本人强烈手术意愿，经老年科、消化内科、普通外科、营养科、麻醉科等多科会诊后考虑患者存在外科手术指征，拟近期行腹腔镜胆囊切除术。但结合患者高龄、既往冠心病、慢性阻塞性肺疾病、多发腔隙性脑梗死、高血压、糖尿病等多种基础疾病史，且此次存在衰弱、营养不良等表现，围手术期心脑血管疾病风险高，术后恢复困难，应完善相关术前评估，加强围手术期管理以改善患者预后。

根据《老年患者术前评估中国专家建议》完善术前评估：

- 衰弱状态评估：FRAIL量表得分为4分，评为衰弱状态。加强营养支持，并于术前及术后由康复治疗师指导康复锻炼。
- 功能/体力状态和跌倒风险评估：日常生活能力评估（巴塞尔指数）为95分，跌倒风险评估为低危。
- 认知功能障碍评估：简易精神状况检查（MMSE）总分30分，认知功能良好。
- 精神状态评估：无焦虑抑郁表现，无谵妄表现，但长期服用艾司唑仑，术前更换为三唑仑。
- 心脏评估：充分评估患者体力状态、疾病情况及手术类型后，考虑可以手术。术前继续应用 β 受体阻滞剂、他汀类药物；根据患者血压水平，逐步减停 ARB。术前一周停用阿司匹林，改为低分子量肝素皮下注射序贯治疗，术前 1 天停用低分子量肝素。

- 肺部并发症风险评估：患者有慢性阻塞性肺疾病史，间断少量咳嗽、咳痰，但无急性感染表现，术前加强呼吸肌训练，术后予肺功能恢复锻炼。
- 卒中风险评估：Essen 卒中风险评分为 6 分，考虑为高风险。根据患者血压水平，逐步减停 ARB，维持血压 140/80 mmHg 左右，并向麻醉师建议术中加强血压监测。
- 肾功能评估：术前应用 CKD-EPI 公式计算 eGFR 80.98 ml/（min·1.73 m^2），评估肾功能良好。
- 血栓与出血风险评估：围手术期血栓栓塞风险危险分层为低危，手术出血风险为低危，术前给予低分子量肝素抗凝。
- 营养状态评估：老年营养风险指数为 97.55 分，评价为低风险，术前及术后静脉营养支持。

患者经完善术前评估及加强术前管理后，择期于外科行腹腔镜胆囊切除术加胆道探查术，术后加强营养支持及康复锻炼，后好转出院。

二、病例解析

1. 老年急性胆道感染诊治要点

急性胆道感染是指由胆道系统细菌感染所引起的一类疾病的总称，主要包括急性胆囊炎和急性胆管炎。细菌感染、胆道系统结石和胆管梗阻是引起急性胆道感染的主要原因。老年人常由于症状不典型、合并疾病多，在对急性胆道感染进行初步诊断时存在误诊、漏诊的可能。

此例老年患者既往有多年的冠心病病史，有多次类似症状发作史，此次出现胸闷症状从常规诊疗思维首先考虑冠心病、急性冠脉综合征可能。但患者此次发作时胸闷症状持续时间长、位置略偏下，且含服速效救心丸及硝酸甘油无效，多次完善心电图及心肌酶谱未见动态改变，均不支持急性冠脉综合征的诊断。对于胸骨下段及剑突下的闷痛，应考

虑到反流性食管炎、消化性溃疡、急性胆道感染、急性阑尾炎等可能，应详细询问相关的阳性症状如反酸、烧心、节律性疼痛病史、疼痛与进食的关系以及大便情况等。同时在查体时还应注意相应的腹部症状及体征，如剑下压痛、肝区叩痛、墨菲征、麦氏点压痛、肠鸣音等。此例患者有胆囊结石病史，此次发作剑突下疼痛应高度警惕急性胆道感染可能。虽起病初期无明显消化道症状及体征；但随疾病进展，患者逐渐出现腹痛、腹胀、发热、腹泻等表现，查体逐渐出现右上腹压痛、肝区叩痛，超声提示胆囊壁增厚，均支持急性胆囊炎诊断。

研究表明，如果在最佳治疗时机没有进行有效干预，那么急性胆囊炎和急性胆管炎可成为致命性疾病。2018 年最新版的《东京指南（2018）》（TG18）是全球范围内最常用的关于急性胆囊炎和急性胆管炎临床实践指南。2021 年中华医学会外科学分会胆道外科学组为规范和提高我国急性胆道系统感染诊断和治疗水平，依据最新文献和循证医学证据更新了《急性胆道系统感染的诊断和治疗指南（2021 版）》

（1）急性胆囊炎的诊断标准

临床上急性胆囊炎的诊断标准，由局部、全身证据以及影像学证据组成，见表 26-1。

超声检查是急性胆囊炎的首选检查方法，诊断依据包括：①胆囊壁增厚（厚度 > 4 mm），胆囊增大（宽 ≥ 4 cm）；②存在胆囊结石（伴或不伴颈部嵌顿）；③胆囊周围积液，胆囊周围可见低回声带、胆囊壁"双边征"。

而 MRCP 可作为超声难以诊断病例的第二选择。诊断依据包括胆囊周围高信号、胆囊增大、胆囊壁增厚。

表 26-1　急性胆囊炎的诊断标准

诊断标准	内容
A 局部炎症表现	A-1 墨菲征；A-2 右上腹包块、疼痛和（或）压痛
B 全身炎症表现	B-1 发热；B-2 C 反应蛋白升高；B-3 白细胞计数升高
C 影像学检查	急性胆囊炎的影像学表现

疑似诊断：A 1 项＋B 1 项。
确切诊断：A、B、C 各 1 项。

腹部 CT 可清晰显示胆囊周围液体聚集、胆囊增大、胆囊壁增厚等征象。在感染进展迅速，高度怀疑坏疽性胆囊炎和气肿性胆囊炎的患者术前诊断时，推荐应用增强 CT 检查，其敏感性较高。

（2）急性胆囊炎严重程度分级

急性胆囊炎的严重程度可分为轻度、中度、重度三级（表 26-2）。严重程度不同，治疗方法和预后亦不同。

此外，在评估胆囊炎严重程度的同时亦需评估患者的全身状况和合并症，可采用美国麻醉师协会（American Society of Anesthesiologists，ASA）的患者体质分级标准联合年龄校正 Charlson 合并症指数（表 26-3）共同评估。患者出现肾功能障碍、肝功能不全以及凝血功能障碍时，应结合患者病史除外慢性肾功能不全、肝硬化、凝血功能障碍等疾病方

可正确分级。

（3）急性胆囊炎的治疗

基本治疗：急性胆囊炎一旦诊断明确，在评估是否需手术切除或紧急引流的同时，应禁食并充分补液，维持水、电解质、酸碱平衡。早期应用抗菌药物和镇痛药物，持续监测生命体征和血流动力学指标。

手术风险的判断和相应治疗方法的选择：手术风险的判断需结合胆囊炎的严重程度、全身状况和合并症情况综合评估。

➢ 轻度急性胆囊炎的治疗：若符合 Charlson 合并症指数（Charlson comorbidity index，CCI）≤ 5 和（或）ASA 分级≤ Ⅱ级，则其手术风险可判定为低风险，可尽早行胆囊切除术；而对于 CCI ≥ 6 和（或）ASA 分

表 26-2　急性胆囊炎的严重程度分级

严重程度	内容
Grade Ⅲ 重度急性胆囊炎	急性胆囊炎合并以下≥ 1 个器官功能不全 1. 心血管功能障碍：低血压需要多巴胺≥ 5 μg/（kg·min）或使用去甲肾上腺素 2. 神经系统障碍：意识障碍 3. 呼吸功能障碍：氧合指数 < 300 mmHg 4. 肾功能障碍：少尿，血肌酐 > 176.8 μmol/L 5. 肝功能不全：凝血酶原时间 - 国际标准化比值 > 1.5 6. 凝血功能障碍：血小板计数 < 100×10^9/L
Grade Ⅱ 中度急性胆囊炎	急性胆囊炎合并以下中的 2 项可诊断 1. 白细胞计数 > 18×10^9/L 2. 右上腹触及压痛的肿块 3. 明显的局部炎症（坏疽性胆囊炎、胆囊周围脓肿、肝脓肿、胆汁性腹膜炎、气肿性胆囊炎）
Grade Ⅰ 轻度急性胆囊炎	急性胆囊炎不伴随 Grade Ⅱ、Grade Ⅲ局部或全身炎症表现

表 26-3　年龄校正 Charlson 合并症指数

评分	合并症名称
1 分	心肌梗死（有发作史，不单纯是心电图改变）、充血性心力衰竭、周围血管性疾病（包括主动脉瘤直径≥ 6 cm）、脑血管病（轻度发作未留后遗症、短暂性脑缺血发作）、阿尔茨海默病、慢性肺病、结缔组织病、消化系统溃疡性疾病、轻度肝病（无门静脉高压和慢性肝炎）、糖尿病（无终末期器官功能损害）
2 分	偏瘫、糖尿病导致终末期器官功能损害（视网膜病变、神经病变、肾病、脆性糖尿病）、中度或重度肾病、任何肿瘤但无转移、白血病（急性、慢性）、淋巴瘤
3 分	中度或重度肝病
6 分	转移性实体瘤、艾滋病
年龄校正标准：≤ 40 岁：+0 分；41 ～ 50 岁：+1 分；51 ～ 60 岁：+2 分；61 ～ 70 岁：+3 分；71 ～ 80 岁：+4 分；> 81 岁：+5 分。	

级≥Ⅲ级的高风险患者，可先行保守治疗，全身情况改善后再判断是否适合手术治疗。

▶ 中度急性胆囊炎的治疗：①抗菌药物及全身支持治疗有效，且手术风险为低风险者［CCI ≤ 5 和（或）ASA 分级 ≤ Ⅱ 级］，在具备条件的医疗机构及时行胆囊切除术。②抗菌药物及全身支持治疗有效，但手术风险为高风险者［CCI ≥ 6 和（或）ASA 分级 ≥ Ⅲ 级］，暂时选择继续保守治疗。

▶ 重度急性胆囊炎的治疗：①首先应强调积极的抗菌药物和全身支持治疗，保护重要器官（心、肝、肾、肺、脑）的功能，维持循环稳定。若患者满足：a. CCI ≤ 3 和（或）ASA 分级 ≤ Ⅱ 级；b. 不存在威胁生命的器官功能障碍（威胁生命的器官功能障碍包括中枢神经系统损害、呼吸衰竭或肝功能损害）；c. 可逆转的器官功能障碍（包括预后良好的循环障碍和肾功能不全）；d. 就诊于有良好重症监护设施和能胜任复杂胆道外科手术的医疗单位，可考虑及时行胆囊切除术（LC 或开腹）。②若患者 CCI ≥ 4 和（或）ASA 分级 ≥ Ⅲ 级，或患者就诊的医疗机构不能满足重症监护要求，或术者不具备进行复杂胆道外科手术的情况下，需急诊行胆囊引流术（低质量证据，强烈推荐）。根据引流后患者全身情况的改善程度，决定是否继续行保守治疗，或 2 ~ 3 个月后再次评估全身状态和胆囊炎症情况，符合手术条件者行胆囊切除术。③若患者存在威胁生命的器官功能障碍，需紧急行胆囊引流术。

对于此例患者，在急性胆囊炎期间合并氧合指数的明显下降，考虑分级为重度急性胆囊炎。同时根据年龄校正的 CCI 指数为 9 分，因此选择早期行保守治疗，后期评估全身状态和胆囊炎症情况符合手术条件后择期行胆囊切除术。

2. 老年共病患者围手术期管理

老年人常出现 2 种或以上慢性病 / 老年综合征共存，该现象称为共病。社区老年人共病率为 76.5%；而老年住院患者共病率可达 91.36%。衰老、共病、衰弱、营养不良、认知功能下降等多种因素，均可导致老年患者术后不良事件发生风险明显增加。因此如何降低围手术期风险、减少并发症、维护术后功能状态，成为老年患者围手术期管理的重点关注问题。美国老年医学会（American Geriatrics Society，AGS）和美国外科医生学会（American College of Surgeons，ACS）在 2012 年联合颁布了"老年手术患者最佳术前评估专家指导意见"，并在 2015 年更新为"老年患者围手术期管理指南"，指南指出老年患者术前需要包括手术科室、老年医学科、麻醉科、内科、康复科、营养科、药剂科等多个科室组成多学科团队，进行综合评估和全人、个体化、连续性的管理。基于该指南，中华医学会老年医学分会于 2015 年颁布了《老年患者术前评估中国专家建议》。2020 年中华医学会麻醉学分会发布了《中国老年患者围手术期麻醉管理指导意见》再次强调了老年患者术前综合评估的重要性。

结合上述专家意见及指导意见，老年患者术前综合评估应兼顾以下多个方面：

（1）功能状态评估

功能状态受损的老年患者术后并发症的风险增加，包括功能下降及需要住院治疗等。可采用日常生活活动（ADL）能力评估和工具性日常生活活动（IADL）能力评估评估老年患者功能状态。对于功能状态受损的患者可采用包括家庭锻炼、营养评估、放松疗法和疼痛管理在内的多种方法预处理以改善术后的功能状态。

（2）营养状态

术后营养不良可导致伤口裂开、吻合口瘘、感染、谵妄、死亡率和住院时间增加。建议对所有择期手术患者进行营养状态评估，及时发现营养不良 / 营养不良风险患者并选择合理的营养支持途径，对帮助老年患者安全度过手术期、减少并发症、缩短住院时间、减少医疗费用有重要意义。除常规的身高、体重、BMI、血清白蛋白及前白蛋白水平外，还可采用 NRS2002 或 MNA-SF 等进行营养不良风险筛查。

（3）衰弱状态

衰弱状态是因生理储备下降而出现的抗应激能力减退的非特异性状态，涉及多系统的生理学变化，包括神经肌肉系统、代谢及免疫系统改变，老年患者术前的衰弱状态与术后不良事件明显相关，如术后并发症和发病率增加、住院天数延长、30天死亡率和长期死亡率增加等。对于衰弱老年患者，非急症择期手术是否有必要进行，需充分考虑利弊和相关风险。目前有各种不同的衰弱评估工具，但尚缺乏统一的金标准。多采用衰弱表型、FRAIL衰弱筛查量表等进行衰弱评估。

（4）认知功能

老年患者认知功能受损会增加术后并发症和死亡率的风险。Mini-Cog是术前常用的快速痴呆筛选工具，对于初筛阳性的患者，可选用简易精神状况检查（MMSE）或蒙特利尔认知评估量表（MoCA）用于进一步明确是否存在认知功能减退。

（5）精神状态评估

➢ 谵妄：谵妄与术后不良结局相关，包括住院时间延长、肺部并发症、院内跌倒、脱水、感染等。通过评估易感因素和诱发因素的数量可以确定谵妄的风险，针对危险因素的治疗可以减少谵妄的发生和严重程度。

➢ 焦虑抑郁状态：术前有焦虑抑郁症状的老年患者发生术后功能恢复不良的概率增加，更容易发展成术后谵妄，而且谵妄的持续时间更长。可采用焦虑自评量表（SAS）以及老年抑郁量表（GDS）进行简单筛查，如阳性建议由神经内科专科医生进一步评估。

（6）心功能及心脏疾病评估准备

在接受外科治疗的老龄患者中，围手术期心血管相关并发症最为常见。因此为降低围手术期心血管事件的发病率和死亡率，对非心脏手术的老龄患者进行全面的心血管风险评估非常必要。因此《老年患者术前评估中国专家建议》强烈建议对所有老年患者术前进行运动耐量及心血管危险性评估。

➢ 运动耐量评估：通常用代谢当量（MET）来评价。代谢当量＜4MET是老年患者围手术期心血管事件的重要危险因素。

➢ 心血管危险性评估：可采用改良心脏危险指数（RCRI）方法评估，根据RCRI危险评分确定心脏并发症发生率。

➢ 非心脏手术的评估流程：见图26-1。

（7）肺功能及呼吸系统疾病评估与准备

术后肺部并发症（PPC）与围手术期不良事件发病率和死亡率相关。PPC包括肺不张、支气管痉挛、支气管炎、肺炎、肺栓塞、急性呼吸窘迫综合征和呼吸衰竭。在PPC的危险因素中，年龄大于60岁是一项显著的危险因素；此外，慢性阻塞性肺疾病、健康状况较差、日常生活不能自理、心功能不全、肥胖或体重减轻、吸烟、谵妄、酗酒、吞咽功能障碍等也是PPC的危险因素。

老年患者术前采用戒烟、运动等积极的肺保护策略可减少术后肺部并发症。戒烟至少4周可减少术后肺部并发症，戒烟3～4周可减少伤口愈合相关并发症。新的证据显示术前任何时候戒烟都会带来益处。术前患者还可进行提高呼吸肌力和运动耐力的训练，包括腹式呼吸、深呼气、有氧耐力训练等。术前慢性呼吸系统疾病患者应仔细询问病史，根据肺功能和血气分析评估发生术后呼吸衰竭的风险。

（8）肝、肾功能及疾病评估

老年患者肝合成和代谢功能下降，可采用Child-Pugh分级评估肝功能损害程度，术前应重点关注白蛋白水平和凝血功能。老年患者肌肉含量下降，即使肌酐水平正常，也可能存在肾功能下降。而术前合并慢性肾病是术后发生急性肾损伤、消化道出血、新发房颤、低心排血量的独立危险因素。因此建议对所有老年患者进行常规肾功能评估，可采用慢性肾病流行病学合作（CKD-EPI）公式，估算肾小球滤过率，以评估患者的肾功能状况及术后发生急性肾损伤的风险。对于慢性肾衰竭维持性血液透析的患者，应在术前1天进行透析，以避免高钾血症。

（9）胃肠道功能及疾病评估

老年患者消化功能降低，术前应注意是否存在反流误吸因素。同时65岁以上接受中大型手术的老年患者围手术期易发生应激性溃疡，术前应仔细询问是否有消化道溃疡病史及近期是否服用可能导致消化道出血的药物，降低围手术期应激性溃疡的发生率。

（10）血栓与出血风险评估

许多接受非心脏手术的老年患者同时接受抗凝治疗或抗血小板治疗，因此建议对所有患者进行围手术期血栓栓塞风险及手术出血风险评估，并根据评估结果合理制订围手术期抗凝药物管理方案。

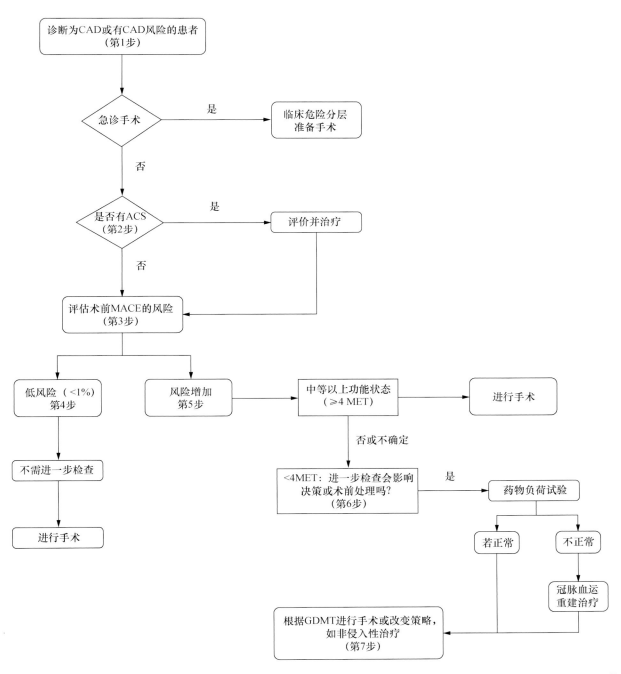

图 26-1　非心脏手术的评估流程（引自 2014 ACC/AHA 非心脏手术患者围手术期心血管评估和管理指南）：CAD，冠状动脉疾病；ACS，急性冠脉综合征；MACE，主要不良心血管事件；MET，代谢当量；GDMT，指南导向药物治疗

（11）药物

老年患者往往存在多重用药，术前应对全部用药进行核查，纠正或择期纠正不合理用药。抗胆碱能药物已被列为影响术后认知功能的慎用药物，尤其是东莨菪碱和长托宁。术前服用作用于中枢神经系统的药物如苯二氮䓬类，也可能诱发术后谵妄或认知改变。但长期服用苯二氮䓬类药物者突然停药也可导致谵妄，术前可继续应用、更换为短效苯二氮䓬类或非苯二氮䓬类药物。治疗慢性疾病的药物中，多数术前应继续应用，如降压药；部分可调整剂量或种类，如镇痛药；可停用非必需的植物提取物或中药制剂；抗血小板/抗凝药物的停用与否应根据疾病状态权衡处理。

三、要点提示

- 老年患者常因主诉不准确、症状不典型、多病共存等特点影响疾病诊断，同时老年患者还存在疾病进展迅速、易出现合并症、并发症等特点。因此对于老年患者的疾病观察应细致入微，以免延误诊治。
- 对于老年急性胆道感染的患者，应仔细评估病情，结合患者临床表现、疾病进展情况、脏器功能、合并症情况、功能状态以及老年综合征相关情况，多学科团队共同合作、综合评估患者病情，做出最佳医疗决策。
- 对于围手术期老年患者，需手术科室、麻醉科、老年医学科、康复科、营养科、药剂科、重症医学科等多个科室组成多学科团队，共同管理患者。手术目标的制订，应充分考虑患者风险获益比及患者自身意愿。术前应对老年患者功能状态、认知、情绪、谵妄风险、衰弱、营养、疼痛、用药等多个方面进行综合评估，并给予适当支持，以减少术后并发症的发生。术后应有效控制疼痛、预防谵妄发生、强化营养支持、维持机体功能状态。

参考文献

［1］中华医学会外科学分会胆道外科学组．急性胆道系统感染的诊断和治疗指南（2021版）．中华外科杂志，2021，59（6）：422-429.

［2］中华医学会老年医学分会，解放军总医院老年医学教研室．老年患者术前评估中国专家建议（2015）．中华老年医学杂志，2015，34（11）：1273-1280.

［3］YOKOE M，HATA J，TAKADA T，et al. Tokyo Guidelines 2018：diagnostic criteria and severity grading of acute cholecystitis（with videos）. J Hepatobiliary Pancreat Sci，2018，25（1）：41-54.

［4］GOMI H，SOLOMKIN J S，SCHLOSSBERG D，et al. Tokyo Guidelines 2018：antimicrobial therapy for acute cholangitis and cholecystitis. J Hepatobiliary Pancreat Sci，2018，25（1）：3-16. 10.1002/jhbp.518.

［5］WAKABAYASHI G，IWASHITA Y，HIBI T，et al. Tokyo Guidelines 2018：surgical management of acute cholecystitis： safe steps in laparoscopic cholecystectomy for acute cholecystitis（with videos）. J Hepatobiliary Pancreat Sci，2018，25（1）：73-86.

［6］OKAMOTO K，SUZUKI K，TAKADA T，et al. Tokyo Guidelines 2018：flowchart for the management of acute cholecystitis. J Hepatobiliary Pancreat Sci，2018，25（1）：55-72.

［7］中华医学会麻醉学分会老年人麻醉与围手术期管理学组，国家老年疾病临床医学研究中心，国家老年麻醉联盟．中国老年患者围手术期麻醉管理指导意见（2020版）（一）．中华医学杂志，2020，100（31）：2404-2415.

［8］FLEISHER L A，FLEISCHMANN K E，AUERBACH A D，et al. 2014 ACC/AHA guideline on perioperative cardiovascular evaluation and management of patients undergoing noncardiac surgery：executive summary：a report of the American College of Cardiology/American Heart Association Task Force on Practice Guidelines. Circulation，2014，130（24）：2215-2245.

（汤雯）

病例 27

原发性回盲部淋巴瘤合并肠穿孔

一、病例摘要

患者老年男性，94 岁，因"恶心、呕吐 1 周，发热 3 日"入院。患者入院前 1 周受凉后出现恶心、呕吐胃内容物，每日数次，每次量数十毫升，非喷射性，无隔夜宿食。3 日前患者出现发热，最高体温 39.5℃，伴畏寒、寒战、咳嗽，咳少量白色黏痰，痰不易咳出，自觉腹胀，伴排便困难。病程中患者无腹痛、呼吸困难、胸闷胸痛等不适。于门诊查血常规 WBC 14.07×10⁹/L ↑，GR% 83.6% ↑，HGB 109 g/L ↓，PLT 329×10⁹/L ↑，CRP 15.14 mg/L ↑。胸部 CT 提示右肺中叶斑片影，较前增多，密度增高，考虑炎症。为进一步诊治收入院。

既往史：慢性阻塞性肺疾病，骨髓增生异常综合征，高血压 1 级（很高危），房颤，心功能 Ⅲ 级（NYHA 分级），陈旧性脑梗死，右下肢静脉血栓形成等病史。患者 4 个月前曾因"右下腹痛"在外科住院治疗，完善腹部 CT 提示回肠末端管壁增厚，周围脂肪间隙模糊，肿瘤待除外；横结肠及部分小肠多发气液平面。结肠镜检查至回盲部，未发现黏膜出血或损伤，镜检提示降结肠结肠息肉（山田 Ⅰ 型），予息肉电切术。诊断考虑"不完全性肠梗阻，阑尾周围脓肿"，予抗感染、营养支持治疗后症状缓解出院。

个人史：否认吸烟饮酒史，否认药物食物过敏史，家族史无特殊。

入院查体：体温 37.2℃，呼吸 26 次 / 分，心率 128 次 / 分，血压 124/87 mmHg，SpO₂ 100 %（FiO₂ 33 %）。身高 180 cm，体重 75 kg，BMI 23.15 kg/m²。神志清楚，精神稍差，言语不清。皮温稍高，未见皮疹或大片瘀斑。全身浅表淋巴结未触及肿大。双肺呼吸音低，双肺未闻及干、湿啰音。心界向左下扩大，心律不齐，各瓣膜区听诊区未闻及杂音。腹膨隆，未见肠形，全腹软，无压痛、反跳痛、肌紧张，麦氏点压痛反跳痛阴性，墨菲征阴性，肝区叩痛阴性，肠鸣音 3 次 / 分。双下肢皮肤脱屑、胫前下 1/3 至足背色素沉着，无明显水肿。

初步诊断：①发热原因待查，肺部感染？不全肠梗阻？阑尾周围脓肿？②慢性阻塞性肺疾病；③骨髓增生异常综合征，贫血（轻度）；④高血压 1 级（很高危），房颤，心功能 Ⅲ 级（NYHA 分级）；⑤陈旧性脑梗死；⑥右下肢静脉血栓形成（陈旧性）；⑦便秘。

入院后诊疗经过：患者肺部感染，肺炎严重指数评分（PSI）40 分，痰涂片可见革兰氏阴性杆菌，痰培养提示"嗜麦芽窄食单胞菌"。入院后给予头孢他啶联合环丙沙星积极抗感染，并予止咳化痰、通腑、营养支持等治疗。入院第 6 天患者突然出现痰堵窒息，意识丧失，予心肺复苏、气管插管接呼吸机辅助通气后转入 ICU，病程中行气管切开术，经抗感染、呼吸机支持、气道管理等治疗后患者自主呼吸功能良好，脱机后转入普通病房。其后患者仍间断发热，体温波动在 37 ~ 38℃，伴腹胀明显，排气排便减少。化验 CEA 26.54 ng/ml ↑，CA50 32.54 U/ml ↑，结核感染 T 细胞检测阴性。腹部超声提示右下腹肠管增宽，宽 7.4 ~ 8.0 cm。腹部 CT 提示回肠末端管壁增厚，周围渗出改变（图 27-1A），横结肠、降结肠及部分小肠多发气液平面。临床诊断高度怀疑肠道恶性肿瘤，合并不全肠梗阻、腹腔感染可能性大。结合患者病情可考虑完善小肠镜、PET-CT 等检查，但该患者超高龄，完全失能，持续卧床，气管切开状态，一般状况差，难以耐受配合上述检查。治疗上予禁食水、胃肠减压、肠外营养支持、润肠通腑，患者腹胀症状较前缓解，未再恶心呕吐，可进食少量流食、半流食，间断灌肠治疗后有排便。病程第3个月时，患者再次出现右下腹胀痛，排黑便50 ml，查体：腹部明显膨隆，全腹压痛、拒按，右下腹肌紧张，化验

便隐血阳性，血红蛋白由85 g/L下降至72 g/L。超声提示右下腹可见混合回声区，范围约6.8 cm×4.1 cm，边界欠清，欠规则，可探及血流信号。腹部CT提示回肠末段管壁增厚，并可见斑片状结节状极高密度影（图27-1B）；腹腔内游离气体影（图27-1C），考虑消化道穿孔；肠管扩张，积液（图27-1D）；腹盆腔积液。

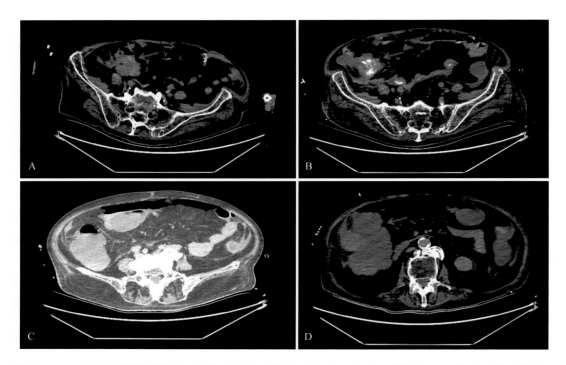

图27-1　腹部CT：A.回肠末端管壁增厚，浆膜面毛糙，周围渗出改变，脂肪间隙模糊；B.回肠末段管壁增厚，并可见斑片状结节状极高密度影；C.腹腔内游离气体影，肠管内可见气液平面；D.肠管扩张

诊断考虑"消化道穿孔、急性腹膜炎、消化道出血"，急诊行剖腹探查、回盲部切除、小肠单腔造口术，术中见腹腔大量黄色混浊肠液，结肠水肿扩张明显，最大直径约5 cm，末段回肠近回盲瓣处肠穿孔，直径约2 cm，肠管粘连成角，小肠可见大量脓苔附着。术中切除回盲部病理结果回报：回盲部恶性肿瘤，伴坏死，肿瘤侵透肠壁肌层达浆膜；可见神经周围侵犯；慢性阑尾炎；结肠浆膜面见多量中性粒细胞浸润（图27-2）。回盲部恶性肿瘤，伴坏死，免疫组化结果：CD21（－），CD20（＋），CD3（－），Ki67（大于80%＋），CD30（－），HMB-45（－），Mart-1（－），CK（－），Vimentin（－），CD10（－），Bcl-6（＋），MUM1（部分＋），

BCL-2（＋），CD5（－），CyclinD1（－），C-myc（约5%），PAX-5（＋），CD19（＋）（图27-3）。原位杂交结果：EBER（－）。结合免疫组化结果，呈非霍奇金弥漫大B细胞淋巴瘤（倾向生发中心外来源）。肿瘤侵透肠壁肌层达浆膜。可见神经周围侵犯。慢性阑尾炎。肠周淋巴结2/11枚，内见肿瘤累及。血液科会诊建议：①患者诊断明确，但该患者超高龄，合并骨髓增生异常综合征，化疗风险大，预后极差，向家属交代病情，建议以支持治疗为主；②如患者及家属强烈要求化疗，可以R2方案（第1日利妥昔单抗注射液375 mg/m²，第1～21日来那度胺10 mg，每28天一个疗程）或利妥昔单抗注射液＋伊布替尼（利妥昔单抗注射

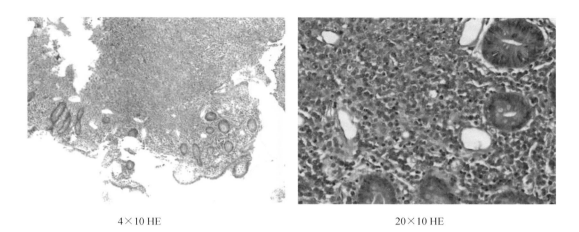

4×10 HE   20×10 HE

图 27-2 病理切片 HE 染色

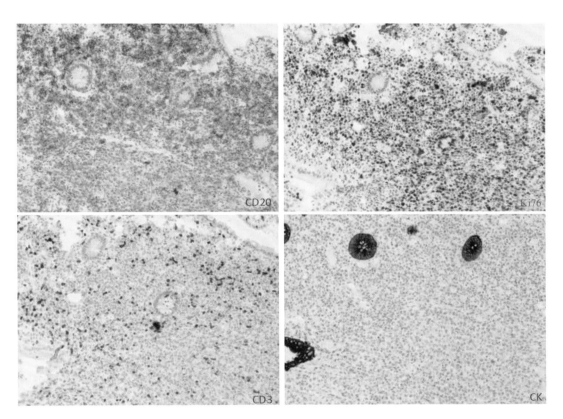

图 27-3 病理切片免疫组化

同前，伊布替尼每日 560 mg）；③若化疗，化疗前行全身 PET-CT 评估病情、分期。但由于高龄、病情危重，外科术后在 ICU 持续呼吸机辅助通气，无法完善 PET-CT 检查，身体状况不能耐受化疗，经与患者及家属沟通病情后，考虑给予积极的支持对症治疗。该患者回盲部淋巴瘤合并肠穿孔、消化道出血，行小肠单腔造口术后 1 年，目前仍处于住院状态，鼻饲肠内营养支持治疗，排便通畅。因多脏器功能不全，予气管切开接呼吸机辅助通气，床旁肾替代治疗，生活质量差，预后不佳。

二、病例解析

本病例高龄患者，以发热、恶心、呕吐起病，病程中出现右下腹痛伴不全肠梗阻、消化道穿孔，CT 提示回盲部病变，经手术病理明确，诊断为回盲部原发性非霍奇金弥漫大 B 细胞淋巴瘤Ⅲ期（Ann Arbor 分期），淋巴瘤国际预后评分（IPI 评分）4 分，不全肠梗阻，末段回肠穿孔，急性弥漫性腹膜炎，下消化道出血。此病例与继发性胃肠淋巴瘤相反，符合 Dawson 原发性胃肠道恶性淋巴瘤（primary gastrointestinal lymphoma，PGIL）的诊断标准：①首诊时无全身淋巴结肿大；②除原发病灶外，无其他的放射诊断或超声检查的异常；③周围白细胞均在正常范围内；④手术证实胃肠道为原发病灶，仅有区域淋巴结受累；⑤无脾或肝浸润。

1. PGIL 是一种较少见的疾病，其评估、诊断、治疗和预后不同于其他淋巴瘤和其他消化道癌，因此正确认识该病十分重要

胃肠道是结外淋巴瘤的主要累及部位，PGIL 起源于胃肠固有壁层的淋巴组织，是一种较少见的疾病，占胃肠道恶性肿瘤的 1%～4%。该病虽罕见，但其评估、诊断、治疗和预后不同于其他淋巴瘤和其他消化道癌，因此正确认识该病十分重要。PGIL 通常累及单一原发部位，但也可能累及多个消化道部位，还可累及局部和远处淋巴结。报道显示胃肠道淋巴瘤病变受累部位分布：胃 68%～75%，小肠（包括十二指肠）9%，回盲部 7%，累及多个胃肠道部位 6%～13%，直肠 2%，弥漫性结肠受累 1%。

【发病机制】PGIL 的发病机制尚未完全清楚，目前认为，其病理与机体免疫功能、病毒感染以及遗传因素等有关。现已确定胃肠道淋巴瘤的几项易感因素，包括：幽门螺杆菌感染，自身免疫性疾病，免疫缺陷和免疫抑制，乳糜泻，炎症性肠病，结节性淋巴组织样增生。

【临床特点】PGIL 可发生于任何年龄段，发病高峰为 50～70 岁，男多于女。胃肠道淋巴瘤通常表现为非特异性症状和体征，临床上极易被误诊。根据受累部位，临床表现与常见胃肠道良恶性疾病相似，包括腹痛、腹胀、腹部不适、恶心呕吐、厌食或消瘦、消化道出血、肠套叠、肠梗阻或穿孔、梗阻性黄疸和（或）可触及腹部肿块。

【组织类型】PGIL 是一类组织学异质性肿瘤，这导致其存在不同的生物学类型、临床表现和预后，并决定了每个亚型的特殊治疗需求。其中绝大多数是非霍奇金淋巴瘤（non-Hodgkin lymphoma，NHL），而霍奇金淋巴瘤被认为是非常罕见的。胃肠道非霍奇金淋巴瘤最常见的组织学亚型是弥漫大 B 细胞淋巴瘤（diffuse large B cell lymphoma，DLBCL），大约占 47%，其次是边缘带淋巴瘤和胃黏膜相关组织淋巴瘤，约占 24%，还有一些少见的其他亚型包括滤泡细胞、套细胞、T 细胞和伯基特淋巴瘤也出现在胃肠道。

2. PGIL 起病隐匿，临床表现缺乏特异性，临床确诊率较低，诊断性评估应结合患者耐受情况，采用多种辅助检查相结合的方式提高诊断阳性率

【诊断性评估】内镜活检、消化道造影及 CT 检查是术前诊断的主要手段，因胃肠淋巴瘤病变原发于黏膜固有层和黏膜下层，故内镜活检阳性率低。

（1）消化道造影

操作简单，价格低，可作为胃肠道淋巴瘤筛选、排查的首选检查，对胃肠道淋巴瘤的诊断有一定价值，但不能准确显示黏膜下病变及肠道增厚程度，也不能提供是否有淋巴结转移及其他器官受累等方面的信息，当病变较小、较深或向腔外生长时，容易漏诊或误诊。

（2）CT

CT 检查不仅可以明确 PGIL 病变肠管的部位、累及肠管的范围及周围侵犯情况，更可以清晰地显示肠系膜及腹膜后是否淋巴结肿大，可以为肿瘤的治疗和临床分期提供依据。CT 常见表现：①弥漫增厚型。病变肠管弥漫环形增厚，表现为均匀软组织密度，坏死少见，增强扫描呈均匀轻中度延迟强化，周围脂肪间隙大部分清晰，病变累及范围长，管壁柔和，相应管腔扩张。当肿瘤侵犯肠壁自主神经丛或肠管与邻近的肠系膜肿块穿通所致，引起肠管的张力减弱及顺应性降低，局部肠管无蠕动、瘫

软、扩张，形成特征性的"动脉瘤样扩张"表现。②肿块型。肠壁局限性增厚或形成软组织肿块，多呈类圆形，边界清楚，密度均匀，病灶往往呈多中心性，增强扫描均匀轻中度强化，无坏死区，周围脂肪间隙清晰，这在病理上可能与肿瘤的细胞组织类型不同、病变不同阶段肿瘤细胞的克隆性增生和弥漫程度不同有关。

（3）MRI

MRI 也可用于评估 PGIL。与 PGIL 诊断相关的 MRI 特征包括不规则增厚的黏膜皱襞、不规则黏膜下浸润、环状狭窄病变、外生性肿瘤生长、肠系膜肿块和肠系膜 / 腹膜后淋巴结肿大。

（4）内镜

经内镜活检病理检查是 PGIL 诊断的金标准。但内镜检查本身并不能识别或区分淋巴瘤或消化道癌症。内镜下可识别 3 种主要的损伤模式：溃疡、弥漫性浸润和息肉样肿块。虽然这些内镜下表现不是胃肠道淋巴瘤特有的，但内镜是病例的初步诊断和随访以及获取多个活检标本的不可或缺的工具。但是值得指出的是，内镜检查对 PGIL 存在高达 1/3 的漏诊风险，而内镜对 PGIL 的诊断自身的不足，分析主要为以下几方面：①诊断的准确性：淋巴瘤起源于黏膜固有层和黏膜下层的淋巴组织，其固有特点决定了内镜检查存在一定的漏诊和误诊，比如内镜下病灶显示欠清，表现为黏膜略微红肿或隆起，有时甚至表现为正常黏膜而漏诊，有时病灶太深或太小，未能钳取足够的肿瘤组织，也容易造成漏诊或误诊，或者活检组织不能很好地显示腺管结构，与未分化癌难以区别，造成误诊等，所以在检查时可结合 CT 等影像检查为指导，如怀疑淋巴瘤者，可考虑联合超声内镜技术，活检应深入黏膜下组织，多方位，同部位多次活检，以提高诊断准确性；②检查的局限性：如肠道准备不充分，胃肠道环境未能达到检查要求，消化道穿孔时内镜检查禁忌性等；③检查有一定的创伤及痛苦，高龄患者耐受性差；④检查的并发症：胃肠道淋巴瘤病变组织极其脆弱，内镜检查可能会引起病变组织出血、穿孔等严重并发症。

（5）PET-CT

PGIL 患者 PET 表现根据 FDG 亲和力和淋巴瘤病理类型的不同而异。PET 可发现侵袭性 NHL以及大多数霍奇金淋巴瘤，但其对临床惰性淋巴瘤的总体价值尚不明确。初始 PET-CT 不仅有助于诊断时确定疾病分期，还可作为有助于确定疗效的基线检查。目前通常会在胃肠道 DLBCL 患者的治疗前评估中进行 PET 成像，但其他胃肠道淋巴瘤治疗前评估是否应包括 PET 仍有争议。

【鉴别诊断】我们病例中的这位老年患者，结合临床症状体征及辅助检查，病变位于回盲部，在鉴别诊断上还需注意与回盲部腺癌、恶性间质瘤、阑尾周围脓肿、克罗恩病、肠结核等疾病相鉴别，具体见表 27-1。

3. PGIL 的治疗策略应根据病变部位、疾病的分期、组织学类型等采取综合治疗手段

【临床分期与预后】PGIL 最佳分期系统还未确定，使用中的分期系统有 Musshoff 改良的 Ann Arbor 分期系统、Lugano 分期系统、Blackledge 分期系统、AJCC、TNM 分期等。PGIL 患者的预后与肿瘤的病理类型、临床分期、浸润深度、淋巴结转移、患者年龄、肿瘤大小与部位及治疗方式等多种因素有关。与预后相关的组织学因素和临床因素包括 NHL 的组织学亚型、分化的组织学分级、疾病分期和国际预后指数。

【治疗方案】PGIL 需结合病变部位、组织学类型、疾病分期以及是否合并急性并发症等多种因素确定治疗方案。目前多数学者认为，原发性胃淋巴瘤治疗一般以化疗、抗幽门螺杆菌等保守治疗为主，如发生消化道大出血、溃疡穿孔、消化道梗阻等急症情况下需考虑手术。化疗一线方案为 CHOP方案（环磷酰胺、多柔比星、长春新碱、泼尼松），若 CD20 阳性可联合利妥昔单抗免疫治疗。对于局部消化道出血、穿孔等并发症发生风险的患者，在初始治疗时可采用适当调整化疗用药剂量、减少甚至不用激素等措施预防。因肠管壁较胃壁薄、管腔更窄等解剖特点，并且有研究表明手术对延长患者总生存期有利，因此，对于病变肠管局限的 PGIL治疗多主张先采取手术治疗，术后行全身化疗或结合免疫治疗。放疗易导致肠道相关并发症，因此，对于原发性肠淋巴瘤多不主张放疗，仅在一些特殊情况下如巨大肿块、化疗后残留病变或远处侵犯时可考虑放疗。

表27-1　回盲部病变诊断及鉴别诊断一览表

	回盲部淋巴瘤	回盲部腺癌	恶性间质瘤	阑尾周围脓肿	克罗恩病	肠结核
流行病学	50~70岁，男性居多	50~70岁，男性居多	平均诊断年龄66~69岁，男性居多	常发生于10~30岁，发病高峰为15~25岁，男女发病率无明显差异	可见于任何年龄段，10~19岁人群发病率最高，男女发病率无明显差异	40岁以下青壮年较多发，女性多于青壮男性；自身免疫力低下，结核病史人群易患
临床症状	腹痛、消化道出血、肠梗阻或腹部肿块	非特异性中腹痛，不明原因的体重减轻和胃肠道出血	部分间质瘤无症状，非特异性症状如早饱和腹胀，显性或隐性消化道出血	右下腹痛，恶心呕吐，发热	腹痛，腹泻（伴或不伴肉眼可见的出血），乏力和体重减轻，瘘管，肛周病变，肠外表现	肠绞痛、慢性腹泻、便秘和出血、恶心呕吐、发热、盗汗、厌食和体重减轻等非特异性特征
影像学特征	肠管弥漫环形增厚、肠壁弥漫性增厚或形成软组织肿块。肿瘤侵犯肠壁自主神经丛，局部肠管无蠕动、瘫软、扩张，呈"动脉瘤样扩张"	肠壁偏心性增厚，形成软组织肿块，病变肠管相对局限，常伴有肠管狭窄及梗阻，增强明显不均匀，强化后血供坏死，可以直接通过浆膜面向周围脂肪间隙模糊侵犯，周围脂肪间隙模糊	表现为不均匀圆形或类圆形较大软组织肿块，增强后显著强化以周边强化以更明显为特点，肿瘤较大时可伴有邻近系膜、组织器官的直接侵犯及远处转移等恶性征象	病变肠段及周围组织模糊不清，无肠系膜淋巴结肿大	多节段、跳跃式分布；肠腔狭窄伴结节和溃疡，"线样"征、鹅卵石样外观，瘘管和脓肿形成以及肠壁分离；活动期肠壁明显强化且可见梳征	回盲瓣和盲肠壁的不对称增厚，肠外病变蔓延包裹回肠末端，淋巴结肿大伴回盲卵右中央低密度区，均匀强化
内镜下表现	溃疡、弥漫性侵润和息肉样肿块	起源于黏膜且突入管腔的腔内肿块；呈外生型或息肉状。质地脆，坏死或溃疡性病变	边缘光滑、有正常被覆黏膜，突入肠腔的黏膜下肿块；偶见中央溃疡	—	局灶性溃疡且邻近黏膜外观正常，并伴有结节状黏膜改变，呈鹅卵石样外观	溃疡、狭窄、结节、假息肉和（或）回盲瓣变形
治疗方式	化疗、手术切除	扩大切除术、辅助化疗（卡培他滨+奥沙利铂）	手术切除包括切除原发灶，或KIT如伊马替尼治疗	阑尾切除术；脓肿较大（>3cm）时应首先给予静脉抗生素和经皮穿刺引流治疗	5-氨基水杨酸类药物，糖皮质激素，免疫调节剂，生物制剂；出现并发症，需手术治疗	抗结核治疗；存在穿孔、肠肿、瘘、出血（或）重度肠梗阻等并发症者可能需行手术治疗
预后	可切除的病变具有较高存活率。由于高复发率，总体预后受到影响并且是可变的	预后取决于分期。小肠腺癌的5年生存率一般低于相同分期的结肠癌，尤其是淋巴结阳性的患者	预后取决于肿瘤的位置、大小和基于周围结构的可切除性，如果病变可切除，平均五年生存率约为80%	阑尾炎相关死亡率很低。老年患者可能合并有心脏、肺及肾并发症，且穿孔可能导致死亡	症状呈慢性和间歇性，在诊断后20年发生肠道并发症的风险为50%，而回肠受累与更早出现并发症有关	死亡率为1.4%~20%不等；高龄、延误治疗及基础肝硬化均与死亡率较高相关

三、要点提示

- 由于大部分回盲部淋巴瘤患者早期临床症状缺乏特异性，术前误诊率高。不同部位常见症状差异与肿瘤的解剖部位、就诊时机、肿瘤大小及生长方式有关。对于发热伴右下腹痛、不全肠梗阻表现，影像提示回盲部占位病变，应想到本病可能。

- 内镜是 PGIL 诊断主要手段，但总体内镜诊断率较低。淋巴瘤病变多位于黏膜下，起源于黏膜固有层和黏膜下的淋巴组织，常沿黏膜下扩张，早期较少累及黏膜层，故早期内镜检查不易取到病变组织。内镜下多点、多次、深层活检，必要时加做免疫组织化学检查以辅助诊断，有助于提高 PGIL 的确诊率。

- PGIL 最佳治疗策略应依据发病部位、组织学类型、临床分期和患者耐受程度确定。手术治疗的意义在于明确诊断，解除梗阻、出血、穿孔等胃肠道并发症。

参考文献

［1］BAUTISTA-QUACH M A，AKE C D，CHEN M，et al. Gastrointestinal lymphomas：morphology，immunophenotype and molecular features. J Gastrointest Oncol，2012，3（3）：209-225.

［2］刘群，张艳，吴立伟. 胃肠道淋巴瘤 CT、造影及内镜检查特点分析. 医学影像学杂志，2017，27（4）：689-692.

［3］LIGHTNER A L，SHANNON E，GIBBONS M M，et al. Primary Gastrointestinal Non-Hodgkin's Lymphoma of the Small and Large Intestines：a Systematic Review. J Gastrointest Surg，2016，20（4）：827-839.

［4］季建美，丛智荣，倪静怡. 原发性胃肠道淋巴瘤临床特点及治疗. 医学临床研究，2014，31（11）：2224-2226.

［5］DIAMANTIDIS M D，PAPAIOANNOU M，HATJIHARISSI E. Primary gastric non-Hodgkin lymphomas：Recent advances regarding disease pathogenesis and treatment. World J Gastroenterol，2021，27（35）：5932-5945.

［6］CHESON B D，FISHER R I，BARRINGTON S F，et al. Recommendations for initial evaluation，staging，and response assessment of Hodgkin and non-Hodgkin lymphoma：the Lugano classification. J Clin Oncol，2014，32：3059-3068.

［7］NAKAMURA S，MATSUMOTOM T. Gastrointestinal lymphoma：recent advances in diagnosis and treatment. Digestion，2013，87（3）：182-188.

（罗佳）

肠系膜静脉栓塞

一、病例摘要

患者老年男性，82岁。主因"乏力、纳差5天"入院。患者5天前聚餐后出现乏力，尚可正常行走，生活可自理，纳差明显，伴恶心，偶伴呕吐，呕吐物为褐色，量少，伴流涕、头痛，无头晕，无发热、咳嗽、咳痰，无腹痛、腹胀、腹泻，无尿频、尿急、尿痛。自服洛索洛芬钠片、金花清感颗粒治疗，上述症状无明显缓解。今日就诊于我院门诊，途中感下肢无力明显，不能行走，呕吐1次，量少，为褐色。查血常规：WBC $10.99×10^9$/L ↑，GR % 74.7 %，HGB 140.0 g/L。P2＋h-CRP＋心肌损伤标志物：ALT 126 U/L↑，AST 99 U/L ↑，ALB 32.6 g/L ↓，GLU 8.13 mmol/L ↑，K 3.44 mmol/L ↓，Na 133.0 mmol/L ↓。血气：pH 7.474 ↑，PCO_2 26.9 mmHg，PO_2 78.30 mmHg ↓，测血压 90/60 mmHg。胸部CT平扫：双肺间质病变，较前加重，双侧少量胸腔积液。为进一步诊治收入院。

既往史及个人史：高血压史10余年，血压最高160/90 mmHg，规律服用福辛普利钠1片 qd、硝苯地平控释片1片 qd 降压治疗，血压波动于120～130/60～70 mmHg。反流性食管炎病史10余年，无特殊药物治疗。双肺间质病变5年。前列腺增生5年余，目前服用爱普列特、盐酸坦索罗辛片对症治疗。13年前因阵发性室上性心动过速行射频消融术，术后至今无心慌等不适。双侧腹股沟病史5年余，3年前行右侧腹股沟手术。有头孢克肟、磺胺类药物过敏史。吸烟史40余年，3支/天，间断少量饮酒史40余年。

入院查体：体温 36.5℃，呼吸 20 次/分，脉搏 70 次/分，血压 119/55 mmHg，脉氧饱和度 94 %（FiO_2：33 %），身高 171 cm，体重 65 kg，BMI 22.23 kg/m²。神清状弱。双肺呼吸音粗，未闻及干、湿啰音。心率 70 次/分，律齐，各瓣膜听诊区未闻杂音，未闻及心包摩擦音。腹部平坦，未见腹壁静脉曲张，未见胃肠型、蠕动波，右侧腹股沟处可见陈旧手术瘢痕，愈合良好，腹部无压痛、反跳痛，肝脾肋下未及，肠鸣音 3 次/分。双下肢无水肿。

辅助检查：

- 血常规：WBC $10.99×10^9$/L ↑，GR ％ 74.7％，HGB 140.0 g/L，PLT $176×10^9$/L。
- P2＋h-CRP＋心肌损伤标志物：ALT 126 U/L↑，AST 99 U/L ↑，ALB 32.6 g/L ↓，GLU 8.13 mmol/L ↑，K 3.44 mmol/L ↓，Na 133.0 mmol/L ↓，Cr 90.8 μmol/L。
- 凝血：PT 14.8 s ↑，APTT 37.0 s ↑，PTA 79％↓，D-dimer 6.7 μg/ml ↑。
- 心肌酶：TnI 0.015 ng/ml ↑，TnT ＜ 0.01 ng/ml。
- 血气：pH 7.474 ↑，PCO_2 26.9 mmHg，PO_2 78.30 mmHg ↓。
- 甲状腺功能：T3 0.67 nmol/L，T4 86.78 nmol/L，FT3 3.42 pmol/L，FT4 11.73 pmol/L，TSH 1.67 μIU/ml。
- 肿瘤标志物：TPSA 121.86 ng/ml ↑，AFP 1.4 ng/ml，CEA 2.48 ng/ml，CA125 32.7 U/ml，CYF211 1.46 ng/ml。
- 呕吐物隐血：阳性。
- 腹部超声：胆囊息肉，左肾囊肿伴钙化灶，腹水深约 10.8cm。

- 超声心动图：各房室内径正常，左室射血分数正常，主动脉瓣回声略增强，室壁不厚，室壁运动协调。

初步诊断：乏力、纳差待查：肺部感染？急性胃炎？慢性支气管炎，双肺间质病变合并感染，高血压 2 级（高危组），阵发性室上性心动过速，射频消融术后，食管裂孔疝，前列腺增生，反流性食管炎，双侧腹股沟疝，右侧腹股沟疝术后，骨关节炎，颈动脉粥样硬化，双下肢动脉粥样硬化，胆囊息肉，左肾囊肿，肠道菌群失调，睡眠障碍。

入院后诊疗经过：入院后患者乏力明显，无排气、排便，未诉腹痛不适。给予补液、抑酸、保肝、补充白蛋白、改善饮食及多种药物灌肠、通腑等治疗后效果差。患者仍乏力、腹胀明显，活动耐力明显降低。完善呕吐物隐血阳性，予禁食水、留置胃管、胃肠减压，遵消化科会诊意见继续补液、抑酸等治疗。完善入院常规检查：腹部超声（入院第 2 天）：腹水深约 10.8 cm，腹盆 CT 平扫（入院第 4 天）：腹盆腔大量积液（图 28-1A）、肠梗阻（图 28-1B）、小肠壁增厚及肠系膜脂肪水肿（图 28-1C、28-1D），原因待定。遂于入院第 5 天行腹腔穿刺置管，当日引流出大量暗红色血性腹水（图 28-2），根据腹水相关检查：腹水常规：外观：血性、李凡他试验阳性、比重＞ 1.018、多核细胞占 92 %；腹水生化：ALB 13.9 g/L；ADA ＋ LDH：ADA 2.7 U/L，LDH 443 U/L。根据 Light 标准，考虑渗出液，原因不明。除消化道症状外，患者于入院第 2 天出现发热，体温最高至 39.5℃，伴难以纠正的气短，脉氧饱和度波动于 88 %～ 94 %，血气提示 I 型呼吸衰竭，胸部 X 线片示双肺病变明显加重（图 28-3），气短持续不缓解。根据症状及相关检查，考虑急性呼吸窘迫综合征。予亚胺培南抗感染治疗后，效果差，患者仍间断发热，于入院第 6 天开始联合万古霉素抗感染、无创呼吸机辅助通气，患者脉氧饱和度可升至 94 % 左右，复查血气示氧分压略回升。基于患者腹腔大量血性积液、急性呼吸窘迫综合征，且病情进展速度快，病因尚不明确，普外科专家会诊，考虑腹腔感染、肠疝待除外，建议行剖腹探查术。

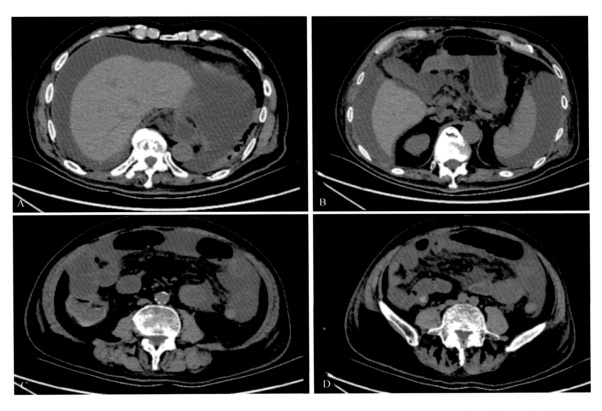

图 28-1　腹部 CT 平扫（入院第 4 天）：A. 腹盆腔积液；B. 小肠气液平、腹水；C、D. 小肠壁增厚、肠系膜脂肪水肿

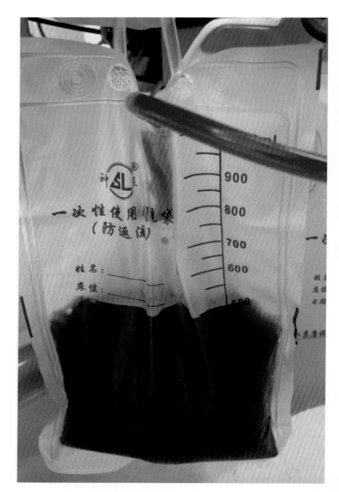

图 28-2　腹腔血性引流液

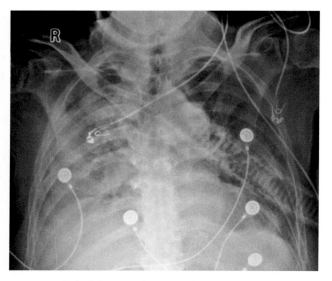

图 28-3　床旁胸部 X 线片（入院第 5 天）：双下肺可见大片密度增高影

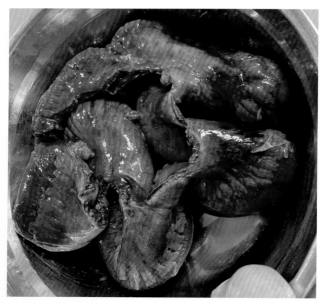

图 28-4　术中切除的坏死小肠，约 120 cm

于入院第 9 天行剖腹探查术＋小肠部分切除术＋小肠侧侧吻合术，术中切除坏死小肠约 120 cm（图 28-4），术中诊断小肠系膜静脉血栓形成、小肠坏死，当日转入 ICU 进一步治疗。小肠病理（入院第 13 天）：肠壁血管扩张、淤血，肠壁全层出血显著，肠系膜内血管扩张、淤血，伴急慢性炎细胞浸润。根据术中所见及小肠病理结果，最终诊断为"小肠系膜静脉栓塞"。

于 ICU 住院期间逐渐恢复饮食，无明显腹痛、腹胀、恶心、呕吐等不适，有排气、排便，伤口愈合良好。肺部感染方面：继续亚胺培南＋万古霉素抗感染、雾化、化痰、呼吸机辅助通气，患者体温逐渐恢复正常，WBC、PCT 下降，血气示氧分压恢复正常，复查床旁胸部 X 线片（图 28-5）示双肺病变较前明显改善。降级抗生素为头孢哌酮钠舒巴坦钠，2 周后降级为头孢美唑钠巩固抗感染，2

周后停用，体温及呼吸道症状、体征无反复。

针对肠系膜静脉血栓，结合血管外科会诊意见，开始予低分子量肝素 0.2 mg q12h 抗凝，两周后出现双下肢、右肘部多发出血点，排除其他因素，考虑与抗凝药相关，遂将低分子量肝素调整至 0.2 ml qd，患者下肢出血点好转 - 消失。入院第 35 天复查腹盆增强 CT ＋门静脉三维重建，患者肠梗阻、腹水消失（图 28-6A），未见静脉血栓（图 28-6B），遂停用低分子量肝素。

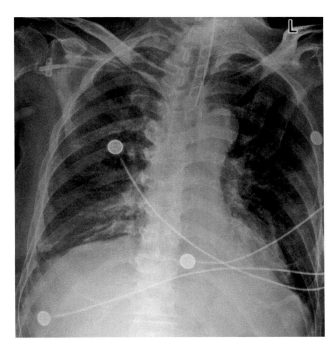

图 28-5 床旁胸部 X 线片（入院第 13 天）：双肺病变较前明显好转

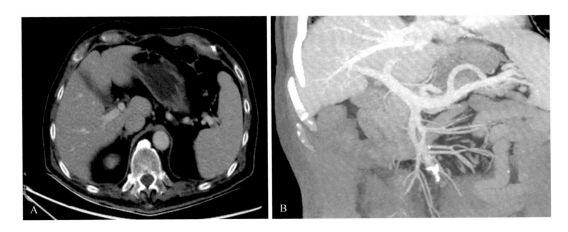

图 28-6 腹盆增强 CT+ 门静脉三维重建（入院第 35 天）：A.肠梗阻、腹水消失；B.门静脉主干及其分支未见异常

二、病例解析

1.急性肠系膜静脉栓塞是急性腹痛的原因之一，对于老年患者，症状往往不典型，出现难以纠正的消化道症状，需警惕该病可能

急性肠系膜静脉栓塞是由血液高凝状态或血流动力学改变引起的肠系膜静脉血栓形成，占全部肠系膜血管缺血性疾病的 5%～15%，通常累及肠系膜上静脉，肠系膜下静脉很少受累。可分为特发性和继发性两种。继发性危险因素主要包括：腹部肿块（如，肿瘤、假性囊肿）导致静脉压迫、腹部炎症（如，急性胰腺炎、憩室炎）、骨髓增生性疾病（如 *JAK-2*、*V617F* 基因突变）、门静脉高压症和肝硬化（门静脉压升高）、静脉血栓栓塞症的个人史或家族史、获得性易栓症（如，恶性肿瘤、口服避孕药）、炎症性肠病等。静脉血栓形成由 Virchow 三要素，即血流瘀滞、血管损伤及高凝状态所致。血栓形成后可增加肠系膜静脉床阻力，从而导致灌注压降低。随着血流瘀滞，静脉压升高导致液体渗入组织内，造成严重的肠壁水肿，引起黏膜下出

血。如果静脉弓和直小血管受累且肠壁的静脉回流完全受阻，可发生肠梗死。体液积聚于肠腔加上肠壁广泛性水肿可导致相对低血容量和体循环低血压。因此，动脉血流也会减少，从而加重肠缺血。

典型临床表现为脐周绞痛、恶心、呕吐、纳差，查体可见腹部膨隆，通常无腹膜炎体征。最重要的腹痛症状具有如下特点：①逐渐加重，可伴血便；②腹痛程度与腹部体征不一致，腹痛症状重而体征较轻为重要特点；③腹膜炎体征伴有腹腔血性积液。诊断依赖于腹部增强 CT 或磁共振静脉造影，特异性均较高。对于临床上怀疑肠坏死或肠穿孔的患者，建议开腹探查，少数患者需经此手段方能明确诊断。

对于该患者，病程中并无明显腹痛症状，给诊断带来困难。但明确诊断过程顺利，总结如下：呕吐、纳差、腹胀→腹部超声示大量腹水→腹腔穿刺引流液为血性→剖腹探查→术中及病理明确。

2. 抗凝治疗是所有类型肠系膜静脉血栓栓塞的主要治疗手段，大约 1/3 的患者需行手术治疗

抗凝治疗的主要目的为限制血栓蔓延并让血管再通。常用抗凝药物包括低分子量肝素、维生素 K 拮抗剂、新型口服抗凝药。疗程为 3～6 个月或以上，如果发现易栓状态，需延长抗凝治疗时间。抗凝治疗可降低死亡率，并可减少复发率，多数存在血栓的静脉可部分或完全再通。

通过实验室检查、腹部超声、腹部影像学等检查可评估患者是否存在临床恶化征象，临床恶化可表现为透壁缺血、梗死或穿孔相关的腹膜炎，或者发生小肠梗阻。对于此类患者，需在抗凝治疗的基础上行手术治疗。

诊断性手术探查指征尚无明确推荐，但如果出现病因未明的腹膜炎、代谢性酸中毒、肠坏死、肠穿孔征象、脓毒症等表现，需考虑行开腹探查术。

综上所述，本例患者未发现明确易患及危险因素。行诊断性手术探查后明确诊断。给予手术切除坏死小肠、针对性抗凝治疗后，患者腹部影像学未见静脉血栓栓塞表现，基于此未再评估血栓形成原因，出院后随访半年，未见该病复发表现。

三、要点提示

- 老年急性肠系膜静脉栓塞症状不典型，需尽早完善腹部增强 CT 明确诊断。
- 急性肠系膜静脉栓塞病病情变化快，容易合并多器官功能衰竭，预后差。及时尽早手术是重要的治疗方法。

参考文献

[1] ABU-DAFF S，ABU-DAFF N，AL-SHAHED M. Mesenteric venous thrombosis and factors associated with mortality：a statistical analysis with five-year follow-up. J Gastrointest Surg，2009，13（6）：1245-1251.

[2] BRUNAUD L，ANTUNES L，COLLINET-ADLER S，et al. Acute mesenteric venous thrombosis：case for nonoperative management. J Vasc Surg，2001，34（6）：673-680.

[3] KUMAR S，KAMATH P S. Acute superior mesenteric venous thrombosis：one disease or two？ Am J Gastroenterol，2003，98（6）：1299-1305.

[4] ZHANG J，DUAN Z Q，SONG Q B，et al. Acute mesenteric venous thrombosis：a better outcome achieved through improved imaging techniques and a changed policy of clinical management. Eur J Vasc Endovasc Surg，2004，28（6）：329-335.

[5] BRANDT L J，BOLEY S J. AGA technical review on intestinal ischemia. American Gastrointestinal Association. Gastroenterology，2000，118（5）：954-959.

[6] ALIM S，ZARROUK M，ELF J，et al. Improved Prognosis and Low Failure Rate with Anticoagulation as First-Line Therapy in Mesenteric Venous Thrombosis. World J Surg，2018，42（7）：3803-3809.

[7] LOFFREDO L，PASTORI D，FARCOMENI A，et al. Effects of Anticoagulants in Patients With Cirrhosis and Portal Vein Thrombosis：A Systematic Review and Meta-analysis. Gastroenterology，2017，53（7）：480-487.

（赵国宪）

不明原因门静脉血栓

一、病例摘要

患者老年男性，84岁。主因"间断头晕3天"入院。患者3天前无明显诱因出现头晕，持续1～10 min可自行缓解，头晕发作与体位、饮食均无关，无视物旋转、视物模糊、视物成双，无头痛、肢体无力，无肢体麻木，无黑矇、晕厥，无意识丧失，无恶心、呕吐，无言语不清、吞咽困难，无耳鸣，无胸痛、胸闷，无夜间喘憋，当时未测量血压。2天前患者于我院就诊完善颈部超声示颈动脉硬化伴多发斑块形成，遂于外院就诊予输液治疗，具体药物不详，患者治疗期间仍间断发作头晕，性质同前，无黑矇、晕厥，头晕持续1～10 min可缓解。1天前患者测量血压水平低，波动于70～90/40～50 mmHg，遂于我院就诊，行血常规示 WBC 4.79 10⁹/L，GR 2.86 10⁹/L，GR%59.7%，HGB 116.0 g/L，PLT 148 10⁹/L，行头部 CT 示脑内多发缺血性白质病变可能、老年性脑改变，为进一步诊治收入我科。

患者自发病以来，神清，精神可，近期纳差，进食量较前减少1/2，睡眠尚可，每日排成形便一次，患者诉颜色较暗，小便量较前稍增多，近1个月体重减轻2 kg。

既往史：

- 高血压：10余年，血压最高为170/80 mmHg，长期服用苯磺酸氨氯地平片 5 mg qd，平时血压控制于130/70 mmHg左右。
- 左肺腺癌术后：患者3年余前行胸部 CT 见左肺下叶不规则实性结节，2年前复查胸部 CT 示左肺下叶不规则实性结节增大，胸外科予左肺下叶楔形切除术，病理回报肺浸润

性腺癌，目前长期服用乌苯美司胶囊治疗，定期胸外科随诊。
- 高脂血症：10余年，目前口服阿托伐他汀 20 mg qn 治疗。
- 高尿酸血症：5年余，曾发作痛风1次，目前口服别嘌醇片 50 mg qd 治疗。
- 3年前因反复头晕诊断后循环缺血、腔隙性脑梗死、脑动脉硬化，长期服用阿司匹林肠溶片 100 mg qd 抗血小板及甲磺酸倍他司汀 6 mg tid 对症治疗。
- 3个月前行腰椎 MRI 提示腰3椎体压缩性骨折不除外；腰1～2、腰2～3、腰3～4、腰4～5、腰5～骶1椎间盘突出，相应水平椎管狭窄。
- 反流性食管炎：19年，曾于14年前在我院行胃镜检查提示反流性食管炎，食管中下段可见条形糜烂，并可见溃疡形成（图29-1），长期口服奥美拉唑肠溶胶囊 20 mg qd 治疗。
- 患者否认肝炎、肾病、糖尿病史。

个人史： 吸烟60余年，10～20支/天，已戒烟，否认饮酒史。

家族史： 父母已逝，具体原因不详。否认家族中遗传病史及肿瘤病史。

入院查体： 体温36.3℃，脉搏58次/分，呼吸20次/分，血压96/50 mmHg，脉氧饱和度99%（FiO_2 21%），身高165 cm，体重73 kg，BMI 26.81 kg/m²。神清状可，双肺呼吸音粗，未闻及干、湿啰音及胸膜摩擦音。心率58次/分，律齐，心音可，各瓣膜区未闻及病理性杂音及额外心音；腹膨隆，未见腹壁静脉曲张，腹软，全腹无压痛、反跳痛、肌紧张，肝脾肋下未触及，墨菲征阴性、麦氏

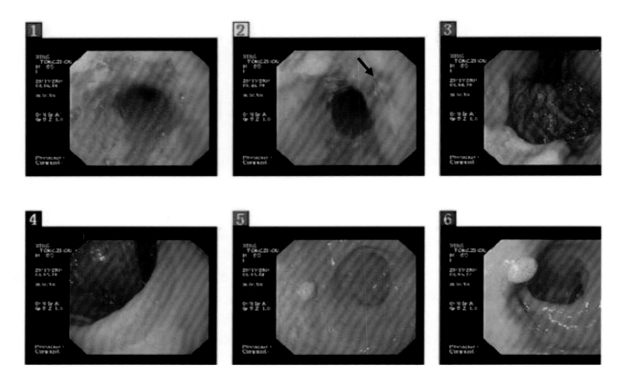

图 29-1　胃镜（入院前 14 年）：反流性食管炎，慢性浅表性胃炎

点无压痛，肝区叩痛阴性，移动性浊音阴性，肠鸣音 3 次 / 分。双下肢无水肿。

辅助检查：

1. 实验室检查（入院时）

- 血常规：WBC 4.79 10^9/L，HGB 116.0 g/L，GR 2.86 10^9/L，GR% 59.7%，PLT 148 10^9/L。
- 凝血功能：PT 13.80 s，APTT 29.7 s，D-dimer 1.2 μg/ml ↑，Fbg 3.1 g/L。
- 生化：ALT 15 U/L，AST 21 U/L，TBIL 18.25 μmol/L，DBIL 4.12 μmol/L，Cr 126.2 μmol/L ↑，BUN 14.11 μmol/L ↑，BUN/Cr 27.67 ↑。
- 心肌酶：TnT < 0.010 ng/ml，TnI 0.002 ng/ml，CK-MB 0.70 ng/ml。
- 便常规：便隐血阴性，未见红白细胞。
- 尿常规：未见异常。

2. 心电图（入院时）

- 窦性心律，胸前 V_3 ～ V_4 导联 T 波双向，V_4 ～ V_6 导联 ST 段压低 0.1 mV。

3. 头部 CT 平扫（入院时）

- 脑内多发缺血性白质病变可能，请结合临床。
- 老年性脑改变。

4. 胸部 CT 平扫（入院时）

- 左肺下叶术后状态，术区结节影稍减小，建议结合临床随诊复查。
- 两肺胸膜下磨玻璃密度影及索条影，考虑慢性炎症性病变可能，同前；右肺中叶外侧段磨玻璃密度结节，此次欠清（伪影多），请结合临床复查。
- 左肺局限性肺气肿，大致同前。
- 气管少许痰栓或分泌物可能，较前位置略改变，建议复查。
- 纵隔内多发淋巴结，大致同前，建议动态观察。
- 前上纵隔结节，形态大小无著变，建议结合临床或进一步增强扫描。
- 主肺动脉及左、右肺动脉主干增宽，较前无著变，主动脉及冠状动脉硬化表现同前。
- 食管裂孔疝，同前。

- 扫及腹部多发改变，其中腹腔、胰腺周围渗出，胃肠壁增厚较前新见，胰腺炎？其他？建议腹部检查。

5. 腹盆 CT 平扫（入院前 1 个月）

- 肝内多发低密度影，部分囊肿可能，部分性质待定，建议结合临床复查及结合 MRI 或增强扫描。
- 双肾多发囊性病变，右肾病灶较大、复杂，建议必要时增强影像学检查。
- 腹盆腔积液；腹腔渗出改变，部分腹膜略厚，建议动态观察。
- 胃及十二指肠、部分左腹部小肠壁略肿胀增厚，肠系膜脂肪间隙密度增高，炎性改变不除外，请结合临床随诊观察或内镜检查。
- 门腔间隙、肠系膜及腹膜后小淋巴结，建议观察。
- 前列腺增大。
- 食管裂孔疝。

6. 腹部超声（入院前 1 个月）

- 腹腔少量积液，脾周 0.9 cm，下腹肠间隙 1.8 cm×1.1 cm。

- 胰管偏宽，建议结合其他检查。
- 脂肪肝。
- 肝多发囊肿。
- 双肾囊肿

7. 腹部超声（入院时）

- 肝多发囊肿，双肾多发囊肿，未见腹腔积液。

初步诊断：①头晕待查；②血脂代谢异常；③高尿酸血症；④高血压 2 级（极高危组）；⑤反流性食管炎；⑥后循环缺血；⑦脑动脉硬化；⑧多发腔隙性脑梗死；⑨左肺腺癌术后；⑩腰椎间盘突出。

入院后诊疗经过：

1. 消化道出血

患者主要临床表现为头晕，血压水平低，入院后停用苯磺酸氨氯地平片，监测患者血压波动于 90/50 mmHg 左右，患者诉头晕症状好转。入院 2 天后患者出现恶心，后呕吐 2 次，呕吐物为暗红色液体，量共 350 ml，排黑便 2 次，量共约 400 ml，血红蛋白水平降低至 90 g/L，考虑消化道出血，予停用阿司匹林肠溶片、禁食水、胃肠减压，行急诊胃镜提示食管下段溃疡（图 29-2）。因出血风险高

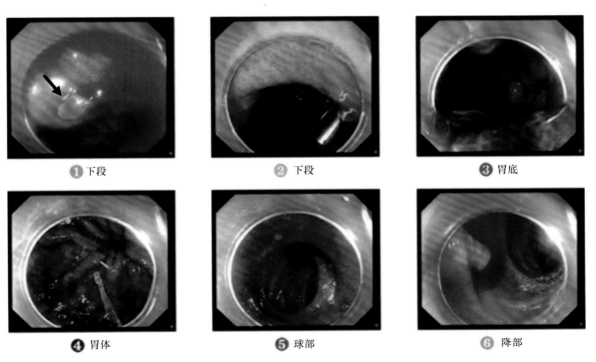

❶ 下段　　❷ 下段　　❸ 胃底

❹ 胃体　　❺ 球部　　❻ 降部

图 29-2　入院第一次急诊胃镜，食管溃疡伴活动性出血，慢性浅表性胃炎

未行病理活检，予内镜下止血治疗，并予抑酸、静脉补液等治疗，患者未再出现呕血，入院9天后多次复查便隐血均为阴性，HGB稳定于90 g/L，遂逐步恢复流食、半流食。

患者高龄，既往左肺下叶腺癌术后病史，入院前1个月完善腹盆CT平扫提示肝内多发低密度影，部分性质待定，入院后测肿瘤标志物CYFRA211 3.75 ng/ml，且患者食管溃疡不除外恶性病变可能，遂待患者病情相对稳定后于入院第25天完善PET-CT检查评估肿瘤负荷。PET-CT结果提示未见左肺腺癌复发征象；肝内类圆形低密度结节，未见异常FDG摄取增高；食管溃疡钛夹置入术后，FDG代谢轻度增高，考虑炎症性改变。患者检查时饮水800 ml，返回病房后呕吐2次，呕吐物为淡红色液体，量共600 ml，HGB为78 g/L，较前降低12 g/L，予输悬浮红细胞2U并急查胃镜提示食管下段溃疡处渗血（图29-3），考虑穿刺活检出血风险高，未行活检，继续予禁食水、抑酸补液及静脉营养支持治疗，5天后患者便隐血转阴，监测HGB波动于80～90 g/L，遂再次恢复流食、半流食，患者未再出现呕血黑便，便隐血持续阴性，HGB逐步上升至100 g/L。

2. 确诊门静脉血栓

患者再次恢复饮食的过程中出现腹胀、下腹部隐痛不适，多于排便后缓解，复查D-二聚体9.8 µg/ml↑，1周后复查D-二聚体恢复正常。复查腹部超声提示脾大、大量腹水，腹腔穿刺后腹水性质为漏出液，以单核细胞为主，腹水ADA为2 U/L，LDH为22 U/L，腹水结核分枝杆菌扩增荧光检测为阴性，腹水细菌培养未见细菌生长，腹水细胞学提示未见肿瘤细胞，完善肠系膜动脉CTA＋小肠三维重建CTA提示门静脉主干及肝内分支、腹腔属支系统广泛多发血栓形成（图29-4），胃、脾周、部分左半结肠周围伴有侧支循环形成，脾大。患者病情稳定后再次复查胃镜发现食管胃底静脉曲张中度（图29-5），食管溃疡处未见活动性出血及渗血。根据影像学检查结果，考虑患者门静脉血栓形成（portal vein thrombosis，PVT）诊断明确，继发门静脉高压，出现大量腹腔积液、食管胃底静脉曲张及脾大。患者PVT诊断明确后立即请血管外科会诊考虑无介入治疗指征，请肝病科会诊建议予低分子量肝素钙注射液0.2 ml q12h抗凝治疗，其间多次复查患者便隐血阴性，HGB仍稳定于100 g/L，抗凝治疗2周后再次请肝病科会

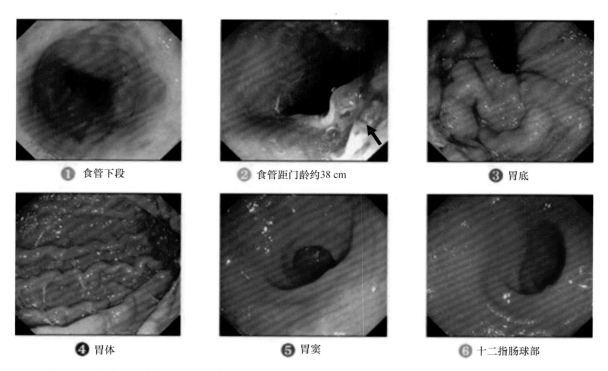

❶ 食管下段　　　❷ 食管距门齿约38 cm　　　❸ 胃底

❹ 胃体　　　❺ 胃窦　　　❻ 十二指肠球部

图29-3　入院第二次急诊胃镜示食管溃疡、反流性食管炎（LA-D）、食管裂孔疝、慢性浅表性胃炎

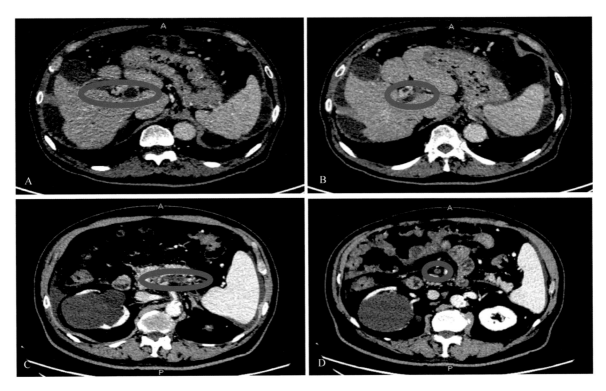

图 29-4 小肠三维重建：A.门静脉血栓形成；B.肝左、肝右静脉血栓形成；C.脾静脉血栓形成；D.肠系膜上静脉血栓

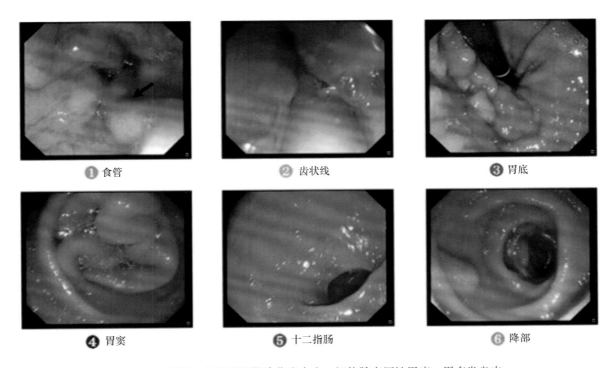

① 食管　　② 齿状线　　③ 胃底

④ 胃窦　　⑤ 十二指肠　　⑥ 降部

图 29-5 胃镜：食管胃底静脉曲张中度，门静脉高压性胃病、胃多发息肉

诊予停用低分子量肝素钙注射液，加用小剂量利伐沙班 5 mg qd 治疗，在口服抗凝药期间，患者 HGB 水平稳定，便潜血均为阴性。腹水方面予穿刺引流、袢利尿剂静脉注射联合螺内酯片 20 mg bid 口服利尿治疗，复查腹部超声提示腹水量明显减少，遂将利尿方案调整为呋塞米片 20 mg qd 联合螺内酯片 20 mg bid，此后多次复查腹部超声提示腹水量较前未增多。

二、病例解析

1. 食管下段溃疡出血

该患者为老年男性，首要临床表现为间断头晕，既往长期服用阿司匹林，曾有反流性食管炎病史，入院查体示血压偏低，入院后患者出现呕血、黑便，急诊胃镜提示食管下段溃疡，因此考虑患者头晕的原因为食管溃疡出血可能，经过积极止血、抑酸等治疗后，患者头晕症状明显好转。患者食管溃疡可考虑以下原因：①阿司匹林：NSAIDs 可引起重度食管炎、食管狭窄、出血及胃、十二指肠黏膜糜烂 / 溃疡性病变形成，该患者长期服用阿司匹林，此次出现消化道出血，胃镜提示食管下段溃疡形成，需考虑服用该药导致上消化道出血的可能。②恶性肿瘤：患者老年男性，需警惕恶性食管溃疡病变可能，因此次发现食管胃底静脉曲张，出血风险高而未行病理活检，虽 PET-CT 提示炎症性病变可能性大，但仍不能除外恶性病变可能。③胃食管反流：胃食管反流是引起食管溃疡的主要原因，56% ～ 79% 的食管溃疡由胃食管反流引起，该患者既往胃镜示反流性食管炎，且可见食管黏膜糜烂，因此不除外该原因所致食管溃疡。

2. 门静脉血栓

该患者在消化道出血稳定后逐步恢复饮食，过程中出现腹胀、下腹隐痛，腹盆增强 CT 确诊门静脉血栓，腹部超声提示大量腹水，胃镜提示食管胃底静脉曲张。患者否认肝病史，腹盆增强 CT 剂腹部超声均未提示肝硬化，考虑患者为非肝硬化 PVT 形成。后追问病史，患者曾于住院前 1 个月出现纳差、下腹部隐痛，当时完善腹盆 CT 平扫提示少量腹盆腔积液，阅片后发现脾静脉密度稍高（图 29-6），因此不除外当时存在脾静脉血栓可能，患者住院期间再次出现腹痛及 D- 二聚体一过性升高，并出现腹胀、腹痛不适，考虑为在慢性门静脉系统血栓形成的基础上新发急性门静脉系统血栓形成。

PVT 是一种最常见的肝血管疾病，全球患病率约为 1%。目前认为，在发达国家，PVT 在门静脉高压患者中占 5% ～ 10%，而在发展中国家，这一比例可高达 1/3，因为易诱发 PVT 的感染性并发症的发生率增加。PVT 临床表现差异很大，其症状主要取决于血栓的形成速度、阻塞部位及阻塞程度。急性 PVT 最常见的症状为急性或进行性加重的腹痛，可伴随发热、呕吐、血便等，部分患者可出现急性胰腺炎、腹膜炎及麻痹性肠梗阻、肝性脑病等相关临床表现。慢性 PVT 起病更加隐匿，可无明显临床症状，若慢性血栓持续进展，最终可出现门静脉高压相关症状，如胃底食管静脉曲张破裂

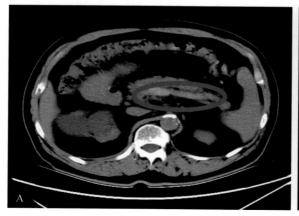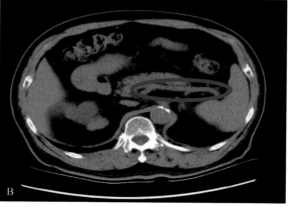

图 29-6 腹盆 CT 平扫：A. 入院前 1 个月腹盆 CT 示脾静脉高密度影；B. 入院前 4 个月腹盆 CT 示脾静脉密度正常

出血，或因十二指肠静脉和胆道静脉代偿性扩张压迫胆管引发门静脉胆管疾病。

血流淤滞、凝血功能障碍及血管内皮受损等病理生理机制共同导致门静脉血栓的形成。PVT 的危险因素包括全身性危险因素及局部危险因素，其中全身性因素又包括获得性因素及遗传性因素。在 PVT 的危险因素中，全身性因素约占 60%，局部危险因素占 20%～40%，约 15% 的 PVT 合并了多种危险因素，而 14% 的患者未检出任何易患因素（表 29-1）。

表 29-1　非肝硬化门静脉血栓的危险因素及比例

局部性因素	全身性因素
腹部炎症：胰腺炎、胆囊炎等	获得性因素
脐静脉置管	骨髓增生性疾病（20%～28%）
腹部创伤	抗磷脂综合征（5%～19%）
腹部手术	阵发性睡眠性血红蛋白尿（0%～2%）
其他因素	高同型半胱氨酸血症（11%～22%）
口服避孕药（12%）	循环血量不足
妊娠（6%～40%）	遗传性因素
白塞病	凝血因子 V 莱登突变（3%～9%）
人类免疫缺陷病毒感染	蛋白 C 缺乏（0～10%）
	蛋白 S 缺乏（0～30%）
	抗凝血酶缺乏症（0～5%）
	凝血酶原 G20210A 突变（3%～40%）

本病例中患者 PVT 的病因分析如下：①腹腔感染：患者诊疗过程中无发热、腹泻，多次复查血常规 WBC 不高，胆红素、转氨酶水平正常，便找寄生虫卵、便找阿米巴滋养体及包囊、便艰难梭菌毒素测定均未见异常，腹部超声、腹盆 CT 均未见胆系感染征象，不支持腹腔感染导致 PVT。②恶性肿瘤：患者既往因左肺腺癌行手术治疗，此次入院胃镜提示食管溃疡，性质待定；但患者胸 CT、腹盆及 PET-CT 均未见恶性肿瘤征象，现有的检查结果不支持该病因。③蛋白 C/ 蛋白 S 缺乏：患者入院后蛋白 C/ 蛋白 S 水平稍低，但该患者老年起病，无静脉血栓家族史，既往无

反复静脉血栓病史，与典型蛋白 C/ 蛋白 S 缺乏的临床表现不相符。④循环血量不足：患者入院时出现血压低，后出现消化道出血，存在循环血量的不足，因此患者住院期间出现急性 PVT 不能完全除外该病因，但患者入院前 1 个月的血压为 110～140/60～70 mmHg，不存在持续性低血压及长期循环血量不足的情况。综上所述，该患者 PVT 的原因不明确，我们推测患者入院前腹痛及脾静脉血栓形成可能为全身综合因素引起，住院过程中急性 PVT 的原因可能与消化道出血后导致循环血量不足有关。

PVT 的诊断主要依赖于影像学检查，超声通常为筛查 PVT 的首选检查，敏感性约为 75%。门静脉 CTA 和增强 MRI 的敏感性高达 95%～100%，该检查能够更加清晰地显示肠系膜上静脉、脾静脉内的血栓以及门静脉侧支分流道情况，且有助于发现缺血性肠病，目前已成为诊断 PVT 的常用方法。如果上述检查仍不能明确，可考虑数字减影血管造影。

治疗 PVT 的目的主要是实现血管再通，预防原有血栓范围扩大及减少相关并发症的发生并改善患者预后。PVT 的治疗方法主要包括抗凝治疗、介入治疗及外科治疗。目前尚未有随机对照研究探讨 PVT 患者接受抗凝治疗的获益与风险，但由于门静脉血栓的血管自发再通较为罕见，而有近半数的门静脉血栓患者在采用抗凝治疗后能有效恢复门静脉通畅，因此各指南建议对 PVT 患者应尽早开展正规抗凝治疗（表 29-2），抗凝期间需要考虑静脉曲张破裂出血的风险。而对经过抗凝治门静脉的阻塞程度改善不明显或有抗凝禁忌的患者，可考虑介入治疗，对栓塞的门静脉及其属支进行局部溶栓、机械碎栓、取栓等治疗。经颈静脉肝内门腔内支架分流术（transjugular intrahepatic portosystemic stent-shunt，TIPSS）适用于药物治疗失败而反复发作静脉曲张破裂出血、顽固性腹水及粗大静脉曲张的患者。TIPSS 成功率为 83%，但术后有发生肝性脑病（34%）、静脉曲张再出血（28%）、腹腔出血（10%）、肝衰竭（5%）和死亡（12%）等风险。对于急性 PVT 累及肠系膜静脉，怀疑并发肠坏死、肠穿孔时，应尽早外科干预。当疾病发展至终末期，部分患者需要肝移植治疗。

表 29-2　非肝硬化 PVT 管理的指南建议

指南	急性非肝硬化 PVT	慢性非肝硬化 PVT
美国肝病研究学会（American Association for the Study of Liver Diseases，AASLD）	1. 急性 PVT 患者应抗凝 3 个月（ⅠB） 2. 具有不能纠正的血栓高危因素，应终身抗凝（ⅠB） 3. 血栓延伸至肠系膜静脉可考虑长期抗凝（ⅡaC） 4. 有感染征象时应积极抗感染治疗（ⅠC）	具有不可纠正的血栓高危因素，应终身抗凝（ⅡaC）
欧洲肝病学会（European Association for the Study of the Liver，EASL）	1. 如无抗凝禁忌证，应立即给予低分子量肝素（A1） 2. 至少抗凝 6 个月（A1）	1. 具有不可纠正的血栓高危因素、既往肠道缺血病史或血栓复发的患者应长期抗凝（B2） 2. 髓增生性疾病的患者建议长期抗凝
美国胸科医师学会（American College of Chest Physicians，ACCP）	1. 急性 PVT 患者，推荐使用抗凝治疗（ⅠC） 2. 偶然发现的 SPVT 患者，不推荐使用抗凝治疗（ⅠB）	—
英国血液学会（British Society for Haematology）	急性 PVT 患者，推荐使用抗凝治疗（ⅠC）	—

该患者住院第 88 天病情好转出院，出院时 HGB 为 100 g/L，便隐血阴性，出院后口服利伐沙班 5 mg qd、呋塞米片 20 mg qd、螺内酯片 20 mg bid、雷贝拉唑肠溶片 10 mg qd。患者出院后未再出现腹胀、腹痛，出院 1 个月后复查 HGB 回升至 113 g/L，腹水量较前未增多，但多次复查便常规提示便隐血阳性或弱阳性，于肝病门诊就诊建议停用利伐沙班，将雷贝拉唑调整至 10 mg bid；因患者高龄，合并疾病多，行 TIPSS 风险较高，家属要求继续保守治疗。出院 3 个月随访患者仍无腹部不适，未再出现呕血、黑便，但便隐血仍间断为弱阳性，HGB 稳定在 100 ～ 110 g/L。出院 4 个月后患者饮酒及进食油炸食物后出现呕吐 4 次，共呕吐暗红色液体 1000 ml，HGB 降至 75 g/L，急诊胃镜提示食管静脉曲张（重度），胃底静脉曲张（中度），食管溃疡处未见明显出血，考虑此次上消化道出血为食管静脉曲张破裂出血可能性大，有行食管静脉曲张套扎、组织胶注射治疗指征，但患者高龄、合并症多，与家属交代病情后，家属要求继续保守治疗，目前（距离上次出院 6 个月）患者便隐血多数为阳性，HGB 波动于 80 ～ 90 g/L，仍在院接受治疗。

三、要点提示

- PVT 的临床表现差异很大，其症状主要取决于血栓的形成速度、阻塞部位及阻塞程度，常见临床表现为发热、腹痛、突发胃肠道出血、腹水产生或突然增多等，当血栓累及肠系膜上静脉时，则可能出现剧烈腹痛、高热、腹泻、肠梗阻、肠缺血坏死等。老年患者，PVT 的临床表现常缺乏特异性，起病隐匿，有些甚至无临床症状，反复发作腹部隐痛的老年患者需警惕此病。

- PVT 的危险因素很多，约 14% 的 PVT 患者未检出任何易患因素，但无论何种原因，最终将导致凝血功能障碍、血液流速缓慢、血管内皮损伤。门静脉血管超声为筛查 PVT 的首选检查，CTA 和增强 MRI 的敏感性可高达 95% ～ 100%，对诊断 PVT 具有重要价值。

- PVT 的治疗主要有非手术治疗（抗凝、抗感染等）、介入溶栓治疗及手术治疗。该患者使用低分子量肝素及利伐沙班抗凝治疗，监测腹水量逐渐减少，门静脉高压表现逐渐减轻，治疗有效。

参考文献

［1］MANZANO-ROBLEDA M C，BARRANCO-FRAGOSO B，URIBE M，et al. Portal vein thrombosis：what is new?. Ann Hepatol，2015，14（1）：20-27.

［2］PLESSIER A，RAUTOU P E，VALLA D C. Management of hepatic vascular diseases. J Hepatol，2012，56 Suppl 1：S25-38.

［3］SIRAMOLPIWAT S，SEIJO S，MIQUEL R，et al. Idiopathic portal hypertension：natural history and long-term outcome. Hepatology，2014，59（6）：2276-2285.

［4］赵剑波，谭卿.非肝硬化性门静脉高压症研究进展.实用肝脏病杂志，2021，24（5）：613-616.

［5］WU M，SCHUSTER M，TADROS M. Update on Management of Portal Vein Thrombosis and the Role of Novel Anticoagulants. J Clin Transl Hepatol，2019，7（2）：154-164.

［6］DELEVE L D，VALLA D C，GARCIA-TSAO G，et al. Vascular disorders of the liver. Hepatology，2009，49（5）：1729-1764.

［7］European Association for the Study of the Liver. Electronic address. EASL Clinical Practice Guidelines：Vascular diseases of the liver. J Hepatol，2016，64（1）：179-202.

［8］KEARON C，AKL E A，COMEROTA A J，et al. Antithrombotic therapy for VTE disease：Antithrombotic Therapy and Prevention of Thrombosis，9th ed：American College of Chest Physicians Evidence-Based Clinical Practice Guidelines. Chest，2012，141（2 Suppl）：e419S-e496S.

［9］TAIT C，BAGLIN T，WATSON H，et al. Guidelines on the investigation and management of venous thrombosis at unusual sites. Br J Haematol，2012，159（1）：28-38.

（卢尚欣）

良性食管狭窄

一、病例摘要

患者老年男性，89岁，主因"恶心、呕吐伴胸闷一周"入院。患者一周前进食饺子后出现恶心、呕吐，呕吐物为白色黏稠液体，量少，无鲜血、咖啡渣样物质，伴呃逆、咳嗽、胸骨下段胀满感，持续约半小时缓解，无发热、腹痛、腹泻等不适。次日进食馄饨后再次发生恶心、呕吐，症状基本同前，就诊于外院，行胸部CT示食管上段扩张，下段壁厚，胃镜示食管溃疡，食管狭窄性病变（病理：鳞状上皮伴慢性炎症、肉芽形成）。当地医院予禁食水、抑酸等治疗，症状无好转，进少量流食即觉胸骨下段胀满不适，为进一步诊治收入我院。患者自发病以来，精神欠佳，睡眠可，进食如上述，大便干燥，近3日未排大便，夜尿次数增加，小便总量减少，体重近期未监测。

既往史：高血压史70余年，血压最高170/90 mmHg，口服非洛地平缓释片控制血压，近期因禁食水停服，监测血压尚可。脑梗死病史20余年，遗留言语不利，四肢活动尚可。慢性支气管炎史20余年，长期咳嗽，咳白黏痰。糖尿病史约5年，口服二甲双胍片控制血糖，未规律监测，近期外院住院期间监测血糖偏高，曾予来得时注射液皮下控制血糖。反酸、烧心症状多年，未规律诊治，前列腺增生病史20余年。2周前无诱因出现腹胀、腹痛，外院就诊行胸CT平扫示：食管裂孔疝，予抑酸、抗感染治疗后好转出院。

入院查体：体温36.5℃，呼吸20次/分，脉搏62次/分，血压159/61 mmHg，脉氧饱和度100%（FiO_2 21%），身高168 cm，体重65 kg，BMI 23.03 kg/m²。神清，精神可。右颈部触摸到一枚质软淋巴结，约0.8 cm×0.8 cm，活动性好，余淋巴结未触及。双肺呼吸音粗，未闻及干、湿啰音。心率62次/分，律齐，心音可，各瓣膜听诊区未闻及病理性杂音及心音分裂。腹软，剑突下、下腹压痛，无反跳痛，肠鸣音3次/分，双下肢轻度对称凹陷性水肿。

辅助检查：

1. 实验室检查

- 血常规：WBC $5.68×10^9$/L，GR% 68.2%，HGB 101 g/L ↓，PLT $336×10^9$/L。
- 尿常规：RBC 10/μl，WBC 353/μl ↑，细菌总数（BACT）14438.2/μl ↑。
- 便常规：黄色稀便，未见红白细胞，隐血阴性。
- 生化：ALT 6 U/L ↓，AST 10 U/L ↓，GLU 6.77 mmol/L ↑，尿素 5.43 mmol/L，Cr 102.9 μmol/L，K 3.71 mmol/L，Cl 104 mmol/L，CO_2 20.7 mmol/L。
- 凝血：PT 13.5 s，APTT 38 s，Fbg 2.00 g/L，D-dimer 0.900 μg/ml。
- 血气：pH 7.437，PO_2 88.00 mmHg，PCO_2 30.9 mmHg ↓，SO_2% 98.50% ↑。
- 感染指标：ESR 66 mm/h ↑，CRP 3.30 mg/L。
- 贫血系列：铁蛋白28.90 ng/ml，叶酸8.51 ng/ml，维生素B12 670 pg/ml。
- 甲状腺功能：T4 159.05 nmol/L ↑，余正常范围。
- 糖化血红蛋白：6.70% ↑。
- 骨代谢、肿瘤标志物、抗核抗体谱、抗

ENA 抗体、抗中性粒细胞胞质抗体谱正常范围。

2. 影像学检查

- 腹部 CT 平扫：①肝多发低密度影，囊肿可能，必要时增强扫描进一步明确；②双侧肾上腺增生可能，请结合临床。

- 盆腔 CT 平扫：前列腺形态欠规则，密度不均匀，请结合临床相关检查，建议必要时 MRI 检查；膀胱形态欠规则、壁不均匀增厚，请结合临床，建议进一步检查。

- 腋窝、双侧腹股沟、双侧颈部及锁骨上区淋巴结超声：未见异常。

- 上消化道造影（图 30-1）：服造影剂后，观食管略显扩张，最宽约 3.0 cm，壁光滑，黏膜规则，食管下端可见局限性狭窄，边缘光滑，长约 0.8 cm。膈上心影后可见一囊袋状结构，其内可见胃黏膜。

- PET-CT（图 30-2）：食管下段管壁增厚，FDG 代谢轻微增高，考虑良性病变可能，建议动态观察或结合内镜及病理检查；食

管裂孔疝。诊断：①食管下端局限性狭窄，上游食管略扩张，请结合临床。②食管裂孔疝。

3. 超声内镜（图 30-3）

- 内镜所见：进镜距门齿 30 cm 食管管腔明显狭窄，胃镜未能通过，口侧黏膜光滑，未见糜烂、溃疡及新生物，超声微探头可入狭窄处（直径约 2 mm），未能通过。

- 超声所见：狭窄口侧五层结构完整，固有肌厚约 1.19 mm，狭窄处五层结构完整，固有肌明显增厚，厚约 5.22 mm。诊断：食管狭窄，食管固有肌层增厚。

- 病理（食管下段送检组织 3 块）：鳞状上皮黏膜组织内散在炎症细胞浸润，灶性上皮呈不典型性。

初步诊断：①食管狭窄原因待查，食管癌？反流性食管炎相关并发症？食管裂孔疝？贲门失弛缓症？②院内获得性肺炎；③食管溃疡；④胃食管反流病；⑤高血压 2 级（很高危）；⑥ 2 型糖尿病；⑦前列腺增生；⑧陈旧脑梗死。

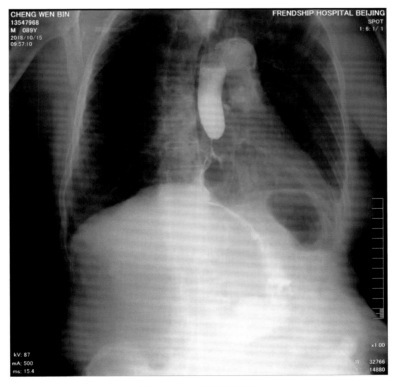

图 30-1　上消化道造影

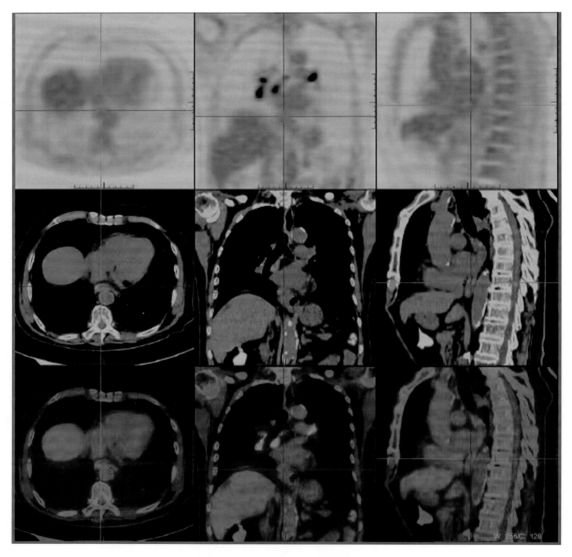

图 30-2　**PET-CT**：食管下段管壁环形增厚，FDB 摄取增高，SUVmax/mean：2.6/2.3

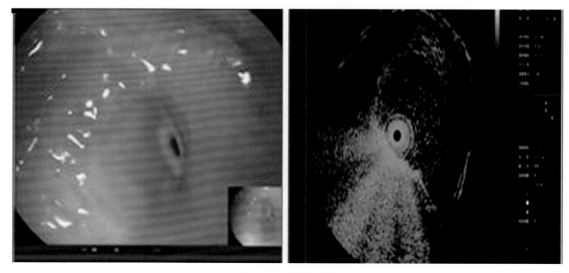

图 30-3　超声内镜

入院后诊疗经过及随访：

1. 吞咽困难

入院后完善化验检查提示肿瘤标志物阴性，超声内镜提示固有肌层增厚，病理检结果无恶性病变证据，PET-CT 示局部考虑良性病变可能性大。行内镜下探条扩张＋支架置入术，过程顺利，后行吞咽功能康复理疗，患者逐渐恢复饮食。支架置入 3 个月后患者再次出现进食后恶心、呕吐，入院复查胃镜发现支架偏移，随后取出偏移支架，再行食管支架置入术。患者因高龄，吞咽功能障碍，出现呛咳，为降低肺感染风险，与家属商议后予留置鼻胃管、鼻饲饮食。随访 7 个月后复查发现食管支架偏移，于胃镜引导下行支架复位，并予钛夹固定。随访 10 个月后患者因肺部感染再次入院，住院期间更换鼻胃管困难，胃镜检查发现支架脱载，考虑与鼻胃管相关操作有关，于胃镜下行食管狭窄球囊扩张并重新置入支架塑形。置入塑形支架 43 天后再行胃镜将两枚支架取出，检查中可见食管管腔已恢复（图 30-4），患者继续鼻饲饮食。

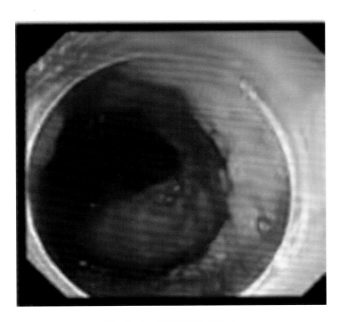

图 30-4　胃镜取出支架后

2. 其他合并症治疗情况

首次支架置入术后患者出现体温升高，伴咳嗽、痰多，WBC 升高，考虑吸入性肺炎，予注射用拉氧头孢抗感染，每次 2 g，一日 2 次，10 天后体温、WBC 恢复正常，呼吸道症状缓解，予停药。停药次日患者出现恶心、呕吐，伴右上腹痛，同时咳嗽、咳痰增加，查 WBC 升高，超声提示胆囊增大，胸部 X 线片示双肺渗出，诊断急性胆囊炎、吸入性肺炎，立即禁食水、补液，予美罗培南静脉滴注抗感染，每次 0.5 g，每 8 h 一次，同时予雾化、化痰治疗，症状逐渐缓解，10 天后将抗生素降级为头孢哌酮钠舒巴坦钠，每次 3 g，每 8 h 一次，用药 14 天后复查胸部 X 线片、腹部超声示肺部及胆系感染好转，予停药。

二、病例解析

患者恶心、呕吐的症状为食管下段狭窄造成进食困难所致，多次胸部 CT 及上消化道造影可明确狭窄部位，确定治疗方案前应首先判断病变的良恶性。患者男性，既往有反酸、烧心症状，时间不详，考虑长期存在胃食管反流，为良性食管狭窄的常见病因。良性食管狭窄还可由吞服腐蚀性物质、罕见皮肤病（营养不良型大疱性表皮松解症）及嗜酸细胞性食管炎等情况引起，但该患者无类似病史及临床表现，考虑可能性不大。收住院后进一步完善 PET-CT 检查提示无恶性病变证据，超声胃镜提示可见狭窄管腔壁内各层结构完整，病理未见恶性组织细胞，无大量嗜酸性细胞，根据全面检查结果考虑狭窄为良性病变，由胃食管反流引起的可能性大。

良性食管狭窄的治疗目标是缓解吞咽困难并预防狭窄复发，通常采用抑酸治疗祛除病因、同时扩张食管狭窄病变部分。但部分患者接受抑酸治疗后不一定可有效预防酸反流，仍有患者使用质子泵抑制剂后出现消化性狭窄复发，该类病变称为难治性狭窄，治疗上可考虑先行机械扩张食管狭窄段，并置入可取出支架。扩张方式分为探条扩张和球囊扩张两种，依据术者习惯选择。可取出支架至少留置 6 周，以使瘢痕组织重塑食管形态。有研究发现支架置入后约 40% 的患者获益，近 30% 患者发生支架移位。该患者置入支架后症状改善，但后期多次出现支架偏移，均需于胃镜下复位或更换支架。同时因为患者高龄，病程中出现吞咽障碍，进食呛咳加重，为避免肺部感染风险，等待支架塑形的过程中予留置鼻胃管，鼻饲饮食，积极改善营养状态，最后一次取出移位支架后评估食管管腔恢复。

三、要点提示

- 此病例为老年良性食管狭窄病例，食管狭窄原因考虑为长期反流性食管炎未规律治疗引起的食管固有肌层增厚所致。
- 反流性食管炎是老年患者的常见病，会引起不同程度的食管狭窄，当食管狭窄进展到严重阶段，可引起进食功能障碍并反复呕吐误吸，导致老年患者发生吸入性肺炎的风险明显增加。
- 反流性食管炎进展到食管狭窄阶段，常规的质子泵抑制剂及促动力药物治疗效果不佳。此病例患者通过接受食管探条扩张及食管内支架塑形技术治疗后，食管狭窄得以缓解，经胃肠道饮食得到恢复。该治疗方式创伤小、耐受性良好，为老年反流性食管炎引起的食管狭窄病变提供了有效的治疗手段。

参考文献

［1］PATTERSON D J，GRAHAM D Y，SMITH J L，et al. Natural history of benign esophageal stricture treated by dilatation. Gastroenterology，1983，85：346.

［2］KATZKA D A，PAOLETTI V，LEITE L，et al. Prolonged ambulatory pH monitoring in patients with persistent gastroesophageal reflux disease symptoms：testing while on therapy identifies the need for more aggressive anti-reflux therapy. Am J Gastroenterol，1996，91：2110.

［3］FUCCIO L，HASSAN C，FRAZZONI L，et al. Clinical outcomes following stent placement in refractory benign esophageal stricture：a systematic review and meta-analysis. Endoscopy，2016，48：141.

（周叶）

病例 31

巨大肝脓肿

一、病例摘要

患者老年女性，76岁。主因"发热6天"入院。患者6天前无明显诱因出现发热，体温最高39.0℃，伴畏寒、肌肉酸痛、头晕、乏力、纳差，无寒战、头痛，伴尿频、尿急、排尿后下腹不适感，无流涕、咳嗽、咳痰、盗汗，无恶心、呕吐、腹胀、腹痛、腹泻。自服感冒清热颗粒无好转，就诊于当地医院，予静脉滴注头孢类抗生素治疗4天，效果欠佳，患者仍持续高热。入院前1天出现畏寒、寒战，体温升至40℃，就诊于当地中医院，查血常规：WBC 16.30×10⁹/L↑，GR% 84.60%↑，HGB 121.0 g/L，PLT 159×10⁹/L。生化：ALT 110.1 U/L↑，AST 72.4 U/L↑，TBIL 5.8 μmol/L，ALB 29 g/L↓，BUN 5.91 mmol/L，Cr 57.4 μmol/L，GLU 10.15 mmol/L↑。腹部超声：肝左叶异常低回声，建议进一步检查，肝脓肿？腹部CT平扫：肝左叶圆形低密度影，考虑占位，建议CT增强扫描。予头孢吡肟联合左氧氟沙星抗感染、中成药退热治疗，患者体温高峰较前下降，但仍间断发热，为进一步诊治来我院。

既往史： 高血压史10年，血压最高220/140 mmHg，长期不规律口服硝苯地平缓释片治疗，入院前未服降压药，诉血压可，具体不详。糖尿病史10年，平素三餐中口服二甲双胍0.5 g，监测空腹血糖控制于7～12 mmol/L，餐后血糖未监测。荨麻疹病史多年，经口服及外用药物治疗后可好转。1个月余前于当地诊所拔牙史。否认心脏病史，否认脑血管病、精神病史。否认肝炎、结核、疟疾史。否认手术、外伤、输血史，否认

食物、药物过敏史，预防接种史不详。其他系统回顾无特殊。

个人史： 出生并久居于本地，否认疫水、疫区接触史，否认其他放射性物质及毒物接触史。免疫接种史不详。否认吸烟史，否认饮酒史。

体格检查： 体温37.1℃，呼吸18次/分，脉搏99次/分，血压131/83 mmHg，脉氧饱和度98%（FIO₂：29%），身高158 cm，体重70 kg，BMI 28.04 kg/m²。神清，精神可，自主体位。颈部、双腋窝、双乳房下方、腹部沿腰带周围可见红色皮疹。扁桃体不大。双肺呼吸音粗，未闻及干、湿啰音。心率99次/分，律齐，未闻及额外心音及异常心音。腹软，剑突下压痛阳性，无反跳痛，肝脾肋下未及，肝区叩痛阴性，肠鸣音4次/分，双下肢不肿。

辅助检查：

- 血常规：WBC 22.95×10⁹/L↑，GR% 88.7%↑，HGB 140.0 g/L，PLT 149×10⁹/L。
- 生化＋h-CRP＋心肌损伤标志物：ALT 170 U/L↑，AST 149 U/L↑，ALB 28.6 g/L↓，GLU 15.22 mmol/L↑，K 4.27 mmol/L，Na 131.0 mmol/L↓，Cr 53.2 μmol/L。
- 凝血：PT 14.0 s↑，APTT 33.3 s，PTA 86%，D-dimer 2.7 μg/ml↑。
- 心肌酶：TnI 0.002 ng/m，TnT＜0.03 ng/ml。
- 血气：pH 7.467↑，PCO₂ 25.9 mmHg↓，PO₂ 78.00 mmHg↓。
- 甲状腺功能：T3 0.88 nmol/L，T4 16.49 nmol/L，FT3 5.13 pmol/L，FT4 16.49 pmol/L，TSH 0.39 μIU/ml↓。
- 糖化血红蛋白：10.52%↑。

- 肿瘤标志物：AFP 1.91 ng/ml，CEA 2.37 ng/ml，CA125 19.41 U/ml，CA199 54.02 U/ml ↑，CYF211 1.38 ng/ml。
- 感染相关：尿隐血阳性，ESR 51 mm/h ↑，PCT 1.49 ng/ml ↑，内毒素 < 10 ng/ml，CRP 183.00 mg/L ↑，真菌 1,3-β-D-葡聚糖检测 < 60 pg/ml，血培养（细菌＋真菌）阴性。
- 腹部超声（入院第 2 天，图 31-1）：肝大小正常，实质回声不均匀，左肝见 10.1 cm× 8.0 cm 混合回声结节，边界欠清，其内为囊实性回声。左肝占位，脓肿？建议结合增强影像学检查。
- 超声心动图：左心房增大（40 mm），射血分数正常，各瓣膜无明显异常。

初步诊断：发热待查，肝脓肿？肝功能异常，高血压 3 级（很高危），2 型糖尿病，胃食管反流病，慢性荨麻疹。

入院后诊疗经过：

1. 肝脓肿诊治

入院后患者持续高热，体温最高至 39.6℃，伴畏寒、寒战，剑突下压痛明显，食欲明显减退。根据既往病史、症状、体征及辅助检查，考虑肝脓肿诊断明确。入院第 2 天完善腹部超声提示肝脓肿较入院前明显增大，普外科会诊无手术指征。于入院第 3 天行超声引导下左肝脓肿穿刺置管引流术，患者肝脓肿液化不明显，首次置管抽出暗红色脓液约 1 ml，查脓液细菌、真菌涂片阴性，病理学提示大量中性粒细胞伴退行性变，未见肿瘤细胞。治疗上经验性给予亚胺培南 500 mg q8h ＋盐酸万古霉素 500 mg q8h 抗感染、还原性谷胱甘肽及异甘草酸镁保肝、补液、补充白蛋白等治疗，患者体温高峰下降，但仍间断发热，体温波动于 36.1 ～ 38.5℃。复查腹部超声（入院第 6 天）：左肝可见大小约 10.0 cm×9.7 cm×8.2 cm 不均匀偏高回声囊实性占位，边界欠清。腹部增强 MRI（入院第 7 天）：左肝可见一类圆形异常信号影，T1WI 为稍低混杂信号影，T2WI 为稍高混杂信号影，大小约 11.0 cm×13.2 cm，边界尚清，考虑肝脓肿。于入院第 7 天再次行超声引导下肝脓肿穿刺置管引流术，当日引流出暗红色脓液约 170 ml，标本送检细菌＋真菌涂片、细菌＋真菌培养，脓液找阿米巴滋养体，细菌培养回报：肺炎克雷伯菌肺炎亚种，余阴性。盐酸万古霉素应用 4 天后，查万古霉素谷浓度 5.69 μg/ml。将抗生素治疗方案调整为亚胺培南

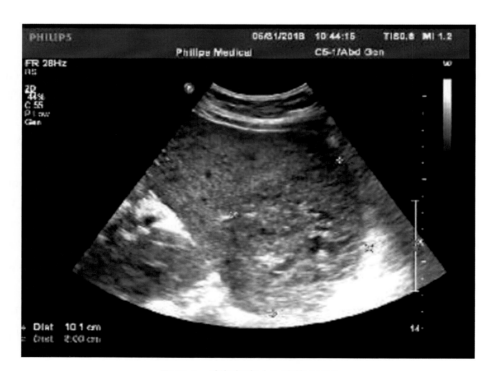

图 31-1 腹部超声（入院第 2 天）

＋万古霉素 1 g q12h 抗感染。

入院第 8 天，常规查体：血压 105/66 mmHg。神清、精神弱，急性病容。双肺呼吸音粗，未闻及干、湿啰音。心率 102 次／分，律不齐，可闻及早搏。腹膨隆，腹肌紧张，全腹压痛、反跳痛，剑突下及右下腹明显，肝肋下 2 指、剑突下 4～5 指，肝区叩痛阳性，肠鸣音 0 次／分，双下肢不肿。考虑患者出现弥漫性腹膜炎、麻痹性肠梗阻。腹部超声（入院第 9 天）：左肝可见 8.8 cm×8.8 cm×8.6 cm 低回声实性占位，肝周积液最厚约 1.5 cm，腹水最深约 3.2 cm，腹部 CT 平扫（入院第 9 天）：肝 S2、S3 可见一大小约 12.4 cm×10.6 cm 占位，密度欠均匀，CT 值 14～29HU。脓肿范围较前变化不明显，且出现肝周、左下腹渗出，于当日行左下腹腹水、右上肝周积液穿刺置管引流术，可引流出黄色浑浊脓液，腹腔引流液送常规、生化、ADA＋LDH、肿瘤标志物、找结核菌、细菌＋真菌涂片、细菌＋真菌培养，脓液细菌培养结果为肺炎克雷伯菌肺炎亚种。万古霉素 1 g q12h 后两天复查谷浓度为 7.59 ng/ml，将万古霉素加量至 1 g q8h，4 天后复查谷浓度为 13.06 ng/ml。

入院第 10 天患者体温恢复正常。每 5～10 天复查腹部超声，左肝脓肿呈逐渐缩小趋势。亚胺培

南应用 2 周后降级为头孢哌酮／舒巴坦 3 g q8h，万古霉素应用 14 天后停用。右上肝周、左下腹腔、肝脓肿持续引流，引流量分别波动于 40～580 ml、10～495 ml、5～70 ml，均为暗红色、黄色脓液，分别于置管后 12 天、12 天、79 天拔出置管。

入院第 27 天，患者再次出现发热，体温最高至 38.2℃，无畏寒、寒战，可自行降至正常，复查 WBC 高于正常，较前变化不大，PCT 阴性，再次复查引流液培养示肺炎克雷伯菌肺炎亚种，将抗生素调整为氨曲南 2 g bid＋万古霉素 1 g q8h 联合抗感染，当日复查腹部超声：左肝见 6.6 cm×6.5 cm×5.9 cm 低回声占位，肝周积液 3.3 cm×1.0 cm，未见腹水，病变缓慢缩小，考虑肝脓液吸收所致。3 天后体温恢复正常，后未再发热，其间多次查万古霉素浓度在正常范围内，氨曲南应用 2 周、万古霉素应用 1 周后停用，体温无反复。出院当日（入院第 41 天）复查腹部超声（图 31-2）：左肝可见 4.8cm×4.6cm×3.3cm 混合回声包块，无肝周积液、腹水。患者住院期间抗感染治疗方案见表 31-1。

出院后患者继续口服左氧氟沙星片 0.5 g qd＋甲硝唑 200 mg 约 1 个月。于我院门诊复查血常规示 WBC、GR％、HGB 均正常，生化示 ALT、

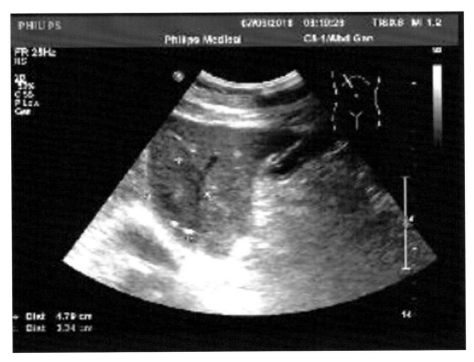

图 31-2　腹部超声（入院第 41 天）

表31-1 抗生素的应用

入院天数	1	2	6	9	13	14	28	30	34	41
体温（℃）	39.6	39.5	38.3	37.2	36.5	36.2	35.6	36.0	36.0	36.4
WBC（×10⁹/L）	22.95	20.1	18.5	23.13	14.29	9.95	10.44	9.11	9.12	9.28
万古霉素浓度（ng/ml）	—	—	5.69	7.59	13.06	—	—	16.0	19.81	—
脓培养	—	—	肺炎克雷伯菌肺炎亚种	—	—	肺炎克雷伯菌肺炎亚种	肺炎克雷伯菌肺炎亚种	阴性	—	—
抗生素1	亚胺培南↑	→	→	→	→	↓头孢哌酮舒巴坦↑	↓氨曲南↑	→	→	→
抗生素2	—	万古霉素↑ 0.5g q8h	→1g q12h	→1g q8h	→	↓	→1g q8h	—	↓	—
病变大小（cm）	10.1×8.0		10.0×9.7×8.2	8.8×8.8×8.6	11×10.4×9.4		6.6×6.5×5.9	6.5×4.6×4.8	4.8×4.6×3.3	

↑，抗生素应用起始；↓，前一种抗生素应用停止；→，抗生素应用同前一种。

AST、ALB、Cr、K、Na、Cl 等均正常，腹部超声：左肝脓肿恢复期，大小约 3.7 cm×2.8 cm×3.6 cm，腹部增强 MRI：肝 S2、S3 肝脓肿范围较前明显缩小，大小约 1.8 cm×1.5 cm。

2. 其他方面诊治

呼吸道：入院第 9 天，患者出现咳嗽、咳痰，伴喘憋，肺部可及少量湿啰音，血气示 I 型呼吸衰竭，当日行胸部 CT 平扫：双侧胸腔积液、下肺不张，考虑与肝脓肿累及肺相关，予积极抗感染、化痰、平喘、雾化治疗，加强拍背促进痰液引流，后复查床旁胸部 X 线片示双侧病变明显减少，肺部感染好转。营养：患者感染消耗明显，白蛋白水平低，予高能量型匀浆膳＋经口进食＋静脉补液＋静脉营养支持治疗，保证能量供应，监测出入量基本稳定。血糖：患者糖尿病史多年，既往血糖控制不佳，糖化血红蛋白较高，入院后根据血糖情况调整降糖方案为甘精胰岛素＋阿卡波糖＋盐酸二甲双胍治疗，患者血糖控制稳定。患者感染期间出现急性尿潴留、阵发房颤，予留置导尿、倍他乐克控制心率治疗后，拔出导尿管、监测心率未再出现房颤，排尿及心率均稳定。脏器功能稳定，于入院第 41 天顺利出院。

二、病例解析

1. 巨大肝脓肿是指直径＞ 10 cm 的脓肿；超声和 CT 是敏感性最高的诊断方法

肝脓肿是最常见的内脏脓肿，尤以细菌性肝脓肿为多见，最常累及右叶。典型的临床表现为发热和腹痛，发生比例分别为 90%、50%～ 75%。腹痛通常局限于右上腹，也可出现肝大、黄疸、恶心、呕吐、厌食、体重减轻等。危险因素包括糖尿病、肝胆或胰腺疾病、肝移植、规律使用质子泵抑制剂等。发病机制主要为：肠瘘、腹膜炎、胃肠道感染、胆道感染直接播散、血行播散等。最常见的病原体为革兰氏阴性杆菌，如大肠埃希菌、肺炎克雷伯菌，其他如链球菌、金黄色葡萄球菌、化脓性链球菌等球菌感染多见，厌氧菌感染常见，真菌感染、结核分枝杆菌感染罕见。

巨大肝脓肿并不少见，对于影像学检查发现肝部一个或多个占位性病变，尤其是发热伴有右上腹痛、转氨酶、胆红素、白细胞升高的患者均应想到该病可能。由于病变范围大，所以脓肿破裂、侵犯临近器官如肺导致肺炎、胸腔积液或渗出导致腹水、腹膜炎、肝周积液等表现可见。诊断依赖于超声或 CT，敏感性分别为 85%、95%。超声可表现为低回声、高回声病变。CT 可表现为边界清楚的圆形病变伴中央低密度区，部分可出现多房性积液或边缘不规则。MRI 对检测肝脓肿敏感，表现为 T1 加权像中央低信号，T2 加权像中央高信号，与本例患者相符。

对于临床诊断肝脓肿的患者需考虑到其他肝占位可能。如肝囊肿、肿瘤。前者 CT 表现为积液不伴有周围环状征或充血；后者的放射学表现为实性，可含有钙化区，肿瘤内坏死及出血可导致液体填充，在这种情况下，通过影像学与脓肿鉴别较为困难，应积极结合病史、症状、化验检查、病情发展、治疗效果等协助鉴别。其他表现为发热、右上腹痛、肝酶升高的疾病，如肝炎（病毒性、药物性、酒精性）、右下叶肺炎、急性胆管炎和急性胆囊炎，一般可通过影像学检查区分。

与细菌性肝脓肿鉴别最为困难的为阿米巴肝脓肿，症状、影像学检查均类似。此时需询问患者过去 6 个月内是否去过疫区或接触来自疫区的患者，疫区包括非洲、印度、墨西哥、中美洲及南美洲等。最佳方法为完善溶组织内阿米巴血清学检查或粪便检查，本例患者便找阿米巴滋养体及包囊为阴性。

综上所述，本例患者存在细菌性肝脓肿的主要宿主因素：糖尿病。患者糖尿病史 10 年，且血糖长期控制欠佳，免疫力差。但大多数糖尿病患者并不会出现肝脓肿，猜测前驱胃肠道感染、泌尿系感染可能参与了发病过程。

2. 针对性抗生素联合反复经皮穿刺引流是巨大肝脓肿的主要治疗手段，抗生素的治疗疗程应个体化

在获得阳性病原体结果之前，应给予经验性广谱抗生素治疗，至少需覆盖链球菌、革兰氏阴性杆菌和厌氧菌。常用的治疗方案为：①三代头孢菌素＋甲硝唑；② β - 内酰胺类 / β - 内酰胺酶抑制剂

联合或不联合甲硝唑；③喹诺酮类＋甲硝唑；④碳青霉烯类联合或不联合甲硝唑。对于脓毒性休克或高度怀疑感染金黄色葡萄球菌的患者需加用万古霉素。使用期间，需定期复查万古霉素浓度，警惕药物蓄积并及时调整剂量以维持血药浓度在正常范围内。疗程通常为 4～6 周，但需根据感染范围及治疗反应等确定具体疗程。本例患者万古霉素用量最大为 1 g q8h，共用约 14 天，监测浓度在正常范围内，且未出现肾功能损伤。故及时调整抗生素用量对于治疗效果至关重要。

获得阳性病原体之后，可给予针对性抗生素治疗。但是，针对性治疗通常需要持续覆盖多种微生物。即使分离出单一微生物，如仅分离出链球菌，除需覆盖链球菌外，还应覆盖革兰氏阴性菌及厌氧菌。如仅分离出金黄色葡萄球菌或念珠菌，则只需覆盖该病原体。

对于巨大肝脓肿的患者，反复经皮穿刺引流是重要治疗手段。该手段不仅可通过脓液培养获取阳性病原体，还可及时、有效地清除感染灶，也可通过反复留取脓液培养评估抗感染治疗效果。充分治疗后脓肿消退的平均时间为 22 周。脓肿越大，引流失败的可能性越大。巨大肝脓肿的患者约有 25％出现并发症，包括脓肿破裂、腹水、肺部炎症、胸腔积液甚至脓毒症休克。

直径≤5 cm 的单个肝脓肿，可行置管或仅针吸经皮引流，两种方法治疗成功率相近。

多房性脓肿，治疗方法应考虑到脓肿的数量、大小、可接近性、基础疾病等。易于接近的脓肿首选经皮引流，若 7 日后效果欠佳或脓肿内容物呈黏性并阻塞引流管，需要腹腔镜或开放性手术治疗。除以上治疗方案外，经内镜逆行胆胰管成像（ERCP）对于有既往胆道操作史且感染灶与胆管树相通的患者，有助于引流，对难以接近的肝脓肿安全亦有效。

综上所述，本例患者主要采取了抗感染、反复经皮穿刺引流两种治疗手段。病程中虽然出现了腹水、肺部感染、胸腔积液、肺不张、阵发房颤、急性尿潴留、血糖波动等情况，但最终治疗效果满意。

三、要点提示

- 肝脓肿的抗生素治疗疗程通常为 4～6 周，对于老年、病变范围大、引流不充分、脓液培养持续阳性的患者需适当延长疗程。
- 对于巨大肝脓肿的患者，经皮穿刺引流是重要治疗手段，肝脓肿引流管可保留至脓液引流量极少时再拔除。
- 巨大肝脓肿患者出现治疗失败及脓肿破裂、并发脓毒症的风险大，重复经皮置管引流联合足量、足疗程的抗生素治疗是有效的治疗手段。

参考文献

［1］RAHIMIAN J，WILSON T，ORAM V，et al. Pyogenic liver abscess：recent trends in etiology and mortality. Clin Infect Dis，2004，39（5）：1654-1659.

［2］THOMSEN R W，JEPSEN P，SØRENSEN H T. Diabetes mellitus and pyogenic liver abscess：risk and prognosis. Clin Infect Dis，2007，44（5）：1194-1200.

［3］LIN H F，LIAO K F，CHANG C M，et al. Correlation between proton pump inhibitors and risk of pyogenic liver abscess. Eur J Clin Pharmacol， 2017，73（6）：1019-1025.

［4］JOHANNSEN E C，SIFRI C D，MADOFF L C. Pyogenic liver abscesses. Infect Dis Clin North Am，2000，14（9）：547-556.

［5］LIN A C，YEH D Y，HSU Y H，et al. Diagnosis of pyogenic liver abscess by abdominal ultrasonography in the emergency department. Emerg Med J，2009，26（5）：273-279.

［6］BACHLER P，BALADRON M J，MENIAS C，et al. Multimodality Imaging of Liver Infections：Differential Diagnosis and Potential Pitfalls. Radiographics，2016，36（7）：1001-1009.

［7］MORTELÉ K J，SEGATTO E，ROS P R. The infected liver：radiologic-pathologic correlation. Radiographics，2004，24（5）：937-945.

［8］CHEN Y W，CHEN Y S，LEE S S，et al. A pilot study of oral fleroxacin once daily compared with conventional therapy in patients with pyogenic liver abscess. J Microbiol Immunol Infect，2002，35（5）：179-186.

［9］K C S，SHARMA D. Long-term follow-up of pyogenic liver abscess by ultrasound. Eur J Radiol，2010，74（9）：195-198.

（赵国宪）

病例 32

下消化道出血（小肠血管畸形可能）

一、病例摘要

患者老年男性，64岁。因"便血2天"入院。患者2天前晨起排少量暗红色成形便并中等量暗红色稠糊状便，量约500 ml，非喷射样，否认黏液便或胶冻样便，排便前不伴有腹痛、腹胀、里急后重，无恶心、呕吐，无发热；排便后无头晕、黑矇、心悸、出汗，无胸闷、胸痛、肢体麻木等不适。患者未重视，继续正常生活饮食，当晚再次排暗红色稀糊便1次，量不详。入院当日上午患者共排暗红色稀糊状及稀水样便2次，量不详，仍未重视，午间正常进餐。晚餐时患者里急后重感，排暗红色水样便约1000 ml，为喷射样，便色较前鲜红，排便后自觉头晕、心悸、出汗、黑矇，患者于卫生间坐位呼唤家人后，随即出现晕厥，意识丧失1~2 min，清醒后已由坐便器跌坐至地面，仍有头晕、出汗，为进一步诊治收入我科。患者自发病以来，饮食正常，睡眠可，小便正常，体重无明显变化。

既往史、个人史及家族史：高血压、血脂代谢异常、2型糖尿病、糖尿病视网膜病变、糖尿病周围神经病、外周动脉硬化病史，规律治疗，未使用抗血小板、抗凝或活血药物。痔疮病史，数年前曾有出血，具体不详。吸烟30余年，最多40支/日，近年10支/日。饮酒30余年，应酬为主，每次白酒4~5两，末次饮酒为入院前4个月。否认食物、药物过敏史。母亲已故，死于肺癌伴脑转移，父亲健在，患脑梗死。

入院查体：体温36.3℃，脉搏93次/分，呼吸20次/分，血压113/64 mmHg，SpO$_2$ 98%（FiO$_2$ 29%），体重93 kg，身高176 cm，BMI 30.02 kg/m^2。神志清楚、言语利，睑结膜及口唇稍苍白，双肺呼吸音粗，未闻及干、湿啰音。叩诊心界不大，心率93次/分，律齐，各瓣膜听诊区未闻及病理性杂音。腹稍膨隆，触软，无压痛、反跳痛、肌紧张，未触及包块，肝脾肋下未触及，肝区脾区无叩痛，肠鸣音5次/分。双胫前色素沉着，双下肢无明显水肿，双侧足背动脉搏动稍弱。

辅助检查：

- 血常规：WBC 10.87×10^9/L↑，NE% 80.6%↑，HGB 133 g/L，PLT 189×10^9/L。
- 生化：GLU 11.14 mmol/L↑，ALB 36.9 g/L，BUN 6.74 mmol/L，Cr 77 μmol/L，TBIL 7.25 μmol/L，K 3.66 mmol/L，NT-pro BNP 70 ng/L，D-dimer 0.7 μg/ml。

初步诊断：便血待查，急性下消化道出血可能性大，高血压1级（很高危），2型糖尿病，糖尿病视网膜病变，糖尿病周围神经病，脂代谢异常，外周动脉硬化。

入院后诊疗经过：患者入院第3天完善第一次消化内镜检查，胃镜（图32-1）示糜烂性胃炎，结肠镜（图32-2）示结肠多发息肉（山田Ⅱ、Ⅳ型），行内镜下黏膜切除术＋组织夹封闭术，结肠憩室（病理：横结肠1：结肠黏膜低级别管状腺瘤，切缘干净。横结肠2：结肠黏膜组织呈慢性炎，部分呈增生性息肉样结构）。术后予禁食水，次日晨起患者再次排暗红色血便共3次，累计约320 ml，复查血常规HGB 112 g/L，当日中午予复查结肠镜（图32-3），进镜至回肠末端见少量血迹，继续进镜约30 cm未见新鲜血及陈旧血；横结肠可见原息肉创面组织夹封闭，未见活

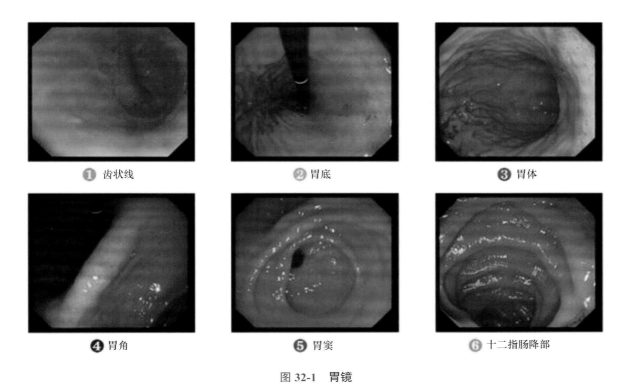

① 齿状线　　　　　　② 胃底　　　　　　③ 胃体

④ 胃角　　　　　　⑤ 胃窦　　　　　　⑥ 十二指肠降部

图 32-1 胃镜

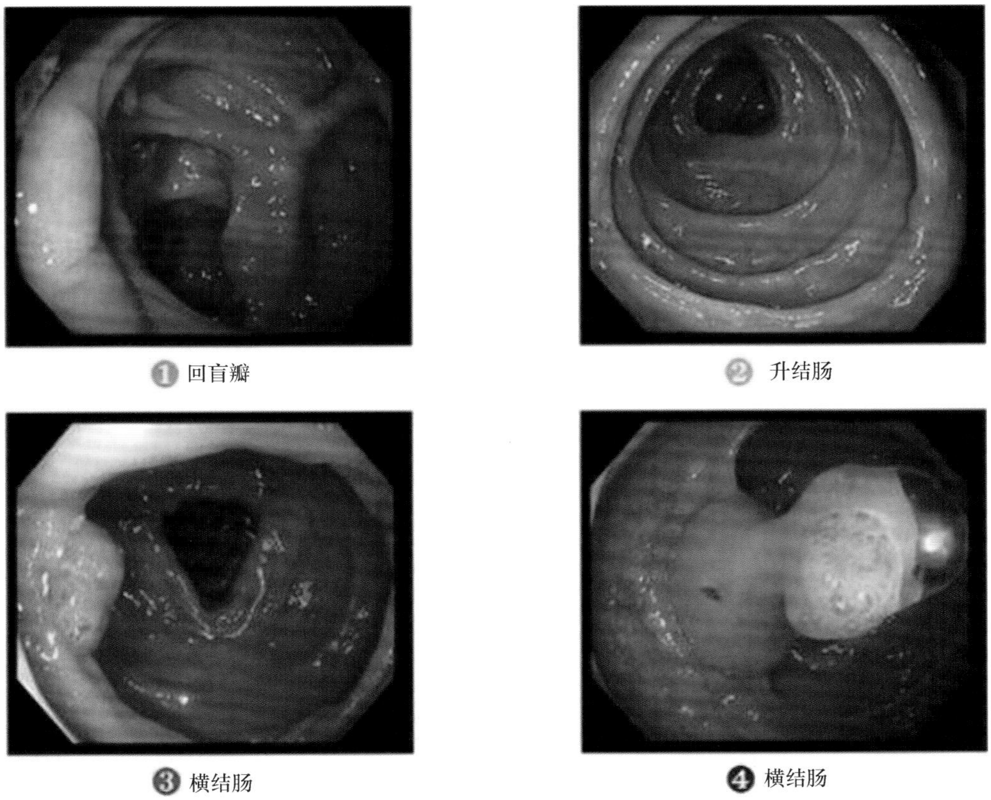

① 回盲瓣　　　　　　② 升结肠

③ 横结肠　　　　　　④ 横结肠

图 32-2 结肠镜（第一次）

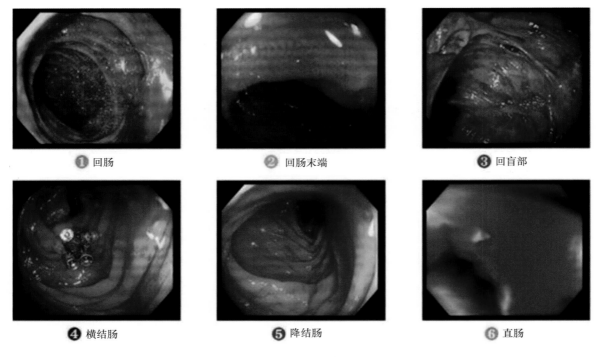

❶ 回肠　　　　　❷ 回肠末端　　　　　❸ 回盲部

❹ 横结肠　　　　　❺ 降结肠　　　　　❻ 直肠

图 32-3　结肠镜（第二次）

动性出血，予原创面组织夹封闭；回盲部、升结肠、横结肠、降结肠可见大量血迹，影响观察及进镜。术后予注射用矛头蝮蛇血凝酶止血治疗。继续禁食水 48 h，静脉补液支持治疗。患者未再出血，于入院第 6 天中午起恢复流食，静脉补液逐渐减量。患者入院第 8 天晨起再次排暗红色血便 1 次，量约 100 ml，复查血常规 HGB 87 g/L，再次予禁食水，入院第 9 天完善消化道出血核素显像（图 32-4），99mTc-RBC 肠道出血显像示约第 2 组小肠内显像剂分布增高，相应部位小肠水肿增粗、管腔狭窄，首先考虑消化道活动性出血，出血点位于约第 2 组小肠，建议必要时小肠镜进一步检查。于入院第 11 天行经口小肠镜检查（图 32-5），进镜至约回肠上段，所见小肠腔内未见血迹，所见空肠黏膜光滑，未见糜烂、溃疡及新生物。完善小肠 CT 重建，未见肠道占位性病变。请消化道、介入科、普外科联合会诊，考虑出血位置位于小肠上段，血管畸形导致出血可能性大，如再次出血，可请介入科行血管造影，明确出血部位，必要时普外科手术治疗。入院第 12 天晨起患者再次排少量暗红色血便，复查血常规 HGB 85 g/L，请示介入科，建议动态观察。后患者未再便血，逐

渐恢复饮食，减停静脉补液，监测便隐血持续阴性。予口服琥珀酸亚铁片治疗后血常规 HGB 逐渐回升至 90 g/L。入院第 31 天好转出院。出院后 2 个月再次少量便鲜血，未特殊处理后自行好转。

二、病例解析

1. 急性下消化道出血

本例患者以便血为主要临床表现，无呕血或呕吐咖啡色物，结合入院后胃镜及结肠镜所见，考虑急性下消化道出血诊断明确。

急性下消化道出血病因可分为解剖性（憩室病）、血管性（血管发育异常、缺血、辐射诱导）、炎症性（感染、炎症性肠病）、肿瘤性等种类。此外，急性下消化道出血也可发生在息肉切除术等治疗性干预措施后。80%～85%的急性下消化道出血会自发停止，死亡率为 2%～4%。

询问病史时应注意患者既往的消化道出血发作情况及其他既往史，以识别潜在出血灶以及可能影响后续处理的共存疾病。应询问患者的用药史，尤其是与出血相关或可能损害凝血功能的药物，如非甾体抗炎药、抗凝药和抗血小板药。还应询问患者

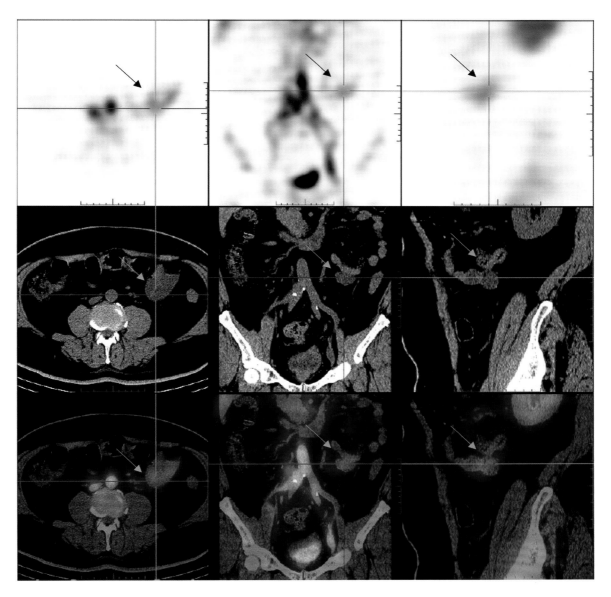

图 32-4　消化道出血核素显像

是否存在腹痛、排便习惯改变等可能提示特定出血病因的症状。体格检查应注意评估血流动力学稳定性以及腹部体征。实验室检查应包括全血细胞计数、血清生化检查和凝血功能检查等。

治疗方面应予患者鼻导管吸氧，开放静脉通路，如果需行紧急上消化道内镜，应完全禁食水。充分的液体复苏对急性消化道出血患者至关重要，活动性大出血患者在暂无条件静脉输注红细胞悬液前应先行静脉补液支持，如果初始复苏未能改善血压，应加快补液速率，并考虑采取急诊消化内镜或血管造影等紧急干预。决定是否输血必须因人而异，无共存疾病的年轻患者在血红蛋白还未降至 70 g/L 以下时可能无需输血。另一方面，年龄较大或有严重共存疾病的患者需输注红细胞悬液，以保持较高的（如 90 g/L 以上）血红蛋白水平。本例患者虽为中老年男性，主要基础疾病为高血压及 2 型糖尿病，无明确的冠心病或缺血性脑血管病，病程中血红蛋白最低为 85 g/L，且血流动力学稳定，故未进行输血治疗。

消化内镜是诊断和治疗急性下消化道出血的首选初始检查，其他可能有用的诊断性检查包括放射性核素显像、CT 血管造影和肠系膜血管造影等。

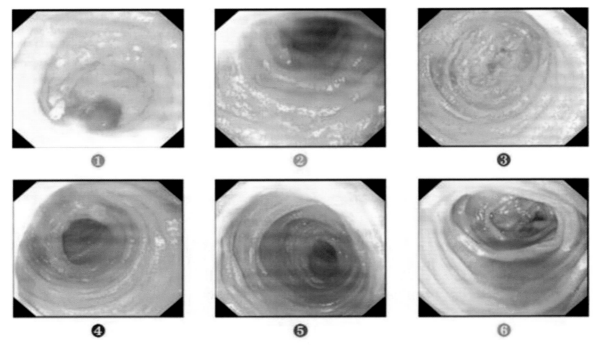

图 32-5　小肠镜

2. 消化道出血核素显像

本例患者入院后常规完善胃镜及结肠镜但未能明确下消化道出血的具体部位及原因，结合其间歇性活动性出血的特点，我们选择消化道出血核素显像作为进一步明确诊断的手段。

消化道出血核素显像可检出速率为 0.1 ～ 0.5 ml/min 的出血，是检测消化道出血最敏感的放射影像学检查，我院采用的是 99mTc 高锝酸盐标记的自体红细胞技术。

注射 99mTc 高锝酸盐标记的红细胞后，常用 30 ～ 90 min 获取腹部影像，如有必要，可在随后最长 24 h 内每隔几小时重复成像检查。这种技术的优势在于可在 24 h 中对间歇性出血患者进行多次扫描，有助于检测不明原因的间歇性出血患者。

消化道出血核素显像的一个主要缺点是需要患者有活动性出血才能发现出血灶，且仅能将出血定位到一个大致的腹部区域。此外，其准确度在各报道间变化很大，从 24％到 91％不等。定位不准是因为血液既可顺蠕动方向流动，也可逆蠕动方向流动。此外，定位到某个腹部区域并不等同于确定了一个具体的出血灶。本例患者核素结果显示出血点位于第 2 组小肠，但两天后的小肠镜检查并未发现血管畸形征象或出血痕迹，不除外消化道出血核素检查的局限性。

3. 胃肠道血管发育异常

胃肠道常见发育异常血管，有些异常从出生即存在，或为遗传综合征的表现，但绝大多数是后天形成的。胃肠道血管发育异常最常见于 60 岁以上的患者，但在 30 多岁的患者中也有报道。整体人群中胃肠道血管发育异常的患病率尚不明确。在终末期肾病、血管性血友病和主动脉瓣狭窄患者中，血管发育异常的患病率较高。40％～ 60％的患者有 1 处以上的血管发育异常。结肠血管发育异常最常见于右半结肠。小肠血管发育异常可见于整个小肠，常见于因上消化道内镜和结肠镜无阳性发现胃肠道出血而接受评估的患者。约 5％的胃肠道出血患者初始经胃镜和结肠镜检查未发现出血源，其中 3/4 可在小肠发现疑似出血源。40 岁以上的患者中大约有 40％的小肠出血是由小肠血管病变所致。4％～ 7％的胃肠道出血患者病因在于胃或十二指肠血管发育异常，这些患者可能表现为隐性或显性出血。

诊断血管发育异常可借助胃镜、结肠镜、胶囊内镜和小肠镜。因为血管发育异常可位于胃肠道任何区域，所以可能有必要联合多种内镜检查技术。血管发育异常内镜下通常为樱桃红色的扁平小病变（5～10 mm），外观呈蕨样，即从中央血管呈放射状发出分支状扩张血管。这种特征性表现可能在结肠更明显，小肠病变通常比在胃肠道其他部位见到的病变更小，应特别留意蕨样外观特征，以防将其他红斑状黏膜病变或正常血管误认为血管发育异常。因为需以血管造影作为诊断血管发育异常的金标准，故消化内镜检测该病变的敏感性不明，但估计超过80%。在肠道准备不佳的患者中或当病变位于结肠袋皱襞后时，血管发育异常可能很难在结肠镜中观察到。此外，使用阿片类药物镇静或肠道注气导致的黏膜血流量一过性下降可能使血管发育异常难以观察到。因此在检查过程中给予阿片类拮抗剂或抽出气体有可能改善检出率。

螺旋CT或磁共振血管成像等影像学检查亦可协助诊断血管发育异常。一项纳入了26例怀疑有结肠血管发育异常患者的研究对CT血管造影的准确度进行了估计，研究中的患者接受了标准结肠镜、CT血管造影和标准血管造影检查。与结肠镜和标准血管造影的结果相比，CT血管造影的敏感性和特异性分别为70%和100%。

对于反复胃肠道出血或长期缺铁性贫血，若侵入性较低的方法（如内镜和CT血管造影）找不到出血源，则可借助血管造影确立诊断。

血管发育异常的内镜治疗方法有多种，其中最常用的是烧灼法。方法的选择取决于病变的部位和到达病变的模式、内镜医师的经验及设备条件。因为右半结肠壁薄，治疗中较易穿孔，故对该处行内镜治疗时应谨慎。在患者接受内镜治疗后平均22个月时，约1/3的血管发育异常患者会再次出血，而小肠血管发育异常患者中观察到的再出血率更高（45%）。

本例患者完善胃镜、结肠镜、小肠镜等检查并未能完全佐证消化道出血核素显像对出血部位的判断，但综合考虑患者年龄及病史，并基于胃肠道血管发育异常的特点及消化内镜对诊断的局限性，经多学科多位专家会诊，最终考虑小肠血管畸形出血可能性大。

三、要点提示

- 对于难以确定原因的消化道出血患者，除溃疡、肿瘤、炎症、憩室等原因外，还需考虑胃肠道血管发育异常的可能性。
- 对于消化内镜检查未能明确病灶部位的活动性消化道出血，99mTc-RBC肠道出血显像检查可协助定位，且具有无创、无需肠道准备、耐受性好、敏感性高等优点。

参考文献

[1] FARRELL J J, FRIEDMAN L S. Review article: the management of lower gastrointestinal bleeding. Aliment Pharmacol Ther, 2005, 21 (11): 1281-1298.

[2] VILLANUEVA C, COLOMO A, BOSCH A, et al. Transfusion strategies for acute upper gastrointestinal bleeding. N Engl J Med, 2013, 368 (1): 11-21.

[3] WU W C, RATHORE S S, WANG Y, et al. Blood transfusion in elderly patients with acute myocardial infarction. N Engl J Med, 2001, 345 (17): 1230-1236.

[4] DUSOLD R, BURKE K, CARPENTIER W, et al. The accuracy of technetium-99m-labeled red cell scintigraphy in localizing gastrointestinal bleeding. Am J Gastroenterol, 1994, 89 (3): 345-348.

[5] OLDS G D, COOPER G S, CHAK A, et al. The yield of bleeding scans in acute lower gastrointestinal hemorrhage. J Clin Gastroenterol, 2005, 39 (4): 273-277.

[6] JESUDASON S R, DEVASIA A, MATHEN V I, et al. The pattern of angiodysplasia of the gastrointestinal tract in a tropical country. Surg Gynecol Obstet, 1985, 161 (6): 525-531.

[7] MORETÓ M, FIGA M, OJEMBARRENA E, et al. Vascular malformations of the stomach and duodenum: an endoscopic classification. Endoscopy, 1986, 18 (6): 227-229.

［8］RAJU G S，GERSON L，DAS A，et al. American Gastroenterological Association（AGA）Institute technical review on obscure gastrointestinal bleeding. Gastroenterology，2007，133（5）：1697-1717.

［9］RICHTER J M，HEDBERG S E，ATHANASOULIS C A，et al. Angiodysplasia. Clinical presentation and colonoscopic diagnosis. Dig Dis Sci，1984，29（6）：481-485.

［10］JUNQUERA F，QUIROGA S，SAPERAS E，et al. Accuracy of helical computed tomographic angiography for the diagnosis of colonic angiodysplasia. Gastroenterology，2000，119（2）：293-299.

［11］JACKSON C S，GERSON L B. Management of gastrointestinal angiodysplastic lesions（GIADs）：a systematic review and meta-analysis. Am J Gastroenterol，2014，109（4）：474-483.

（苗也）

病例 33

白血病合并腹泻、便血

一、病例摘要

患者老年男性，61 岁。因"间断腹泻 10 余天，便血 4～5 天，发热 1 天"于 2021-2-12 入院。患者 10 余天前出现腹泻，大便性状由最初的不成形糊状便变为黏液便，后变为水样便，次数由最初 3～4 次/日逐渐增多至 10～20 次/日，进食或饮水后即有便意；伴下腹轻微绞痛，排便后缓解。无发热，无恶心、呕吐、里急后重感。于我院门诊就诊，予盐酸洛哌丁胺胶囊、蒙脱石散、肠道益生菌口服，症状无明显缓解。患者近 4～5 天排洗肉水样血便，10～20 次/日，食欲差、进食少，便血逐渐加重为鲜红色。1 天前患者出现发热，体温 37.4℃，感乏力、食欲差，无畏寒、寒战，无胸闷、胸痛、呼吸困难，无头晕、头痛。就诊于我院门诊，查便常规：隐血阳性，鲜血便，镜检红细胞几乎满视野，镜下白细胞 5～8 个/高倍视野。血常规：WBC 8.81×10^9/L，GR% 83.0%↑，HGB 133 g/L，PLT 98×10^9/L↓，CRP 70.09 mg/L↑，血生化提示存在低钾血症。为进一步诊治收入院。患者病程中神志清楚，精神差，小便量较平素减少，体重无明显变化。

既往史： 患者 17 个月前于我院诊断为急性早幼粒细胞白血病，予口服维 A 酸片＋静脉滴注亚砷酸氯化钠注射液诱导分化治疗、去甲氧柔红霉素化疗，并多次腰椎穿刺给予阿糖胞苷＋地塞米松或氨甲蝶呤＋地塞米松鞘内注射，近期复查显示白血病处于完全缓解状态；化疗过程中患者多次出现骨髓抑制，间断予成分输血、重组人血小板注射液和艾曲泊帕乙醇胺片促进血小板生成、重组人粒细胞刺激因子注射液提升白细胞后好转；4 个月前患者规律口服维 A 酸片（10 mg 每日 2 次，服用 2 周停用 2 周）、复方黄黛片（5 片，每日 3 次，服用 4 周停用 4 周）治疗，此次腹泻约 1 周前开始口服复方黄黛片第三疗程治疗。高血压史 15 年，最高 160/90 mmHg，目前口服酒石酸美托洛尔片、苯磺酸氨氯地平片降压治疗，血压可控制在 130/70 mmHg 左右。2 型糖尿病史 7 年余，目前口服利格列汀片、阿卡波糖片降糖治疗，血糖控制可。高脂血症史 8 年余，应用阿托伐他汀钙片降脂治疗。16 个月前患者进食油腻食物和饱餐后出现急性胆囊炎、胆源性胰腺炎，经抗感染和对症治疗后好转，后复查腹部超声提示慢性胆囊炎。因化疗右上肢经外周静脉穿刺的中心静脉导管（peripherally inserted central venous catheter，PICC），10 个月前右上肢肿胀，血管超声提示存在静脉血栓，先后给予低分子量肝素、利伐沙班片抗凝，6 个月前复查右上肢静脉超声示血流通畅，拔除 PICC 置管，停用抗凝药物。1 个月前安定医院诊断焦虑状态、抑郁状态、睡眠障碍，口服丙戊酸钠片、劳拉西泮片、草酸艾司西酞普兰片、右佐匹克隆片治疗。9 年前因肺腺癌在我院行胸腔镜下左肺下叶切除＋淋巴结清扫术，术后监测肺癌无复发征象。否认冠心病、慢性肾病、慢性肺病等病史，否认肝炎、结核等传染病史。否认药物食物过敏史。

个人史： 吸烟 30 余年，平均 20 支/天，已戒烟 8 年；饮酒 30 余年，约 1 两/日，已戒 8 年。

家族史： 父亲已去世，曾患左下肢恶性肿瘤（具体不详）。母亲因子宫癌去世。

入院查体： 体温 36.8℃，呼吸 18 次/分，脉搏 92 次 / 分，血压 168/72 mmHg，SO₂ 98%（FiO₂ 21%）。体重 73 kg，身高 173 cm，BMI 24.39 kg/m²。神清，精神可，全身皮肤黏膜无黄染，口唇无发绀、苍白。双肺呼吸音清，未闻及干、湿啰音。心率 92 次 / 分，律齐，各瓣膜听诊区未闻及病理性杂音。腹平坦，触软，左下腹轻触痛，无反跳痛、肌紧张，未触及包块，墨菲征阴性，麦氏点无压痛，肠鸣音 5 ～ 6 次 / 分。双下肢无水肿。

辅助检查：

- 尿常规：尿酮体＋＋。
- ESR：30mm/1h ↑。
- PCT：0.22ng/ml。
- 血生化：ALT 8 U/L，AST 14 U/L，ALB 33.1 g/L↓，K 3.42 mmol/L ↓，TBIL 8.65 μmol/L，DBIL 2.14 μmol/L，Cr 57.9 μmol/L，BUN 2.85 mmol/L↓。
- 甲状腺功能未见异常。
- 血分片未见原始幼稚细胞。

初步诊断： 腹泻便血待查，急性早幼粒细胞白血病，高血压 2 级（极高危组），2 型糖尿病，血脂代谢异常，右上肢静脉血栓（再通），低钾血症，慢性胆囊炎，左肺下叶腺癌术后，焦虑状态，抑郁状态，睡眠障碍。

入院后诊疗经过： 入院后完善相关检查，便培养未检出沙门菌、志贺菌。便镜检未见真菌、寄生虫卵。便球 / 杆比例：多数革兰氏阴性杆菌，少数革兰氏阳性球菌。便艰难梭菌毒素 A、B 检测均阴

性。患者入院后予禁食、拉氧头孢钠静点抗感染、质子泵抑制剂静脉滴注抑酸、静脉补液、口服蒙脱石散及肠道益生菌等治疗，腹泻逐渐好转，体温正常，可间断排黄色成形便，每日 1 ～ 2 次，便镜检无红白细胞、隐血阴性，逐步恢复正常饮食。择期行无痛胃肠镜检查，胃镜：慢性浅表性胃炎。结肠镜：升结肠、横结肠肝曲及横结肠可见散在溃疡，以升结肠为主，溃疡表面无苔，病变呈跳跃式分布，病变间黏膜正常；其余结肠黏膜光滑，血管纹理清，无糜烂、溃疡及新生物（图 33-1）。于升结肠溃疡处活检两块，病理示慢性炎。进一步行腹盆增强 CT 检查，结果示：①部分结肠壁略增厚、周围系膜脂肪间隙密度稍增高，炎症性改变可能；②腹腔干起始段管腔局限变窄，符合正中弓状韧带压迫综合征表现（图 33-2）；③胆囊壁略增厚，慢性胆囊炎可能。请消化科会诊，不支持缺血性肠病诊断，建议 3 ～ 6 个月后复查结肠镜，避免辛辣刺激食物，监测排便情况。综合考虑患者腹泻、便血与口服复方黄黛片有关，血液科会诊停用口服复方黄黛片，病情稳定 1 个月后考虑规律静脉滴注亚砷酸氯化钠注射液＋口服维 A 酸片巩固化疗。3 个月后患者复查全结肠镜黏膜光滑，血管纹理清，无糜烂、溃疡、新生物（图 33-3）。患者此后规律静脉滴注亚砷酸氯化钠注射液＋口服维 A 酸片巩固化疗，白血病处于持续缓解状态，未再出现腹泻、便血。

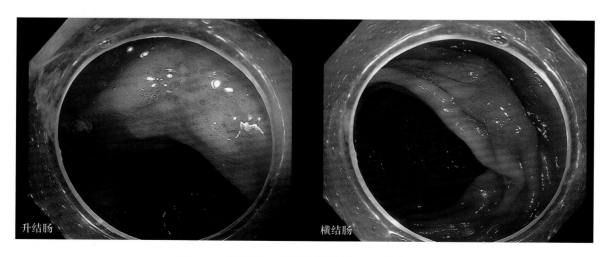

升结肠　　横结肠

图 33-1　结肠镜： 升结肠及横结肠可见散在溃疡

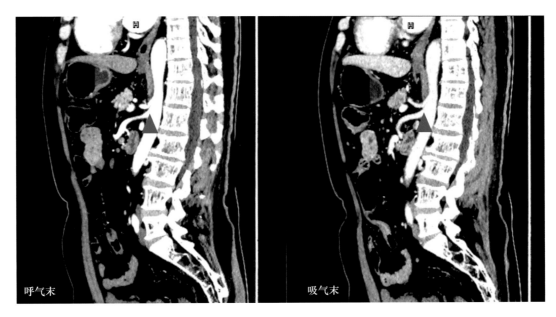

图 33-2　**腹盆增强 CT**：腹腔干呼气末可见 "V" 形凹陷狭窄，吸气末狭窄程度明显减轻（红色▲处）

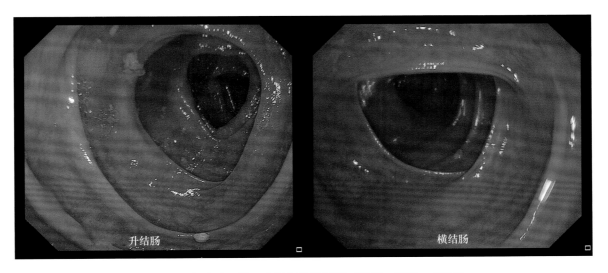

图 33-3　**复查结肠镜**：升结肠及横结肠无溃疡、糜烂、新生物

二、病例解析

1. 白血病患者便血原因分析

　　白血病是血液系统恶性肿瘤，50％以上的白血病为急性髓系白血病；急性早幼粒细胞白血病是急性髓系白血病的 M3 亚型，以异常早幼粒细胞增多为特点。白血病合并消化道出血可能的机制有：①白血病细胞浸润：各型白血病均可有胃肠道浸润，导致腹泻、出血、腹痛等消化道症状。内镜下可见胃肠道结节、溃疡、坏死及出血等改变，以黏膜及黏膜下层为主，严重者可发生肠坏死及穿孔，少数患者可发生肠套叠、梗阻。②血小板减少、凝血机制障碍：白血病细胞异常大量增殖导致巨核细胞受抑制使血小板生成减少；化疗也可导致血小板减少、凝血功能异常。同时，急性早幼粒细胞白血病常导致严重出血倾向，其原因为异常增多的早幼粒细胞胞内颗粒中含有大量的促凝物质，当细胞被破坏即释放大量的促凝物质诱发弥散性血

管内凝血（disseminated intravascular coagulation，DIC）。内镜下可见胃肠道黏膜和黏膜下弥漫性出血，但是没有侵蚀或溃疡。③感染：白血病患者化疗过程中免疫力低下，可发生肠道细菌和真菌感染，内镜下可见胃肠道弥漫性出血、黏膜表面糜烂，无特异性病理改变。④药物：化疗过程中所用药物对胃肠道产生直接或间接损伤，内镜下可见小肠和结肠的单个和（或）多个溃疡、坏死和穿孔。此外，白血病患者本身合并存在的疾病也可引起消化道出血，如消化性溃疡引起的上消化道出血，动脉硬化狭窄、房颤血栓脱落引起的缺血性肠病，肠道血管畸形导致的消化道出血等。本例患者腹泻便血发生于白血病缓解期而非急性期，体内肿瘤细胞负荷低，不考虑白血病细胞浸润胃肠道导致；血小板计数降低不明显，凝血功能尚可，不考虑血小板减少及凝血功能障碍导致；化验提示便白细胞计数稍多，便培养未见明确致病菌，考虑虽有肠道感染但并非腹泻便血主要原因。综合考虑，患者腹泻、便血为药物所致可能性大。此外，患者腹部增强 CT 提示正中弓状韧带压迫腹腔干，应注意有无正中弓状韧带压迫综合征导致缺血性肠病引起的腹泻、便血。

2. 正中弓状韧带压迫综合征

正中弓状韧带压迫综合征（median arcuate ligament syndrome，MALS）也称腹腔动脉压迫综合征（celiac artery compression syndrome）、膈肌脚压迫综合征或 Dunbar 综合征，是正中弓状韧带压迫腹腔干动脉引起的临床现象。其发病率为 1.74%～4.00%，多见于体型瘦长的年轻女性，男女发病率比为 1∶4，典型的三联征为餐后腹痛、体重减轻及腹部血管杂音。CTA 是该疾病主要诊断方法，其 CTA 诊断标准：①腹腔干近端管壁上缘锐利的"V"形凹陷或程度较重时表现为"钩状"结构。②在适当窗宽窗位较薄层图像上，可显示腹腔干前上软组织带状结构膈肌脚纤维压迫腹腔干的直接征象。③呼吸变化对狭窄程度的影响：吸气末狭窄程度轻而呼气末狭窄程度重。该患者 CTA 表现典型。但是 MALS 引起的临床症状发生率远低于影像学检查发现的腹腔动脉受压，询问患者病史并无典型腹痛症状，腹部听诊也未闻及明显血管杂

音；此外 MALS 引起下消化道出血罕见，查阅文献报道均为上消化道出血，与腹腔干供血范围一致；本患者内镜提示结肠多发溃疡，考虑为下消化道出血导致便血，与腹腔干供血区域不符。综合考虑患者腹泻便血症状与 MALS 无关。

3. 复方黄黛片导致腹泻、便血

复方黄黛片是一种中药复方制剂，由雄黄、青黛、太子参、丹参组成，具有清热解毒，益气生血的功效，用于治疗急性早幼粒细胞白血病。其成分中的雄黄即四硫化四砷，砷制剂对于急性早幼粒细胞白血病具有良好的疗效，为其主要有效成分。口服含砷中成药制剂可出现临胃部不适、恶心纳差、腹痛腹泻等消化道毒副作用，查阅文献也有砷化物致消化道出血的报道，但基本为上消化道出血。其成分中的青黛是爵床科植物马蓝、豆科植物木兰、十字花科植物菘蓝、草大青或蓼科植物蓼蓝叶中的干燥色素，查阅文献含有青黛成分的中药导致消化道出血已有较多报道，其特点：多为急性起病，表现为下腹痛、便血，腹痛以左下腹为著；可有腹部体征表现为左下腹压痛；便常规中以红细胞为主，仅有少量白细胞；便培养为阴性；内镜表现为左半结肠及横结肠较为典型的缺血性结肠炎的表现；病理为肠黏膜腺体萎缩、退行性变、小血管内纤维素性血栓形成；经活血、扩血管及抗感染治疗后，患者症状好转较快，大便改善，短期内复查结肠镜或造影检查病变明显好转。本例患者腹泻便血特点与之相符。此外，患者同时服用的维 A 酸也有导致胃肠道不适的副作用，但未见导致消化道出血的报道。综合考虑，患者为复方黄黛片特别是其中的青黛成分导致的消化道出血可能性大，但不排除砷剂和维 A 酸参与加重了消化道黏膜的损伤。

三、要点提示

- 白血病患者发生消化道出血的原因有多种，包括白血病细胞浸润、血小板减少、凝血机制障碍、药物、感染及自身合并疾病导致等，应结合患者病史及相应辅助检查进行仔细甄别，明确病因利于预防及治疗。

- 正中弓状韧带压迫综合征可有为餐后腹痛、体重减轻及腹部血管杂音等症状体征，但引起消化道出血罕见，CTA 是诊断该疾病的主要方法。
- 复方黄黛片可导致腹泻、便血，可能主要与其中的青黛成分有关，但是不排除其中的砷剂和同时服用的维 A 酸参与加重了消化道黏膜的损伤。该副作用较为严重，应用复方黄黛片的患者应引起重视。
- 老年患者复方制剂应用较多，且常合并多重用药问题。应注意复方制剂中每种药物成分的副作用及每种药物成分与其他药物间的相互作用，避免与相同成分或同类药物联合使用，以免增加不良反应。

参考文献

[1] 季鸥，陆化，林如峰，等.老年急性单核细胞白血病合并小肠动脉畸形消化道大出血 1 例并文献复习.临床荟萃，2006，21（14）：1057-1059.

[2] KAWAMURA S，SAWADA Y，FUJIWARA S，et al.Clinical and pathologic studies of gastrointestinal hemorrhage in acute leukemia. Tohoku J Exp Med，1979，127（4）：345-352.

[3] GOODALL R，LANGRIDGE B，ONIDA S，et al. Median arcuate ligament syndrome. J Vasc Surg，2020，71（6）：2170-2176.

[4] 田伦，陈兵，刘震杰.正中弓状韧带压迫综合征的诊治进展.中华普通外科杂志，2021，36（12）：961-963.

[5] 辛克北，黄宗英，张宏颖.急性砷化物中毒 86 例临床分析.中国工业医学杂志，2000，13（2）：102.

[6] 张莉，段丽萍，杨卫红，等.含青黛成分中药导致便血的临床特点及可能致病机制.胃肠病学和肝病学杂志，2004，13（2）：161-164.

（张侃）

肝 硬 化

一、病例摘要

患者老年男性，87岁，主因"腹胀伴水肿6个月，加重2周"于2017-4-18入院。患者入院前6个月出现腹胀，无发热、腹痛、腹泻、反酸，无皮肤巩膜黄染。2个月前于外院住院治疗，考虑诊断"肝硬化失代偿期、腹水、腹腔感染、低蛋白血症、脾功能亢进"，予抗感染、限水、保肝、补充白蛋白、引流腹水等治疗。患者腹胀及下肢水肿缓解后出院。近两周患者再次出现腹胀，双下肢水肿加重，尿量减少，无发热、腹痛、腹泻等伴随症状，为进一步治疗收入院。

既往史及个人史： 高血压史11年，口服苯磺酸氨氯地平片及氯沙坦钾片控制血压，血压控制在120/70 mmHg左右。阵发房颤病史12年，口服盐酸胺碘酮片治疗约12年。双眼黄斑变性，精索静脉曲张切除术后，阑尾切除术后。否认慢性病毒性肝炎、结核等传染病史。无吸烟史，偶有饮酒，无长期大量酗酒史，个人史、婚育史及家族史无特殊。

入院查体： 体温36.5℃，呼吸20次/分，脉搏50次/分，血压136/70 mmHg，SpO$_2$ 98%（FiO$_2$ 21%），身高168 cm，体重70 kg，BMI 24.8 kg/m^2，神清，状可，未见肝掌、蜘蛛痣，睑结膜略苍白，双肺呼吸音偏低，双肺未闻及干、湿啰音。心界不大，心率50次/分，律齐，各瓣膜听诊区未闻及病理性杂音，未闻及额外心音及心包摩擦音。腹膨隆，腹围102 cm，触软，无压痛，无反跳痛，肝脾肋下未触及，移动性浊音阳性，肠鸣音3次/分，双下肢凹陷性水肿。

辅助检查：

- 血常规：WBC 4.62×10^9/L，GR% 71.5%，HGB 91 g/L↓，PLT 144×10^9/L；ESR 25 mm/h↑。
- 肝功能：ALT 25 U/L，AST 37 U/L，TBIL 16.46 μmol/L，DBIL 7.01 μmol/L，IBIL 9.45 μmol/L，GGT 37 U/L，ALP 136 U/L↑，ALB 28.8 g/L↓，GLO 20.8 g/L，胆碱酯酶（CHE）1.73 U/L↓。
- 血氨：27 μmol/L。
- 肾功能：Cr 181.6 μmol/L↑，BUN 14.35 mmol/L↑，eGFR 27.24 ml/（min·1.73m^2）↓。
- 凝血功能：PTs 13.8 s，PTA 91%，INR 1.06，APTT 35.3 s，Fbg 2.4 g/L，FDP 47.37 μg/ml↑，D-dimer 16 μg/ml↑。
- 心肌损伤标志物：CK 58 U/L，CK-MB 1.7 ng/ml，MYO 140.7 ng/ml，TnI 0.037 ng/ml↑，BNP 1062 pg/ml↑。
- 肿瘤标志物：CA125 719.88 U/ml↑，CA199、AFP、CEA、TPSA、FPSA均阴性。
- 乙肝五项：抗-Hbe阳性，抗-HBc阳性，余均阴性。丙肝抗体阴性。HBV-DNA阴性。
- 免疫相关指标：ANA、ENA、免疫球蛋白＋补体、自身免疫肝三项、AMA-M2均阴性。
- 尿常规：BACT 573.4/μl↑，上皮细胞（EC）69/μl↑，余均阴性。
- 腹水相关检查：腹水常规：黄色，透明，不凝固，李凡他试验阴性，比重＜1.018，有核细胞计数183×10^6/L，单核细胞92%，多核细胞8%，红细胞少量；腹水生化：总蛋白（TP）25.2 g/L，ALB 16.3 g/L，K 4.85 mmol/L，Cl 106 mmol/L，Na 136 mmol/L，CO$_2$

21.4 mmol/L，Cr 167 μmol/L，BUN 13.6 mmol/L，GLU 5.98 mmol/L，Ca 1.79 mmol/L；腹水 ADA 4 U/L，LDH 87 U/L ↓；腹水找结核杆菌阴性；腹水细菌培养阴性。

- 其他化验：甲状腺功能：FT4 19.34 pmol/L ↑，T3 0.74 nmol/L ↓，余阴性；糖化血红蛋白 4.14% ↓。

- 腹部超声（2017-4-20）：肝硬化，脾大，腹水，胆囊壁增厚，双肾多发囊肿。

- 胸部 CT（2017-4-19）：①肺气肿，肺大疱形成；②右肺中叶、下叶部分膨胀不全；③双肺下叶小结节，炎性可能；④双肺下叶及左肺舌段炎症可能；⑤双侧胸膜局限性增厚、钙化；⑥肝硬化、腹水，右肾囊肿可能，食管下段管壁增厚，请结合腹部影像学检查；⑦胸椎退行性改变，甲状腺左侧叶低密度灶，贫血可能，请结合相关检查。

初步诊断： ①肝硬化失代偿期、腹水、低蛋白血症、脾功能亢进、肝功能异常；②高血压 3 级（极高危）；③阵发房颤；④慢性肾功能不全；⑤双肾囊肿；⑥双眼黄斑变性；⑦阑尾切除术后；⑧精索静脉曲张术后。

入院后诊疗经过：

1. 肝硬化诊断是否明确？肝硬化的病因为何？

诊断： 根据 2019 年中华医学会肝病学分会发布的《肝硬化诊治指南》，该患者腹部影像学包括超声、CT 均提示肝硬化及门静脉高压征象——脾大、腹水，肝硬化诊断明确。患者肝硬化诊断基础上出现腹水，故诊断肝硬化失代偿期明确，肝功能分级 Child-Pugh B 级（8 分），MELD 评分 14 分。

肝硬化病因分析： ①病毒性肝炎：慢性乙型、丙型病毒性肝炎是我国肝硬化患者主要病因之一，该患者否认既往有慢性乙肝、丙肝感染史，既往未检查肝功能及肝炎病毒标志物，入院后查丙肝抗体阴性，可排除慢性丙型肝炎；查乙肝五项提示抗 -HBe 阳性，抗 -HBc 阳性，HBsAg 阴性，进一步查 HBV-DNA 阴性，提示既往曾感染乙肝，目前处于恢复期，但既往乙肝感染病史不详，不能完全除外乙型肝炎导致的肝硬化，因患者可能在发生肝

硬化后清除乙肝病毒。②药物性肝损伤：文献报道胺碘酮长期治疗可导致假性酒精性肝炎、肝硬化，该患者有阵发性房颤病史，口服盐酸胺碘酮治疗约 12 年，未规律监测肝功能变化及血药浓度，高度怀疑患者为胺碘酮导致的药物性肝损伤相关肝硬化。③其他病因：酒精性肝病、非酒精性脂肪肝、遗传代谢性肝病、自身免疫性肝病。患者否认大量饮酒史，无肥胖、代谢综合征、免疫病相关病史，发病年龄不符合遗传代谢性肝病，临床不支持相关疾病诊治。

针对病因治疗： 考虑到该患者肝硬化为胺碘酮所致药物性肝损伤可能性大，为避免进一步加重肝损伤，即使患者入院时仍有房颤发作，在严密监测心脏情况下，逐渐停用胺碘酮治疗，替换为酒石酸美托洛尔治疗。

2. 肝硬化并发症的识别及治疗

（1）腹水、肝性胸腔积液

患者入院时存在大量腹水，予腹腔穿刺置入腹腔引流管，间断引流腹水，减少腹胀症状。药物治疗方面：予补充白蛋白，同时予呋塞米片 40 mg 联合螺内酯片 100 mg 利尿。治疗过程中患者出现乳房胀痛，螺内酯减量后仍有疼痛，之后停用螺内酯，换用托伐普坦片、复方阿米洛利片，联合呋塞米利尿治疗，患者腹围自入院时 102 cm 减至 96 cm。入院 2 个月后患者出现喘憋不适，胸部超声提示右侧大量胸腔积液（深 9.5 cm），胸腔积液常规提示漏出液（胸腔积液常规：黄色，透明，不凝固，李凡他试验阴性，比重 < 1.018，有核细胞计数 74×10^6/L，单核细胞百分比 93%，多核细胞百分比 7%，无红细胞），考虑出现肝性胸腔积液，予胸腔穿刺置管引流，胸腔积液反复出现，并伴胸痛，查胸腔积液常规提示渗出液，考虑感染，予更换引流管，并先后予哌拉西林他唑巴坦、盐酸莫西沙星、拉氧头孢钠等抗感染治疗。出现肝性胸腔积液后，患者腹水量减少，予拔除腹腔引流管。

（2）自发性细菌性腹膜炎

治疗过程中患者出现腹痛、拒按伴发热，体温最高 37.7℃，腹水穿刺提示黄色浑浊液，腹水常规提示渗出液（腹水常规：橘黄色，明显混浊，不凝固，李凡他试验阳性，比重 > 1.018，有核细胞计

数 17881×10⁶/L，多核细胞百分比 90％，红细胞中量），考虑自发性细菌性腹膜炎，给予头孢哌酮钠舒巴坦钠及哌拉西林他唑巴坦治疗后症状改善。

（3）门静脉高压

入院后 9 天完善胃镜提示慢性萎缩性胃炎、胃溃疡 S1 期、未见食管胃底静脉曲张（图 34-1）。住院期间患者顽固性腹水及胸腔积液饿，入院后 1 个月监测肝门部超声提示门静脉高压，胃短静脉、食管胃底静脉曲张，脾大，门静脉主干血栓形成（图 34-2），因患者病情危重，未能复查胃镜明确是否存在食管胃底静脉曲张及严重程度。

（4）肝性脑病

患者住院期间逐渐出现认知及定向力障碍，嗜睡，监测血氨水平增高，诊断为肝性脑病 2 级，予门冬氨酸鸟氨酸静脉滴注，同时应用乳果糖灌肠酸化肠道治疗。经治疗后，患者意识状态曾一度好转，可辨识医护人员，但仍缓慢加重，拒绝进食。

（5）肝肾综合征

患者入院时血肌酐波动于 170～180 μmol/L，肌酐清除率＜30 ml/（min·1.73 m²），患者无明确慢性肾病史及肾后性梗阻因素，给予补液后肾功能未好转，考虑患者存在肝肾综合征，在保证肾有效

灌注下酌情利尿治疗，治疗过程中因反复感染及进食差、入量不足，加重肾功能恶化。

（6）门静脉血栓形成

入院后复查肝血管超声提示门静脉主干血栓，伴下肢肿胀，完善下肢静脉超声提示左腓静脉血栓形成，经肝病科、血管外科及全科讨论后尝试加用那曲肝素钙抗凝治疗，患者出现口腔黏膜血泡，遂停用抗凝治疗。

3. 肺部感染

治疗过程中患者出现发热，伴咳嗽、咳痰，肺部啰音较前增多，考虑合并肺部感染，先后给予美罗培南、拉氧头孢钠、哌拉西林他唑巴坦等抗感染治疗。

4. 心脏疾病

患者既往合并高血压病、阵发房颤，长期口服胺碘酮，因肝损伤副作用，逐渐减停胺碘酮，尝试加用酒石酸美托洛尔 6.25 mg bid 治疗，后因患者心室率偏慢 35～40 次/分，有头晕、心悸等不适症状，停用酒石酸美托洛尔。住院约 6 个月后监测阵发房颤逐渐转为持续房颤，平均心室率 114 次/

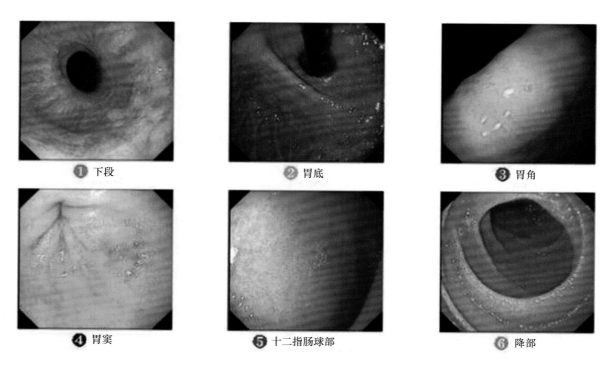

❶ 下段　　　　　　　❷ 胃底　　　　　　　❸ 胃角

❹ 胃窦　　　　　　　❺ 十二指肠球部　　　❻ 降部

图 34-1　胃镜检查：慢性萎缩性胃炎、胃溃疡 S1 期

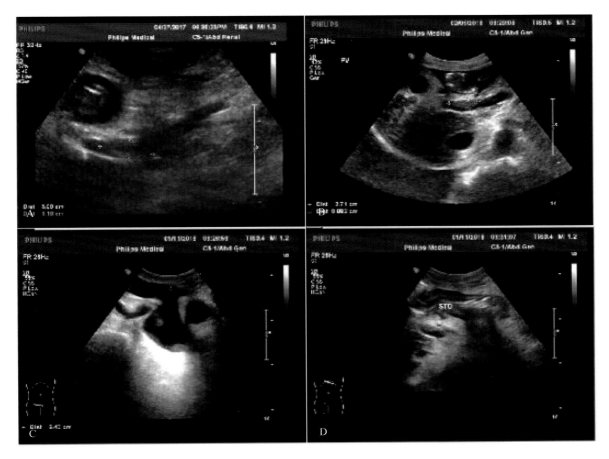

图 34-2　肝门部超声检查

分，最小心率 82 次 / 分，最大心率 165 次 / 分，再次予酒石酸美托洛尔控制心率。患者间断胸闷，多次复查心电图可见动态 ST-T 改变，临床诊断冠心病，给予输血纠正贫血，并予盐酸曲美他嗪片、单硝酸异山梨酯药物治疗，曾尝试给予那屈肝素钙抗凝，因明显出血倾向停用。间断喘憋，心室率偏快，查 BNP 升高至 878 ～ 1155 pg/ml（正常 BNP ＜ 100 pg/ml），考虑存在心功能不全，尝试加用地高辛，后因出现胃肠道不适停用，间断应用西地兰及静脉利尿剂改善症状。

5. 营养支持

患者肝硬化、肝合成功能下降，出现低白蛋白血症，监测 ALB 25 ～ 30 g/L，予静脉补充人血白蛋白。患者病程后期拒绝进食，家属不愿意留置胃管，治疗过程中联合营养多学科团队协助讨论，曾尝试口服匀浆膳，患者无法耐受，给予静脉营养支持治疗。

6. 预后

患者肝硬化失代偿期，因进食差、反复肺部感染及腹腔感染、低血压出现肾功能进行性恶化，逐渐出现少尿、无尿，家属为减少患者痛苦，进行舒缓治疗，最终去世。

二、病例解析

1. 肝硬化病因

肝硬化是进行性肝纤维化的晚期阶段，以肝结构变形和形成再生性结节为特征。肝硬化疾病负担较重，总数约 1.23 亿，约 1/10 为失代偿期，占全球第 11 位疾病死因，每年致死约 120 万例。可以导致肝硬化的病因很多（表 34-1），常见的是慢性肝炎、胆汁淤积性肝病、酒精性肝病等。肝硬化患者常因并发腹水、消化道出血、脓毒症、肝性脑病、肝肾综合征和癌变等导致多器官功能衰竭而死亡。

表 34-1　肝硬化的常见病因

肝炎病毒感染	遗传、代谢性疾病
慢性乙型肝炎、丙型肝炎	血色病、肝豆状核变性、肝淀粉样变、α-抗胰蛋白酶缺乏症、糖原贮积症、半乳糖血症、高酪氨酸血症、肝性卟啉病
酒精性肝病	循环障碍
非酒精性脂肪性肝病	巴德-基亚里综合征、右心衰竭
药物或化学毒物	自身免疫性肝病
对乙酰氨基酚、抗结核药物（异烟肼、利福平、吡嗪酰胺等）、抗肿瘤化疗药物、部分中草药（雷公藤、何首乌、土三七等）、抗风湿药物等	原发性胆汁性肝硬化（原发性胆汁性胆管炎）、原发性硬化性胆管炎、自身免疫性肝炎
毒蕈、四氯化碳等	
寄生虫感染	隐源性肝硬化
血吸虫病、华支睾吸虫病等	

通过该患者诊治过程中对肝硬化病因的梳理，该患者肝硬化的病因需考虑与如下两者相关性较大：①药物性肝损伤（drug-induced liver injury，DILI）：临床表现多样，一般可为急性和慢性。急性 DILI 是指第一次发病，肝功能异常持续半年以内的肝损伤；慢性 DILI 是指 DILI 发生 6 个月后，血清 ALT、AST、ALP 及 TBIL 仍持续异常，或存在门静脉高压或慢性肝损伤的影像学和组织学证据。我国慢性 DILI 的发生率约 6%，其临床表现缺乏特异性，常有乏力、纳差、黄疸、血清转氨酶的升高等表现，血清胆红素升高和凝血酶时间延长与肝功能损伤的严重程度有关。该患者阵发房颤病史约 12 年，长期口服胺碘酮治疗，但未规律监测肝功能、腹部超声及胺碘酮血药浓度。胺碘酮是目前临床应用最广泛的第Ⅲ类抗心律失常药，广泛用于室性及室上性心律失常的治疗，是治疗房颤的首选药物。该药物存在光过敏、角膜色素沉着、甲状腺功能紊乱以及静脉炎等不良反应，消化系统的不良反应如恶心、食欲下降和便秘很常见，最严重的消化系统疾病是肝炎和肝硬化（发生率 < 3%）。胺碘酮致肝损伤的组织病理学表现类似于酒精性肝病，从肝细胞接近正常状态到细胞呈桥接和融合坏死等，不同显微镜下观察表现有所不同。口服胺碘酮肝损伤发病较缓慢，英国的一项调查提示应用胺碘酮长期治疗期间，1226 例口服胺碘酮患者（其中 666 例服药时间为 1～4 年）中有 117 例（9.5%）ALT 升高 ≥ 3×ULN（正常值上限），肝损伤多发生在治疗的 1～4 年，与胺碘酮累积摄入量有关。有研究表明，胺碘酮致肝酶水平改变的发生率为 15%～30%，致肝炎和肝硬化的发生率为 3%。胺碘酮引起的肝损伤易受多因素影响，临床表现差异较大，肝毒性随暴露剂量增加而增大。美国胃肠病学会 2014 年发布的《特异质性药物性肝损伤的诊断与管理》定义肝损伤潜伏期 3～30 天为短潜伏期，30～90 天为中潜伏期，大于 90 天为长潜伏期，胺碘酮口服制剂导致的肝损伤为中-长潜伏期。该患者长期应用胺碘酮，未规律监测血药浓度及肝功能，从诊断肝硬化后追溯病因，需高度考虑与胺碘酮药物应用有关，在治疗中根据患者心脏耐受情况逐渐减停胺碘酮治疗。②虽然 HBV 感染是肝硬化的主要病因，但从该患者入院检查提示抗 -HBe 阳性，抗 -HBc 阳性，HBsAg 阴性，HBV-DNA 阴性，且患者否认急慢性肝炎病史，基本可除外活动性乙型肝炎病毒感染，仅有可能存在隐匿性 HBV 感染（occult hepatitis B virus infection，OBI）风险。OBI 是 HBV 感染的一种特殊形式，OBI 患者表现为血清 HBsAg 阴性，但血清和（或）肝组织中 HBV-DNA 阳性，有 80% 的 OBI 患者，有血清抗 -HBs、抗 -HBe 和（或）抗 -HBc 阳性，称为血清阳性 OBI；但仍有 1%～20% 的 OBI 患者所有血清学指标均为阴性，称为血清阴性 OBI。OBI 发生机制尚未完全阐明，一种可能是急性或慢性 HBV 感染后 HBsAg 消失，通常其血清或肝组织 HBV-DNA 水平很低，无明显肝组织损伤；另一种则是 HBV S 区基因变异，导致 HBsAg 不能被现有商品化试剂盒检测到，而血清 HBV-DNA 水平较高，可能伴有肝组织病理学改变。诊断 OBI 的金标准是从肝样本中提取扩增出 HBV-DNA，由于只有很少的病例可以获得肝样本，因此对血清 HBV-DNA 检测是 OBI 病例的常用方法。该患者血清 HBV-DNA 阴性，进一步肝组织病毒学检查由于属于有创操作，家属拒绝。

2. 肝硬化的临床分期

肝硬化起病较隐匿，早期可无特异性症状、体征，根据是否出现腹水、食管静脉曲张出血、肝性脑病等并发症，国外指南将肝硬化分为五期，代偿期（1、2 期）和失代偿期（3、4、5 期），年病死率分别为 1.5%、2%、10%、21% 和 87%（表 34-2）。

临床常用经典的 Child-Pugh 评分，一般而言，代偿期肝硬化属于 Child-Pugh A 级，失代偿期肝硬化则属 Child-Pugh B ～ C 级。该患者起病即为失代偿期肝硬化，治疗以降低病死率为主要目标。

3. 肝硬化的并发症

（1）腹水

该患者入院时主要关注于腹水的治疗，腹水是代偿期肝硬化患者常见且严重的并发症之一，也是肝硬化自然病程进展的重要标志之一，一旦出现腹水，1 年病死率约 15%，5 年病死率 44% ～ 85%。临床上将腹水分为普通型肝硬化腹水和顽固（难治）型肝硬化腹水。顽固型腹水的诊断需有以下方面：①限盐（4 ～ 6 g/d）及强化利尿药物（螺内酯 400 mg/d、呋塞米 160 mg/d）治疗至少 1 周或治疗性放腹水（每次 > 5000 ml），腹水无治疗应答反应（4 天内体质量平均下降 < 0.8 kg/d，尿钠排泄少于 50 gEq/d）；或已经控制的腹水 4 周内复发，腹水增加至少 1 级。②出现难控制的利尿药物相关并发症或不良反应：如急慢性肾损伤、难控制

的电解质紊乱、男性乳房肿大胀痛等。该患者的腹水属于顽固型腹水，针对腹水的治疗主要以改善临床症状，提高生活质量，延长生存时间为目标。比较推荐肝性腹水的治疗：①一线治疗：包括病因治疗，合理限盐（4 ～ 6 g/d）及应用利尿药物［螺内酯和（或）呋塞米］，避免应用肾毒性药物。②二线治疗：包括合理应用缩血管活性药物和其他利尿药物，如特利加压素、盐酸米多君及托伐普坦等；大量放腹水及补充人血白蛋白；经颈静脉肝内门腔内支架分流术（TIPSS）；停用非甾体抗炎药及扩血管活性药物。③三线治疗：包括肝移植、腹水浓缩回输、肾脏替代治疗、腹腔 α 引流泵或腹腔静脉分流。该患者治疗涉及一线及二线的药物治疗方案，因患者不接受有创治疗方案未进一步手术干预治疗。

（2）肝性胸腔积液

该患者在入院 2 个月左右出现喘憋进而发现右侧胸腔积液，考虑肝性胸腔积液。肝性胸腔积液多见于右侧，多因腹水通过膈肌缺损进入胸腔。严重者可有双侧胸腔积液，少数患者单独合并左侧胸腔积液。肝性胸腔积液的治疗包括利尿和限钠，保守治疗无改善的患者需要反复治疗性胸腔穿刺或 TIPSS。该患者反复进行胸腔积液穿刺引流，曾并发出现过感染。目前有文献报道胸腔积液若合并细菌感染，预后不佳，中位生存期为 8 ～ 12 个月。

表 34-2　各期肝硬化临床特征

分期	代偿期肝硬化			失代偿期肝硬化		
	1a 期	1b 期	2 期	3 期	4 期	5 期
特征	临床无显著门静脉高压，无静脉曲张	临床有显著门静脉高压，但无消化道静脉曲张	消化道有静脉曲张，但无出血及腹水	有腹水，无消化道静脉曲张出血，伴或不伴消化道静脉曲张	有消化道静脉曲张出血，伴或不伴腹水或肝性脑病	脓毒症，难控制消化道静脉曲张出血或顽固性腹水、急性肾损伤 - 肝肾综合征及肝性脑病等多器官功能损伤
注意要点	预防临床显著门静脉高压 预防肝功能失代偿	预防静脉曲张		预防失代偿期肝硬化肝功能进一步恶化，降低病死率		降低病死率
已知主要危险因素	饮酒、肥胖 持续性肝损伤因素（如乙、丙型肝炎）			可导致肝肾功能受损的因素，饮酒，肌肉减少，维生素 D 缺乏		

（3）感染

该患者诊治过程中出现多次自发性细菌性腹膜炎（spontaneous bacterial peritonitis，SBP），SBP是在肝硬化基础上发生的腹腔感染，在没有明确的腹腔内病变来源（如肠穿孔、肠脓肿）的情况下发生的腹膜炎，病原微生物侵入腹腔，是肝硬化等终末期肝病患者常见的并发症（40%～70%）。SBP患者多数起病隐匿，临床表现多种多样，容易漏诊，约1/3患者具有典型腹膜炎的症状与体征，表现为发热、腹痛或腹泻，腹部压痛和（或）反跳痛。大部分患者无典型的腹膜炎症状与体征，可表现为顽固型腹水、休克、肝性脑病等。SBP高危人群包括曾发生SBP，老年人（>65岁），糖尿病，肝癌或其他肿瘤，应用免疫抑制剂，严重肝功能受损患者（Child-Pugh B/C级、肝衰竭），食管胃底静脉曲张出血后者。除了SBP以外，肝硬化患者常见的感染有泌尿系、呼吸道、胆系、胃肠道、皮肤软组织感染及脓毒症。临床表现多样，症状常不典型，容易漏诊。当合并继发性腹膜炎、心内膜炎、肺炎和脓毒症患者预后较差。感染多为肝硬化肝衰竭的触发因素。肝硬化患者易产生全身感染，感染亦加重肝硬化的发生及发展。

（4）肝性脑病

肝性脑病（hepatic encephalopathy，HE）是指肝功能不全患者出现的一系列潜在的可逆神经精神异常，昼夜睡眠紊乱（失眠和嗜睡）是早期常见特征，通常先于明显的神经系统征象出现，较晚期的神经系统特征包括扑翼样震颤、深腱反射亢进。肝硬化患者伴HE的发生率为30%～45%，在疾病进展期发生率可能更高，HE与肝硬化患者死亡具有独立相关性。HE常见的诱发因素是感染（包括腹腔、肠道、尿路和呼吸道感染），其次是消化道出血、电解质和酸碱平衡紊乱、大量放腹水、高蛋白饮食、低血容量、利尿、腹泻、呕吐、便秘，以及使用苯二氮䓬类药物和麻醉剂等。肝硬化患者同时存在高血氨的状态下，出现导致HE诱因可进一步加重脑水肿和氧化应激，导致认知功能的快速恶化。该患者存在如感染、利尿、放腹水、低血压灌注等导致诱发HE的常见诱因，最终反复多部位的感染导致了HE的加重，该患者病程终末期出现典型肝性脑病，认知功能紊乱，拒绝进食，最终导致病情恶化。

（5）肝肾综合征

肝肾综合征（hepatorenal syndrome，HRS）是严重肝病患者病后期出现的功能性肾衰竭，肾无明显器质性病变，是以肾功能损伤、血流动力学改变和内源性血管活性物质明显异常为特征的一种综合征。HRS的明确发病机制目前尚未完全清楚，一般认为主要是由于严重的肝功能障碍导致的血流动力学改变进而影响到肾功能。在肝硬化治疗中若患者存在上消化道出血、电解质紊乱、腹水感染控制不佳、大量放腹水、利尿及严重呕吐、腹泻等情况，且肾功能快速减退，需考虑HRS。该患者无明确慢性肾器质性病变病史，肝硬化进展期存在肾功能不全，考虑存在HRS，随着疾病进展，伴随着反复放腹水、利尿、全身部分感染存在加重肾灌注，逐渐出现少尿、无尿，最终导致患者死亡。

（6）门静脉血栓形成

门静脉血栓形成（portal vein thrombosis，PVT）是指门静脉主干及其属支和（或）分支内的血栓。急性门静脉血栓形成（aPVT）指急性腹痛起病时间在6个月内，应用低分子量肝素或华法林抗凝效果较好，越早进行抗凝治疗，再通率越高。轻度aPVT可无明显症状，重症表现急性门静脉高压综合征，可导致肠缺血和肠梗阻。慢性门静脉血栓形成（cPVT）发生时间难确定，临床上可完全无症状到明显的门静脉高压征。该患者入院2周进行门静脉超声提示门静脉主干血栓形成，开始形成时间不确定，患者无明确急性腹痛、肠缺血及肠梗阻症状，考虑患者多属于cPVT，伴有门静脉高压的临床表现，酌情给予应用抗凝治疗，因治疗过程中存在出血倾向后停用治疗。

三、要点提示

- 肝硬化的完整诊断应包括病因诊断、分期、分级、并发症情况。病因诊断应结合患者既往病史、实验室检查以及影像学检查判断，必要时有条件的单位可行肝组织穿刺明确病因。

- 重视老年患者胺碘酮长期治疗的肝脏方面副作用，定期监测肝功能，及时调整治疗方案。

- 老年肝硬化失代偿期患者的临床并发症较多，如肝性脑病、自发性腹膜炎、顽固性腹水、门静脉血栓、肝肾综合征等，预后不佳，治疗方案需权衡利弊进行个体化治疗。

参考文献

［1］ASRANI S K，DEVARBHAVI H，EATON J，et al. Burden of liver diseases in the world. J Hepatol，2019，70（1）：151-171.

［2］中华医学会肝病学分会 . 肝硬化诊治指南 . 中华肝脏病杂志，2019，27（11）：846-865.

［3］XIAO J，WANG F，WONG N K，et al. Global liver disease burdens and research trends：analysis from a Chinese perspective. J Hepatol，2019，71（1）：212-221.

［4］MATSUMOTO A，IMAIZUMI M，TANAKA Y，et al. Novel and highly sensitive immunoassay for total hepatitis B surface antigen，including that complexed with hepatitis B surface antibody. J Gastroenterol，2017，52（3）：376-384.

［5］中华医学会感染病学分会，中华医学会肝病学分会 . 慢性乙型肝炎防治指南（2019 年版）. 中国肝脏病杂志（电子版），2019，11（4）：5-27.

［6］HOU F Q，ZENG Z，WANG G Q. Hospital admissions for drug-induced liver injury：clinical features，therapy，and outcomes. Cell Biochem Biophys，2012，64（2）：77-83.

［7］VASSALLO P，TROHMAN R G. Prescribing amiodarone：an evidence-based review of clinical indications. JAMA，2007，289（11）：1312-1322.

［8］RANKIN S，ELDER D H，OGSTON S，et al. Population-level incidence and monitoring of adverse drug reactions with long-term amiodarone therapy. Cardiovasc Ther，2017，35（3）：1-7.

［9］CHALASANI N P，HAYASHI P H，BONKOVSKY H L，et al. ACG Clinical Guideline：the diagnosis and management of idiosyncratic drug-induced liver injury. Am J Gastroenterol，2014，109（7）：950-966；quiz 967.

［10］中华医学会肝病学分会 . 肝硬化腹水及相关并发症的诊疗指南 . 实用肝脏病杂志，2018，21（1）：21-31.

（窦丽阳，张伟）

第四篇

泌尿系统疾病

IgA 肾病

一、病例摘要

患者老年男性，69 岁，主因"发现肉眼血尿 1 个月"入院。患者 1 个月前因咳嗽、咳痰、发热自行服用银翘解毒丸、复方盐酸伪麻黄碱缓释胶囊，3 天后出现肉眼血尿，呈浓茶色，伴臭味，于外院住院治疗，考虑为"血尿原因待查、肾小球肾炎？尿路感染？泌尿系肿瘤？"。26 天前出现血压增高，最高达 170/100 mmHg，伴头晕、头痛，无尿量减少，血肌酐在 3 天内由 126.4 μmol/L 升至 146 μmol/L，考虑存在肾功能进行性恶化以及血压增高，故开始服用甲泼尼龙片（每日 40 mg）抗免疫炎性反应治疗并逐渐减少激素剂量（16 天前每日 36 mg，10 天前每日 32 mg，7 天前至今每日 28 mg），同时加用复方 α 酮酸片保肾，盐酸贝那普利片、苯磺酸氨氯地平片降压治疗。之后患者血压维持在 120/70 mmHg 左右，肌酐维持在 140 μmol/L 左右，为进一步诊治收入院。患者发病以来，精神可，食欲可，睡眠尚可，大便每日一次，小便正常，体重无明显变化。

既往史： 高血压（1 级）史 40 余年，血压最高 140/90 mmHg，未服用药物治疗，此次于外院住院治疗后血压增高，如现病史所述。慢性支气管炎 40 余年，未予药物治疗。10 年前体检时发现糖耐量异常，未予药物治疗，此次于外院住院应用甲泼尼龙片治疗后引起血糖增高，考虑存在继发性糖尿病，已加用阿卡波糖片 50 mg 三餐中降糖治疗。冠状动脉粥样硬化性心脏病史 6 年，6 年前于外院行冠脉造影＋冠脉支架植入术，于左前降支、左回旋支共放置 3 枚支架，长期服用阿司匹林肠溶片或

硫酸氯吡格雷片抗血小板治疗，此次因出现血尿停用，现服用富马酸比索洛尔片、阿托伐他汀钙片进行冠心病二级预防治疗。前列腺增生 5 年余。2 年前查体发现肠息肉（已切除）、甲状腺结节、促甲状腺激素（TSH）增高、癌胚抗原（CEA）增高、糖类抗原 199（CA199）增高。否认脑血管病、精神疾病史。否认肝炎、结核、疟疾史。40 年前行阑尾切除术。否认外伤、输血史，否认食物、药物过敏史。

个人史： 吸烟史 30 年，3～4 支/日，已戒烟 7 年。饮酒史 20 年，自配药酒，每日约 1 两。

家族史： 父母已逝，母亲患有糖尿病，因肺癌去世。兄弟姐妹 7 人，5 人患有糖尿病，1 人患有直肠癌已去世。否认家族中其余类似病史、传染病史、遗传病史及肿瘤病史。

入院查体： 体温 36.6℃，呼吸 18 次/分，脉搏 60 次/分，血压 145/75 mmHg，脉氧饱和度 100%。体重 61 kg，身高 163 cm，BMI 23.0 kg/m²。神清、精神可，双肺呼吸音粗，未闻及明显干、湿啰音。心率 60 次/分，律齐，各瓣膜听诊区未闻及病理性杂音。腹部平坦，右下腹存在 10 cm 陈旧性瘢痕，未见腹壁静脉曲张，未见胃肠型、蠕动波。腹软，无压痛、反跳痛。肝脾肋下未触及。季肋点，上、中输尿管点无压痛。全腹叩诊呈鼓音，肝区脾区及双肾区叩痛阴性，移动性浊音阴性。肠鸣音 4 次/分，双下肢无水肿，足背动脉搏动正常。

辅助检查：

1. 实验室检查

- 血常规：WBC 14.67×10⁹/L↑，GR% 81.1%↑，RBC 3.70×10¹²/L↓，HGB 122.0 g/L↓，

PLT 116×10⁹/L ↓。

- 肝肾功能＋心肌损伤标志物：谷丙转氨酶 21 U/L，谷草转氨酶 17 U/L，总蛋白 68.5 g/L，白蛋白 40.6 g/L，尿素氮 15.10 mmol/L↑，肌酐 145.0 μmol/L↑，葡萄糖 5.03 mmol/L，钾 5.22 mmol/L，钠 136.0 mmol/L，肌酸激酶同工酶 1.90 ng/ml，TnI 0.005 ng/ml，肌酸激酶 495 U/L。
- 凝血功能：纤维蛋白降解产物 5.67 μg/ml↑，D-dimer 3.200 μg/ml↑。
- 糖化血红蛋白：6.40%↑。
- 肿瘤标志物：癌胚抗原 8.10 ng/mL↑，CA199 56.76 U/ml↑，糖链抗原 724（CA724） 10.43 U/ml↑，CYF211 5.73 ng/ml↑。
- IgA：422 mg/dl↑。
- 贫血系列：铁蛋白 507.60 ng/ml↑，叶酸 8.06 ng/ml，维生素 B12 527 pg/ml，血清铁 21.21 μmol/L，总铁结合力 39.71 μmol/L，未饱和铁结合力 18.50 μmol/L。
- 尿常规：隐血＋＋＋＋，红细胞 1900/μl↑。
- 尿相差：红细胞满视野，40% 肾性变形。
- 尿微量白蛋白肌酐比值：尿肌酐 300 mg/dl，尿微量白蛋白 80 mg/L，尿微量白蛋白/肌酐 26.67 mg/g。
- 24 h 尿蛋白定量：315.33 mg↑。
- 尿蛋白 4 项：微量白蛋白 4.00 mg/dl↑，转铁蛋白 0.31 mg/dl↑，IgG 1.02 mg/dl↑，α1-微球蛋白 1.17 mg/dl。
- 尿红细胞形态：正常形态 20%，异常形态 80%。

2. 心电图

- 窦性心律，大致正常范围内心电图。
- 动态心电图：窦性心律，房性早搏，室性早搏，未见 ST-T 改变。

3. 影像学检查

- 泌尿系超声：左肾囊肿，右肾钙化灶，前列腺钙化灶，膀胱壁增厚。
- 单光子发射计算机断层成像（single photon emission computed tomography，SPECT）（胸部＋腹部）（图 35-1）：胸腹部显像示全身多处肌肉葡萄糖代谢增强，考虑为肌肉非特异性摄取；余部未见明显葡萄糖代谢异常增高影。

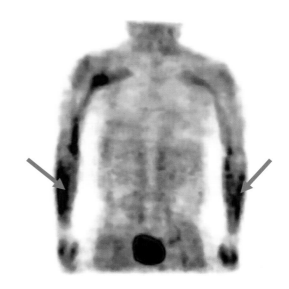

图 35-1　单光子发射计算机断层成像（胸部＋腹部）：图中箭头所指即为肌肉葡萄糖代谢增强，考虑为肌肉非特异性摄取

4. 细胞病理学结果

入院后共计进行 9 次尿涂片检查（图 35-2），其中 1 次结果提示查见癌细胞；2 次结果示异型细胞，倾向肿瘤；3 次结果可见少量异型细胞；其余均未见恶性细胞。入院后行肾穿刺活检，肾组织病理：可见 50 个肾小球，10 个小球缺血性硬化，其余小球系膜细胞核基质轻度弥漫增生，系膜区可见嗜复红蛋白沉积，肾小管上皮细胞颗粒变性，约 40% 肾小管萎缩，约 30% 肾间质纤维化，小动脉壁增厚。免疫荧光提示：IgA（＋＋～＋＋＋），C3（＋＋）在系膜区呈颗粒状沉积，考虑为轻度系膜增生型 IgA 肾病伴慢性肾小管间质损伤。电镜切片：肾小球系膜细胞核基质轻度增生，系膜区团块状电子致密物沉积，基底膜内疏松层节段增宽，上皮足突节段融合。肾小管上皮溶酶体增多，肾间质无明显病变。诊断为轻度系膜增生性 IgA 肾病。

诊断： ①慢性肾小球肾炎，慢性肾功能不全 3 期，IgA 肾病（轻度）伴缺血性病变，急性肾

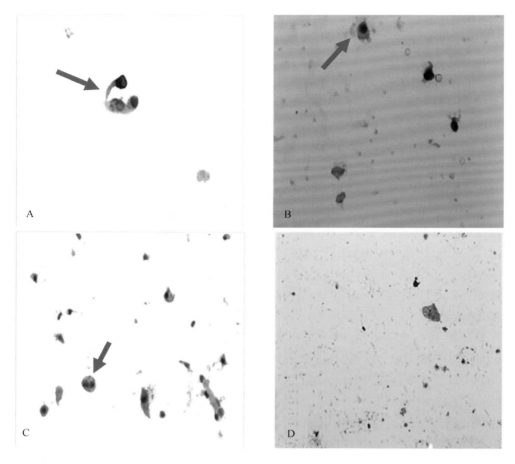

图 35-2　尿涂片：A.查见癌细胞；B.异型细胞，倾向肿瘤；C.少量异型细胞；D.未见恶性细胞

损伤，肾性贫血，肾性骨病。②高血压（1级）。③药物性糖尿病。④冠状动脉粥样硬化性心脏病，冠脉支架植入术后。⑤ CEA、CA199、CA724、CYF211 增高原因待查，泌尿系肿瘤？

入院后诊疗经过： 患者老年男性，此次主因发现肉眼血尿入院，发病前伴有上呼吸道感染病史以及用药史，监测肌酐一度呈进行性升高，尿相差提示 40% 肾性变形，考虑肾小球源性血尿可能性大。入院后行肾穿刺活检术，术后病理示：轻度系膜增生型 IgA 肾病伴慢性肾小管间质损伤。考虑诊断 IgA 肾病（轻度）明确，肾间质损伤考虑与患者长期服用药酒有关。

治疗上，嘱其停用药酒、限盐、补充优质蛋白，继续予甲泼尼龙片、盐酸贝那普利片、苯磺酸氨氯地平片等治疗，后监测血肌酐逐步降至正常，尿蛋白转阴，并逐渐减停激素（共使用 82 天）。同时依据患者的血压水平调整降压药物，维持收缩压

在 140 ～ 150 mmHg、舒张压在 80 ～ 70 mmHg 以保证肾灌注。患者病程中曾因受凉出现咳嗽、咳痰及发热，完善胸部 CT 示存在肺部感染，予抗感染、化痰等治疗后好转。住院期间监测患者血压及血糖控制尚可，且未诉腹痛、腹胀等不适，便隐血持续阴性，未见明显激素相关不良反应。

患者入院后多次完善尿涂片检查提示存在异形细胞，且患者存在肿瘤家族史，也需警惕泌尿系肿瘤可能。完善泌尿系超声示膀胱壁增厚，尿荧光原位杂交（fluorescence in situ hybridization，FISH）试验阳性，SPECT 结果为阴性，完善膀胱镜检查示：三角区部分黏膜略粗糙，范围 1 cm×1 cm，切除该区域黏膜并送病理，结果示黏膜组织为慢性炎（图 35-3）。完善输尿管镜示：全长输尿管未见异常，左肾盂黏膜多发出血点及黏膜粗糙改变，冲刷双侧肾盂尿送细胞学（左侧 4 次，右侧 3 次），结果均未见肿瘤细胞（图 35-4）。2 个月后患者复查

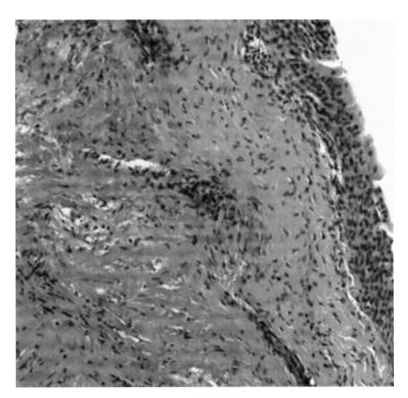

图 35-3　膀胱肿物病理

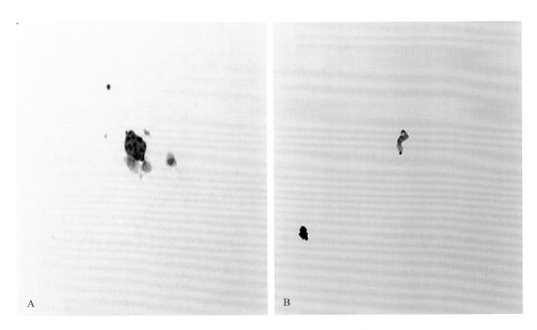

图 35-4　肾盂尿涂片：A. 左侧；B. 右侧

输尿管镜示：肾盂输尿管连接部及全长输尿管未见异常。考虑患者病程初期疾病进展，内环境可能相对紊乱，且尿细胞学检查由于检测技术本身的局限性，会存在一定的假阳性结果，故可能造成尿涂片

检查发现癌细胞或异形细胞等。后患者规律于门诊随访，未发现泌尿系肿瘤。

患者持续贫血，监测血红蛋白在 80 ～ 90 g/L，予补充造血原料后未见明显好转，遂完善骨髓穿刺活检，病理：镜下骨小梁间几乎均为脂肪组织，仅见散在个别造血细胞，呈造血组织极度增生低下改变。免疫组化：CK3，CD20，CD10，CD61，CD235，MPO 均仅见个别细胞＋。骨髓细胞学：红系增生活跃伴铁代谢障碍，粒系反应性增生伴轻度病态造血。流式细胞分析：未见恶性原幼红细胞聚集群；未见异常表型淋巴细胞、粒细胞、单核细胞等。请血液科会诊，考虑贫血与慢性肾病相关，遂加用重组人促红细胞注射液每周 1 万 IU 促红细胞生成，并依据血红蛋白水平调整用量。现重组人促红细胞注射液 1 万 IU，3 次 / 周，监测血红蛋白波动在 100 ～ 120 g/L。

二、病例解析

1. 血尿的病因及诊断思路

血尿是临床常见的症状之一，正常尿液中无或仅有少量红细胞，尿液离心后将沉渣涂片，用显微镜观察 10 个高倍镜视野（HPF）计数红细胞，若平均≥ 3/HPF 则称为血尿。血尿分为肉眼血尿和镜下血尿、有症状血尿和无症状血尿，主要由泌尿系统疾病引起，占血尿病因的 95 % ～ 98 %，常见于感染、非感染性炎症、结石和肿瘤等因素。外科疾病包括：泌尿系统结石、肿瘤、结核、外伤、异物、血管变异、手术或导尿损伤、介入性器械检查治疗、肾下垂和游走肾等。内科疾病包括：①肾实质性病变：各型原发性或继发性肾小球肾炎、肾小管间质性肾炎、遗传性肾炎、薄基底膜肾病、溶血性尿毒症综合征、多囊肾、海绵肾、肾乳头坏死等；②尿路感染；③血管疾病：肾梗死、肾皮质坏死、肾动脉硬化、动静脉瘘、肾静脉血栓形成、动脉炎及肾小球毛细血管坏死等。血尿诊断思路流程见图 35-5。

2. IgA 肾病的临床表现

IgA 肾病是最为常见的一种原发性肾小球疾病，是我国肾小球源性血尿最常见的病因。好发于儿童和青少年，男性多见。多数患者起病前数小时或数日内有上呼吸道或消化道感染等前驱症状，主要表现为发作性的肉眼血尿或镜下血尿，可持续数小时或数日，肉眼血尿常为无痛性，可伴少量蛋白尿。部分患者起病隐匿，表现为无症状性血尿和（或）蛋白尿，往往体检时才发现。

部分患者表现为肾病综合征（尿蛋白＞ 3.5 g/24 h）、严重高血压及肾功能损害。以肾病综合征为表现的患者，可能伴有广泛的增生性病变。重症 IgA 肾病可导致肾功能损害或肾衰竭。部分患者在首次就诊时，肾功能就已达终末期肾衰竭。全身症状轻重不一，可表现为全身不适、乏力和肌肉疼痛等。IgA 肾病早期高血压并不常见，随着病情进展而增多，少数患者可发生恶性高血压。

3. IgA 肾病的诊断与治疗

IgA 肾病的诊断有赖于肾活检病理，须有免疫荧光或免疫组化的结果支持。其诊断特点是：光镜下常见弥漫性系膜增生或局灶节段增生性肾小球肾炎；免疫荧光可见系膜区 IgA 或以 IgA 为主的免疫复合物沉积，这是 IgA 肾病的诊断标志。

综合支持治疗是肾功能没有快速进行性下降患者的一线治疗。具体的措施包括血压控制、使用肾素 - 血管紧张素系统（RAS）阻断剂、治疗血脂异常（他汀类药物）、低盐饮食（每日钠＜ 2 g）、减重、戒烟、适当运动和避免使用肾毒性药物及非甾体抗炎药。对每日尿蛋白＞ 0.5 g 的患者，无论是否伴有高血压，均建议给予 RAS 阻断剂治疗。

对于尽管接受了至少 3 个月的优化支持疗法（包括 RAS 阻断），但仍持续每日尿蛋白 0.75 ～ 1 g 的患者被认为具有较高的进展风险。糖皮质激素是目前唯一有证据支持其疗效的免疫抑制剂。2021 年改善全球肾病预后组织（Kidney Disease：Improving Global Outcomes，KDIGO）指南建议对经最大支持治疗后仍存在慢性肾病进展的高危患者，可进行 6 个月的糖皮质激素治疗。然而，用药时需谨慎，关注其毒性风险。

此外，现阶段的证据显示，霉酚酸酯、羟基氯喹、扁桃体切除术、补体抑制剂等治疗手段对 IgA 肾病有一定疗效，但需要更多的临床试验进行验证。

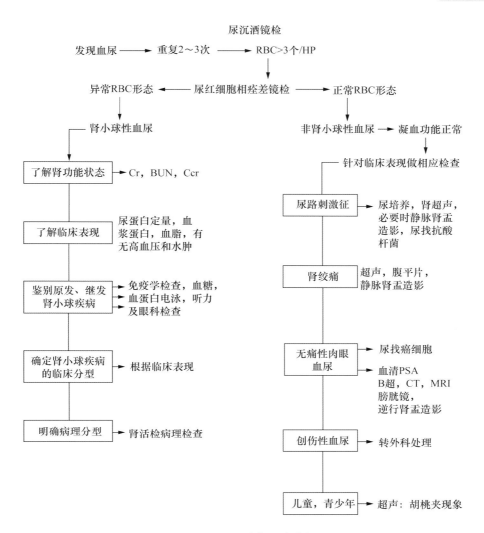

尿沉渣镜检

发现血尿 ——→ 重复2~3次 ——→ RBC>3个/HP

异常RBC形态 ←—— 尿红细胞相位差镜检 ——→ 正常RBC形态

肾小球性血尿

了解肾功能状态 ——→ Cr，BUN，Ccr

了解临床表现 ——→ 尿蛋白定量，血浆蛋白，血脂，有无高血压和水肿

鉴别原发、继发肾小球疾病 ——→ 免疫学检查，血糖，血蛋白电泳，听力及眼科检查

确定肾小球疾病的临床分型 ——→ 根据临床表现

明确病理分型 ——→ 肾活检病理检查

非肾小球性血尿 ——→ 凝血功能正常

针对临床表现做相应检查

尿路刺激征 ——→ 尿培养，肾超声，必要时静脉肾盂造影，尿找抗酸杆菌

肾绞痛 ——→ 超声，腹平片，静脉肾盂造影

无痛性肉眼血尿 ——→ 尿找癌细胞
——→ 血清PSA B超，CT，MRI 膀胱镜，逆行肾盂造影

创伤性血尿 ——→ 转外科处理

儿童，青少年 ——→ 超声：胡桃夹现象

图 35-5　血尿诊断思路流程

三、要点提示

- 血尿是临床常见的症状之一，需依据患者的病史及辅助检查进行全面鉴别以明确诊断，从而为患者提供最优的治疗方案，延缓疾病的发展进程。

- IgA 肾病是我国肾小球源性血尿最常见的病因，以反复发作性的肉眼血尿或镜下血尿、肾小球系膜区 IgA 沉积或以 IgA 沉积为主要特征的原发性肾小球病。发病前多有上呼吸道感染，少数伴有肠道或尿路感染，是导致终末期肾病的最常见肾小球疾病。本病可发生于任何人群，但以 20 ～ 30 岁男性为多见，老年患者少见。本例为老年 IgA 肾病，在激素剂量、疗程等治疗方案的选择方面，需针对老年患者特点及基础疾病情况综合判断。

- 支持性的保守疗法对于 IgA 肾病患者的管理十分重要。对经最大支持治疗后仍存在慢性肾病进展的高危患者，可进行 6 个月的糖皮质激素治疗，但也需关注其毒性风险。

参考文献

［1］刘凤奎，陈海平.血尿临床诊断思路.中国临床医生杂志，2016，44（2）：22-25.

［2］PATTRAPORNPISUT P，AVILA-CASADO C，REICH H N. IgA Nephropathy：Core Curriculum 2021. Am J Kidney Dis，2021，78（3）：429-441.

［3］DISEASE K，OUTCOMES I G，GROUP G. KDIGO 2021 Clinical Practice Guideline for the Management of Glomerular Diseases. Kidney Int，2021，100（4S）：S1-S276.

（贾朝旭）

第五篇

血液系统疾病

以自身免疫性溶血性贫血为首发表现的弥漫大 B 细胞淋巴瘤

一、病例摘要

患者老年男性，60 岁。因"心慌、乏力 1 周"来诊。患者入院前 1 周无明显诱因出现心慌、乏力，走路过快时伴气短，无胸痛、背痛、上肢麻木感。无头晕、头痛、恶心、呕吐，无黑矇、晕厥、肢体活动障碍，无发热、咳嗽、咳痰，无腹痛、腹泻等不适。于外院完善检查，血常规：HGB 66 g/L，MCV 112.1fl，次日复查血常规 HGB 60 g/L，MCV 118.1fl，网织红细胞百分比 24.29%，尿、便隐血阴性，生化：总胆红素 31.2 μmol/L，间接胆红素 18.7 μmol/L，心电图示：窦性心动过速，心率 104 次 / 分，未见 ST-T 改变，未特殊治疗。为进一步诊治收入院。患者自发病以来，神清、精神可，睡眠、饮食尚可，大便正常，小便浓茶色，体重无明显变化。

既往史：高血压史 10 年，血压最高 170/110 mmHg，曾规律服用苯磺酸氨氯地平片 5 mg qd、盐酸地尔硫卓缓释胶囊 90 mg qd 降压治疗，血压控制在正常范围内，10 个月前因血压偏高，最高达 138/95 mmHg，于外院调整为苯磺酸左旋氨氯地平片 2.5 mg qd、厄贝沙坦氢氯噻嗪片（150 mg/12.5 mg）1 片 qd 后血压降至正常。2 个月前因双上肢、胸前出现皮疹伴瘙痒，自行将降压方案调整为苯磺酸氨氯地平片 5 mg、盐酸地尔硫卓缓释胶囊 90 mg qd，未规律监测血压。30 年前因黑便于我院诊断为十二指肠球部溃疡，予药物保守治疗后好转，此后未再出现黑便，未服用药物，未再复查胃镜。否认冠心病史、糖尿病、脑血管病、精神病史。否认肝炎、结核病史，否认手术、外伤、输血史，否认食物、药物过敏史。

个人史：吸烟 40 余年，平均 40 支 / 天；曾有大量饮酒史，30 年前戒酒，近 10 余年开始少量饮酒，平均每天 2 两白酒，近半年已戒酒。

家族史：父亲已故，母亲健在，否认家族中类似病史、传染病史、遗传病史及肿瘤病史。

入院查体：体温 36.3 ℃，脉搏 103 次 / 分，呼吸 18 次 / 分，血压 143/74 mmHg。脉氧饱和度 98%（$FiO_2 = 21\%$），体重 98 kg，身高 188 cm，BMI 27.73 kg/m²。贫血貌，巩膜黄染。神清，精神可。全身浅表淋巴结未触及肿大，双肺呼吸音清，未闻及干、湿啰音。心率 103 次 / 分，律齐，各瓣膜听诊区未闻及杂音；腹软，无压痛、反跳痛，肝脾肋下未触及，肝脾区叩痛阴性；双下肢无水肿，双足动脉搏动可。

辅助检查：

1. 实验室检查

- 血常规＋网织红细胞计数：嗜酸粒细胞百分比（EO%）10.5%，HGB 60.2 g/L ↓，MCV 113.71fl ↑，平均红细胞血红蛋白含量（MCH）34.30 pg ↑，平均红细胞血红蛋白浓度（MCHC）302 g/L ↓，网织红细胞百分比（RET%）25.86% ↑，中性粒细胞百分比（GR%）65.8%。
- 生化：TBIL 30.75 μmol/L ↑，IBIL 24.88 μmol/L ↑，TG 1.83 mmol/L ↑，LDH 426 U/L ↑，LDL-C 2.34 mmol/L。
- 贫血系列：铁蛋白 574.20 ng/ml ↑，叶酸＞23.30 ng/ml ↑。
- 尿含铁血黄素试验：阳性。

- 末梢血破碎红细胞计数：大小均一性；中度大小不等；中心浅染区：轻度扩大；球形红细胞：轻度增多；碎片红细胞：少见；嗜多色红细胞：轻度增多。
- Coobms 试验：阳性。
- 冷凝集试验：1∶1024，阳性。
- CD55、CD59：红细胞、粒细胞比例均正常。
- 免疫相关指标：ANA、ENA、ANCA、免疫球蛋白＋补体未见明显异常。

2. 影像学检查

- 淋巴结（双侧锁骨上、双侧颈部、双侧腹股沟）超声：双侧腹股沟区多发淋巴结，结构正常；左侧颈部淋巴结部分肿大，左侧锁骨上淋巴结部分肿大。左锁骨上淋巴结穿刺病理（图 36-1）：穿刺淋巴组织 2 条，可见中等偏大淋巴细胞弥漫浸润。免疫组化：CD20 弥漫＋，Pax5 ＋，BCL-6 ＋，MUM1 ＋，BCL2 ＋ / －，CD10-，CD21-，CD3 和 CD5 见散在小细胞＋，C-myc 20%～30% 细胞＋，Ki67 大于 50%，CD30-，CK-，PD1-，S-100-，MPO-，CD1a-，CD56-，CD163 散在细胞＋。原位杂交：EBER-。诊断：（左侧锁骨上淋巴结）非霍奇金弥漫大 B 细胞淋巴瘤，起源于生发中心外活化 B 细胞。
- 胸部 CT 平扫：①双肺尖、右肺上叶尖段陈旧病变。②右肺多发粟粒结节，部分为陈旧病变，部分性质待定。③左肺微结节。④间

隔旁型肺气肿；心腔密度减低，提示贫血。⑤肝内低密度灶，囊肿？⑥脾大。

- FDG-PET-CT（2018-1-3，图 36-2）：①双侧颈部及锁骨上区、纵隔及双肺门、双侧腋窝、膈肌脚后方、腹膜后间隙、盆腔及双侧腹股沟多发淋巴结，部分肿大，FDG 代谢增高，符合弥漫大 B 细胞淋巴瘤表现；②脾大，FDG 代谢弥漫增高；躯干骨、骨盆骨 FDG 代谢弥漫增高，考虑为反应性摄取；③腔隙性脑梗死不除外；④甲状腺左叶低密度影，FDG 代谢增高，考虑甲状腺结节可能；⑤双肺多发微、小结节，未见异常 FDG 代谢增高；右肺上叶尖段索条影，未见异常 FDG 代谢增高，考虑弥漫性炎性病变可能；肺气肿；⑥心腔密度低于心肌，提示贫血；⑦前列腺饱满伴钙化灶，未见异常 FDG 代谢增高；⑧脊柱退行性改变；双侧股骨头、部分椎体、双侧髂骨、左侧耻骨及左侧股骨颈多发结节状致密影，未见异常 FDG 代谢增高，考虑良性病变，骨岛可能性大；⑨余躯干及脑部 PET-CT 检查未见明显异常代谢征象。

3. 电子胃镜

- 慢性浅表性胃炎、十二指肠球部隆起，于十二指肠球部活检一块。病理：粟粒大小肠黏膜组织一块，呈慢性炎，黏膜固有层可见胃底腺，符合胃黏膜异位。

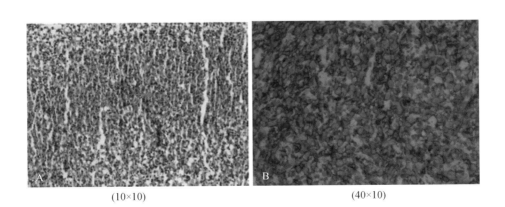

(10×10)　　　　　(40×10)

图 36-1　淋巴结穿刺病理：A. 苏木精 - 伊红染色，箭头所指处为淋巴瘤细胞；B. 免疫组化

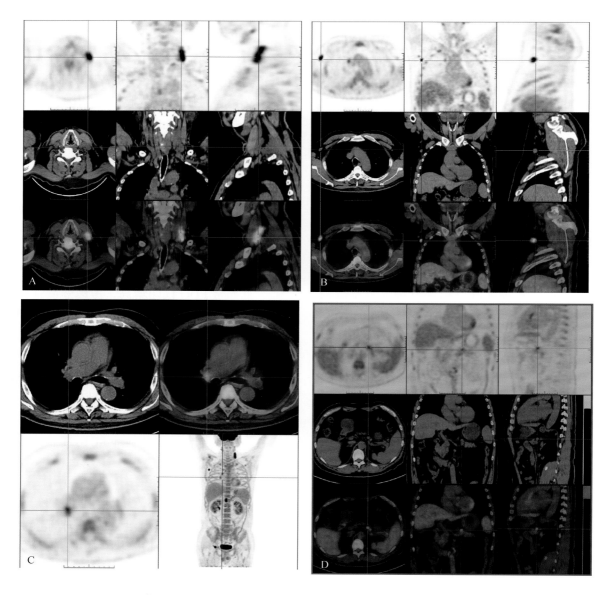

图 36-2　FDG-PET-CT：A. 双侧颈部（ⅠB、Ⅱ、Ⅲ、Ⅳ区）及锁骨上区可见多发淋巴结（左侧为著），FDG 摄取增高（SUVmax/mean：9.0/6.3），部分肿大，较大者位于左侧锁骨上区，大小约 1.5 cm×1.4 cm；B. 双侧腋窝可见多发淋巴结，部分肿大，FDG 摄取增高（SUVmax/mean：10.4/6.2），较大者位于右侧腋窝，形态饱满，大小约 2.0 cm×1.0 cm；C. 纵隔（3a、4R、6、7、8区）及双肺门可见多发淋巴结，较大者位于右侧肺门，PET 图像上测量大小约 1.6 cm×1.0 cm，SUVmax/mean：5.2/3.7；D. 胰腺周围、脾门、腹主动脉周围及盆腔内可见多发淋巴结，部分肿大，FDG 摄取增高（SUVmax/mean：4.4/3.3），较大者位于胰周，大小约 1.5 cm×1.1 cm；E. 脾体积增大，FDG 摄取弥漫增高（SUVmax/mean：3.3/2.7），与同层肝相仿；F. 胸 11 椎体水平膈肌脚后方可见一肿大淋巴结，横截面直径约 1.6 cm，FDG 摄取显著增高（SUVmax/mean：20.1/12.7）；G. 双侧腹股沟区可见多发淋巴结，形态饱满，FDG 摄取增高（SUVmax/mean：15.5/10.6），较大者位于右侧，大小约 1.6 cm×1.1 cm

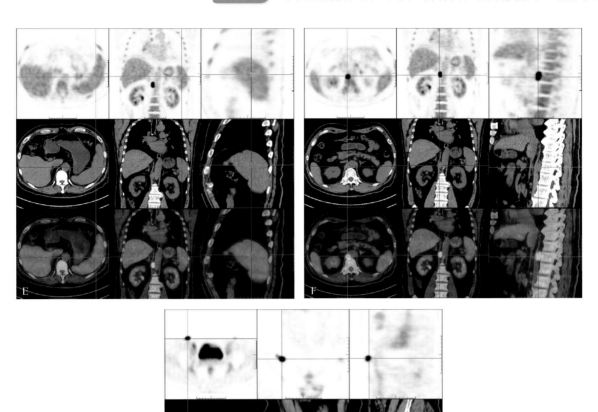

图 36-2　（续）

4. 骨髓细胞学

- 红系反应性增生、淋巴细胞形态不典型。骨髓免疫分型未见异常表型淋巴细胞。骨髓活检病理（图 36-3）：镜下造血组织约占 40%，三系可见，巨核细胞 3 ～ 5/HPF。免疫组化：CD3 散在 ＋、CD20 散在 ＋、CD61 散在＋、CD71 少量＋、MPO 部分＋、PAX-5 散在＋、CD19-。诊断：骨髓造血组织内，未见 B 细胞淋巴瘤累及。

诊断：①弥漫大 B 细胞淋巴瘤（Ⅲ 期 A）；②自身免疫性溶血性贫血（温抗体＋冷抗体型）；③中度贫血；④脾大。

入院后诊疗经过：患者血常规示血色素明显降低，为大细胞性贫血，生化示胆红素升高，以间接胆红素升高为主，结合患者血乳酸脱氢酶升高、脾大、尿含铁血黄色实验连续三次阳性、Coobms 实验阳性，查体可见巩膜黄染，考虑自身免疫性溶血性贫血诊断明确，予叶酸补充造血原料治疗。浅表淋巴结超声示左颈部、左锁骨上可见多发淋巴结肿大，最大者 2.3 cm×1.3 cm，与周围分界不清，于 2017-12-20 日行左锁骨上淋巴结穿刺活检，结果为起源于生发中心外的弥漫大 B 细胞淋巴瘤。故考虑溶血性贫血病因为淋巴瘤继发，完善骨髓穿刺＋活检提示红系反应性增生、淋巴细胞形态不典型，

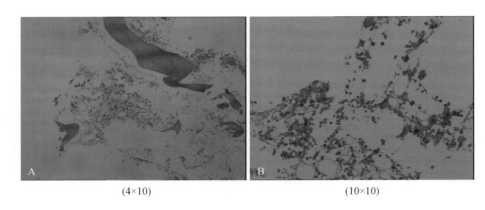

(4×10)　　　　　　　　　　　　　　　(10×10)

图 36-3　骨髓活检病理

病理未见骨髓累及。完善 PET-CT 示双侧颈部及锁骨上区、纵隔及双肺门、双侧腋窝、膈肌脚后方、腹膜后间隙、盆腔及双侧腹股沟多发淋巴结，部分肿大，考虑为弥漫大 B 细胞淋巴瘤Ⅲ期 A。患者于 2018-1-8 开始行 R-CHOP 方案化疗。具体为利妥昔单抗注射液 700 mg d0，注射用硫酸长春新碱 2 mg d1，注射用环磷酰胺 1200 mg d1，注射用盐酸吡柔比星 100 mg d1，地塞米松磷酸钠注射液 10 mg d1 ～ d5。患者化疗后心慌、乏力好转，皮肤巩膜黄染改善，溶血较前缓解，监测 HGB 水平升至 92 g/L，总胆红素降至 18.17 μmol/L，间接胆红素降至 11.82 μmol/L，患者继续规律进行化疗，监测血红蛋逐渐升高至 150 g/L 左右并维持在正常水平。

二、病例解析

1. 淋巴瘤与自身免疫性溶血性贫血互为病因

自身免疫性溶血性贫血（autoimmune hemolytic anemia，AIHA）是由功能亢进的 B 淋巴细胞引起的，B 淋巴细胞产生大量的自身抗体和（或）补体吸附在红细胞上，导致其在抗原 - 抗体反应后迅速裂解。AIHA 可根据有无病因分为原发性和继发性。原发性 AIHA 无任何基础疾病，而继发性 AIHA 多涉及结缔组织疾病、药物、感染、淋巴瘤等因素。淋巴瘤为 AIHA 常见的继发性因素之一，二者关系密切。淋巴瘤可作为 AIHA 的继发因素，而 AIHA 也可以继发于淋巴瘤。

淋巴瘤继发 AIHA 的年发病率为 2% ～ 3%，常继发于非霍奇金淋巴瘤（non- Hodgkin's lymphoma，NHL），偶尔与霍奇金淋巴瘤（Hodgkin's lymphoma，HL）相关，继发 AIHA 的 NHL 以弥漫大 B 细胞淋巴瘤（diffuse large B-cell lymphoma，DLBCL）为主。淋巴瘤继发 AIHA 的具体机制尚不明确，目前认为淋巴瘤细胞可直接产生抗红细胞的自身抗体从而引起 AIHA，此外淋巴瘤可通过破坏免疫网络的平衡引起机体免疫紊乱，免疫环境的紊乱可使正常淋巴细胞产生抗红细胞的特异性抗体，进而导致 AIHA 的发生。淋巴瘤的病因和发病机制仍不清楚，约 1/5 的 AIHA 患者发展为淋巴瘤，而 7% ～ 10% 的淋巴瘤患者同时合并 AIHA，两种疾病之间存在临床病理联系。AIHA 诱发淋巴瘤的机制及过程非常复杂，其中 AIHA 患者体内 T 细胞群比例失衡是重要原因之一。研究发现 AIHA 患者体内的 Th2 细胞明显增多，体内众多细胞因子的水平也同时出现相应改变，打破了 Th1/Th2 细胞之间的平衡，从而促进了自身反应性 B 细胞克隆性感应和增殖，使 AIHA 患者更易发生淋巴瘤。

2. AIHA 相关性 DLBCL 的治疗

AIHA 相关性 DLBCL 的治疗需结合两者之间发生的先后顺序、DLBCL 治疗后缓解状态。如果 AIHA 和淋巴瘤依次发生，应根据就诊时的诊断情况开始相应的治疗。如果 AIHA 和 DLBCL 同时被诊断，应以 DLBCL 化疗为主，如果在随访中 AIHA 未达完全缓解（complete response，CR）或部分缓解（partial response，PR），按照原发性 AIHA 治疗原则启动激素治疗。

三、要点提示

- 贫血是淋巴瘤常见的并发症，淋巴瘤继发贫血与多种因素相关，包括慢性病贫血、骨髓侵犯、失血性贫血、营养不良性贫血、溶血性贫血和治疗相关性贫血等。在淋巴瘤诊治过程中出现贫血应结合临床和检查结果分析病因后，予恰当治疗。如果 DLBCL 患者出现无法解释的贫血，应常规进行 Coombs 试验，对于初诊 DLBCL 患者只要存在贫血也可行 Coombs 试验，以避免延误诊断。

- 淋巴瘤合并 AIHA 需要免疫抑制或抗淋巴瘤治疗，糖皮质激素、抗 CD20 单抗以及其他新药在 AIHA 的治疗非常有效，它们不但针对淋巴瘤，还常针对可产生自身抗体的 B 细胞。DLBCL 合并 AIHA 时的预后较大程度取决于 DLBCL 的疗效。

参考文献

[1] GEHRS B C，FRIEDBERG R C. Autoimmune hemolytic anemia. Am J Hematol，2002，69（4）：258-271.

[2] SALLAH S，WAN J Y，HANRAHAN L R. Future development of lymphoproliferative disorders in patients with autoimmune hemolytic anemia. Clin Cancer Res，2001，7（4）：791-794.

[3] MANGAN K F，BESA E C，SHADDUCK R K，et al. Demonstration of two distinct antibodies in autoimmune hemolytic anemia with reticulocytopenia and red cell aplasia. Exp Hematol，1984，12（10）：788-793.

[4] MICHEL M. Warm autoimmune hemolytic anemia：advances in pathophysiology and treatment. Presse Med，2014，43（4 Pt 2）：e97-e104.

[5] FAGIOLO E. Immunological tolerance loss vs. erythrocyte self antigens and cytokine network disregulation in autoimmune hemolytic anaemia. Autoimmun Rev，2004，3（2）：53-59.

[6] PORPACZY E，JÄGER U. How I manage autoimmune cytopenias in patients with lymphoid cancer. Blood，2022，139（10）：1479-1488.

（秦瑞婕）

病例 37

原发性免疫性血小板减少症

一、病例摘要

患者老年男性，92岁，主因"发现血小板减少3年余，咳嗽咳痰加重伴乏力2天"入院。患者3年余前因肺部感染入院时发现血小板减少，波动于 $110×10^9/L$ ↓ 左右，住院期间因 D-dimer 升高给予低分子量肝素抗凝后，出现皮下出血点及血小板进一步下降，最低降至 $76×10^9/L$ ↓，无咯血、便血、血尿、牙龈出血及鼻出血，停用低分子量肝素后血小板恢复至基线水平。此后患者间断出现血小板下降，最低 $80×10^9/L$ ↓，于我院门诊加用利可君口服。2年余前患者肺部感染后血小板降至 $66×10^9/L$ ↓，予抗感染治疗后回升至 $100×10^9/L$ ↓ 左右。9个月前肺部感染后再次出现血小板下降，最低降至 $36×10^9/L$ ↓，予抗感染治疗后恢复至基线水平。4个月前患者感染后再次出现血小板下降，最低降至 $25×10^9/L$ ↓，完善骨髓穿刺检查，骨髓细胞学提示需除外骨髓造血功能不良。骨髓病理：骨小梁间几乎均为脂肪组织，仅见散在很少造血细胞，呈造血组织增生低下改变。予重组人血小板生成素注射液（recombinant human thrombopoietin injection, rhTPO）、养血饮口服液及利可君片治疗，血小板回升至正常水平，此后患者间断于门诊应用 rhTPO 治疗，监测血小板波动于（$100\sim250$）$×10^9/L$。2天前患者出现肢体乏力，伴咳嗽、咳痰，无发热，无咯血、痰中带血、血便及血尿等异常，就诊于我院，血常规示血小板 $12×10^9/L$ ↓，心电图示房颤，头颅 CT 未见新发脑血管病，为进一步诊治收入院。患者自发病以来，食欲、睡眠可，二便正常，体重无明显变化。

既往史及个人史： 高血压史30余年，血压最高 180/100 mmHg ↑，曾应用富马酸比索洛尔片、氯沙坦钾片、培哚普利叔丁胺片等降压，后因血压低停用；发现房颤20余年，初为阵发性，后转为持续性，未行抗凝、控制心室率及转复窦律治疗；2年前诊断慢性阻塞性肺疾病（中度），未规律治疗；脑动脉硬化史20余年，间断服用中药"曲克芦丁片"治疗；肺间质纤维化10年；肛瘘病史10余年；7年余前左手震颤，未诊治；3年前诊断"十二指肠多发溃疡、慢性胃炎、肝低密度灶待查、肝囊肿、肾囊肿、腔隙性脑梗死、前列腺增生、双下肢动脉硬化、左胫动脉重度狭窄近闭塞、甲状腺多发结节"；2年前在我院住院期间诊断"阿尔兹海默病、抑郁状态"，曾予盐酸多奈哌齐片治疗，现已停药；2年前在我院住院期间诊断"肾错构瘤、反流性食管炎"，未予特殊诊治；1年余前诊断"高尿酸血症及慢性肾功能不全"；13年前于外院行"声带肿物"切除术，术后恢复可；2年余前发现"颈动脉狭窄、椎动脉狭窄"，行左侧颈内动脉支架置入术，术后应用硫酸氢氯吡格雷片抗血小板，后因出血倾向停用硫酸氢氯吡格雷片；1年前在我院血管外科穿刺右侧股动脉行"大动脉造影＋选择性动脉造影＋颈动脉造影＋椎动脉造影＋椎动脉球囊扩张成形术"，术前血小板 $99×10^9/L$ ↓，因合并肺部感染曾予抗生素治疗，术后血小板最低降至 $76×10^9/L$ ↓，出院时血小板恢复至基线水平；4年前行左腹股沟斜疝术。否认乙肝、丙肝、结核史。否认输血史，预防接种史不详，否认食物、药物过敏史。个人史无特殊。

入院查体： 体温 36.6℃，呼吸 19次/分，心率 65次/分，血压 173/57 mmHg ↑，SpO₂ 98%

（FiO$_2$ 21%），身高 172 cm，体重 70 kg，BMI 23.66 kg/m^2。神清，精神弱，自主体位。全身皮肤黏膜未见出血点。咽无充血，扁桃体不大，颈部未触及肿大淋巴结。双肺听诊呼吸音粗，双肺可闻及少许散在干啰音，心律不齐，未闻及病理性杂音，腹软，无压痛，肝脾未触及，肠鸣音可，腹主动脉听诊区可闻及血管杂音。双下肢中度凹陷性水肿。

辅助检查：

- 血常规＋网织红细胞计数：WBC 4.99×10^9/L，HGB 112.0 g/L↓，PLT 18×10^9/L↓，RET 0.0361×10^{12}/L，RET% 0.87%。

- 血分片：NB 10.0%，NS 54.0%，EO 2.0%，LY 31.0%，MO 3.0%。

- DIC 初筛：D-dimer 5.200 μg/ml↑，PTA 97.00%，PT（s）13.50 s，APTT 37.30 s。

- 甲状腺系列：T3 0.92 nmol/L↓，T4 62.25 nmol/L↓，FT3 4.58 pmol/L，FT4 12.20 pmol/L，TSH 0.90 μIU/ml。

- 乙肝五项＋丙肝抗体＋HIV：HBsAg 0.04 IU/ml，HBsAb 220.67 mIU/ml↑，HBcAg 2.73 S/CO↑，HBeAb 1.45 S/CO，HBeAg 0.41 S/CO，HCV 0.42 S/CO。HIV-Ab：0.09 S/CO。

- 免疫球蛋白＋补体：IgG 1390.0 mg/dl，IgA 273.0 mg/dl，IgM 98.6 mg/dl，C3 88.10 mg/dl↓，C4 29.50 mg/dl。

- 抗核抗体谱 20 项：间接免疫荧光法抗核抗体＋1：80（胞质，斑点），dsDNA 188.63 IU/ml。

- 腹部超声：双肾囊肿。

- 骨髓细胞学：骨髓增生活跃，M：E＝2.78：1；粒系增生活跃，杆状粒细胞比例升高，其他阶段比例大致正常。部分粒细胞胞质颗粒深染，偶见多分叶粒细胞。红系增生活跃，各阶段幼红细胞形态未见明显异常。成熟红细胞轻度大小不等，中心淡染区扩大，少见椭圆形、泪滴形、靶形、破碎等红细胞。淋巴细胞占 16.5%，成熟型为主，幼淋样占 2%。单核细胞占 5.5%。约 4.5 cm^2 片膜内共计数巨核细胞 20 余个，颗粒型为主；血小板零星分布。未见特殊细胞。形态学提示巨核系成熟障碍。

- 骨髓活检：免疫组化结果：MPO 部分细胞（＋），CD61 散在细胞（＋），CD71 部分细胞（＋），CD3 散在少量细胞（＋），CD20 散在少量细胞（＋），CD79a 个别细胞（＋），CD15 部分细胞（＋）。特殊染色结果：网状染色（－），马松染色（－）。造血组织约占 30%，可见三系细胞，粒红比（1～2）：1，巨核细胞 3～9/HPF，可见产板现象，未见肿瘤性病变。

初步诊断：慢性原发性免疫性血小板减少症，慢性阻塞性肺疾病（中度）合并感染，高血压 3 级（极高危组），持续性房颤，慢性肾功能不全（CKD3 期），腔隙性脑梗死，双侧椎动脉狭窄（重度），左侧椎动脉球囊扩张术后，双侧颈动脉狭窄（中度），左颈动脉支架术后。

入院后诊疗经过：患者多次查血小板减低，血分片镜检粒系无明显形态学异常，腹部超声未见脾大，骨髓穿刺提示巨核系成熟障碍，入院后予 rhTPO 皮下注射生血小板治疗，效果欠佳，请血液科会诊考虑诊断难治性免疫性血小板减少性紫癜，加用静脉注射免疫球蛋白（intravenous immunoglobulin，IVIG）0.4 g/（kg·d）×5 天，利妥昔单抗 100 mg 静脉滴注 qw×4 周治疗，患者血小板升至正常水平。因患者同时合并肺部感染（细菌＋真菌），先后予注射用拉氧头孢钠、注射用美罗培南联合氟康唑氯化钠注射用抗感染治疗。患者感染控制，予降级抗生素为注射用哌拉西林钠他唑巴坦钠后，血小板再次下降，最低至 1×10^9/L，伴皮肤、黏膜及消化道出血，请血液科会诊加用艾曲泊帕乙醇胺片升血小板治疗，继续每周利妥昔单抗输注，间断输注血小板、红细胞支持，因血小板回升不理想，逐步增加艾曲泊帕乙醇胺片至 75 mg qd 口服，后监测血小板水平缓慢回升至正常。在此期间，因患者感染反复，予调整抗生素为注射用美罗培南、注射用头孢他啶抗感染治疗，感染控制后停药。

2 个月后患者再次出现院内获得性肺炎，予注射用美罗培南抗感染治疗，后出现血小板下降，感染控制后血小板无回升趋势，遂予 IVIG 冲击治疗，在应用地塞米松＋IVIG 冲击期间患者出现发热，最高 38.9℃，伴畏寒、寒战、呃逆、恶心、呕吐，并迅速出现神清淡漠，血压持续升高，血白细胞较前升高，血小板下降，CRP 明显升高，凝血初筛提示 PT、APTT 延长，D-dimer、FDP 明显升高，伴随 FIB 下降，胸部 X 线片示多发团片影渗出，考虑重症肺炎、DIC，予积极注射用美罗培南联合注射用替加环素抗感染治疗，效果欠佳，1 个月后患者突发颈强直，双眼向上凝视，无法交流，呼吸窘迫，心率迅速下降至 0，无自主呼吸，大动脉搏动未触及，考虑不除外 DIC、血小板减少引发脑出血、心搏呼吸停止，予积极药物抢救，生命体征无法维持，心电图示直线，宣布临床死亡。

二、病例解析

1. 原发免疫性血小板减少症（primary immune thrombocytopenia，ITP）是一种获得性自身免疫性疾病，缺乏具有敏感性或特异性的诊断性试验，60 岁以上老年人高发，老年患者致命性出血风险明显增加

ITP 是一种获得性自身免疫性出血性疾病，以无明确诱因的孤立性外周血血小板计数减少为特征。其诊断要点包括：至少连续 2 次血常规示血小板计数减少，外周血涂片镜检血细胞形态无明显异常；脾一般不增大；骨髓形态学特点为巨核细胞增多或正常，伴成熟障碍；须除外其他原因如自身免疫性疾病、甲状腺疾病、淋巴系统增殖性疾病、骨髓异常增生综合征、再生障碍性贫血、各种恶性血液病、肿瘤浸润、慢性肝病、脾功能亢进、普通变异型免疫缺陷病、感染、疫苗接种等所致继发性血小板减少、血小板消耗性减少、药物所致血小板减少、同种免疫性血小板减少、先天性血小板减少及假性血小板减少等。

典型 ITP 患者即使血小板计数非常低，也很少出现严重出血。与高出血发生率相关的危险因素包括年龄较大、某些合并症、需要抗血小板药物或抗凝剂、多重用药和难治性 ITP。难治性 ITP 被定义为"对治疗无反应"。难治性 ITP 患者有严重出血的巨大风险，尤其是老年人。衰老对出血发生率和严重程度影响的一种假设是缺乏从血小板到衰老内皮细胞的滋养生长因子（如 Vascular endothelial growth factor，VEGF）使得内皮变得脆弱，导致出血。

2. 原发免疫性血小板减少症治疗的两个主要障碍是一线治疗的高复发率和极少数患者对多线治疗无效，联合治疗可能是今后选择的方向

ITP 的一线治疗通常包括类固醇（大剂量地塞米松或泼尼松）和（或）IVIG。皮质类固醇在 2～14 天内在 60%～70% 的患者中显示出初始反应，但反应通常持续 < 6 个月。IVIG 在 90% 的患者中在 1～3 天内产生反应，但反应通常仅持续 2～4 周。二线治疗主要包括促血小板生成药物和利妥昔单抗，脾切除术通常推迟到诊断后 1 年以上，其他三线药物包括福坦替尼和免疫抑制剂（如硫唑嘌呤、环孢素、吗替麦考酚酯等）。促血小板生成药物包括 rhTPO、血小板生成素受体激动剂（thrombopoietin receptor agonists，TPO-RAs）。TPO-RAs 也称 TPO 类似物，包括小分子肽和非肽类物质。其作用机制为刺激骨髓中的巨核细胞生成，并最终通过结合并激活 TPO 受体刺激骨髓中的血小板生成。现有的可用于 ITP 的 TPO-RA 包括罗米司亭、艾曲泊帕乙醇胺片和马来酸阿伐曲泊帕片。美国血液学会指南建议将 TPO-RA 作为持续性疾病患者的首选二线药物。在难治性疾病患者中，可能使用了包括类固醇、IVIG、TPO-RA、利妥昔单抗和（或）其他药物等多种药物。

Rodeghiero 等概述的反应定义为达到 $30 \times 10^9/L$ 的血小板计数和基线血小板计数加倍。对于血小板计数对 ≥ 2 次治疗无反应、没有单一药物有反应、血小板计数非常低并伴有出血的患者，保留"难治性"描述。对治疗的反应，尤其是 IVIG，是唯一可以高度确定 ITP 诊断的标准。难治性 ITP 患者对标准 ITP 治疗没有反应，没有可靠的方法可以诊断。与绝大多数 ITP 患者不同，难治性患者对各种治疗反应不佳，病情恶化和药物引起的毒性使他们的生活质量显著降低，出血和感染的发病率和死亡率更高。

本患者治疗难点在于多线治疗高复发率。患者间断感染后出现血小板下降，初期抗感染治疗后可恢复，但血小板下降程度日趋严重，且对升血小板药物反应越来越差。本次住院期间应用 rhTPO、IVIG 及利妥昔单抗联合治疗，4 天后血小板回升至正常，停 rhTPO，但仅维持 10 天再次下降，后改为 rhTPO×2 周联合艾曲泊帕乙醇胺片治疗，1 个月后升至正常，仅维持 2 个月，后因严重感染再次出现血小板极度减低，最后因可疑脑出血死亡。

ITP 的发病机制具有异质性，对血小板的免疫反应可能涉及多种免疫异常。如，调节性 T 淋巴细胞活性受损、浆细胞分泌抗血小板抗体介导免疫攻击、自身反应性抗体引发巨噬细胞对血小板的调理作用及损害巨核细胞功能来干扰血小板生成、细胞毒性 T 细胞直接进行免疫攻击。无法识别患者之间的关键病理生物学差异限制了诊断和治疗优化。患者的免疫状态可能会随着时间和（或）治疗而改变，需要多样化和个体化的治疗方法包括联合治疗以更好地治疗复发及难治性 ITP 患者。目前的研究多集中在 TPO-RA 与其他方案联合或利妥昔单抗与其他方案联合。关于联合治疗有许多问题尚未解决，包括使用哪些药物、使用什么剂量、给予多长时间以及给予哪些患者。

3. 药源性免疫性血小板减少是本患者病情变化时需要重点鉴别的继发性血小板减少原因

另外需要注意的是，该患者在应用 rhTPO、IVIG 及利妥昔单抗后血小板回升至正常，持续 10 天且感染控制良好的情况下再次下降，期间曾应用注射用哌拉西林钠他唑巴坦钠，需考虑合并有药源性免疫性血小板减少（drug-induced immune thrombocytopenia，DIPT）参与可能。住院患者与 DIPT 相关的常见药物有复方磺胺甲噁唑片、注射用盐酸万古霉素和注射用哌拉西林钠，其中注射用盐酸万古霉素和注射用哌拉西林钠在初次暴露时就可导致血小板减少。一项病例研究纳入了 12 例哌拉西林相关的血小板减少，血小板减少的中位时间是 6.5 日。停药可逆转 DIPT，预计停药 1 ~ 2 日内升高，7 ~ 8 日恢复至正常范围。对于 ITP 患者，为减少治疗复发风险，应尽量选择对血小板影响较小的药物，包括 DIPT、骨髓抑制等机制所致。

三、要点提示

- ITP 缺乏具有敏感性或特异性的诊断性试验，因血小板减少的其他潜在病因很多，其中有些可能会被忽略，增加了 ITP 的诊断难度。因对治疗的反应是诊断的唯一确认，对于治疗无效的难治性 ITP 患者，不存在诊断确认，这类患者有可能不是真正的 ITP 患者。
- 对于慢性 ITP 患者，选择具有不同作用机制和不同主要毒性的药物联合治疗可能比单药治疗效果更好。由于慢性 ITP 有时不仅涉及加速血小板破坏，因此联合治疗可能需要 ≥ 2 种药物以提供最佳有效管理。
- 为减少治疗复发风险，ITP 患者用药时建议尽量选择对于血小板影响较小的药物。

参考文献

[1] Thrombosis and Hemostasis Group, Chinese Society of Hematology, Chinese Medical Association. Chinese guideline on the diagnosis and management of adult primary immune thrombocytopenia（version 2020）. Zhonghua xue ye xue za zhi, 2020, 41（8）: 617-623.

[2] COHEN Y C, DJULBEGOVIC B, SHAMAI-LUBOVITZ O, et al. The bleeding risk and natural history of idiopathic thrombocytopenic purpura in patients with persistent low platelet counts. Arch Intern Med, 2000, 160（11）: 1630-1638.

[3] GÓMEZ-ALMAGUER D. Eltrombopag-based combination treatment for immune thrombocytopenia. Ther Adv Hematol, 2018, 9（10）: 309-317.

[4] MILTIADOUS O, HOU M, BUSSEL J B. Identifying and treating refractory ITP: difficulty in diagnosis and role of combination treatment. Blood, 2020, 135（7）: 472-490.

［5］RODEGHIERO F，STASI R，GERNSHEIMER T，et al. Standardization of terminology，definitions and outcome criteria in immune thrombocytopenic purpura of adults and children：report from an international working group. Blood，2009，113（11）：2386-2393.

［6］ROUSAN T A，ALDOSS I T，COWLEY B D Jr.，et al. Recurrent acute thrombocytopenia in the hospitalized patient：sepsis，DIC，HIT，or antibiotic-induced thrombocytopenia. Am J Hematol，2010，85（1）：71-74.

（朱璐婷）

血管免疫母细胞性 T 细胞淋巴瘤合并慢性活动性 EB 病毒感染

一、病例摘要

患者老年男性，69 岁，主因"间断发热 4 个月余"于 2021-10-19 入院。患者 4 个月余前无明显诱因出现发热，体温最高 39.9℃，伴乏力、纳差，无畏寒、寒战，无咳嗽、咳痰，无腹痛、腹泻，无尿频、尿急、尿痛，无胸闷、胸痛，无心悸、头晕。收入我院后完善相关检查：血常规提示血小板下降，外周血分片可见淋巴细胞比例升高（72%↑）、异型淋巴细胞占淋巴细胞总数 50% 左右，血浆 EB 病毒脱氧核糖核酸（EBV-DNA）拷贝数高于检测上限（889 copies/ml↑，正常 < 500 copies/ml），浅表淋巴结超声及胸腹部 CT 提示颈部、腋窝、腹股沟区及纵隔多发淋巴结肿大，颈部淋巴结穿刺病理提示淋巴组织增生，伴散在 EB 病毒感染（B 细胞），腹部超声提示脾大。诊断为"传染性单核细胞增多症（infectious mononucleosis，IM）"，予阿昔洛韦注射液抗病毒治疗后，患者体温降至正常，复查 EBV-DNA 转阴，遂出院门诊复查。此后 3 个多月内患者间断发热，10～14 天发热一次，每次发热持续 1～2 天，体温最高 37.8～38℃，多于午后出现，多饮水后体温可降至正常，未服用药物。患者发热时伴右侧腹股沟区淋巴结疼痛，无畏寒、寒战，无咽痛、流涕，无咳嗽、咳痰及夜间盗汗，无腹痛、腹泻，无尿频、尿急、尿痛及血尿，无胸闷、胸痛及心悸，无头晕、头痛及晕厥，无皮疹。为进一步明确发热原因及治疗收入我科。患者自起病以来，睡眠饮食尚可，二便如常，体重下降约 10 kg。

既往史：高血压史 10 余年，血压最高 160/65 mmHg，日常口服硝苯地平控释片 30 mg qd、福辛普利钠片 10 mg qd 及酒石酸美托洛尔片 25 mg qd、12.5 mg qn 降压治疗，血压控制在 120/70 mmHg 左右。4 个月前住院期间发现双肺多发小结节、右肺局限性肺气肿、双侧颈动脉内中膜增厚伴多发斑块形成、右侧大脑后动脉轻度动脉硬化、缺血性脑白质病变（改良 Fazekas1 级）、右肾结石、筛窦炎、脾大、脂肪肝、肝多发囊肿；发现高尿酸血症 1 个月余，目前服用别嘌醇缓释胶囊 0.25 g qd 治疗；否认心脏病、糖尿病史，否认精神疾病史。否认肝炎、结核及疟疾病史。50 年前行扁桃体切除术，30 年前因外伤行左侧第五肋局部切除术；对青霉素、链霉素、普鲁卡因过敏。个人史及家族史无特殊。

入院查体：体温 36.0℃，呼吸 20 次 / 分，脉搏 96 次 / 分，血压 148/69 mmHg，脉氧饱和度 100%（FiO_2 21%），身高 172 cm，体重 78 kg，BMI 26.37 kg/m^2，神清，精神可，双侧颈部、锁骨下及腹股沟区可扪及数枚肿大淋巴结，活动度良好，质软，轻压痛，双侧不对称。双肺呼吸音清，未闻及干、湿啰音及胸膜摩擦音。心率 96 次 / 分，律齐，二尖瓣听诊区可闻及 2/6 级收缩期杂音，未闻及心包摩擦音。腹软，无压痛、反跳痛，肝脾肋下未及，肠鸣音 4 次 / 分，双下肢无水肿。

辅助检查：

1. 血液学

- 血常规：白细胞 7.85×10^9/L，单核细胞百分比 15.4%↑，中性粒细胞百分比 67.0%，淋巴细胞百分比 16.3%，单核细胞绝对值 1.21×10^9/L↑，淋巴细胞绝对值 1.28×10^9/L，血红蛋白 145 g/L，血小板 212×10^9/L。

- 血分片：中性杆状核粒细胞比例 31.0%↑，中性分叶核粒细胞比例 35.0%↓，淋巴细胞比例 15.0%↓，单核细胞比例 15.0%↑，异型淋巴细胞比例 2%↑。
- 凝血相关指标正常。

2. 脏器功能

- 肝：谷丙转氨酶 13 U/L、谷草转氨酶 21 U/L、总胆红素 10.59 μmol/L、间接胆红素 8.15 μmol/L。
- 肾：肌酐 64.3 μmol/L、尿素氮 4.61 mmol/L。
- 心脏：TnT < 0.01 ng/ml、TnI 0.002 ng/ml、NT-pro BNP 910 pg/ml。

3. 感染与病原学

- EBV：EBV-DNA 拷贝数（血浆）：7613 copies/ml↑；EBV-DNA 拷贝数［外周血单个核细胞（peripheral blood mononuclear cell，PBMC）］：1112 copies/ml↑；EBV 壳抗原（EBV capsid antigen，EBCA）IgG 抗体 > 750.00 U/ml↑，EBV 核抗原（EBV nuclear antigen，EBNA）IgG 抗体 133.00 U/ml↑，EBV 早期抗原（early antigen，EA）IgG 抗体 < 5.00 U/ml，EBV-CA IgM 抗体 < 10.00 U/ml。
- 病毒四项（巨细胞病毒 IgM 抗体、弓形虫 IgM 抗体、风疹病毒 IgM 抗体、单纯疱疹病毒 I + II 型 IgM 抗体）、血细菌培养、尿培养、巨细胞病毒脱氧核糖核酸拷贝数、结核感染 T 细胞检测、降钙素原、抗链球菌溶血素 O、C 反应蛋白均阴性。

4. 风湿免疫与肿瘤

- 肿瘤标志物：糖类抗原 724 为 19.29 U/ml↑，其余甲胎蛋白、癌胚抗原、糖原蛋白 125、糖类抗原 199、细胞角蛋白片段 211、糖链抗原 50 及糖类抗原 242 均正常。
- 风湿免疫：IgG 667.0 mg/dl↓、IgM 22.9 mg/dl↓，其余 IgA、C3、C4 正常。血 β 2 微球蛋白 5.11 mg/L↑。铁蛋白 474.5 ng/ml↑。乳酸脱氢酶 246 U/L↑。T 淋巴细胞亚群各项、抗核抗体谱全项、抗 ENA 抗体谱、抗中性粒细胞胞质抗体谱、类风湿因子及 ESR 均正常。

5. 影像学检查

- 心电图：窦性心律，大致正常心电图。
- 超声：腋窝淋巴结超声示：双侧腋窝多发肿大淋巴结。右侧最大 3.0 cm×1.6 cm，左侧最大 3.8 cm×2.1 cm，均皮质增厚，淋巴门结构偏移，可见丰富门样血流信号。腹股沟淋巴结超声示：双侧腹股沟区多发肿大淋巴结。右侧最大 1.7 cm×1.3 cm，左侧最大 1.7 cm×1.5 cm，均皮质增厚，淋巴门结构偏移，部分结节未见血流信号，部分结节内可见丰富门样血流信号。甲状腺超声示：甲状腺双叶结节，TI-RADS 3 类。双侧颈部多发肿大淋巴结。右颈部最大 1.5 cm×0.8 cm，左颈部最大 1.6 cm×1.0 cm，颌下最大 1.0 cm×0.8 cm。腹部超声：脾大，肝肾多发囊肿。

初步诊断： ①发热待查，IM？淋巴瘤？②高血压 2 级（高危）。③高尿酸血症等。

入院后诊疗经过：

1. 从急性 EBV 感染到"慢性活动性 EB 病毒（chronic active Epstein-Barr virus，CAEBV）感染"

患者因间断发热伴乏力入院，4 个月前曾诊断 IM。本次入院后根据辅助检查结果：血常规中单核细胞绝对值及比例升高；血分片可见异型淋巴细胞增多；病毒学检测显示血浆及 PBMC 中 EBV-DNA 拷贝数增高；超声提示颈部、腋窝及腹股沟区多发淋巴结肿大及脾大。部分临床表现符合急性 EBV 感染所致 IM 的诊断。但 IM 主要发生于青少年和年轻成人中，且具有自限性。本例患者为老年，症状中未见明显的扁桃体炎、咽炎及皮疹的表现；本次血液学检查未见淋巴细胞绝对值大于 4500/μl，淋巴细胞比例小于 50%，血分片中异型淋巴细胞数量亦未超过淋巴细胞总数的 10%，未见血小板减少及贫血；同时无神经系统、肝功能及心脏等其他脏器损伤证据；EBV 特异性抗体中也未见 EBV-CA IgM 及 EA IgG 的升高，尽管因实验室原因未行嗜异性凝集试验，但本次入院 IM 诊断依据不足，只是具备一定的 IM 样临床表现。治疗之初，依据实验室 EBV 感染证据给予患者阿昔洛韦注射液抗病毒治疗，但体温控制不佳。为进一步

明确诊断，入院后第 3 天行 FDG-PET-CT 检查（图 38-1）。结果提示：双侧颈部、锁骨上下区、胸腔内、腹腔内及双侧腹股沟区多发淋巴结肿大，FDG

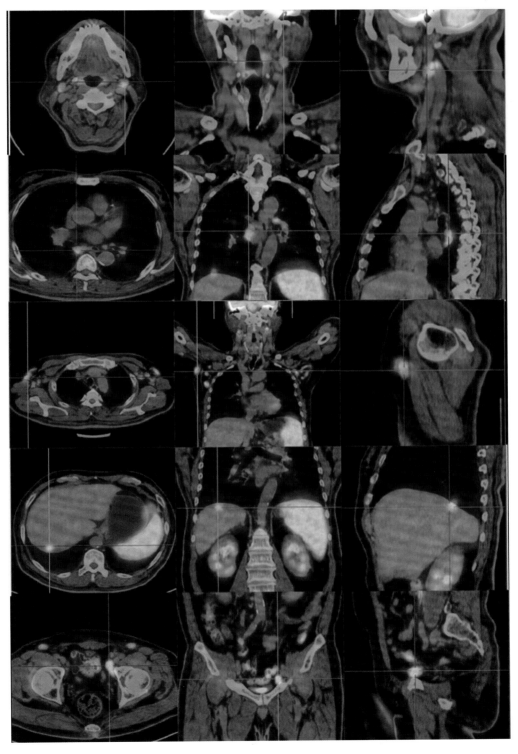

图 38-1　**FDG-PET-CT**：双侧颈部，锁骨上、下区，双侧腋窝，胸腔内，腹腔内，双侧腹股沟多发淋巴结肿大，FDG 代谢增高；肝大；脾大，FDG 代谢弥漫性增高；肝 S8 稍低密度结节，FDG 代谢增高

代谢增高；肝大；脾大，FDG 代谢弥漫性增高；考虑 EBV 相关淋巴组织增殖性疾病（EBV-associated lymphoproliferative disorder，EBV-LPD）可能。入院第 4 天行骨髓穿刺检查及左侧腹股沟淋巴结细针抽吸（fine-needle aspiration，FNA）活检。骨髓检查显示（表 38-1）：骨髓中部分淋巴细胞形态不典型，

流式细胞学可见少量异常表型成熟 CD4 ＋ T 淋巴细胞，骨髓病理未见 B 细胞淋巴瘤累及。淋巴结 FNA 活检显示（图 38-2）：原有结构破坏，细胞呈多形性，大小不等，多数表达 CD20，部分细胞 EBV 编码的小 RNA（Epstein-Barr virus-Encoded small RNA，EBER）原位杂交阳性，诊断为：EBV 相关 B 细胞

表 38-1　骨髓及淋巴结相关检查结果

检查内容	检查结果
骨髓细胞形态学分析	粒系增生活跃，成熟欠佳；红系增生活跃，铁染色细胞外铁增多、细胞内铁偏低；巨核细胞系产板不良。部分淋巴细胞形态不典型。偶见噬血现象
骨髓流式细胞学分析	检测范围内，0.15% 细胞（占有核细胞，占淋巴细胞 3.03%）表达 CD4、CD5、CD7、CD279、CD2；不表达 CD8、CD56、CD117、TRBC1、CD57、Ki67、CD30、CD10、CD25、CD3，为异常表型成熟 CD4 ＋ T 淋巴细胞
骨髓病理活检	镜检：造血组织部分缺失，局部造血组织约占 25%，脂肪组织约占 75%，粒红比约 2∶1，巨核细胞 5 ～ 9/HPF 免疫组化：CD3（散在＋），CD20（散在＋），CD163（＋），MPO（大部分＋），CD15（大部分＋），CD61（巨核细胞＋），CD71（部分＋），CD34（－），CD117（－），PAX5（散在＋），CD30（－），网染（－），EBER（－） 结论：骨髓造血组织未见 B 细胞淋巴瘤累及，未见 EB 病毒感染
骨髓染色体分析	分析 20 个核型，19 个正常男性核型，另见 1 个核型存在 1 号和 22 号染色体形成的双着丝粒染色体及无着丝粒片段，未形成异常克隆
左侧腹股沟淋巴结 FNA 活检	免疫组化： 1 号片：CD3（部分＋），CD20（＋），CD21（显示 FDC 网），Ki67（待重复），CD30（＋），CD68（＋），CD163（＋），EBNA2（－），CK（－），EBER（＋） 2 号片：CD21 显示 FDC 网，CD20（＋），CD30（部分＋），CD15（－），PAX5（＋），Oct2（＋），Bob.1（－/＋），Ki67（阳性大于 50%），CD10（－），PD-1（－），EBER（＋） 结论：EB 病毒相关 B 细胞淋巴组织增殖性疾病，2 ～ 3 级（交界性 - 肿瘤期）
右侧淋巴结切除活检	免疫组化：CD21 显示少量稍紊乱的 FDC 网，CD3（＋），CD20 灶状（＋），CD10（＋），Bcl-6（＋），PD-1（＋），CXCL-13（＋），CD4（＋），CD8 部分（＋），CD30 散在（＋），ICOS（＋），PAX5 灶状（＋），Bcl-2（＋），CXCR5（＋），Ki67 阳性约 30%。EBER 偶见（＋） 结论：淋巴结非霍奇金血管免疫母细胞性 T 细胞淋巴瘤（pattern 2）

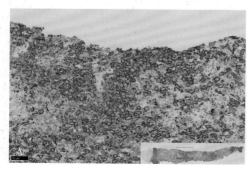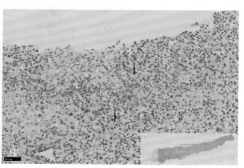

图 38-2　左侧腹股沟淋巴结 FNA 活检：A. 免疫组化 CD20 染色（×40）：原有结构破坏，CD20+ 细胞呈多形性，大小不等；B. EBER 原位杂交（×40）：箭头所指为阳性细胞

淋巴组织增殖性疾病（EBV-B-LPD），2～3 级（交界性 - 肿瘤期）。根据 2005 年 WHO 造血和淋巴组织肿瘤病理学会 CAEBV 的诊断标准（表 38-2），患者出现 IM 样症状已超过 3 个月，外周血 EBV-DNA 最 高 达 12744 copies/ml ↑，EBV 抗 体 CA-IgG 及 EA-IgG 升高，淋巴结原位杂交 EBER 阳性，脾大、淋巴结病理表现为 EBV-B-LPD，无免疫缺陷及自身免疫性疾病，故 CAEBV 感染诊断明确，根据淋巴结所累及的细胞类型，CAEBV-B 细胞型诊断明确。遂于入院第 18 天开始予 B 淋巴细胞表面抗原 CD20 单抗（利妥昔单抗注射液）治疗，同时予静脉人免疫球蛋白治疗中和抗原和细胞因子。治疗后患者体温恢复正常，乏力症状较前缓解，EBV-DNA 载量较前下降，LDH 恢复正常（表 38-3）。

2. 明确诊断为"血管免疫母细胞性 T 细胞淋巴瘤（angioimmunoblastic T cell Lymphoma，AITL）"

由于病理诊断 EBV-B-LPD 多见于免疫缺陷患者，但本例患者并无器官移植、HIV 感染及先天免疫缺陷等病史，且患者骨髓流式细胞学可见异常表型成熟 CD4 ＋ T 淋巴细胞，导致该患者的确切病理诊断存疑。为进一步明确诊断，于入院第 18 天予患者左侧腹股沟淋巴结切除活检，入院第 21 天完善了外周血中感染 EBV 的淋巴细胞亚群分析，结果显示：CD3 ＋ CD4 ＋ 细胞（辅助 / 诱导 T 淋巴细胞）拷贝数达 6.5×10^3 copies/100 万个细胞，未检出 CD3 ＋ CD8 ＋ 细胞（抑制 / 细胞毒 T 淋巴细胞）、CD3-CD19 ＋ 细胞（B 淋巴细胞）及 CD56 ＋ 细胞（NK 细胞），故考虑本例患者除了 B 细胞感染 EBV 外，T 细胞亦有感染。未检出 EBV 感染的 CD3-CD19 ＋ 细胞可能与应用利妥昔单抗注射液相关。入院第 23 天，病理科回报左侧腹股沟淋巴结活检取材未成功。为明确诊断，入院第 24 天行右侧腹股沟淋巴结切除活检，手术成功。淋巴结组织学检查 HE 染色可见到不典型淋巴细胞多形性浸润，伴明显的高内皮细胞小静脉（high endothelial venules，HEV）（图 38-3）。CD21 染色可见滤泡树突状细胞（follicular dendritic cell，FDC）增生（图 38-4A），其内可见透明胞质的非典型淋巴样细胞。免疫表型中 CD3、CD4、BCL6、CD10、CXCL13、PD-1 和 ICOS 均阳性（图 38-4B-D）。最终诊断为 AITL。于入院第 35 天开始予患者第一疗程 R-miniCHOP 方案（利妥昔单抗注射液 600 mg d0，注射用环磷酰胺 800 mg d1，注射用盐酸多柔比星 20 mg d1，注射用硫酸长春新碱 2 mg d1，地塞米松磷酸钠注射液 10 mg d1 ～ 5）化疗。在后期化疗中因复查 PBMC 及外周血中 EBV-DNA 拷贝数

表 38-2　慢性活动性 EB 病毒感染 2005 年 WHO 诊断标准	
诊断条件 （需同时满足Ⅰ、Ⅱ和Ⅲ）	说明
Ⅰ．IM 样症状持续 3 个月以上	IM 样症状包括发热、淋巴结和肝脾大 已报告的其他系统并发症，包括血液系统（如血细胞减少）、消化道（如出血与溃疡）、肺（如间质性肺疾病）、眼（如视网膜炎）、皮肤（如牛痘样水疱及蚊虫过敏）和心血管并发症（如动脉瘤和心脏瓣膜病）等
Ⅱ．EBV 感染及引起组织病理损害的证据	满足下列条件之一 （1）血清 EBV 抗体滴度异常增高，包括 CA-IgG ≥ 1∶640 和 EA-IgG ≥ 1∶160，CA-IgA 和（或）EA-IgA 阳性 （2）PBMC 中 EBV-DNA ＞ $10^{2.5}$ copies/μg DNA，或血清 / 血浆 EBV-DNA 阳性 （3）受累组织中 EBV-EBER 原位杂交或 EBV-LMP1 免疫组织化学染色阳性 （4）Southern 杂交在组织或外周血细胞中检测出 EBV-DNA
Ⅲ．排除目前已知自身免疫性疾病、肿瘤性疾病以及免疫缺陷性疾病所致的上述临床表现	CAEBV 的病程中常出现 EBV-LPD/ 淋巴瘤，主要来源于 T 细胞或 NK 细胞谱系

IM，传染性单核细胞增多症；EA，EB 病毒早期抗原；CA，EB 病毒壳抗原；EBV-EBER，EB 病毒编码的小 RNA；EBV-LMP1，EB 病毒潜伏膜蛋白 1；PBMC，外周血单个核细胞；EBV-DNA，EB 病毒脱氧核糖核酸；EBV-LPD，EB 病毒相关淋巴组织增殖性疾病。

表38-3　入院后检查及治疗情况

日期 (入院天数)	2021-10-20 (2)	2021-10-29 (11)	2021-11-4 (17)	2021-11-5 (18)	2021-11-8 (21)	2021-11-12 (25)	2021-11-15 (28)	2021-11-23 (35)	2021-11-29 (42)	2022-12-2 (45)出院
体温(℃)	38.2	36.8	39.0	39.0	36.0	36.8	36.5	36.3	36.4	36.3
LDH(U/L)	246	489	279	376	306	231	169	152	186	—
PBMC EBV-DNA(copies/ml)	—	1112	—	4407	3125	—	916	<500	<500	—
血浆 EBV-DNA(copies/ml)	7613	—	—	12744	1480	—	<500	<500	<500	—
治疗1	阿昔洛韦↑	→	→	↓	静脉注射免疫球蛋白↑	↓	—	—	—	—
治疗2	—	—	—	利妥昔单抗注射液	—	利妥昔单抗注射液	—	R-miniCHOP	—	…

↑, 治疗起始; ↓, 前一种治疗停止; →, 治疗同前; LDH, 乳酸脱氢酶; PBMC, 外周血单个核细胞; EBV-DNA, EB病毒脱氧核糖核酸; R-miniCHOP, 利妥昔单抗注射液600 mg d0, 注射用环磷酰胺800 mg d1, 注射用盐酸多柔比星20 mg d1, 注射用硫酸长春新碱2 mg d1, 地塞米松磷酸钠注射液10 mg d1～5; 后期化疗采取 CHOP＋西达本胺方案进行。

正常，将化疗方案调整为CHOP＋西达苯胺。目前患者接受规律化疗，耐受可，未出现明显化疗相关不良反应。2疗程后复查FDG-PET-CT，尽管Deauville评分为5分，但影像显示多发淋巴结较前缩小，整体病情较前好转，继续维持化疗。

二、病例解析

1. CAEBV感染是一种罕见、危及生命的淋巴增殖性疾病，存在反复发热、伴有淋巴结肿大、肝脾大等"IM"样症状的患者应警惕CAEBV感染的可能

EBV是一种人类疱疹病毒，属γ疱疹病毒亚科，为双链DNA病毒。EBV具有在体内外专一性地感染人类及某些非人灵长类B细胞的生物学特性，其在人群中的潜伏感染率超过90%，且潜伏感染可持续终身。该病毒在人类中的宿主细胞是B淋巴细胞、T淋巴细胞、上皮细胞和肌细胞，与伯基特淋巴瘤、鼻咽癌、霍奇金病、LPD和CAEBV的发生有密切相关性，被列为可能致癌的人类肿瘤病毒之一。根据感染宿主体内产生免疫反应的特点，EBV感染可表现为增殖性感染和潜伏性感染。不同感染状态表达不同的蛋白，增殖性感染期表达的蛋白包括：EBV-EA、EBV-CA和EBV膜抗原等。潜伏感染期表达的病毒蛋白包括：EBV-EBNA、EBER及潜伏膜蛋白（latent membrane protein，LMP），其中LMP1是主要的EBV促转化蛋白质。人体感染EBV后，这些抗原能够诱导产生相关抗EBV抗体，临床上可以根据这些抗体的状况推断EBV的感染状态。

机体感染EBV后按疾病状态和病程可分为急性感染（反应性：如IM、EBV淋巴结炎、EBV咽/鼻炎）、慢性活动性感染（增殖性疾病：如CAEBV-B、CAEBV-T/NK）和肿瘤性（淋巴瘤）。急性感染起病急，病程短，多见于原发感染EBV的患者，成人中大约1/3的病例表现为IM。EBV原发感染一般经唾液传播，首先感染口咽部上皮细胞，入血后再感染B淋巴细胞。EBV进入B淋巴细胞后，扩增并表达病毒特异性抗原，诱导机体产生免疫应答反应，活化NK细胞，诱导产生EBV特异性CD8＋细胞毒性淋巴细胞（cytotoxic T lymphocytes，CTLs）。CTLs进而抑制和破坏EBV阳性B细胞，最终清除EBV阳性B细胞，这种具有杀伤能力的CTLs即为异型淋巴细胞。原发感染消退快速，具有一定的自限性。慢性感染指EBV感染机体持续数月或更长时间，包括慢性潜伏感染及慢性活动性感染（CAEBV）。慢性潜伏感染指机体感染EBV后，EBV长期潜伏在人体淋巴组织中，不出现临床症状。CAEBV指EBV感染后出现反复复发性IM样症状，伴随EBV抗体的异常改变或病毒载量的升高，临床表现多种多样，病程中可出现严重的或致死的并发症。从组织病理学的角度来讲，CAEBV是一种EBV感染淋巴细胞所致的一种LPD，根据感染细胞的免疫分型，主要包括CAEBV-T细胞亚型和CAEBV-NK细胞亚型，CAEBV-B细胞亚型相对少见。其中T淋巴细胞亚型最为常见，且预后较NK细胞型要差。在地域上CAEBV更多见于亚洲国家，西方国家少见。

CAEBV的发病机制尚不明确。但目前研究认为可能存在的宿主基因背景差异、EBV过度复制、EBV感染淋巴组织的异常增殖以及EBV特异性CTLs功能的下降是其主要原因。CAEBV的主要临床表现包括持续或间断发热（92.7%）、肝大（79.3%）、脾大（73.2%）、肝功能异常（67.1%）、血小板减少（45.1%）、贫血（43.9%）、淋巴结病（40.2%）、蚊虫叮咬过敏（32.9%）、皮疹（25.6%）、牛痘样水疱病（9.8%）、腹泻（6.1%），以及葡萄膜炎（4.9%）等，其中42%的患者曾有过IM或类似IM样症状。危及生命的并发症包括噬血细胞综合征（24.4%）、恶性淋巴瘤（18.3%）、弥散性血管内凝血（15.9%）、肝衰竭（14.6%）、消化道溃疡/穿孔（11.0%）、冠状动脉瘤（8.5%）、中枢神经受累（8.5%）、心肌炎（6.1%）、间质性肺疾病（4.8%）及白血病（4.8%）。诊断上主要参考2005年WHO造血和淋巴组织肿瘤病理学会及日本学者Okano所推荐的CAEBV诊断标准（表38-2），要求同时满足IM样症状持续3个月以上、EBV感染及引起组织病理损害的证据和排除免疫缺陷性疾病所致临床表现三个条件。治疗上阿昔洛韦、更昔洛韦、IFN-α、IL-2和阿糖胞苷等对CAEBV的治疗均无明确疗效。免疫球蛋白只能中和循环中的病毒，对细胞内潜伏的病毒没有效果。皮质类固醇激素和环孢素 A 可达到部分缓解，但并不能治愈。异基因造血干细胞移植（allogeneic hematopoietic stem cell transplantation，allo-HSCT）是目前公认的唯一有效的可治愈方案。此外，EBV-CTLs 输注、程序性死亡受体 1（programmed death receptor-1，PD-1）抑制剂、Janus 激酶（Janus kinase，JAK）抑制剂等药物可以作为控制症状后立即进行 HSCT 的桥接治疗。CAEBV-B 与其他类型的增殖性疾病相比，治疗难度较小，疗效较好。目前主要治疗方案有利妥昔单抗、EBV-CTLs、嵌合抗原受体 T 细胞（chimeric antigen receptor T-Cell，CAR-T）输注以及化疗。

EBV-LPD 是一种病理诊断，目前越来越多的文章使用这个名词，所指含义越来越混乱，目前主流观点认为 EBV-LPD 是 EBV 感染的一组具有谱系的淋巴组织疾病，包括增生性、交界性、肿瘤性三个阶段。EBV-LPD 目前包括：① EBV-B-LPD：淋巴瘤样肉芽肿、EBV ＋免疫缺陷相关 LPD、CAEBV-B、老年性 EBV-B-LPD 等。② EBV-T/NK-LPD：CAEBV-T/NK、种痘水疱样 LPD 和严重蚊虫叮咬过敏反应。按照定义，EBV-LPD 不包括 IM、急性重症 EBV 感染（EBV ＋嗜血细胞综合征、爆发性 IM、致死性 IM、爆发性 EBV-T-LPD），也不包括命名明确的 EBV ＋淋巴瘤（如结外 NK/T 细胞淋巴瘤、AITL、伯基特淋巴瘤、经典型霍奇金淋巴瘤、浆母细胞性淋巴瘤等），该类疾病在诊断时绝大多数都是单克隆性疾病，并无疾病谱。根据器官组织学结构破坏程度和细胞异型性，EBV-LPD 可分为三级：1 级（增生性病变）：无结构破坏，无细胞异型性 / 轻微异型；2 级（交界性病变）：部分结构破坏，细胞轻 / 中度异型；3 级（肿瘤阶段）：结构完全破坏，中 / 重度异型。EBV-LPD 既不同于典型的良性反应性淋巴组织增生（如 IM），也不同于典型的 EBV 阳性的淋巴瘤，但与二者都有不同程度的重叠。

本例患者是一例从 IM 发展到 CAEBV 进而到淋巴瘤的典型病例。患者满足 CAEBV 的临床诊断标准。分型上，患者左侧腹股沟淋巴结 FNA 活检中，可见到数量较多的 EBER 阳性 B 淋巴细胞（图 38-2B），故 CAEBV-B 型诊断明确。尽管本例患者在所切除的右侧腹股沟淋巴结中检出 EBER 阳性 T 淋巴细胞的数量不足，但患者外周血中 EBV 感染的 T 淋巴细胞拷贝数增加，结合 CAEBV-T 的多见性，故本例患者可能存在 B 细胞及 T 细胞双系 EBV 感染。病理诊断中，左侧淋巴结 FNA 提示 EBV-B-LPD，分级为 2 ～ 3 级（交界性 - 肿瘤期），仅支持 CAEBV-B 诊断。治疗上，本例患者给予针对 B 淋巴细胞的 CD20 单抗（利妥昔单抗注射液）治疗有效。

2. 淋巴结病理活检是 AITL 的重要诊断手段。若仅行 FNA 活检而不进行结构评估，则会出现因穿刺部位不同而导致诊断误差的情形，通常不足以确诊 AITL。AITL 最好通过淋巴结切除活检并结合临床表现来进行诊断

本例患者诊断的突破通过右侧腹股沟淋巴结切除活检而实现，最终病理结果证实为 AITL，与左侧淋巴结 FNA 活检结果并不一致，提示不同的淋巴结及其不同区域可能会有不同的病理表现，这意味着整体切除淋巴结进行活检的重要性。

AITL 是一种起源于外周 CD4 ＋滤泡辅助 T 细胞（T follicular helper，Tfh）的、以严重炎性反应和免疫反应为特征的侵袭性淋巴瘤，属于较常见的外周 T 细胞淋巴瘤（peripheral T cell lymphomas，PTCL）。AITL 临床病理诊断困难，易误诊漏诊，侵袭性强，预后差。AITL 患者通常年龄较大，中位年龄为 60 ～ 65 岁，一些研究发现，男性患者占比略高。常见症状包括全身性淋巴结肿大、肝脾大、全身性 B 症状（即发热、盗汗或体重减轻）、皮疹、多关节炎、腹水 / 积液、贫血及感染相关症状。实验室检查异常包括：血清乳酸脱氢酶水平升高、ESR 增加、多克隆高丙种球蛋白血症、Coombs 试验阳性伴或不伴溶血、$\beta 2$ 微球蛋白升高、淋巴细胞减少、贫血、血小板减少、嗜酸性粒细胞增多及低白蛋白血症。诊断依赖于病理。组织学显示淋巴结结构破坏，大小不一 CD3 ＋、CD4 ＋的不典型淋巴细胞（细胞核圆形或不规则且含有中等量透明胞质）多形性浸润，伴有明显增生的 HEV（图 38-3A、B 及图 38-4B）。CD21 染色可检测到 FDC 数量的增加（图 38-4A）。透明细胞（透明胞质的淋巴样细胞）与扩增的 FDC 网密切相关

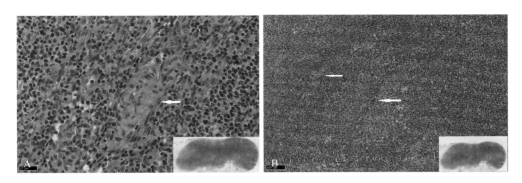

图 38-3　右侧腹股沟淋巴结组织 HE 染色：A. 不典型淋巴细胞多形性浸润，伴有明显的高内皮细胞小静脉（HEV）（箭头所指）（×80）；B. 高内皮细胞小静脉（HEV）增生（箭头所指）（×20）

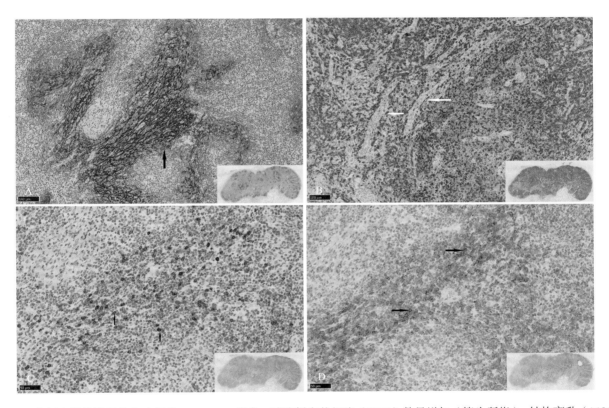

图 38-4　右侧腹股沟淋巴结免疫组化：A. CD21 染色：滤泡树突状细胞（FDC）数量增加（箭头所指），结构紊乱（×20）；B. CD3 染色：箭头所指为高内皮细胞小静脉（HEV）及周围的血管免疫母细胞 T 细胞淋巴瘤（×20）；C. CD10 染色：箭头所指为染色阳性细胞（×40）；D. PD1 染色：箭头所指为染色阳性细胞（×40）

并交织其中。FDC 之间的区域可能存在许多 B 免疫母细胞，且其经常 EBV 阳性。EBV 阳性的 B 免疫母细胞有时增生非常显著，偶尔可引起继发性 EBV 阳性的弥漫大 B 细胞淋巴瘤（Diffuse Large B cell Lymphoma，DLBCL），导致 AITL 患者合并 DLBCL。免疫表型上，肿瘤细胞表达所有 T 细胞抗原（即 CD3、CD2 和 CD5），并且几乎都会表

达 CD4。恶性 Tfh 细胞往往表达 CD10、CXCL13、PD-1、Bcl-6 和 ICOS。本例患者 CD21 显示少量稍紊乱的 FDC 网，CD3（＋）、CD4（＋），同时 CD10（＋）、CXCL13（＋）、PD-1（＋）、Bcl-6（＋）、ICOS（＋）（图 38-4），符合 Tfh 细胞表达的标志物。治疗上指南推荐根据肿瘤 CD30 的表达情况进行分层，对于表达 CD30 肿瘤细胞≥10% 的

患者，建议治疗使用 CHP（环磷酰胺、多柔比星、泼尼松）＋ BV（贝伦妥单抗 - 维多汀）方案，BV 可靶向 CD30，是 CD30 靶向性抗体 - 药物偶联物。若患者表达 CD30 的肿瘤细胞＜ 10％，则建议根据患者年龄、身体素质和临床医生偏好来选择联合化疗方案，若患者≤ 60 岁，建议使用 CHOEP 方案（CHOP ＋依托泊苷）；若患者＞ 60 岁或身体素质欠佳（任何年龄），支持使用 CHOP 方案。对于因共存疾病而无法接受联合化疗的患者，可考虑使用类固醇药物（如泼尼松）进行初始治疗。AITL 患者在首次完全缓解后建议行自体 HSCT。本例患者 CD30 阳性的肿瘤细胞＜ 10％，且年龄较大，结合同时合并 CAEBV-B 的情况，故本例患者初始治疗选择了 R-CHOP 方案。

三、要点提示

- IM-CAEBV- 淋巴瘤是机体感染 EBV 后的三种疾病状态。CAEBV 表现为反复发热、肝脾大、肝功能异常及淋巴结肿大等 IM 样症状超过 3 个月，伴有 EBV 抗体异常改变、外周血中病毒载量升高或受累组织中 EBV-EBER/LMP1 检测阳性。其病理改变为 EBV-LPD。HSCT 是目前公认的唯一有效的可治愈方案。

- EBV-LPD 是一种病理诊断，用于描述 EBV 感染的一组具有谱系的淋巴组织疾病，分为增生性、交界性、肿瘤性三个阶段。包括 EBV-B-LPD 及 EBV-T/NK-LPD 两种类型。

- AITL 是较常见的源于 CD4 ＋ Tfh 细胞的 PTCL，临床表现为全身淋巴结肿大、肝脾大、全身性 B 症状（即发热、盗汗、体重减轻），伴或不伴皮疹。最佳诊断方法是组织切除活检，而不是 FNA。组织学表现为淋巴结结构破坏，明显的 HEV，以及多形性细胞浸润，其中包括大小不一的非典型淋巴细胞，这些细胞表达 T 细胞标志物和 Tfh 细胞的标志物。针对 CD21 等标志物染色可显示特征性的、扩大的 FDC 网。对肿瘤细胞 CD30 阳性率＜ 10％的老年患者可选择 CHOP 方案进行治疗。

参考文献

[1] DUNMIRE S K, VERGHESE P S, BALFOUR H H Jr. Primary Epstein-Barr virus infection. J Clin Virol, 2018, 102：84-92.

[2] OKANO M, KAWA K, KIMURA H, et al. Proposed guidelines for diagnosing chronic active Epstein-Barr virus infection. Am J Hematol, 2005, 80（1）：64-69.

[3] BOLLARD C M, COHEN J I. How I treat T-cell chronic active Epstein-Barr virus disease. Blood, 2018, 131（26）：2899-2905.

[4] CHIBA S, SAKATA-YANAGIMOTO M. Advances in understanding of angioimmunoblastic T-cell lymphoma. Leukemia, 2020, 34（10）：2592-2606.

[5] VOSE J, ARMITAGE J, WEISENBURGER D. International peripheral T-cell and natural killer/T-cell lymphoma study：pathology findings and clinical outcomes. J Clin Oncol, 2008, 26（25）：4124-4130.

[6] FEDERICO M, RUDIGER T, BELLEI M, et al. Clinicopathologic characteristics of angioimmunoblastic T-cell lymphoma：analysis of the international peripheral T-cell lymphoma project. J Clin Oncol, 2013, 31（2）：240-246.

[7] KIMURA H. Pathogenesis of chronic active Epstein-Barr virus infection：Is this an infectious disease, lymphoproliferative disorder, or immunodeficiency? Rev Med Virol, 2006, 16（4）：251-261.

[8] KIMURA H, MORISHIMA T, KANEGANE H, et al. Prognostic factors for chronic active Epstein-Barr virus infection. J Infect Dis, 2003, 187（4）：527-533.

[9] 周小鸽，张燕林，谢建兰，等. 对 EB 病毒相关淋巴组织增殖性疾病的理解和认识. 中华病理学杂志，2016，45（12）：817-821.

（王芸，张德强）

浆母细胞淋巴瘤

一、病例摘要

患者老年男性，78岁，主因"间断胸骨后不适伴反酸、恶心2周"入院。患者2周前受凉后出现胸骨后不适，为憋胀感，伴反酸、恶心，无纳差、嗳气，无胸痛、心悸，无咳嗽、咳痰、喘息、咯血，无腹痛、腹胀、腹泻、黑便，无发热、乏力、盗汗，症状持续半小时后可自行缓解，上述症状反复发作，每日发作2～3次，多出现于午后，病程中曾有两次呕吐，呕吐物为胃内容物，（轻度）反流，主动脉瓣少量反流；运动心肺试验：轻度受限的心肺运动功能状态；胸部增强CT未见肺栓塞征象，给予富马酸比索洛尔2.5 mg qd治疗，效果不佳。3天前患者就诊于我院门诊，考虑"慢性胃炎、反流性食管炎"，给予多潘立酮片10 mg tid口服治疗，患者自觉症状有减轻，为进一步诊治收入院。患者自发病以来，神清，精神好，食欲尚可，睡眠欠佳，二便如常，体重无明显变化。

既往史及个人史： 确诊慢性淋巴细胞白血病20年，曾应用干扰素治疗12年，定期门诊随诊，病情控制稳定。否认高血压、糖尿病、心脏病等慢性病史。17年前曾患急性戊型肝炎，已治愈。否认食物及药物过敏史。否认烟酒嗜好。

入院查体： 体温36.6℃，呼吸18次/分，脉搏80次/分，血压150/70 mmHg，脉氧饱和度98%（FiO_2 21%），身高166 cm，体重57 kg，BMI 20.68 kg/m²。神清，精神可，全身浅表淋巴结未触及肿大，双肺呼吸音清，未闻及干、湿啰音，心率80次/分，律齐，各瓣膜区未闻及病理性杂音，腹平软，无压痛及反跳痛，肝、脾肋下未触及，肠鸣音4次/分，双下肢无水肿，双侧足背动脉搏动良好。

辅助检查：

- 血常规：WBC 19.06×10⁹/L↑，GR 4.06×10⁹/L，GR% 21.2%↓，淋巴细胞（LY）14.47×10⁹/L↑，淋巴细胞百分比（LY%）75.9%↑，HGB 152.0 g/L，PLT 203×10⁹/L。
- 血分片：NB 6%，NS 19%↓，LY 63%↑，MO 12%。
- 生化：白蛋白34.2 g/L↓，乳酸脱氢酶130 U/L，肝肾功能电解质未见明显异常，ESR 4 mm/h。
- 凝血功能：Fbg 4.24 g/L↑，D-dimmer 1.1 μg/ml↑，余指标均正常。
- 免疫球蛋白＋补体：IgA 56.5 mg/dl↓，IgM 17.8 mg/dl↓，IgG及补体正常，肿瘤标志物均正常，便隐血阴性。HIV抗体检测阴性。
- 腹部超声：右肾囊肿，脾大（脾厚5 cm）。

入院诊断： 胸骨后不适原因待查，胃食管反流？不稳定型心绞痛？慢性淋巴细胞白血病。

入院后诊疗经过：

1.诊断

患者因胸骨后不适入院，按照症状鉴别，同时结合患者年龄及临床情况，主要需与冠心病心肌缺血、肺栓塞、主动脉夹层鉴别，患者于外院所做检查基本可除外上述三种疾病。入院后重点考虑上消化道疾病或慢性淋巴细胞白血病进展。慢性淋巴细胞白血病进展可表现为进行性骨髓衰竭、进行性脾大、淋巴结肿大、淋巴细胞计数在2个月内升高大于50%，或6个月内不明原因的体重下降、乏力、发热、盗汗，患者均无上述表现，临床不支持慢性淋巴细胞白血病进展，因此入院后尽快完善胃镜检查。胃镜提示胃多发溃疡性病变，恶性可能性大（图39-1）。胃镜检查后予患者埃索美拉唑 20 mg bid 抑酸治疗，症状明显改善；胃镜病理结果经多次免疫组化染色及病理科全科讨论后，诊断为：非霍奇金 B 细胞淋巴瘤，浆母细胞性（图39-2）。

2. 补充检查及化验

诊断明确后进一步完善相关检查评估病情。EB 病毒核酸检测阴性。血 β2 微球蛋白 3.73 mg/L；骨髓穿刺：骨髓细胞学检查提示：淋巴增殖性疾病；骨髓病理：非霍奇金 B 细胞淋巴瘤低级别累及，考虑为慢性淋巴细胞白血病，B 小细胞淋巴瘤（图39-3）。PET-CT：胃体中下部小弯侧、十二指肠升部肠壁局部增厚，FDG 代谢明显增高，符合淋巴瘤表现；胃体大弯侧局部胃壁略增厚，FDG 代谢增高，不除外淋巴瘤累及；脾大，未见异常 FDG 代谢增高；胃大小弯侧、腹膜后间隙、骶前区、右侧髂血管周围多发淋巴结，部分 FDG 代谢增高，考虑淋巴瘤累及可能；双侧颈部及锁骨上区、侧腋窝淋巴结，FDG 代谢轻度增高，其余部位未见明显代谢异常（图39-4）。

3. 治疗

浆母细胞淋巴瘤为较罕见的淋巴瘤，恶性程度高，生存率低，生存时间短，且没有针对性的治疗方法。本例患者按照原发胃肠道淋巴瘤 Lugano 分期系统及患者检查评估分期为 ⅡE 期，国际预后指数（IPI）4 分，为中晚期患者，且预后不佳。血液科会诊考虑患者浆母细胞淋巴瘤为新发肿瘤，患者既往有慢性淋巴细胞白血病病史，但其为惰性淋巴瘤，累及淋巴结在 PET-CT 上通常不显影，临床上也没有慢性淋巴细胞白血病进展的表现，因此考虑患者存在两种恶性肿瘤，腹腔内 FDG 代谢增高的淋巴结为新发肿瘤累及所致，治疗建议可尝试 CD38 单抗联合注射用硼替佐米，但 CD38 单抗当时国内尚无药，患者选择姑息治疗，遂出院。

4. 随访

出院后患者规律于我院门诊随诊，口服埃索美拉唑抑酸治疗。出院后 1 年患者出现乏力、纳差、腹胀、腹痛，进食量进行性减少，2 个月内体重下

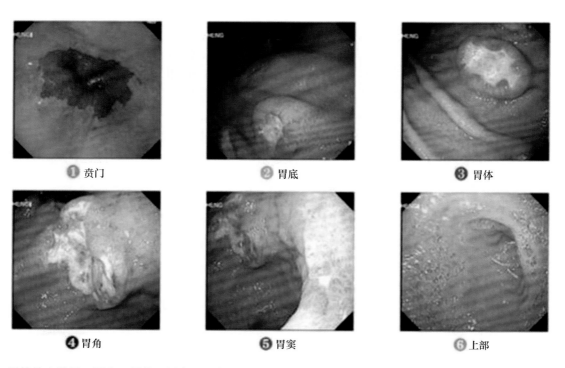

❶ 贲门　　　　　❷ 胃底　　　　　❸ 胃体

❹ 胃角　　　　　❺ 胃窦　　　　　❻ 上部

图 39-1　胃镜检查结果：胃底、胃体、胃角及胃窦可见多发十余个大小不等的不规则溃疡，表面被覆厚白苔，边缘水肿，呈堤坝样隆起，触之易出血

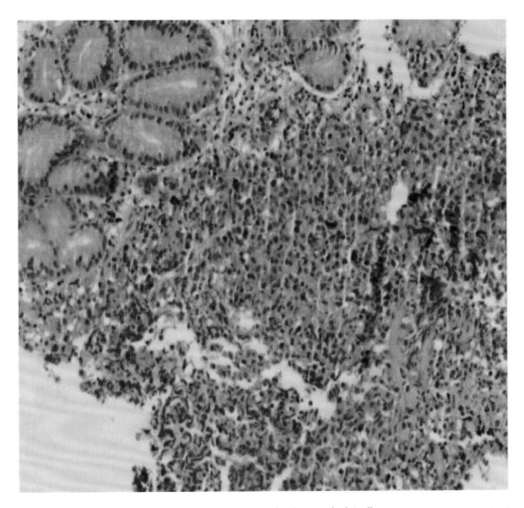

图 39-2　**胃黏膜病理结果**：胃黏膜组织内弥漫异型细胞浸润，并见坏死；免疫组化：CD3－，CD20－，CD21－，Bcl-2－，Ki67 约 90%＋，Bcl-6－，CD10＋，CD5－，CyclinD1－，C-myc 弥漫强＋，Mum-1 弥漫强＋，Vimentin＋，CK－，Mart1－，HMB-45－，CD30－，ALK－，Pax-5－，CD43－，LAC＋，CD23－，CD38＋，CD138－，Bob-1＋，OCT-2（NS），Lamda－，Kappa＋。诊断：非霍奇金 B 细胞淋巴瘤，浆母细胞性

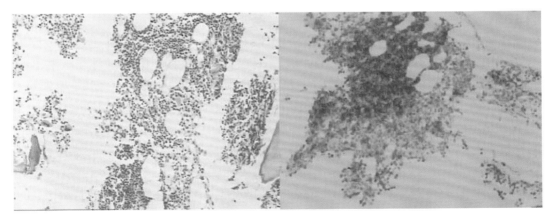

图 39-3　**骨髓病理结果**：骨髓造血组织约占 50%，三系细胞可见，大量淋巴细胞浸润，细胞小，均匀一致。免疫组化染色：CD20＋，CD5＋，CD23＋，CyclinD1－，CD3－，MUM-1 部分＋，CD10－，Bcl-6－，CD138 少许＋，Kappa 及 Lambda 均少许阳性，Ki67 小于 10%。原位杂交：EBER－。诊断：骨髓非霍奇金 B 细胞淋巴瘤低级别累及，考虑慢性淋巴细胞白血病 /B 小细胞淋巴瘤

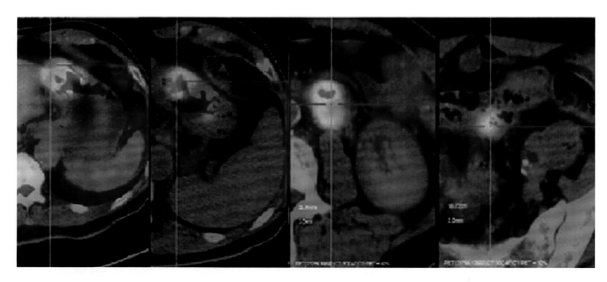

图39-4　PET-CT：胃体中下部小弯侧局部胃壁增厚（SUVmax/mean：3.2/8.5），十二指肠升部肠壁增厚、模糊（SUVmax/mean：14.4/9.1），盆腔内部分小肠局部肠壁增厚（SUVmax/mean：12.3/7.3）

降10kg，出院后14个月患者因乏力、纳差、不能进食再次住院，住院后复查腹部CT提示胃体、胃窦部胃壁、小肠多发局灶性肠壁明显增厚，考虑肿瘤转移可能。患者入院后病情进展迅速，合并肠梗阻、肺部感染，给予对症支持治疗，病情无好转，于明确诊断后16个月死亡。

二、病例解析

1. 浆母细胞淋巴瘤的发病

浆母细胞淋巴瘤（plasmablastic lymphoma，PBL）是一种少见且有较强侵袭性的淋巴瘤，属于弥漫性大B细胞淋巴瘤的一种亚型，细胞的免疫表型与浆细胞的免疫表型一致，在所有非霍奇金淋巴瘤中比例不足3%。PBL最初被认为是一种与HIV和EB病毒相关的恶性肿瘤，随着临床诊断技术的发展和病理学家对PBL病理特点的不断熟知，HIV阴性PBL患者在全世界范围内不断增加。

HIV阴性的浆母细胞淋巴瘤可能发生在任何年龄段，年龄分布主要集中在中老年，青年及少年较为少见，中位年龄54.5岁，60岁及以上的患者可占到50%以上。PBL发病机制不明，主要因素包括HIV、EBV感染等，而HIV阴性的PBL常被认为是各种原因引起免疫缺陷，常见的发病因素有医源性免疫抑制如器官移植、恶性肿瘤、淋巴增生、自身免疫紊乱或年龄相关免疫抑制等。正如文献中所报道的HIV阴性的浆母细胞淋巴瘤更多见于老年人群，考虑年龄相关的免疫衰退与发病可能有相关性，PBL很少出现在免疫功能正常的年轻个体中。本病例HIV及EBV筛查均为阴性，但患者为老年人群，基础有慢性淋巴细胞白血病病史，存在免疫功能缺陷，为文献报道的好发人群。

2. 浆母细胞淋巴瘤临床特征、治疗及预后

无论有无HIV感染，口腔和胃肠道都是PBL最常见的受累部位，且HIV阴性PBL的异质性强，受累部位分布更广泛，口腔受累比例相对HIV阳性PBL低。PBL病情进展迅速，多数患者在诊断时已为晚期。HIV阴性浆母细胞淋巴瘤的标准化治疗尚未建立，对其治疗经验主要来源于全世界范围内的案例报道。临床采用联合化疗为主的综合治疗模式，目前临床最为常用的是以CHOP为基础的方案，考虑到PBL较高的恶性程度，CHOP方案可能强度偏弱，建议使用强度更高的方案，如EPOCH、CODOX-M/IVAC交替使用、hyper-CVAD等；由于PBL具有浆细胞分化特征，蛋白酶体抑制剂硼替佐米及免疫调节剂如沙利度胺和来那度胺也适用于PBL的治疗，取得了一定疗效。目前较新的治疗还有靶向、免疫、自体干细胞移植等

手段。本例患者诊断时疾病分期已为中晚期，且年龄较大，高强度的化疗方案不能耐受，而新型的治疗方案疗效不明确，患者本人及家属选择了姑息治疗。

PBL 的临床病程极具侵袭性，HIV 阴性的 PBL 比 HIV 阳性的 PBL 预后更差，中位生存期为 9 个月，2 年存活率仅 10%，PBL 的预后不良因素包括高龄、晚期、淋巴结或骨髓累及、ECOG 体能评分＞2、MYC 基因重排或扩增、Ki67＞80%、未接受化疗、化疗后未达 CR 等。本例患者在疾病诊断一年后病情出现快速进展，生存期共 16 个月。

三、要点提示

- PBL 是一种罕见的 B 细胞淋巴瘤，发病机制并不明确，其高度的侵袭性和明显的异质性使 PBL 患者的预后不容乐观。
- 因发病率低，PBL 目前尚无一致的治疗方案，仍需临床医生不断加强对这一疾病的认识。

参考文献

[1] HANSRA D, MONTAGUE N, STEFANOVIC A, et al. Oral and extraoral plasmablastic lymphoma: similarities and differences in clinicopathologic characteristics. Am J Clin Pathol, 2010, 134 (5): 710-719.

[2] LI YJ, LI J, CHEN K L, et al. HIV-negative plasmablastic lymphoma: report of 8 cases and acomprehensive review of 394 published cases. Blood Res, 2020, 55 (1): 49-56.

[3] ROHATINER A, AMORE F, COIFFIER B, et al. Report on a workshop convened to discuss the pathological and staging classifications of gastrointestinal tract lymphoma. Ann Oncol, 1994, 5 (5): 397-400.

[4] FONSECA F P, ROBINSON L, VAN HEERDEN M B, et al. Oral plasmablastic lymphoma: A clinicopathological study of 113 cases. J Oral Pathol Med, 2021, 50 (6): 594-602.

[5] 赵晨星，闫子勋，胡建达. EBV 阳性弥漫大 B 细胞淋巴瘤的诊疗进展. 临床血液学杂志，2020，33 (9): 654-658.

[6] HAN X, DUAN M, HU L, et al. Plasmablastic lymphoma: Review of 60 Chinese cases and prognosis analysis. Medicine, 2017, (9): e5981.

[7] FLORINDE J A, ALDERUCCIO J P, REIS I M, et al. Survival analysis intreated plasmablastic lymphoma patients: a population-based study. AM I Hematol, 2020, 95 (11): 1344-1351.

[8] TADDESSE-HEATH L, MELONI-EHRIG A, SCHEERLE J, et al. Plasmablastic lymphoma with MYC translocation: evidence for a common pathway in the generation of plasmablastic features. Mod Pathol, 2010, 23 (7): 991-999.

[9] LIU M, LIU B L, WANG Q, et al. Human immunodeficiency virus-negative plasmablastic lymphoma: A comprehensive analysis of 114 cases. Oncol Rep, 2015, 33 (4): 1615-1620.

（陈艳蓉，陈颖）

病例 40

以心肾联合损害为首要表现的淀粉样变性

一、病例摘要

患者老年男性，64 岁，因"间断胸闷憋气半年余，加重 5 天"于 2016-3-28 入院。患者半年余前无明显诱因出现活动后胸闷、憋气，伴心悸、乏力、食欲减退、双下肢水肿、尿色深、尿中泡沫多。曾被诊断为心功能不全、肾功能不全，予口服利尿、保肾药物，仍间断有活动后胸闷、憋气，活动耐量明显下降，双下肢水肿明显。每日尿量 1000～1400 ml，夜尿 2～3 次。5 天前上述症状加重，于我院急诊就诊，查 Cr、BUN、NT-pro BNP 升高，胸部 CT 提示肺炎、胸腔积液等，考虑诊断心功能不全、肺部感染、肾功能不全，予利尿、扩血管、抗感染等治疗后症状缓解，双下肢水肿消退，为进一步诊治收入院。患者病程中无明显胸痛、咯血、夜间阵发性呼吸困难及端坐呼吸，神志清楚，精神可，睡眠可，每日大便 1 次，近半年体重下降约 3 kg。

既往史、个人史及家族史： 5 个月前行胃镜示胃溃疡。否认高血压、冠心病、糖尿病、慢性支气管炎等病史。吸烟史 40 余年，每日 20 支 / 日。否认饮酒史。否认家族中类似病史。

入院查体： 体温 36.4℃，呼吸 20 次 / 分，脉搏 68 次 / 分，血压 81/60 mmHg，SO₂ 96 %（FiO₂ 21 %）。体重 69 kg，身高 178 cm，BMI 21.78 kg/m²。神清，精神可。口唇略发绀，双侧颈静脉充盈。双下肺呼吸音低，未闻及干、湿啰音。心界向左下扩大。心率 68 次 / 分，律齐，心音低钝，各瓣膜听诊区未闻及病理性杂音。腹平软，无压痛及反跳痛，肝剑突下 5 指、肋下 3 指，质软，压痛（＋）。

肠鸣音 3 次 / 分。双下肢无水肿。双足背动脉搏动良好。

辅助检查：

- 血常规：WBC 5.12×10⁹/L，GR % 64.2 %，HGB 145 g/L，PLT 133×10⁹/L。
- 血生化：BUN 11.59 mmol/L ↑，Cr 241.8 μmol/L ↑，UA 534.1 μmol/L ↑，ALB 24 g/L ↓，CHOL 6.21 mmol/L ↑，TG 1.58 mmol/L，HDL-C 0.99 mmol/L ↓，LDL-C 4.54 mmol/L ↑，ALT、AST、TBIL 正常。
- 尿常规：蛋白＋＋＋＋，隐血＋。
- 凝血功能：PT、APTT 正常，D-dimer 1.5 μg/ml ↑。
- ESR：4 mm/h。
- 胸部 CT 平扫：①双肺炎症可能；②肺气肿；③纵隔多发淋巴结，部分稍大；④双侧胸腔积液，少量心包积液。

初步诊断： 全心功能不全，心功能Ⅳ级（NYHA 分级），胸腔积液，慢性肾功能不全，低蛋白血症，肺部感染，胃溃疡。

入院后诊疗经过： 患者入院后完善心脏相关检查：NT-pro BNP 13869 pg/ml ↑。心肌坏死标志物：TnI 0.160 ng/ml ↑，TnT 0.12 ng/ml ↑，LDH、CK、CK-MB 均正常。心电图：窦性心律，肢体导联 T 波低平，V₁～V₃ 导联 R 波递增不良（图 40-1）。超声心动图：双房增大（左心房内径 41 mm×61 mm×56 mm，右心房内径 55 mm×39 mm）；左室壁增厚（室间隔厚度 19 mm，左室游离壁厚度 17 mm），心肌内颗粒样回声；心腔内自发显影；左室舒张功能障碍［二尖瓣血流频谱 E 峰速度

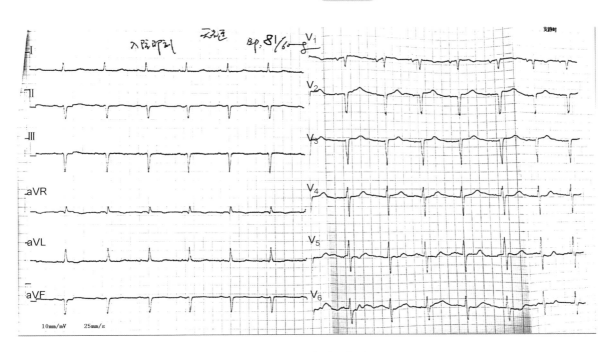

图 40-1　入院后心电图

（E）117 cm/s，A 峰速度（A）29 cm/s，E/A 比值 4.03]；左室整体运动减低，LVEF 58%；心包积液（少量）；估测肺动脉压 35.4 mmHg（图 40-2、图 40-3）。

肾相关检查： 超声提示双肾回声稍增强，大小正常。监测 Cr 280～310 μmol/L ↑；存在低蛋白血症，ALB 24～28 g/L ↓；eGFR 17.37 ml/min ↓；24 h 尿蛋白定量 4.13 g ↑。查免疫球蛋白＋补体、ANA、ENA、ANCA 正常。诊断肾病综合征，慢性肾功能不全，慢性肾病（CKD）4 期。

患者心肾同时受累，考虑系统性疾病同时累及心肾，淀粉样变不除外。进一步完善相关检查，行 CMR 提示：双心房扩大，左室腔不大，左室各室壁增厚，以室间隔为著。左室各节段收缩运动均明

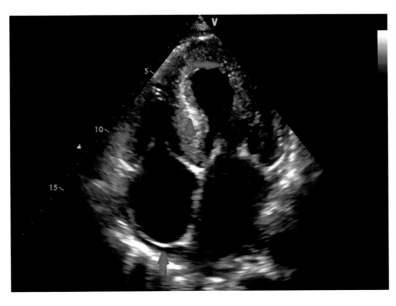

图 40-2　超声心动图（心尖四腔切面）：心肌内颗粒样回声（→），室间隔增厚（▲），心包积液（↑）

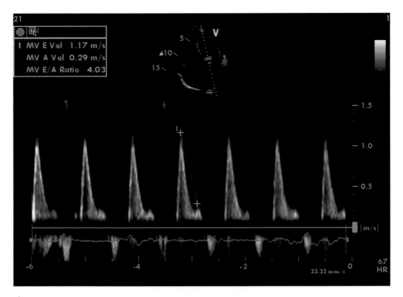

图 40-3　多普勒超声测量 E/A

显减弱，舒张受限。延迟扫描左室心内膜下广泛性强化（图 40-4）。印象：心肌淀粉样变性。免疫鉴定系列可见 λ 型 M 蛋白。游离轻链：λ 明显升高。骨髓细胞学：异常浆细胞占 9%，其形态较一致，胞体小至中等大，核染色质较疏松、部分细胞可见核仁，胞质量少或中等量；考虑浆细胞系恶性疾病。骨髓流式细胞学：2.26% 细胞（占全部有核细胞的 2.26%，占浆细胞的 78.76%）为恶性浆细胞。背部皮肤活检提示局灶性刚果红染色阳性，不除外淀粉样变性（图 40-5）。全身扁骨片及全身 PET-CT 未见骨质破坏征象。

根据上述结果，患者诊断系统性免疫球蛋白轻链淀粉样变性、限制型心肌病（心肌淀粉样变）、全心功能不全、心功能 IV 级（NYHA 分级）、肾病

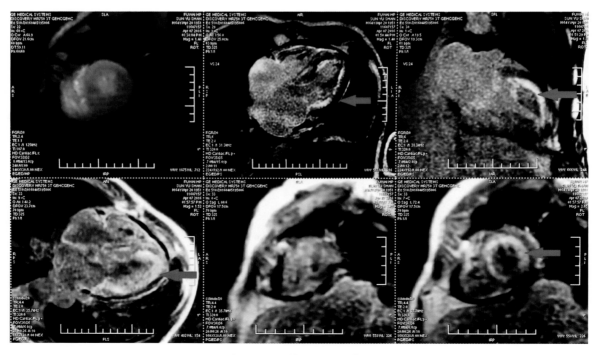

图 40-4　CMR 影像，延迟扫描左室心内膜下广泛性强化（←）

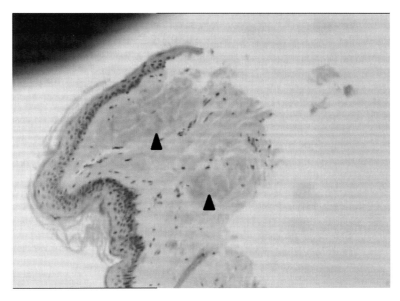

图 40-5　背部皮肤活检提示局灶性刚果红染色阳性（▲）

综合征、慢性肾功能不全（CKD4 期）。给予利尿、β 受体阻滞剂抗心力衰竭治疗及抗感染、平喘、输注白蛋白、引流胸腔积液等对症治疗后心力衰竭症状控制、水肿好转。患者出院至某三甲医院血液科专科治疗原发病，接受来那度胺、硼替佐米等药物治疗，9 个月后因心力衰竭、肺部感染死亡。

二、病例解析

1. 心肾联合损害的系统性疾病

本例患者以心力衰竭表现起病，发病过程隐匿，既往无心血管疾病史，经检查发现合并肾病。患者心脏病变符合限制型心肌病表现，限制型心肌病是以舒张功能异常为特征，表现为限制性充盈障碍的心肌病；其左右心室功能均可受损，使得双心室充盈压明显升高，进而引起左心衰竭及右心衰竭。限制型心肌病可分为原发性及继发性，继发性病因有淀粉样变、结节病、血色病、法布里病、糖原贮积病、高嗜酸细胞综合征、类癌心脏病、放射性及药物性（蒽环类毒性作用）等。患者肾病诊断为肾病综合征，肾病综合征病因亦可分为原发性及继发性，其中继发性病因有糖尿病肾病、淀粉样变性、过敏性紫癜肾炎、乙肝病毒相关性肾小球肾炎、系统性红斑狼疮肾炎、淋巴瘤或实体肿瘤性肾病等。患者心肾病变与心功能不全累及肾或肾功能

不全累及心脏的表现均不符，以"一元论"的诊断思路应考虑存在系统性疾病同时累及心肾；而可同时导致限制型心肌病及肾病综合征的系统性疾病在老年人中以淀粉样变性最为常见。

2. 淀粉样变性

淀粉样变性可累及心肌、肾、神经系统、骨髓、舌等多处组织器官。其中心肌淀粉样变性最常见表现即为限制型心肌病；其次为收缩功能不全引起的充血性心力衰竭，通常是病程晚期；亦可导致心脏激动形成和传导异常引发的心律失常及直立性低血压。心肌淀粉样变性超声心动图典型表现为室壁增厚，心室腔缩小，双房扩大，室间隔增厚，增厚的心壁呈闪烁的颗粒状结构；其心肌 MRI 表现为双房增大，左心室室壁和室间隔增厚，延迟钆显像示弥漫性心内膜和室间隔延迟性强化，延迟强化可以是颗粒样或斑片状。该患者的相关影像学表现较为典型。淀粉样变性诊断主要依赖骨髓、肾、腹壁脂肪、舌等受累组织病理学检查，以淀粉样蛋白质刚果红染色阳性为特征性表现。本病例通过皮肤活检证实存在淀粉样变性。

淀粉样变性可分为免疫球蛋白轻链相关的淀粉样变性（M 蛋白相关）及其他类型的淀粉样变性，包括血清淀粉样 A 蛋白（amyloid A protein，AA）型淀粉样变性、甲状腺素转运蛋白相关淀粉样变性

（transthyretin amyloidosis，ATTR）、遗传性淀粉样变性（包括载脂蛋白 A Ⅰ 淀粉样变性、载脂蛋白 A Ⅱ 淀粉样变性、溶菌酶型淀粉样变性、芬兰型淀粉样变性等）等。其中 AA 型淀粉样变性可同时累及心肾，与慢性炎症性疾病及慢性感染有关，该患者无风湿性疾病及慢性感染，并不支持；患者家族中无相关类似病史，不考虑遗传性淀粉样变性；甲状腺素转运蛋白相关淀粉样变性主要累及心脏和神经系统，不累及肾。综合上述考虑，结合患者 M 蛋白阳性，考虑为免疫球蛋白轻链相关的淀粉样变性。免疫球蛋白轻链相关的淀粉样变性是最常见的系统性淀粉样变类型，由血液肿瘤引起，如恶性浆细胞病（包括系统性轻链型淀粉样变性、多发性骨髓瘤等）、瓦尔登斯特伦巨球蛋白血症、B 细胞淋巴瘤等。骨髓穿刺留取细胞学、组织病理检查可明确其具体类型，对淀粉样变性的诊断和鉴别诊断具有重要意义。本病例通过骨髓细胞学等血液系统相关检查考虑诊断系统性轻链型淀粉样变性。

3. 系统性轻链型淀粉样变性

系统性轻链型淀粉样变性是一种比较少见的恶性浆细胞疾病，亦是临床最常见的一种系统性淀粉样变性，常累及患者肾、心脏、肝、胃肠道、肺、骨骼、骨髓、免疫系统、中枢或周围神经及软组织（包括舌、皮下脂肪）等多个脏器，严重者出现尿毒症、心力衰竭或猝死，病情重，进展快，治疗困难，病死率高。其治疗方案包括自体外周血干细胞移植及抗浆细胞治疗。移植适应证：①年龄 < 70 岁；②美国东部肿瘤协作组（Eastern Cooperative Oncology Group，ECOG）体力状态评分 0 ～ 2 分；③ NYHA 分级 Ⅰ ～ Ⅱ 级；④ LVEF > 45 ％，NT-pro BNP < 5000 pg/ml，TnT < 0.06 ng/ml；⑤ 不吸氧血氧饱和度 > 95 ％；⑥ TBIL < 34 μmol/L；⑦基线收缩压 > 90 mmHg；⑧ eGFR > 17.37 ml/（min·1.73 m^2）；⑨无大量浆膜腔积液；⑩无活动性感染。该患者不符合移植条件。对不符合移植条件的患者，指南推荐含硼替佐米联合治疗方案抗浆细胞治疗（硼替佐米联合地塞米松、硼替佐米 / 环磷酰胺 / 地塞米松、硼替佐米 / 美法仑 / 地塞米松、硼替佐米 / 来那度胺 / 地塞米松等），每 2 个疗程后再次评估是否符合移植条件。如合并心功能不全、感染等给予抗心衰、抗感染等对症治疗。但患者一旦出现 NT-pro BNP、肌钙蛋白升高、NYHA 分级 Ⅱ 级以上等心脏受累征象则生存期明显缩短，提示预后不佳；而一旦出现心脏、肾严重受累，患者也往往失去了行造血干细胞移植的机会。

三、要点提示

- 以心肾联合损害为表现要考虑到是否存在系统性疾病。
- 重视无创检查心肌淀粉样变的特征性改变（心电图肢导低电压、胸导 R 波递增不良等；超声心动图左室肥厚、限制性舒张功能障碍、心肌内颗粒样回声等）；骨髓穿刺相关检查对淀粉样变性的诊断与鉴别诊断具有重要意义。
- 系统性淀粉样变性患者出现 NT-proBNP、心肌损伤标志物升高及心功能不全，提示预后不佳。

参考文献

［1］张侃，邢云利，孙颖，等 . 表现为心肾联合损害的淀粉样变性 1 例 . 中华老年多器官疾病杂志，2017，16（8）：615-617.

［2］嵇成锋 . 心脏淀粉样变性临床分析 . 医学信息，2011，24（1）：163-164.

［3］赵蕾，田庄，方全，等 . 心肌淀粉样变性临床特点及影像学特征 . 中华心血管病杂志，2015，43（11）：960-964.

［4］SHAH K B，INOUE Y，MEHRA M R. Amyloidosis and the heart：a comprehensive review. Arch Intern Med，2006，166（17）：1805-1813.

［5］FALK R H，DUBREY S W. Amyloid heart disease. Prog Cardiovasc Dis，2010，52（4）：347-361.

[6] 中国系统性淀粉样变性协作组，国家肾脏疾病临床医学研究中心 . 系统性轻链型淀粉样变性诊断和治疗指南 . 中华医学杂志，2016，96（44）：3540-3548.

[7] 中国系统性轻链型淀粉样变性协作组，国家肾脏疾病临床医学研究中心，国家血液系统疾病临床医学研究中心 . 系统性轻链型淀粉样变性诊断和治疗指南（2021 年修订）. 中华医学杂志，2021，101（22）：1646-1656.

（张侃）

以血小板减少为主要表现的非霍奇金淋巴瘤

一、病例摘要

患者老年男性，88岁，主因"头晕1个月余，发现血小板减少1天"于2018-7-13由神经内科转入老年内科病房。患者1个月余前无明显诱因出现头晕，伴行走不稳，2018年7月10日以"后循环缺血"收入神经内科，2018年7月10日至2018年7月12日给予天麻素注射液、长春西汀注射液静脉滴注、清脑复神液口服等药物治疗，入院前未查血常规，2018年7月12日2次查血常规提示血小板明显降低，具体数值波动在（1～2）×10⁹/L，报危急值，伴皮肤出血点，无牙龈出血、鼻出血、黑便等表现，完善部分血液学检查，为进一步诊治转入老年内科病房。

既往史： 2型糖尿病30余年，口服阿卡波糖片、那格列奈片、盐酸二甲双胍片，未规律监测血糖；2天前因头晕行脑血管MRI提示左侧大脑后动脉中重度狭窄；1个月前跌倒后出现左腿肿，目前左侧脚踝处仍稍肿；有颈椎病、睡眠障碍、前列腺增生、阑尾切除术后等病史。否认肝炎、结核史，既往无血小板减少病史，无特殊用药史，无输血史。

个人史及家族史： 出生并久居北京，无毒物接触史. 吸烟23年，每天20支，已戒烟30余年，社交性饮酒。父母已逝，儿女体健。否认出血性疾病家族史，否认家族中遗传病及恶性肿瘤病史。

入院查体： 体温36.0℃，脉搏67次/分，呼吸18次/分，血压135/65 mmHg，脉氧饱和度98%（FiO_2 21%），体重60 kg，身高170 cm，BMI 20.8 kg/m²。神清，语利，计算力、定向力正常，双侧瞳孔等大等圆，对光反射灵敏。全身皮肤散在陈旧性出血点及少许瘀斑，无新鲜出血点，双侧颌下、颈后、腹股沟区可触及直径1～3 cm不等肿大淋巴结，质软，无压痛，双肺呼吸音粗，未闻及干、湿啰音，心率67次/分，律齐，全腹无压痛、反跳痛，肝脾肋下未触及，肠鸣音正常，双下肢不肿。四肢肌力Ⅴ级，肌张力正常。

辅助检查：

- 2016年6月15日血常规：白细胞4.36×10⁹/L，血红蛋白139 g/L，血小板133×10⁹/L（正常）。
- 2018年7月12日血常规：白细胞4.34×10⁹/L，血红蛋白102 g/L↓，血小板2×10⁹/L↓（明显下降）。

初步诊断： 血小板减少原因待查，轻度贫血，头晕、后循环缺血可能性大，左侧大脑后动脉中重度狭窄，2型糖尿病，睡眠障碍，颈椎病，前列腺增生，阑尾切除术后。

入院后辅助检查：

- 抗核抗体谱、抗中性粒细胞胞质抗体谱：均为阴性。
- 甲状腺功能：正常。
- EBV、CMV核酸定量：均低于检测下限。
- DIC初筛：凝血酶原时间、活化部分凝血活酶时间、纤维蛋白原、抗凝血酶Ⅲ、纤维蛋白降解产物、D-二聚体均正常。
- 血分片：淋巴细胞46%↑，中性分叶核粒细胞40%↓，单核细胞2%↓，个别淋巴细胞形态不典型。
- 血β2微球蛋白：3.67 mg/L↑。
- 免疫球蛋白＋补体：IgM 1480 mg/dl↑，余正常。

- 直接 Coombs 试验：阴性。
- 冷凝集素试验：阳性，考虑冷凝集素综合征。
- 免疫鉴定：IgM k 型 M 蛋白。
- 腹部超声：肝内钙化灶，脾大（厚 4.2 cm，长约 15 cm），脾实质回声均匀。
- 浅表淋巴结超声：①颈部、锁骨上、右腋窝未见肿大淋巴结；②左腋窝多发肿大淋巴结，最大 2.2 cm×0.7 cm，形态欠规则，淋巴门结构紊乱；③双侧腹股沟多发肿大淋巴结，右侧最大 3.1 cm×0.8 cm，左侧最大 3.5 cm×1.1 cm，边界清，淋巴门结构清晰。
- 骨髓细胞学：淋巴细胞比例 63.5%↑，异常形态淋巴细胞 60%↑，粒系增生欠佳，部分中、晚幼粒细胞可见核浆发育失衡、胞质乏颗粒。诊断巨核细胞系成熟障碍，淋巴细胞增殖性疾病，不除外淋巴瘤。
- 骨髓流式细胞免疫分型：表达 CD20＋，CD5、

CD23、CD10 阴性，考虑成熟 B 淋巴细胞淋巴瘤（免疫表型倾向边缘带 B 细胞淋巴瘤）。
- 骨髓活检病理：非霍奇金 B 细胞淋巴瘤，低级别，累及骨髓。
- PET-CT（全身肿瘤代谢显像）：双侧颈部、左侧腋窝、腹膜后腹主动脉旁、双侧髂血管走行区、盆壁及双侧腹股沟区多发增大淋巴结影，代谢轻度增高，符合淋巴瘤（分化较好）。部分图像及淋巴结标准摄取值（SUV）见图 41-1、图 41-2。

入院后诊疗经过：

1. 一般治疗及对症治疗

患者高龄，血小板重度下降，近期有跌倒病史，出血风险高，予加强宣教以及日常生活护理，加强防护，预防跌倒。为预防出现致命性出血事件，积极申请输注血小板，同时皮下注射重组人血

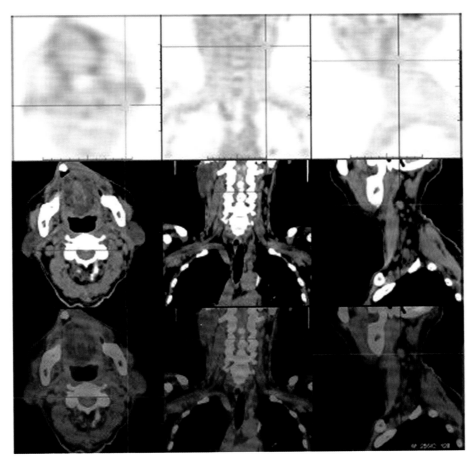

图 41-1 颈部淋巴结图像：双侧颈部 II、III 区见数个增大淋巴结影，较大者位于左侧，大小约 1.2 cm×0.6 cm，FDG 摄取轻微，SUVmax/mean：1.3/1.3

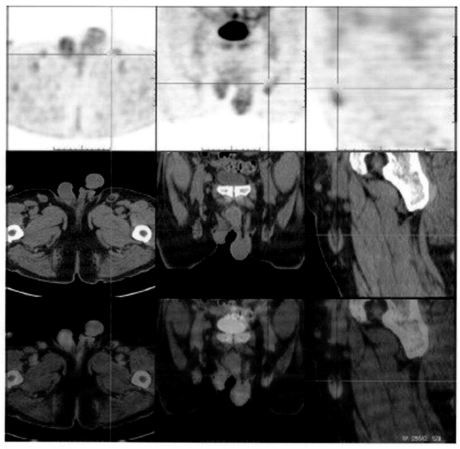

图 41-2　腹股沟淋巴结图像：双侧腹股沟多发肿大淋巴结，较大者位于左侧，短径约 1.4 cm，FDG 摄取轻度增高，SUVmax/mean：2.2/1.3

小板生成素注射液提升血小板等治疗。患者仅有皮肤出血点，未出现其他部位严重出血。

2. 激素及丙种球蛋白治疗

患者应用注射重组人血小板生成素注射液后血小板无上升趋势，2 周后停用。患者存在 IgM k 型 M 蛋白，冷凝集素试验阳性，考虑自身免疫性血小板减少（immune thrombocytopenia，ITP）可能性大，2018 年 7 月 21 日开始予注射用甲泼尼龙琥珀酸钠 40 mg/d 激素治疗，后逐渐减量至甲泼尼龙片 16 mg/d 口服，减少免疫反应，用药 2 天后血小板升至 21×10^9/L，治疗有效。患者激素应用 3 周余，2018 年 8 月 13 日再次出现血小板下降至 9×10^9/L，伴皮肤出血点，2018 年 8 月 13 日至 2018 年 8 月 17 日予静脉注射人免疫球蛋白 20 g/d，用药前予地塞米松磷酸钠注射液 5 mg 静脉推注抗过敏治疗，用药后患者血小板升至（45 ～ 58）$\times 10^9$/L。

3. 淋巴瘤治疗

患者以血小板减少、浅表淋巴结肿大为临床表现，伴有轻度贫血，转入后完善检查明确诊断为非霍奇金 B 细胞淋巴瘤（Ⅳ 期），无 B 症状，免疫表型倾向边缘带 B 细胞淋巴瘤。该类型淋巴瘤总体生长缓慢，治疗以改善临床症状为原则，本患者因存在 IgM k 型 M 蛋白，冷凝集素试验阳性，继发免疫性血小板下降，需要治疗。血液科会诊，治疗方案确定为利妥昔单抗注射液联合激素免疫化疗。分别于 2018 年 8 月 3 日、2018 年 8 月 28 日、2018 年 9 月 26 日予利妥昔单抗注射液 600 mg d1，地塞米松磷酸钠注射液 10 mg d1 ～ d5，随后激素减量至甲泼尼龙片 40 mg/d 口服，共三个疗程，患者血小板维持在（46 ～ 98）$\times 10^9$/L。患者 IgM 升高，警惕高凝状态、血栓、栓塞风险，避免卧床，适当活动。

在上述化疗过程中患者出现白细胞及血小板下降，最低白细胞为 1.83×10^9/L，血小板为 23×10^9/L，考虑利妥昔单抗注射液导致骨髓抑制可能性大，予皮下注射重组人粒细胞刺激因子注射液等对症治疗，于 2018 年 10 月 2 日序贯为醋酸地塞米松片 7.5 mg/d 口服，病情好转出院。

第四疗程治疗前复查超声提示全身淋巴结较淋巴瘤确诊时有所减小，复查骨髓细胞学未见骨髓抑制，淋巴瘤细胞占 32%，考虑治疗有效，但用药后出现白细胞下降，治疗方面，减少利妥昔单抗注射液用量为每周 100 mg，连续 3 周，白细胞小于 2.0×10^9/L，中性粒细胞小于 1.0×10^9/L 时，间断予升白细胞治疗，注意预防感染。患者于 2018 年 10 月 26 日、2018 年 12 月 4 日分别开始第四、五疗程治疗，过程顺利，监测患者血小板波动在（65~89）$\times 10^9$/L，白细胞波动在（3.07~6.11）$\times 10^9$/L，凝血功能大致正常，患者无明显感染及出血表现。

4. 糖尿病治疗

患者 2 型糖尿病病程长，胰岛细胞功能较差，因血液病使用静脉或口服激素后，出现餐后血糖明显升高（最高 20 mmol/L 以上），停用那格列奈片，改为诺和灵 R 注射液＋盐酸二甲双胍片＋阿卡波糖片联合降糖治疗，血糖控制尚可，因出院后患者皮下注射胰岛素不方便，患者及家属要求改为口服降糖药治疗，故将降糖方案调整为利格列汀片＋瑞格列奈片＋盐酸二甲双胍片＋阿卡波糖片，监测血糖控制可，患者病情平稳后出院。

出院诊断： 非霍奇金 B 细胞淋巴瘤（Ⅳ 期），单克隆免疫球蛋白升高（IgM k 型），继发性免疫性血小板减少症，后循环缺血可能性大，轻度贫血，左侧大脑后动脉中重度狭窄，2 型糖尿病，睡眠障碍，颈椎病，前列腺增生，阑尾切除术后。

出院后随访： 患者出院后继续口服激素治疗，维持服用醋酸地塞米松片 1.5 mg/d，全身无出血表现，监测血小板均在 50×10^9/L 以上，免疫化疗前后相关化验见表 41-1。2021 年 11 月血液科会诊考虑淋巴瘤病情稳定，醋酸地塞米松片减量为 0.75 mg/d，12 月减量为隔日醋酸地塞米松片 0.75 mg/d，2022 年 1 月停用口服激素。

患者 2 型糖尿病合并类固醇糖尿病，2021 年 10 月因血糖控制不佳住院治疗，糖化血红蛋白升至 10.5%，多次餐后及随机血糖大于 20 mmol/L，口服药效果不佳，调整降糖方案为利格列汀片＋盐酸二甲双胍片＋阿卡波糖片＋甘精胰岛素注射液治疗，同时减停口服激素，血糖逐渐好转。

二、病例解析

1. 老年人淋巴瘤的治疗

非霍奇金淋巴瘤（non-Hodgkin lymphoma，NHL）包括一组不同的血液系统恶性肿瘤，分别起源于 B 细胞前体、T 细胞前体、成熟 B 细胞或成熟 T 细胞，偶尔起源于自然杀伤（natural killer，NK）细胞，

表 41-1　患者化疗前后化验对比								
化验项目	化疗前	一疗程化疗后	二疗程化疗后	三疗程化疗后	四疗程化疗后	五疗程化疗后	停药 9 个月	停药 30 个月
WBC（$\times 10^9$/L）	7.31	4.35	4.22	5.32	2.86	3.07	3.85	4.91
HGB（g/L）	124	122	121	134	120	129	131	145
PLT（$\times 10^9$/L）	9	45	34	46	52	73	53	100
HbA1c（%）	6.84	—	—	7.93	—	6.68	7.52	10.38
IgM（mg/dl）	1480	916	899	693	610	538	369	208

WBC，白细胞；HGB，血红蛋白；PLT，血小板；HbA1c，糖化血红蛋白；IgM，免疫球蛋白 M。
停药指停用利妥昔单抗注射液。

不同类型淋巴瘤的临床表现、预后和处理有很大差异。惰性淋巴瘤占非霍奇金淋巴瘤的35%～40%，常为隐匿起病，表现为数月或数年内缓慢生长或时重时轻的淋巴结肿大，以及肝大、脾大和（或）血细胞减少。主要包括：滤泡淋巴瘤、慢性淋巴细胞白血病/小淋巴细胞淋巴瘤（chronic lymphocytic leukemia/small lymphocytic lymphoma，CLL/SLL），以及脾边缘区淋巴瘤。CLL/SLL是一种成熟B细胞肿瘤，特征是单克隆B淋巴细胞进行性蓄积。通常认为CLL与非霍奇金淋巴瘤SLL是相同的，即同一疾病的不同表现。CLL和SLL的恶性细胞具有相同的病理学和免疫表型特征，CLL主要累及血液，而SLL主要累及淋巴结。一项研究纳入了109例诊断前连续收集血清样本的CLL患者，在CLL诊断前游离轻链（free light chain，FLC）比率异常、M蛋白和低丙种球蛋白血症的发生率分别为38%、13%和3%。CLL/SLL患者血小板减少可能与ITP有关，ITP发生在2%～3%的CLL/SLL患者中，可能是最初导致患者就诊的事件。

患者老年男性，慢性病程，诊断为非霍奇金B细胞淋巴瘤，病理类型为成熟B淋巴细胞淋巴瘤，属于SLL，总体病情进展较慢，化疗不能治愈，患者合并血小板减少，有治疗指征。老年人患淋巴瘤因年龄大、合并症多，治疗困难，除了原发病的治疗外，还应考虑继发感染、血栓风险、营养状态、治疗对原有基础疾病的影响等多种因素。该患者高龄，合并2型糖尿病、脑血管病等基础疾病，标准剂量化疗风险大，给予利妥昔单抗（抗CD20单克隆抗体）联合激素治疗。

患者首发症状为血小板下降，血小板最低1×10^9/L，但患者无明显出血倾向，发病时仅有少量皮肤出血点及瘀斑，起病隐匿，易漏诊，应注意血小板减少相关疾病的鉴别诊断。该患者发病前无特殊用药史，无毒物接触史，无输血史，无肝炎病史，无出血性疾病家族史，体检未发现阳性体征，药物诱导性血小板减少及先天性血小板减少可能性不大。本患者血小板减少考虑与多种因素有关，骨髓细胞学检查可见淋巴瘤细胞浸润，且巨核细胞系成熟障碍，另外患者存在IgM型M蛋白，冷凝集

素阳性等免疫指标异常，均可引起血小板减低。根据骨髓细胞检查、骨髓病理，以及PET-CT，该患者诊断为非霍奇金B细胞淋巴瘤（Ⅳ期），考虑上述引起血小板减低的各种因素均继发于淋巴瘤，因此治疗重点应当是针对淋巴瘤的管理。本例患者在使用免疫化疗前单用激素或联合使用丙种球蛋白治疗效果不好，而使用利妥昔单抗联合激素治疗后血小板长期维持在正常范围，也间接说明控制原发病才是治疗的根本。

2. 糖尿病的治疗

该患者为高龄老年人，2型糖尿病病程大于30年，胰岛细胞功能较差，因血液病使用静脉或口服激素后，出现餐后血糖明显升高，为药物的主要不良反应，短期胰岛素治疗后血糖得到控制，但是患者维持性口服激素治疗36个月余，合并类固醇糖尿病，出院后仅口服降糖药血糖控制差。糖皮质激素造成高血糖的机制涉及多方面因素，包括肝内糖异生增加、脂肪组织中葡萄糖摄取受抑制，以及受体和受体后功能改变。最主要的治疗为胰岛素强化治疗，其他口服药包括瑞格列奈片，对餐后血糖治疗效果较好，盐酸二甲双胍片可以辅助改善胰岛素抵抗。本患者在血糖控制最差时，使用3种口服降糖药及1种基础胰岛素治疗，随着血液病的控制，减停口服激素，血糖逐渐好转。

三、要点提示

- 老年人淋巴瘤表现多样，不易被诊断，该例患者以继发免疫性血小板减少为表现，最终通过骨髓细胞学及病理活检明确诊断。
- 高龄老人惰性淋巴瘤是否治疗要仔细评价临床情况，权衡利弊。除原发病的治疗外，还应考虑继发感染、出血、血栓风险、治疗对原有基础疾病的影响等多种因素，制订最优治疗方案。
- 2型糖尿病合并类固醇糖尿病时，血糖控制难度大，联合多靶点降糖治疗，最终改善患者生活质量。

参考文献

[1] MAURER M J, CERHAN J R, KATZMANN J A, et al. Monoclonal and polyclonal serum free light chains and clinical outcome in chronic lymphocytic leukemia. Blood, 2011, 118（10）: 2821-2826.

[2] SALIB M, CLAYDEN R, CLARE R, et al. Difficulties in establishing the diagnosis of immune thrombocytopenia: An agreement study. Am J Hematol, 2016, 91（8）: E327-329.

[3] SCHÄCKE H, DÖCKE W D, ASADULLAH K. Mechanisms involved in the side effects of glucocorticoids. Pharmacol Ther, 2002, 96（1）: 23-43.

[4] TSAI H T, CAPORASO N E, KYLE R A, et al. Evidence of serum immunoglobulin abnormalities up to 9.8 years before diagnosis of chronic lymphocytic leukemia: a prospective study. Blood, 2009, 114（24）: 4928-4932.

（卢玉，王欢）

急性早幼粒细胞白血病并发分化综合征

一、病例摘要

患者老年男性，85岁，主因"间断恶心、呕吐伴乏力1周，发现三系减少1天"于2022-2-11入院。患者1周前进食后现恶心、呕吐，量300 ml左右，为胃内容物，自服铝碳酸镁咀嚼片及复方消化酶胶囊治疗后效果不佳。5天前患者少量进食后再次出现呕吐，性质同前，伴周身不适、乏力及轻度头晕。无发热，无腹痛、腹泻、呕血及黑便，无头痛、视物旋转、黑矇及晕厥。1天前患者自觉乏力加重就诊于我院急诊，查血常规：白细胞2.84×10⁹/L↓，中性粒细胞绝对值1.15×10⁹/L↓，血红蛋白102 g/L↓，血小板25×10⁹/L↓，头部CT未见头外伤及急性脑血管病。为进一步明确三系减少原因收入院。患者自发病以来，精神弱，饮食量减少，睡眠欠佳，二便正常，体重未监测。

既往史：高血压史40余年，血压最高160/120 mmHg，日常口服硝苯地平控释片30 mg每日一次及缬沙坦胶囊80 mg每日一次，血压控制在140/80 mmHg左右。2型糖尿病30年，日常应用阿卡波糖片50 mg每日3次、盐酸二甲双胍片500 mg每日3次、利格列汀片5 mg每日一次及甘精胰岛素注射液26U每晚一次控制血糖，患者饮食及用药均不规律，目前空腹血糖维持在9～15 mmol/L，餐后2 h血糖维持在10～14 mmol/L。前列腺增生史27年。双肾结石史25年。干燥综合征史24年，未行针对性治疗，目前有眼干、口干症状。冠心病史10余年，目前维持二级预防相关药物治疗，无胸部不适。高尿酸血症10年。甲状腺多发结节、亚临床甲亢8年。脑梗死病史3年，遗留有双眼右侧同向性偏盲。焦虑抑郁状态多年，日常口服盐酸舍曲林片100 mg每日一次、米氮平片15 mg每晚一次及奥氮平片1.25～2.5 mg每晚一次，患者间断出现情绪不稳定。否认食物、药物过敏史。个人史及家族史无特殊。

入院查体：体温35.5℃，脉搏86次/分，呼吸20次/分，血压158/96 mmHg，脉氧饱和度96%（FiO_2 29%）；身高170 cm，体重76 kg，BMI 26.3 kg/m²；神清，精神弱，贫血貌；双肺呼吸音粗，未闻及干、湿啰音；心率86次/分，律齐，各瓣膜听诊区未闻及病理性杂音；腹软，无压痛、反跳痛，肝脾肋下未触及，肠鸣音4次/分；双下肢可见散在瘀点、瘀斑，无水肿，双侧足背动脉搏动减弱。

辅助检查：

1. 血液学

- 血常规：白细胞2.84×10⁹/L↓，单核细胞百分比17.6%↑，中性粒细胞百分比40.5%，淋巴细胞百分比41.9%，单核细胞绝对值0.5×10⁹/L，中性粒细胞绝对值1.15×10⁹/L↓，淋巴细胞绝对值1.19×10⁹/L，血红蛋白102 g/L↓，血小板25×10⁹/L↓。
- 血分片：中性杆状核粒细胞百分比5.0%，中性分叶核粒细胞百分比19.0%↓，淋巴细胞百分比44.0%↑，单核细胞百分比1.0%↓，原幼粒细胞百分比26%（其中部分细胞胞质颗粒增多，有异常早幼粒样改变），早幼粒细胞百分比1%，中幼粒细胞百分比1%。
- 贫血系列：血清铁22.6 μmol/L，总铁结合力38.2 μmol/L↓，铁蛋白369.2 ng/ml↑，叶酸＞24.1 ng/ml↑，维生素B12＞1500 ng/ml。

2. 脏器功能及内环境

- 肝：谷丙转氨酶 10 U/L，谷草转氨酶 15 U/L，总胆红素 8.65 μmol/L，间接胆红素 6.86 μmol/L。
- 肾：肌酐 123.4 μmol/L ↑，尿素氮 8.56 mmol/L ↑；尿微量白蛋白 / 肌酐 125.9 mg/g ↑；尿蛋白四项：免疫球蛋白 G 5.08 mg/dl ↑，转铁蛋白 0.85 mg/dl ↑，微量白蛋白 16.2 mg/dl ↑，α 微球蛋白 3.98 mg/dl ↑。
- 心脏：TnT 0.01 ng/ml、TnI 0.011 ng/ml、NT-pro BNP 213 pg/ml。
- 凝血：凝血酶原时间 15.2 s ↑，活化部分凝血活酶时间 49.1 s ↑，D-dimer 17.5 μg/ml ↑，纤维蛋白降解产物 42.56 μg/ml ↑。
- 内环境：血气：吸入氧浓度 21%、pH 7.444，血氧分压 98.80 mmHg，二氧化碳分压 31.4 mmHg ↓，血浆碳酸氢根 21.70 mmol/L ↓；空腹血糖 10.27 mmol/L ↑，糖化血红蛋白 11.01 % ↑，糖化白蛋白 29.58 % ↑；尿酸 508.6 μmol/L ↑；乳酸脱氢酶 166 U/L。

3. 风湿免疫与肿瘤

- 免疫球蛋白＋补体：IgM 21.3 mg/dl ↓，其余 IgA、IgG、补体 C3 及补体 C4 均正常。
- ESR：20 mm/1h ↑。
- 抗核抗体谱：抗核抗体 1∶160（斑点）阳性、1∶80（胞质）阳性，余阴性；抗中性粒细胞胞质抗体、抗髓过氧化物酶 IgG 抗体、抗蛋白酶 3 IgG 抗体、抗可提取性核抗原（extractable nuclear antigens，ENA）抗体谱及血清 IgG 亚类（IgG1、IgG2、IgG3、IgG4）均未见明显异常。
- 肿瘤标志物：甲胎蛋白、癌胚抗原、糖原蛋白 125、糖类抗原 199、细胞角蛋白片段 211、糖链抗原 50、糖类抗原 724 及糖类抗原 242 均正常。

4. 影像学

- 头颅 CT 平扫：多发腔隙性脑梗死、左枕叶软化灶、缺血性脑白质病变。
- 胸部 CT 平扫：未见明确急性炎症；双肺多发索条及斑片影，考虑为慢性炎症可能；右肺中叶、双下肺支气管轻度扩张；左肺下叶局限肺气肿。
- 腹部彩超：脂肪肝，肝囊肿，胰管稍增宽。
- 浅表淋巴结彩超：双颈部、双侧腋窝及双侧腹股沟区未见异常肿大淋巴结。
- 双下肢静脉：左小腿肌间静脉血栓形成（陈旧性可能）。

初步诊断：①三系减少待查；②2 型糖尿病；③慢性肾病（G3a A2 期）；④高血压 3 级（极高危）；⑤冠状动脉粥样硬化性心脏病，心功能 Ⅱ 级（NYHA 分级）；⑥高脂血症；⑦陈旧性脑梗死，后循环缺血；⑧干燥综合征等。

入院后诊疗经过：

1. 三系减少病因诊断

患者临床表现为三系减少，同时伴有头晕乏力及下肢出血。凝血功能检查提示凝血酶原时间延长伴有纤溶亢进。外周血分片可以见到早幼粒细胞（1%）、中幼粒细胞（1%）及原幼细胞（26%），其中部分细胞胞质颗粒增多，有异常早幼粒样改变。为进一步明确诊断，入院第 5 天予患者行骨髓穿刺检查（表 42-1）。骨髓细胞形态学检查可见异常早幼粒细胞（图 42-1），胞质中颗粒增多，呈淡粉色或紫红色，颗粒覆盖于细胞核上，偶可见奥氏小体；胞核形态不规则，呈圆形、椭圆形、肾形或双分叶状。原始粒细胞和中幼粒细胞及以下阶段细胞比例减少，同时伴有嗜碱性粒细胞比例升高。骨髓细胞免疫分型提示：23.38% 细胞（占有核细胞）表达 CD13、CD33、CD117 及髓过氧化物酶（myeloperoxidase，MPO），不表达 CD3、CD7、CD14、HLA-DR、CD34 及 CD56，侧向散射光（side scatter，SSC）大，细胞大，提示为恶性早幼粒细胞。骨髓病理中可见粒系明显增多，免疫组化可见 MPO（＋）、CD33（＋）、CD117（部分＋），符合急性髓系白血病（acute myeloid leukemia，AML）表现。根据以上结果患者急性早幼粒细胞白血病（acute promyelocytic leukemia，APL）诊断明确。患者白血病融合基因筛查可见早幼粒细胞白血病 - 维 A 酸受体 α（promyelocytic leukemia-retinoic

表 42-1 骨髓相关检查结果

检查内容	检查结果
骨髓细胞形态学	粒系恶性增生，原始粒＋颗粒增多的异常早幼粒细胞共占 75%。此类细胞中等大小，圆形或不规则形；多数细胞胞质中等量，淡粉色，含较多细小或大小不等的紫红色颗粒，颗粒或覆盖于细胞核上，偶见奥氏小体；胞核形态不规则，呈圆形、椭圆形、肾形、双分叶状等。各阶段嗜碱性粒细胞共占 10%，比例升高。中性中幼粒及以下阶段细胞比例明显减低 组化染色：POX（阳性率 95%：其中强阳性 75%，阳性 20%），CE（阳性率 85%：其中强阳性 45%，阳性 40%），NBE：阴性 诊断：AML（APL）伴嗜碱性粒细胞增多骨髓象
骨髓流式细胞学	23.38% 细胞（占有核细胞）表达 CD117，CD13，CD33，CD64，MPO，CD9，不表达 CD11b，CD34，CD16，HLA-DR，CD14，CD36，CD42a，TdT，cCD3，ckappa，clambda，CD19，CD10，CD20，CD38，CD56，CD5，CD7，CD3，CD8，CD4，CD2，CD300e，CD24，CD15 为恶性髓系稚细胞，SSC 大，细胞大，可疑为异常早幼粒细胞。粒细胞占有核细胞 11.99%，成熟单核细胞占有核细胞 0.67%，嗜碱性粒细胞占有核细胞 14.16% 结论：APL 伴嗜碱性粒细胞增多
骨髓病理活检	镜下见造血组织约占 80%，脂肪组织约占 20%，三系细胞可见，粒系明显增多，巨核细胞最多 6/HPF 免疫组化结果：CD3（散在＋），CD20（散在＋），CD56（－），CD163（散在＋），CD30（－），MPO（＋），CD15（散在＋），CD61（最多 6/HPF），CD71（部分＋），CD34（散在＋），CD117（部分＋），CD33（＋） 特殊染色结果：网染（1＋） 原位杂交结果：EBER（－） 诊断：淋巴造血系统肿瘤，符合髓系白血病
白血病融合基因筛查	检测到 *PML-RARA* L 型融合基因阳性，其他融合基因阴性或低于检测灵敏度。未检测到 *IKZF1*、*EGR* 及 *MLL-PTD* 基因突变
骨髓染色体核型分析	46XY，t（15；17）（q24；q21）

AML，急性髓系白血病；APL，急性早幼粒细胞白血病；POX，过氧化物酶；CE，氯乙酸 AS-D 萘酚酯酶；NBE，丁酸萘酚酯酶；MPO，髓过氧化物酶；SSC，侧向散射光；HPF，高倍视野；EBER，EB 病毒编码的小 RNA；*PML-RARA*，早幼粒细胞白血病 - 维 A 酸受体 α。

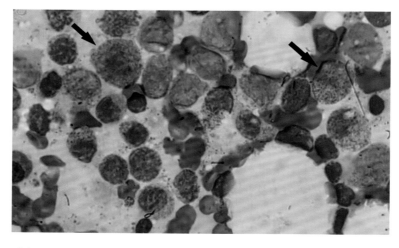

图 42-1 骨髓细胞学 HE 染色（×100）：箭头所指为异常早幼粒细胞，体积较大，胞质中颗粒增多，呈淡粉色或紫红色，颗粒覆盖于细胞核上

acid receptor alpha，*PML-RARA*）融合基因阳性。染色体核型分析提示 t（15；17）（q24；q21）突变。故根据 WHO 分类系统患者诊断为"APL 伴 t（15；17）（q24.1；q21.2）；*PML-RARA*"。

2. APL 及并发症治疗

（1）分化综合征（differentiation syndrome，DS）患者血常规提示血红蛋白及血小板降低，入院之初在间断输注浓缩红细胞及血小板的同时，给予患者酚磺乙胺注射液及维生素 K1 注射液预防出血治疗。当患者骨髓细胞学检查提示 APL 后，于入院第 8 天立即启用分化诱导剂全反式维 A 酸（all-trans retinoic acid，ATRA）治疗。随后检查证实 15 号染色体上的 *PML* 基因与 17 号染色体上的 *RARA* 基因易位，该易位导致了 *PML-RARA* 融合基因形成，提示对 ATRA 治疗有效。根据初始白细胞计数 ≤ 10×10^9/L，血小板计数 ≤ 40×10^9/L，患者预后分层为中危组。结合患者高龄，推测其蒽环类药物的耐受性差。故于入院第 11 天开始联合亚砷酸氯化钠注射液［三氧化二砷（arsenic trioxide，ATO）］治疗。在引入 ATRA 治疗次日，患者开始出现发热，体温最高 38.7℃。因患者合并呼吸道症状，起初考虑发热与肺部感染相关，给予患

者抗生素治疗后患者体温略有下降，但仍维持在 37～38℃。治疗过程中患者逐渐出现颜面、双侧上、下肢及皮肤水肿、体重逐渐增加（较入院增加 5 kg）、尿量减少、伴有乏力及肌肉轻度疼痛。应用利尿剂治疗后水肿好转不明显。完善相关辅助检查：胸部 X 线片提示肺部炎症并肺水肿（图 42-2），胸部超声提示双侧少量胸腔积液（左侧 0.5 cm、右侧 0.6 cm），超声心动图未见心包积液，双上肢超声未见血栓形成，血气提示轻度低氧血症（FiO_2 21%、PO_2 73.6 mmHg、PCO_2 24.4 mmHg），血肌酐较前轻度升高（Cr 136 μmol/L），复查心肌酶及 NT-pro BNP 正常。结合患者的症状体征与辅助检查，遂考虑并发 DS，于入院第 15 天开始给予患者地塞米松 10 mg 每日一次治疗，经治疗 8 天后患者体温逐渐恢复正常，四肢水肿减轻，复查胸部 X 线片肺水肿好转，双侧胸腔积液消失。在应用地塞米松第 11 天时，患者再次出现发热，痰培养提示真菌感染，遂逐渐减量并停用激素。为降低 DS 的风险同时停用 ATRA（共应用 3 周），维持 ATO 单药治疗，调整抗感染治疗后患者体温逐渐恢复正常。入院第 36 天患者在应用 ATO 单药治疗的过程中，再次出现了发热合并四肢水肿、体重增加，考虑 DS 再次出现，再次应用地塞米松 5 mg 每日一

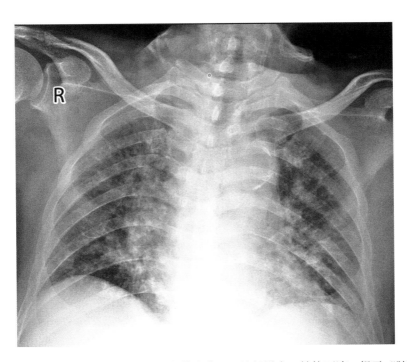

图 42-2　胸部正位片：双肺纹理增粗、模糊，以中内带为著，双肺门增大，结构不清。提示"肺部炎症合并肺水肿"

次治疗 3 天后症状消失。患者结束 4 周的 ATO 治疗后，复查外周血分片未见原幼粒、早幼粒、中幼粒及晚幼粒细胞；复查骨髓细胞学检查亦未见到颗粒增多的异常早幼粒细胞，但骨髓中 PML-RARA 融合基因仍阳性，定量检测结果为 1.264%；血常规仍存在三系减低的状况（白细胞 1.42×10^9/L↓、中性粒细胞绝对值 0.6×10^9/L↓、血红蛋白 60.2 g/L↓、血小板 30×10^9/L↓）。评估治疗效果，患者处于完全缓解合并血液学恢复不完全（complete remission with incomplete hematologic recovery，CRi）的状态，尚未达到分子学完全缓解（complete molecular remission，CRm）或完全缓解无微量残留病（complete remission without minimal residual disease，CR_{MRD-}）状态（见表 42-2）。入院第 45 天再次给予 ATRA＋ATO 治疗，疗程 3 周。治疗后第 4 天患者再次出现四肢水肿及发热，考虑患者再次出现 DS，给予其地塞米松 5 mg 每日一次治疗 5 天后症状消失。通过本疗程的双诱导治疗，患者三系逐渐恢复到正常水平，达到了完全缓解（complete remission，CR）的状态。目前患者处

于巩固治疗阶段（方案为 ATRA＋ATO），未再出现发热及四肢水肿等 DS 相关表现。

（2）肺部感染

患者在诱导治疗发生 DS 期间间断出现咳嗽、咳痰，双肺新发湿啰音，复查 PCT 轻度升高，胸部 X 线片示双肺纹理增粗模糊，结合患者粒细胞减少及应用激素的治疗状态，考虑患者在 DS 的基础上同时合并肺部感染。行相关病原学检查（1,3-β-D-葡聚糖含量、结核感染 T 细胞检测、EB 病毒脱氧核糖核酸检测、巨细胞病毒脱氧核糖核酸检测、痰培养、血培养、痰卡氏肺孢子菌检测）均为阴性。治疗上先后予注射用美罗培南、头孢哌酮舒巴坦钠联合替加环素、头孢他啶、哌拉西林钠他唑巴坦钠静点抗感染治疗后患者呼吸道症状好转，体温恢复正常。入院后第 26 天，患者在应用激素的状态下再次出现低热，痰培养为白假丝酵母菌。考虑患者在肺部细菌感染的基础上合并了真菌感染，与应用激素及中性粒细胞减少相关，遂在停用激素的基础上加用了氟康唑氯化钠注射液治疗，患者体温逐渐恢复正常。

表 42-2　急性粒细胞白血病疗效标准

分类	定义	说明
完全缓解无微量残留病	完全缓解并且通过实时定量聚合酶链式反应（RT-qPCR）检测遗传标记物为阴性，或通过多参数流式细胞学（MFC）检测为阴性	敏感性因检测标志物和使用方法的不同而存在差别；因此，应报告所使用的试验方法和敏感性；分析应在有经验的实验室进行（集中诊断）
完全缓解	骨髓原始细胞＜5%；循环中无原始细胞以及含有奥氏小体的原始细胞；无髓外疾病；绝对中性粒细胞≥1×10^9/L；血小板计数≥100×10^9/L	MRD^+或未知
完全缓解合并血液学恢复不完全	除绝对中性粒细胞减少（＜1.0×10^9/L）或血小板减少（＜100×10^9/L）外，满足所有完全缓解标准	
形态学无白血病状态（morphologic leukemia-free state，MLFS）	骨髓原始细胞＜5%；没有奥氏小体；没有髓外疾病；无需达到血液学恢复	计数最少 200 个有核细胞或细胞数量最少占 10%；包括 CR 及 CRi
部分缓解（partial remission，PR）	达到完全缓解的所有血液学标准；骨髓原始细胞百分比降低至 5%～25%；并将治疗前骨髓原始细胞百分比降低至少 50%	

MRD：可检测残留病（measurable residual disease），既往称为微量残留病（minimal residual disease）。

二、病例解析

1. 老年人是 APL 人群中一个重要的且不断增长的组成部分。对于全血细胞减少合并凝血功能障碍的老年患者要警惕 APL 的可能

APL 占 AML 病例的 5% ～ 20%。与其他类型的 AML 不同，APL 并不随着年龄的增加而增加。10 岁以前较为罕见，十几岁时开始增高并在成年早期达到顶峰，然后保持稳定，确诊时的中位年龄约为 50 岁，60 岁以后下降。尽管如此，至少有 30% 的 APL 病例发生在 60 岁以上的人群中。因此，老年人是 APL 人口中一个重要且不断增长的部分。

APL 常表现为内科急症，早期死亡率很高，及时识别至关重要。临床特征主要表现为全血细胞减少（即贫血、中性粒细胞减少和血小板减少）及由此引发的症状，包括乏力、头晕、不同程度的感染和（或）出血表现。APL 相关凝血功能障碍是另一重要特征，同时涉及弥散性血管内凝血和原发性纤溶亢进，常在诊断时或开始细胞毒化疗后不久发生，如果不进行治疗，其可引起多达 40% 的患者出现肺或脑血管出血，由此造成的早期出血性死亡率达到 10% ～ 20%。本患者起病时出现乏力、头晕的同时具有凝血功能障碍和出血的临床表现，但通过积极的 ATRA 诱导肿瘤细胞分化加上适当的支持治疗后，凝血功能障碍得到了快速改善，并未出现急性事件。

APL 的诊断依赖于其病理学特征。骨髓细胞学检查中可见到原始粒细胞和中幼粒细胞以下阶段细胞减少的"去头断尾"现象。形态学上 APL 细胞较正常早幼粒细胞更大，细胞核形通常呈皱褶、折叠、双叶、肾形或哑铃形。法 - 美 - 英（French-American-British，FAB）分类根据胞质中颗粒大小将 APL 分为 M3a（粗颗粒型，占 75%）及 M3b（细颗粒型，占 25%）。粗颗粒型早幼粒细胞胞质中颗粒增多密集，呈深紫色、亮粉色、红蓝色或暗紫色，可覆盖核周围甚至整个包浆核（图 42-1）；胞质中可见到呈捆状或单一的奥氏小体。此型 APL 外周血中白细胞数常减少。细颗粒型胞质中嗜苯胺蓝颗粒密集而细小，外周血中白细胞常增多，预后不良。组织化学表现为过氧化物酶强阳性、非特异

性酯酶强阳性且不被氟化钠抑制、碱性磷酸酶和糖原染色呈阴性或弱阳性。免疫表型中，典型的 APL 细胞表达 CD13、CD33、CD117 和 MPO，不表达或弱表达 CD11b、CD3、CD7、CD14、CD64、HLA-DR、CD34 和 CD56。遗传特征中常规核型为 "APL 伴 t（15；17）（q24.1；q21.2）；PML-RARA"，定义为 15 号和 17 号染色体长臂间的相互易位，导致位于 17 号染色体上的 RARA 基因与位于 15 号染色体上的 PML 基因连接，产生融合基因 PML-RARA。本突变类型对 ATRA 治疗有效。本患者属于此类型的核型突变，通过 ATRA + ATO 治疗后达到了 CR。

APL 的治疗可分为诱导治疗、巩固治疗及维持治疗三个阶段。诱导治疗的方案选择依赖于患者的预后分层（白细胞计数 ≤ 10 000/μl 且血小板计数 > 40 000/μl 的患者为低危；白细胞计数 ≤ 10 000/μl 且血小板计数 ≤ 40 000/μl 的患者为中危；白细胞计数 > 10 000/μl 的患者为高危）。对于低危或中危 APL 患者推荐使用 ATRA + ATO 方案，而不选择 ATRA + 基于蒽环类药物的化疗。对于高危 APL 患者首选治疗方案目前还不太明确，若患者能耐受可选择 ATRA + 化疗。本患者属于为中危组，在诱导治疗及巩固治疗中均选择了 ATRA + ATO 方案，取得了不错的治疗效果。

2. "DS" 是 APL 诱导治疗过程中可能发生的致命并发症。当 ATRA 和（或）ATO 治疗中出现不明原因发热、呼吸困难、水肿和肺部浸润性病变时应警惕 "DS" 的可能

DS 是 APL 诱导化疗过程中常见的、不可预测的和潜在威胁生命的并发症，其发生于约 1/4 使用 ATRA 和（或）ATO 治疗的 APL 患者中。DS 可发生在血液学缓解之前的任何时间点，中位时间是在开始使用 ATRA 后 12 日（范围为 0 ～ 46 日）。但在治疗的第一周和第三周 DS 的发病率最高，呈典型的双峰分布。主要危险因素是发病时白细胞升高，其次是肾衰竭，与 ATRA 或 ATO 治疗的剂量无关。应该注意的是，老年患者对器官功能障碍及容量超负荷的耐受性较低，其发生严重 DS 的风险更高。有关 DS 的发病机制还不明确。目前认为与 ATRA 和 ATO 诱导早幼粒细胞成熟，导致

髓细胞负荷加重并促进组织浸润有关。其他可能的因素包括细胞因子表达增加引发相关的全身炎症反应、内皮损伤伴毛细血管渗漏综合征，以及微循环阻塞等。

DS 的典型临床表现包括不明原因发热（最常见）、呼吸困难、间质性肺渗出、外周性水肿、低血压、体重增加、胸腔积液、心包积液、急性肾衰竭、皮疹、肌肉骨骼疼痛和高胆红素血症。部分患者可能伴随肺出血或 Sweet 综合征（急性发热性嗜中性皮病）。对于伴有头痛、视乳头水肿和（或）视功能丧失的患者，还要警惕特发性颅内压增高（常称为假性脑瘤）的可能。目前尚未正式确定 DS 的诊断标准，但如果出现以下一种情况则可做出推定诊断，并启动糖皮质激素治疗：发热 ≥ 38℃、体重增加 > 5 kg、低血压、呼吸困难、胸部 X 线片出现不透光区、胸腔或心包积液及急性肾衰竭。如果存在至少 3 项特征则可确诊。

由于 DS 是一种可能致命的并发症，所以一旦出现第一个体征或症状就应该立即启用全身性糖皮质激素治疗，而不是等到诊断评估完成后再开始治疗。目前文献多推荐应用地塞米松 10 mg，口服或静脉给药，每 12 h 1 次，并建议大多数 DS 的患者继续使用促分化药物（对于重度 DS 患者，例如有危及生命的器官功能障碍，则需暂停使用促分化药物，待症状消退后可重新启用）。疗程至少 3 日，或者直到发热、呼吸困难和低氧血症消退，随后开始逐渐减量并停用。通过治疗，大多数患者的症状会在 12 ～ 24 h 内获得明显改善。其他支持治疗包括：液体管理（如利尿治疗、肾脏替代治疗）、凝血障碍的治疗及氧疗和机械通气。由于 APL 患者多会合并中性粒细胞减少、发热或胸部影像学的变化，所以多数 DS 患者应及时经验性使用广谱抗生素，并根据微生物学检测结果和治疗反应进行治疗调整。目前有学者提出应用类固醇激素对有 DS 风险的患者（例如，白细胞升高、存在肾功能不全）进行预防性治疗，但这种方法在治疗时机、持续时间、首选药物或剂量方面还缺乏统一的循证医学证据。

本患者为高龄老人，具有 DS 发生的危险因素（慢性肾病）。发病时间为 ATRA 用药后第 2 日。临床表现满足发热 ≥ 38℃、体重增加 > 5 kg、间质性肺渗出及胸腔积液 4 项标准，故 DS 诊断明确。诱发因素既包括 ATRA 单药，也包括 ATO 单药，并且在第二疗程启用 ATRA 与 ATO 联合治疗时出现了复发，在及时应用地塞米松治疗后取得了良好的效果。由于患者 DS 发生时合并有肺炎及肾功能不全，这使鉴别诊断变得更加困难。在高龄、中性粒细胞减少及糖皮质激素应用的状况下，患者肺部感染的治疗也变得更加困难。特别是肺部真菌感染出现后，引发我们对足量应用地塞米松的担忧。故此本患者在地塞米松治疗剂量的选择上显得相对保守，但这同时也提高了患者治疗的整体安全性。所以结合患者的具体情况进行个体化治疗，对于老年患者来讲尤为重要。

三、要点提示

- APL 是早期死亡率很高的内科急症，临床表现为全血细胞减少合并凝血功能障碍。典型的 APL 细胞较大、胞质内颗粒增多，可见奥氏小体，并具有典型的 APL 细胞免疫表型。遗传特征中常规核型为"APL 伴 t（15；17）（q24.1；q21.2）；*PML-RARA*"。尽快进行诱导分化是治疗的关键，对于低危或中危患者推荐使用 ATRA ＋ ATO 方案。

- DS 是 APL 患者应用 ATRA 和（或）ATO 诱导分化治疗过程中出现的一种可能致命的并发症。典型临床表现包括不明原因发热、呼吸困难、外周性水肿、体重增加、间质性肺渗出、胸腔心包积液及急性肾衰竭。早期识别并及时应用糖皮质激素治疗是获得病情缓解的关键。

参考文献

[1] DOHNER H，ESTEY E，GRIMWADE D，et al. Diagnosis and management of AML in adults：2017 ELN recommendations from an international expert panel. Blood，2017，129（4）：424-447.

[2] KLEPIN H D，NEUENDORFF N R，LARSON R A，et al. Treatment of acute promyelocytic leukemia in older patients：recommendations of an International Society of Geriatric Oncology（SIOG）task force. J Geriatr Oncol，2020，11（8）：1199-1209.

[3] CHEN Y，KANTARJIAN H，WANG H，et al. Acute promyelocytic leukemia：a population-based study on incidence and survival in the United States，1975-2008. Cancer，2012，118（23）：5811-5818.

[4] 中华医学会血液学分会 . 中国急性早幼粒细胞白血病诊疗指南（2018 年版）. 中华血液学杂志，2018，39（3）：179-183.

[5] MONTESINOS P，BERGUA J M，VELLENGA E，et al. Differentiation syndrome in patients with acute promyelocytic leukemia treated with all-trans retinoic acid and anthracycline chemotherapy：characteristics，outcome，and prognostic factors. Blood，2009，113（4）：775-783.

[6] SANZ M A，MONTESINOS P. How we prevent and treat differentiation syndrome in patients with acute promyelocytic leukemia. Blood，2014，123（18）：2777-2782.

（张德强）

第六篇

风湿性疾病

IgG4 相关性疾病

一、病例摘要

患者老年男性，76 岁，主因"发现双侧下颌下腺肿大 11 个月"入院。11 个月前常规体检时发现双侧下颌下腺肿大，无不适，自觉口干，夜间尤重，否认咀嚼及进食障碍。6 个月前自觉左侧下颌下腺明显增大，于我院手术切除左侧下颌下腺，术后病理：（左下颌下腺）涎腺组织（1.6 cm×1.8 cm×0.5 cm）呈慢性炎伴淋巴滤泡形成及纤维组织增生，腺泡萎缩，小导管增生，未见肿瘤。1 个月前右侧下颌下腺肿大较前明显，口干程度加重，以"右侧下颌下腺肿大待查"收治入院。发病以来，食欲、睡眠、精神可，大小便正常，体力、体重无明显改变。

既往史：9 年前因右腰部隐痛，发现右侧输尿管管壁增厚、右肾盂输尿管轻度积水，行右侧输尿管狭窄段切除术，术后病理：（输尿管狭窄处）移行上皮之平滑肌组织 2 小段，大部上皮脱失，黏膜水肿，散在慢性炎细胞浸润，呈慢性炎；（输尿管周围）脂肪纤维组织中散在急慢性炎细胞浸润。其他病史：2 型糖尿病、过敏性鼻炎、前列腺增生、淋巴结结核、双肾结核、双眼人工晶体植入术后。过敏史：无。否认吸烟、饮酒史。父母已逝，死因不详。否认家族中类似疾病史、传染病史、遗传病史及肿瘤史。

入院查体：体温 36℃，脉搏 62 次 / 分，呼吸 18 次 / 分，血压 138/81 mmHg，脉氧饱和度 100%（FiO_2 21%）。神志清楚。右侧颌下区可触及下颌下腺弥漫性增大，大小约 3.5 cm×3.0 cm×2.0 cm，质中等偏硬，表面结节状，界清，活动好，表面皮肤颜色正常，面部无感觉麻木、疼痛，皮肤颜色、弹性正常，无破溃。左侧颌下区可见 5 cm 手术瘢痕。双肺呼吸音粗，未闻及干、湿啰音。心率 62 次 / 分，律齐，未闻及病理性杂音。腹部平软，无压痛、反跳痛、肌紧张，未触及包块，肝脾肋下未触及，肠鸣音 3 ～ 4 次 / 分。双下肢无水肿。

辅助检查：

- 颈部 CT 平扫（6 个月前）：①双侧颌下腺肿大；②右侧咽隐窝较对侧变浅，口咽左侧壁软组织稍增厚；③颈部多发小淋巴结。
- 左颌下腺细针吸活检病理（6 个月前）：（左颌下腺）穿刺涎腺组织 2 条，镜下见涎腺导管结构，并见小灶腺管密集排列，导管周围较多浆细胞浸润。免疫组化：CD38、CD138、Mum-1 部分细胞＋，Lambda 及 Kappa 显示多克隆浆细胞，IgG 散在细胞＋，IgG4 散在细胞＋，CK7、Ck5/6 腺上皮＋，P63 肌上皮＋（图 43-1）。
- 左颌下腺病理（6 个月前）：涎腺组织（1.6 cm×1.8 cm×0.5 cm）呈慢性炎伴淋巴滤泡形成及纤维组织增生，腺泡萎缩，小导管增生，未见肿瘤（图 43-2）。
- 血清 IgG 亚类测定四项：IgG1 12.80 g/L，IgG4 6.31 g/L ↑。
- 免疫球蛋白＋补体：IgG 1910.0 mg/dl ↑，C3 70.30 mg/dl。
- 风湿免疫：ENA 抗体谱阴性；ANA 抗体谱阴性。抗链球菌溶血素 O 试验＋C 反应蛋白＋类风湿因子：阴性。ESR 65 mm/h ↑。

初步诊断：双侧下颌下腺肿大待查（IgG4 相关性疾病可能）、左侧下颌下腺切除术后、2 型糖

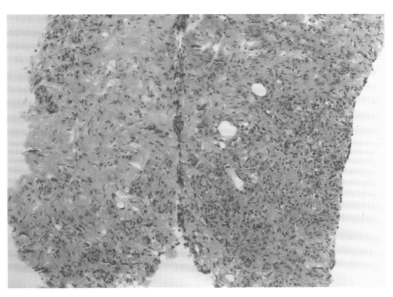

图 43-1　左下颌下腺细针吸活检病理：镜下见涎腺导管结构，并见小灶腺管密集排列，导管周围较多浆细胞浸润

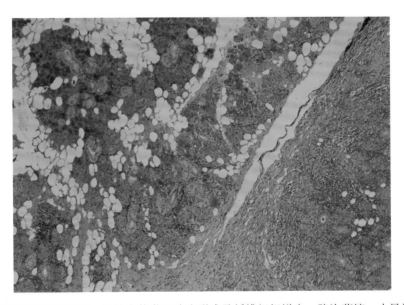

图 43-2　左下颌下腺组织病理结果：慢性炎伴淋巴滤泡形成及纤维组织增生，腺泡萎缩，小导管增生，未见肿瘤

尿病、过敏性鼻炎、前列腺增生、淋巴结结核、双肾结核、双眼人工晶体植入术后、右侧输尿管炎性肿物切除术后。

入院后诊疗经过： 入院后复查血常规、肝肾功能，未见异常；结核感染 T 细胞检测；淋巴细胞培养＋干扰素测定 A ＞ 120 SCFs ↑，淋巴细胞培养＋干扰素测定 A ＞ 120 SCFs ↑。右下颌下腺超声：右颌下腺可见低回声团，大小约 2.7 cm×2.1 cm，边界清，形态欠规则，内回声欠均匀，周边隐约可见腺体样回声，内可见点条状血流信号。PET-CT：右侧下颌下腺增大，FDG 代谢增高影（图 43-3）；降主动脉、T11 椎体前方、腹膜后腹主动脉前方至髂血管分叉处软组织密度影，FDG 代谢增高（图 43-4）；双侧部分肋胸膜不均匀性增厚，FDG 代谢增高；综上所述，首先考虑 IgG4 相关性疾病，伴上述部位受累可能性大；左肺上叶沿支气管血管束走形 FDG 代谢增高影，同机 CT 未见异常密度改变，IgG4 相关性疾病肺血管受累不除外；前列腺

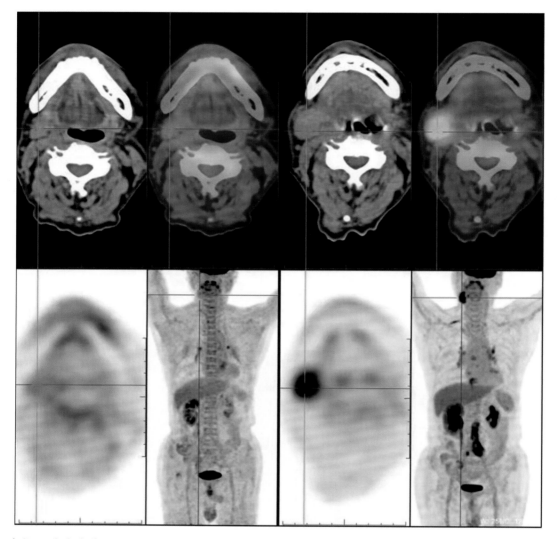

图 43-3　右颌下腺治疗前后 PET-CT 比较（图中"十"字形标记为右颌下腺）：左图：治疗后一年，右颌下腺大小 1.7 cm×2.4 cm，FDG 摄取轻度增高，SUVmax/mean：1.9/1.5。右图：治疗前，右颌下腺大小 2.5 cm×2.3 cm，FDG 摄取增高，SUVmax/mean：7.9/6.8。原右侧增大、FDG 摄取增高颌下腺，体积较前明显减小，摄取较前减低

增大伴钙化，中央带尿道周围 FDG 代谢增高，同机 CT 未见异常密度影，延迟显像 FDG 代谢稍减低，IgG4 相关性疾病尿道局部受累不除外；左肾萎缩，肾皮质变薄，肾周脂肪间隙密度增高，结合病史，考虑肾结核改变；双侧肾盏、肾盂及右侧输尿管上段扩张、积水，局部放射性滞留，输尿管远端未见明显梗阻征象，右侧输尿管下段受压改变？必要时进一步检查。

患者 IgG4 明显增高，PET-CT 提示多系统受累及，考虑 IgG4 相关性疾病，故联系病理科进一步行左侧颌下腺免疫组化检查，结果示：IgG＋，IgG4＋（＞50/HPF），IgG4/IgG 阳性浆细胞比值

40％～50％，不除外 IgG4 相关性涎腺硬化性病变。根据 2011 年日本制定的 IgG4-RD 综合诊断标准：①1 个或多个脏器弥漫性/局限性肿大或肿块形成。②IgG4 升高＞1350 mg/L。③组织病理学检查显示：大量淋巴细胞和浆细胞浸润，伴纤维化；组织中浸润的 IgG4＋浆细胞/IgG＋浆细胞比值＞40％，且每高倍镜视野下 IgG4＋浆细胞＞10 个。满足①、②、③三条者可确诊；满足①、③两条者为拟诊；满足①、②两条者为可疑；同时需排除血液系统及实体肿瘤、其他风湿免疫性疾病、结节病、组织细胞病。该患者符合上述①、②、③条标准，同时排除其他疾病，明确诊断为 IgG4 相关性

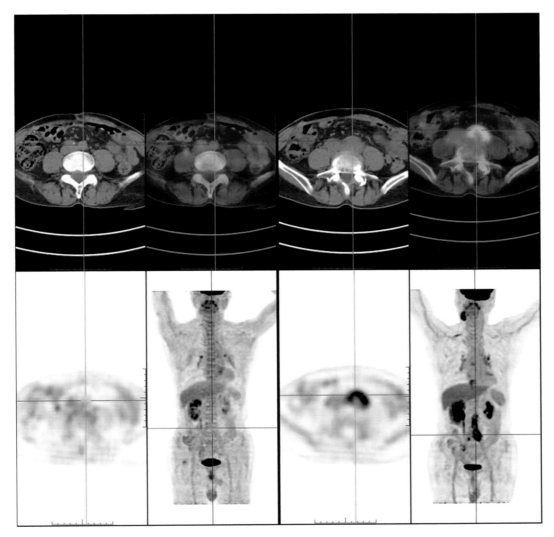

图 43-4 腹主动脉周围软组织密度灶治疗前后 PET-CT 比较（图中"十"字形标记为腹主动脉）：左图：治疗后腹主动脉周围软组织密度灶消失，未见 FDG 摄取明确异常增高。右图：治疗前，腹主动脉前方软组织增厚，并包绕腹主动脉，与腹主动脉分界欠清，FDG 摄取增高，SUVmax/mean：6.6/4.1

疾病，累及颌下腺、泌尿系、主动脉、肺血管、胸膜、腹膜后。

治疗方案：①激素加免疫抑制剂：美卓乐 24 mg po qd 联合环磷酰胺 0.4 g ivgtt qd。②预防性抗结核治疗：患者既往有淋巴结结核、双肾结核病史，此次查结核感染 T 细胞检测结果阳性，PPD 阳性，免疫抑制治疗的同时予异烟肼 300 mg qd、利福喷丁 0.45 g 每周两次口服预防性抗结核治疗。

随访：治疗 2 周后复查 IgG4 下降至 3.95 g/L，复查颌下腺超声：右颌下腺可见低回声团，大小约 2.4 cm×2.0 cm×1.4 cm，较前缩小，治疗有效，予美卓乐 24 mg qd 口服联合环磷酰胺 50 mg qd 口

服带药出院。出院后风湿免疫科门诊随诊，复查 IgG4 逐渐下降至正常、超声复查右颌下腺逐渐恢复正常大小（表 43-1）。治疗一年时复查 PET-CT：原右侧增大、FDG 代谢增高颌下腺，体积较前减小，代谢较前减低，此次检查体积及代谢未见异常（图 43-3）；原降主动脉、T11 椎体前方、腹膜后腹主动脉周围软组织密度灶，此次未见明显显示（图 43-4）；原双侧部分胸膜增厚，此次较前明显缓解，FDG 代谢未见异常增高；原左肺上叶沿支气管血管束走形区 FDG 代谢增高影，本次未见明确显示，综上所述，考虑 IgG4 相关性疾病治疗后改变，病灶较前减少、代谢减低，提示疾病缓解；

表 43-1　血清 IgG4 水平及右颌下腺大小治疗前后变化情况

	治疗前	治疗后 2 周	治疗后 6 周	治疗后 40 周	治疗后 1 年	治疗后 2 年	治疗后 3 年
IgG4（g/L）	6.31	3.95	2.66	1.36	1.03	0.6	0.31
右颌下腺大小（cm）	2.7×2.1	2.4×2.0			1.1×0.5		正常

原双侧肾盂积水，右肾盂积水消失，左肾盂积水较前减轻。环磷酰胺服用 1 年后停药，美卓乐逐渐减量为 8 mg qd po 维持治疗至今。

二、病例解析

1. IgG4 相关性疾病是一种全身系统性疾病，临床表现为多脏器受累，复杂多样，任何单一指标均无法对患者进行准确诊断，需结合临床病史、血清学、影像学和组织病理学特征进行诊断，同时需排除恶性肿瘤、其他类似疾病

IgG4 相关性疾病（IgG4-RD）是一种系统性疾病，可累及全身多个器官和组织，包括唾液腺、胰腺、泪腺、眶周及眶内组织、淋巴结、胆系、肾、甲状腺、神经系统、腹膜后、肠系膜、皮肤、肝、肺、胸膜、纵隔、心包、动脉、乳腺、前列腺等。可先后或同时出现多个脏器受累，起病症状和临床表现因受累器官不同而表现多样。临床医生可参考 2021 年《IgG4 相关性疾病诊治中国专家共识》推荐意见，建议根据 2011 年日本制定的 IgG4-RD 综合诊断标准及 2019 年美国风湿病学会／欧洲抗风湿病联盟制定的 IgG4-RD 分类标准进行诊断。IgG4-RD 的诊断必须排除所累及脏器的肿瘤如癌、淋巴瘤，排除其他类似的疾病，如干燥综合征、原发性硬化性胆管炎、卡斯尔曼病、继发性腹膜后纤维化、血管炎、结节病、变应性肉芽肿性血管炎等。

2. 病理改变是诊断 IgG4-RD 的重要依据，有条件者应行组织活检

组织病理学检查是诊断 IgG4-RD 的主要标准之一。IgG4-RD 特征性的病理表现包括：①特征性组织学表现：大量淋巴和浆细胞浸润、席纹状纤维化及闭塞性静脉炎；② IgG4 ＋浆细胞浸润：受累组织中 IgG ＋浆细胞数升高，IgG4 ＋浆细胞／IgG ＋浆细胞比值升高。不同受累组织中每 HPF 下 IgG ＋浆细胞数目尚未统一，多数建议 IgG ＋浆细胞＞ 30 ～ 40/HPF，对于腹膜后纤维化或一些肾病变，IgG4 ＋浆细胞＞ 10/HPF 即认为阳性。IgG4 ＋浆细胞／IgG ＋浆细胞比值＞ 40% 是诊断的重要依据。

3. 血清 IgG4 升高可用于 IgG4-RD 的诊断和病情评估，但用于诊断的特异性不高

日本制定的 IgG4-RD 综合诊断标准将 IgG4 增高＞ 1350 mg/L 作为确诊依据之一，但是我国制定的 2021 年《IgG4 相关性疾病诊治中国专家共识》建议将血清 IgG4 升高可用于 IgG4-RD 的诊断和病情评估，但不作为诊断的充分条件，也不是必要条件。因为：①部分 IgG4-RD 患者血清 IgG4 水平正常；② IgG4 水平升高还可见于其他疾病，包括肿瘤、系统性血管炎、慢性感染、过敏等。因此 IgG4 不是诊断 IgG4-RD 的充分条件，也不是必要条件。

但是血清 IgG4 增高可见于绝大多数 IgG4-RD，有效治疗后 IgG4 水平下降，可作为评估疗效的指标。

4. 糖皮质激素联合免疫抑制剂治疗可有效控制疾病，减少复发

激素是治疗 IgG4-RD 的一线药物，可用于诱导缓解和维持治疗。推荐方案：泼尼松：初始剂量 30 ～ 40 mg/d，治疗 2 ～ 4 周病情有效控制后，每 1 ～ 2 周减 5 mg，至维持剂量，维持剂量 5 ～ 7.5 mg/d，维持治疗至少 3 年。治疗 2 ～ 4 周时可通过临床症状、生化、血清学指标及影像学检查进行疗效评估。

激素联合应用免疫抑制剂，可减少长期大量应用激素的副作用，有助于激素减量。免疫抑制剂的用法和用量无最佳推荐，可结合患者年龄、肝肾功能，酌情减少免疫抑制剂的使用剂量。

三、要点提示

- IgG4 相关性疾病的诊断需要综合患者的临床症状、血清学、影像学、病理学检查明确，同时需排除恶性肿瘤及其他类似疾病。

- 建议根据 2011 年日本制定的 IgG4-RD 综合诊断标准及 2019 年美国风湿病学会 / 欧洲抗风湿病联盟制定的 IgG4-RD 分类标准进行诊断。

- 激素是治疗 IgG4-RD 的一线药物，可用于诱导缓解和维持治疗。为减少激素的副作用，可联合应用免疫抑制剂。应用激素及免疫抑制剂治疗期间，注意监测及预防感染、骨质疏松、高血压、高血糖等不良反应。

参考文献

[1] 张文，董凌莉，朱剑，等 . IgG4 相关性疾病诊治中国专家共识 . 中华内科杂志，2021，60（3）：192-206.

[2] UMEHARA H，OKAZAKI K，KAWA S，et al. The 2020 revised comprehensive diagnostic（RCD）criteria for IgG4-RD. Mod Rheumatol，2021，31（3）：529-533.

[3] DESHPANDE V，ZEN Y，CHAN J K，et al. Consensus statement on the pathology of IgG4-related disease. Mod Pathol，2012，25（9）：1181-1192.

[4] LOHR J M，BEUERS U，VUJASINOVIC M，et al. European Guideline on IgG4-related digestive disease-UEG and SGF evidence-based recommendations. United European Gastroenterol J，2020，8（6）：637-666.

（张伟，王梦然）

病例 44

首发症状为贫血的老年男性系统性红斑狼疮

一、病例摘要

患者老年男性，89岁。因"双下肢水肿1个月余"于2016-7-18入院。患者1个月余前无明显诱因出现双足凹陷性水肿，曾口服复方阿米洛利利尿治疗效果不佳。半月余前下肢水肿进展至双侧小腿，双侧基本对称，无皮肤破溃、发红，病程中活动耐量逐渐下降，曾有低热（具体不详）。近1周前出现活动后喘憋，伴咳嗽、咳白色黏痰，尿量减少（具体量不能叙述），间断上腹部痛、恶心、呕吐胃内容物。为进一步诊治入院。患者病程中无明显胸闷、胸痛、咯血、夜间阵发性呼吸困难及端坐呼吸。神志清楚，精神差，睡眠时间增加，同时自觉食欲差，进食量较平素减半，入院前2天出现腹泻，每日大便3～4次，近期体重无明显变化。

既往史：40余年前患肺结核，自诉已治愈。36年前因胃溃疡、幽门梗阻行胃大部切除术（毕 I 式），复查胃镜提示反流性食管炎、残胃炎，口服抑酸、保护胃黏膜等药物。前列腺增生病史多年，口服非那雄胺片、盐酸坦索罗辛缓释胶囊治疗。高血压史10余年，血压最高200/100 mmHg，口服苯磺酸氨氯地平片治疗，4个月前因出现晕厥停用降压药物，此后未监测血压。4个月前因晕厥住院，超声提示左颈内动脉起始处重度狭窄。4个月前住院期间发现大细胞性贫血，当时血常规：RBC 1.88×10^{12}/L ↓，HGB 65.2 g/L ↓，HCT 19.7 % ↓，MCV 104.80fl ↑，MCH 34.6pg ↑，MCHC 330 g/L，RDW 16.41 % ↑，网织红细胞计数 0.1421×10^{12}/L ↑，网织红细胞比例7.56 % ↑；TBIL 26.72 μmol/L ↑，IBIL 15.70 μmol/L ↑，LDH 222 U/L；Fer 367.1 ng/ml ↑，Fe 24.28 μmol/L，TIBC 35.58 μmol/L ↓，UIBC 11.3 μmol/L ↓，叶酸、维生素B12正常；末梢血红细胞形态：红细胞中度大小不等，中心浅染区正常，碎片红细胞、嗜多色红细胞轻度增多；行骨髓穿刺＋活检检查，骨髓细胞学检查：骨髓增生明显活跃，M：E ＝ 0.72：1；红系增生明显活跃，占54.5%，各阶段比例不同程度增高，偶见类巨变、双核、子母核幼红细胞，可见多核巨大幼红细胞；骨髓铁染色外铁＋＋，内铁阳性率72%，I 型28个，II 型28个，III 型8个，IV 型6个，环状铁粒幼细胞2个；粒系、淋巴细胞、巨核细胞未见异常。诊断不典型骨髓增生异常综合征（myelodysplastic syndrome，MDS）不除外。骨髓活检病理：造血组织占35%，脂肪组织占65%，三系细胞可见，粒红比约1：2，巨核细胞0～5/HPF。免疫组化：MPO 部分细胞（＋），CD235 部分细胞（＋），CD20 很少细胞（＋），CD3 散在少量细胞（＋），CD61 散在个别细胞（＋），LCA 散在细胞（＋）。诊断：骨髓造血组织增生活跃，红系比例明显增高。骨髓流式细胞分析检测未见异常表型原幼细胞、单核细胞、淋巴细胞。当时考虑诊断 MDS 中的难治性贫血（refractory anemia，RA），予重组人促红细胞生成素注射液1万单位每周2次皮下注射，定期复查 HGB 逐渐升高，1个月前复查 HGB 125 g/L ↓。4个月前住院期间患者有低热，体温37～38℃，无明显感染征象，SPECT 检查未见明显恶性病变征象。否认冠心病、糖尿病、肿瘤病史。否认输血史，否认食物、药物过敏史。

个人史：吸烟50余年，4个月前开始吸烟量减少，目前每日1～4支；否认饮酒史。

家族史：否认家族中类似病史、传染病史、遗传病史及肿瘤史。

入院查体：体温 36.7℃，呼吸 20 次 / 分，脉搏 86 次 / 分，血压 195/95 mmHg，SO_2 97%（FiO_2 21%）。体重 50 kg，身高 160 cm，BMI 19.53 kg/m²。神清、精神弱。皮肤黏膜无苍白，皮肤巩膜无黄染。浅表淋巴结未触及肿大。双侧颈静脉充盈。双肺呼吸音粗，左上肺及左下肺可闻及明显湿啰音，未闻及干鸣音。心音稍低，心率 86 次 / 分，律齐，各瓣膜听诊区未闻及病理性杂音。腹触软，无明显反跳痛、肌紧张，肝脾肋下未触及，肝脾及双肾区无叩痛，移动性浊音阴性，肠鸣音 3 次 / 分。双足背明显凹陷性水肿，双下肢胫前轻度凹陷性水肿，双侧对称；双侧小腿皮肤可见色素沉着；双侧足背搏动减弱，双下肢皮温基本正常。

辅助检查：

- 血常规：WBC $3.32×10^9$/L ↓，GR% 74.4%，LY% 14.5% ↓，PLT $132×10^9$/L，RBC $3.89×10^{12}$/L ↓，HGB 122 g/L ↓，HCT 36.4% ↓，MCV 93.60fl，MCH 31.40pg，MCHC 335 g/L，RDW 14.90% ↑，网织红细胞计数 $0.0769×10^{12}$/L，网织红细胞比例 1.87%。

- 血生化：K 3.03 mmol/L ↓，Cr 69 μmol/L，BUN 4.55 mmol/L，ALB 32.3 g/L ↓，ALT 4 U/L ↓，AST 14 U/L ↓，TBIL 20.85 μmol/L，IBIL 11.23 μmol/L。

- 心肌损伤标志物：TnT、TnI、CK、CK-MB 均正常。BNP 244 pg/ml ↑。

初步诊断：下肢水肿待查，肾源性？心源性？骨髓增生异常综合征（MDS）- 难治性贫血（RA），低钾血症，高血压 3 级（很高危组），反流性食管炎，残胃炎，前列腺增生，左颈内动脉起始处重度狭窄，胃大部切除术后。

入院后诊疗经过：入院后完善检查：便常规未见红白细胞，便隐血阴性。ESR 2 mm/h。CRP、ASO、RF 正常。尿常规：隐血＋＋＋＋，蛋白质＋＋＋，酮体＋。尿蛋白 4 项：微量白蛋白 129.00 mg/dl ↑，α1 微球蛋白 5.66 mg/dl ↑，转铁蛋白 6.03 mg/dl ↑，IgG 27.90 mg/dl ↑，均明显升高。尿蛋白定量 701.47 mg/24 h ↑。血管超声：双下肢深静脉血流通畅。超声心动图：中量心包积液（左室后壁

7 mm，右室前壁 12 mm，左室侧壁 8 mm，右室游离壁 11 mm，右房顶 4 mm），左房略大（左右径 37 mm），室间隔基底段增厚（11 mm），LVEF 59%，估测肺动脉压轻度升高（收缩压 37.5 mmHg）。胸部 CT：左肺实变、磨玻璃密度及索条，考虑炎症；两肺实变、索条；左肺下叶基底段及右肺中叶内侧段支气管略扩张；肺气肿；左侧胸腔积液；心包积液。入院后因肺部感染予头孢吡肟静脉滴注抗感染、间断静脉应用呋塞米注射液利尿消肿治疗，患者下肢水肿逐渐消失，但喘憋症状加重，并出现发热，体温最高 38.9℃。患者有多系统损害，表现为发热、肾损害（血尿、中等量蛋白尿）、血液系统损伤（白细胞降低、贫血）、多浆膜炎（胸腔积液、心包积液）、消化道症状（腹泻、腹痛），查体可见口腔溃疡，无光过敏、蝶形红斑、皮疹、猖獗龋齿、关节疼痛、雷诺现象等症状体征，考虑不除外风湿免疫性疾病。完善抗核抗体（antinuclear antibody，ANA）谱：ANA ＋ 1：320（均质斑点）＋ 1：80（胞质）；抗 dsDNA 抗体弱阳性；免疫斑点法抗 Sm 抗体阳性，免疫印迹法抗 Sm 抗体＋ 13.5、28、29KD；免疫斑点法抗 RNP 抗体阳性，免疫印迹法抗 RNP 抗体＋ 22、32KD。免疫球蛋白＋补体：补体 C3 24.00 mg/dl ↓，补体 C4 3.11 mg/dl ↓，均明显降低；IgG、IgA、IgM 水平不高。ANCA 相关抗体：MPO IgG ＜ 20 U/ml、PR-3 IgG ＜ 20 U/ml。请风湿科会诊考虑系统性红斑狼疮、狼疮性肾炎诊断明确，2016-7-29 开始激素治疗，静脉应用甲泼尼松龙每日 40 mg 治疗，同时配合保护胃黏膜、补充钙剂等支持治疗。开始应用激素过程中患者出现肺部细菌＋真菌混合感染、口腔真菌感染，给予积极抗细菌、真菌治疗后感染控制。经治疗后患者体温逐渐正常，喘憋症状好转，腹泻症状消失，乏力及纳差改善，口腔溃疡好转愈合，下肢水肿无反复，心包积液、胸腔积液逐渐消退。此后激素过渡为口服甲泼尼松片并逐渐减量，患者长期口服甲泼尼松龙片每日 4 mg 维持治疗；定期复查 ANA 降至＋ 1：80 ～ 1：160（斑点）＋ 1：80（胞质），抗 Sm 抗体、抗 dsDNA 抗体、抗 RNP 抗体转阴，补体 C3 明显升高（44 ～ 83.9 mg/dl）↓，补体 C4 水平恢复正常，尿常规蛋白质（＋～＋＋），尿蛋白定量 300 ～ 500 mg/24 h ↑。患者 2020-2-

13因重症肺炎、多器官功能衰竭死亡，死亡前一周复查 ANA ＋ 1：160（斑点）＋ 1：80（胞质），抗 Sm 抗体、抗 dsDNA 抗体、抗 RNP 抗体均为阴性。

二、病例解析

1. 以贫血为首发症状的高龄男性系统性红斑狼疮患者

系统性红斑狼疮（systemic lupus erythematosus, SLE）是一种全身系统性免疫疾病，可出现全身多脏器多系统受损，患者体内存在大量多种自身抗体。SLE 好发于年轻育龄女性，中国大陆地区 SLE 患病率为（30 ～ 70）/10 万，男女患病比为 1：（10 ～ 12），发生于高龄男性者罕见。SLE 临床表现多样，多隐匿起病，开始可仅累及单个系统，后逐渐出现多系统受累；也有起病即为多系统受累者。该患者有发热、肾损害、血液系统损伤、浆膜炎、口腔溃疡等临床表现，查多种自身抗体及狼疮特异性抗体阳性，补体 C3、C4 降低，按照 2012 年系统性红斑狼疮国际协作组（SLICC）及 2019 年欧洲抗风湿病联盟 / 美国风湿病学会制定的 SLE 分类标准，均可明确诊断 SLE。该患者明确诊断 SLE 前曾发现贫血，但当时其他系统损伤表现不明显，故诊断为 MDS-RA。高龄老年男性出现新发贫血，排除出血及实体恶性肿瘤后一般都会首先考虑原发血液系统疾病而非自身免疫性疾病；但仔细分析该患者情况发现其与 MDS-RA 并不符合：网织红细胞明显升高；缺少血细胞克隆性增殖依据；应用重组人促红细胞生成素注射液后血红蛋白很快升至正常。贫血是 SLE 患者血液系统损害最常见表现，SLE 贫血的机制可分为自身免疫性溶血性贫血、纯红细胞再生障碍性贫血、再生障碍性贫血、慢性病贫血、缺铁性贫血、肾性贫血及恶性贫血等。其中自身免疫性溶血性贫血最为常见，有 5% ～ 14% 的 SLE 患者发生过自身免疫性溶血性贫血。患者有胃大部切除病史，红细胞 MCV、MCH 升高，也有可能是巨幼细胞性贫血。但患者当时化验具有以下特点：骨髓象红系增生明显活跃，网织红细胞明显升高；胆红素升高以间接胆红素升高为主；不规则抗体呈阳性；红细胞 RDW 增大；故考虑并非大细胞性贫血，而是自身抗体导致的红细胞聚集。综上考虑最初贫血为 SLE 导致的自身免疫性溶血性贫血。其后患者贫血好转但逐渐出现其他系统受累表现，完善 ANA 抗体谱等相关检查最终明确诊断。

2. 老年 SLE 患者的治疗

对初诊的 SLE 患者，指南建议选择 SLE 疾病活动指数（SLEDAI-2000）评分标准（表 44-1），并结合临床医师的综合判断进行疾病活动度评估；基于 SLEDAI-2000 评分标准，可将疾病活动分为轻度活动（SLEDAI-2000 ≤ 6）、中度活动（SLEDAI-2000 7 ～ 12）、和重度活动（SLEDAI-2000 ＞ 12）。该患者 SLEDAI-2000 评分 11 分属中度活动，指南建议推荐使用中等剂量的激素（每日 0.5 ～ 1 mg/kg）泼尼松或等效剂量的其他激素进行治疗，本患者起始激素用量在此范围内。经激素治疗后患者病情很快得到缓解，激素逐渐减量至小剂量维持，随访 SLE 病情稳定无反复。长期使用激素的副作用有骨质疏松、股骨头坏死、血压血糖升高、消化道出血、水钠潴留等；而老年患者本身也多有上述方面的基础问题，加之存在药物代谢减慢、常合并多重用药等情况，老年患者更易发生激素相关副作用，严重时甚至危及生命。本例患者应用激素同时采取监测并控制血压血糖、加强液体管理、补充维生素 D 及钙剂、保护胃黏膜等措施"保驾"，顺利完成了激素由较大量起始治疗至小剂量长期维持的过程。感染是 SLE 患者死亡的首位病因，应用激素可能增加感染风险；本例患者激素起始治疗阶段发生了肺部细菌＋真菌混合感染、口腔真菌感染，及时给予积极抗感染治疗后好转，激素维持治疗 3 年余患者最终因重症肺炎死亡，提示在 SLE 整个治疗过程中都应该及时评估可能的感染风险，通过多种途径识别、预防和控制感染。指南推荐对无禁忌的 SLE 患者长期使用羟氯喹作为基础治疗，但该患者高龄，肝肾功能减退，考虑长期应用羟氯喹发生视网膜病变风险高，且小剂量激素病情控制良好，故未服用羟氯喹治疗。指南推荐对激素联合羟氯喹治疗效果不佳或无法将激素的剂量调整至相对安全剂量以下的患者，建议使用免疫

表 44-1　SLE 疾病活动指数（SLEDAI-2000）评分

分值	临床表现	定义
8	癫痫发作	最近开始发作的，除外代谢、感染、药物所致
8	精神症状	严重紊乱干扰正常活动。除外尿毒症、药物影响
8	器质性脑病	智力的改变伴定向力、记忆力或其他智力功能的损害并出现反复不定的临床症状，至少同时有以下中两项：感觉紊乱、不连贯的松散语言、失眠或白天瞌睡、精神活动增多或减少。除外代谢、感染、药物所致
8	视觉受损	SLE 视网膜病变，除外高血压、感染、药物所致
8	脑神经异常	累及脑神经的新出现的感觉、运动神经病变
8	狼疮性头痛	严重持续性头痛，麻醉性镇痛药无效
8	脑血管意外	新出现的脑血管意外。应除外动脉硬化
8	脉管炎	溃疡、坏疽、有触痛的手指小结节、甲周碎片状梗死、出血或经活检、血管造影证实
4	关节炎	2 个以上关节痛和炎性体征（压痛、肿胀、渗出）
4	肌炎	近端肌痛或无力伴肌酸激酶 / 醛缩酶升高，或肌电图改变或活检证实
4	管型尿	血红蛋白颗粒管型或红细胞管型
4	血尿	＞ 5 个红细胞 / 高倍视野，除外结石、感染和其他原因
4	蛋白尿	＞ 0.5 g/24 h，新出现或近期增加
4	脓尿	＞ 5 个白细胞 / 高倍视野，除外感染
2	脱发	新出现或复发的异常斑片状或弥散性脱发
2	新出现皮疹	新出现或复发的炎症性皮疹
2	黏膜溃疡	新出现或复发的口腔或鼻黏膜溃疡
2	胸膜炎	胸膜炎性胸痛伴胸膜摩擦音、渗出或胸膜肥厚
1	发热	＞ 38℃，需除外感染因素
1	血小板降低	＜ 100×10⁹/L
1	白细胞减少	＜ 3×10⁹/L，需除外药物因素

抑制剂；经激素和（或）免疫抑制剂治疗效果不佳、不耐受或复发的 SLE 患者，可考虑使用生物制剂进行治疗。该患者应用激素后疾病得到良好的控制，故并未采用免疫抑制剂及生物制剂，但老年患者各脏器储备功能差，如果病情严重需使用免疫抑制剂和（或）生物制剂则增加感染风险、抑制骨髓、损伤肝肾功能等副作用问题会更加突出，而上述药物少有在老年患者中应用的经验，故应权衡利弊，根据具体情况制定个体化用药方案，加强监测并积极采取措施保证药物疗效及减少副作用。

三、要点提示

- 老年男性患者发生 SLE 的情况非常罕见；当老年人出现不明原因或用其他疾病难以解释的贫血时，应注意及时完善 SLE 相关的免疫学检查。
- 老年患者应用激素应警惕其副作用，尤其应积极控制感染；在 SLE 整个治疗过程中都应及时评估及预防、治疗感染。
- 老年 SLE 患者应用免疫抑制剂和（或）生物制剂的经验不多，应权衡利弊谨慎使用、制定个体化用药方案并加强监测。

参考文献

［1］中华医学会风湿病学分会，国家皮肤与免疫疾病临床医学研究中心，中国系统性红斑狼疮研究协作组 . 2020 中国系统性红斑狼疮诊疗指南 . 中华内科杂志，2020，59（3）：172-185.

［2］PETRI M，ORBAI A M，ALARCON G S，et al. Derivation and validation of the Systemic Lupus International Collaborating Clinics classification criteria for systemic lupus erythematosus. Arthritis Rheum，2012，64（8）：2677-2686.

［3］ARINGER M，COSTENBADER K，DAIKH D，et al. 2019 European League Against Rheumatism/American College of Rheumatology Classification Criteria for Systemic Lupus Erythematosus. Arthritis Rheum，2019，71（9）：1400-1412.

［4］黄雅亮，周晓鸿，于秋爽，等 . 系统性红斑狼疮血液系统损害研究进展 . 皮肤病与性病，2016，38（3）：176-181.

［5］张莉莉，张冬梅，李韵，等 . 系统性红斑狼疮血液系统损害相关研究进展 . 安徽医学，2020，41（11）：1363-1366.

［6］GLADMAN D D，IBAÑEZ D，UROWITZ M B. Systemic lupus erythematosus disease activity index 2000. J Rheumatol，2002，29（2）：288-291.

［7］卫玮，吕新翔 . 老年系统性红斑狼疮诊疗新进展 . 内蒙古医科大学学报，2019，41（5）：548-550，554.

（张侃）

病例 45

以不明原因发热为主要表现的结节性多动脉炎

一、病例摘要

患者老年男性，77 岁，主因"间断发热 2 个月余"入院。患者 2 个月余前无明显诱因出现发热，体温最高 38.4℃，热峰无明显规律，无畏寒、寒战，伴有四肢肌肉酸痛、乏力、纳差，无咳痰、咽痛、流涕，无腹痛、腹胀、腹泻、恶心、呕吐，无尿频、尿急、尿痛、腰痛、尿色加深，无头晕、头痛，无皮疹、光过敏、口腔溃疡、关节肿痛、口干、眼干，自服白加黑退热治疗，热退后上述症状可缓解。后收入我院住院治疗，期间患者出现咳嗽，咳白痰，胸部 CT 提示少许炎症，查 EBV-DNA $6.6×10^3$ copies/ml，考虑发热与肺部感染及病毒感染有关，给予头孢类抗生素抗感染及阿昔洛韦抗病毒治疗，患者体温逐渐降至正常，EBV-DNA 滴度转阴，病情好转后出院。出院 1 周左右患者再次出现发热，体温最高 37.6℃，以下午及晚间为著，伴咽痛，伴全身肌肉酸痛（四肢、肩部、臀部、胸部），以双上肢及双下肢为著，近端肌肉疼痛更为明显，疼痛严重时局部皮肤不能触碰，疼痛时肢体不能活动，不能翻身、下蹲、站立，热退后肌肉酸痛感无明显缓解，伴乏力、纳差，无其他伴随症状，为进一步诊治再次收入院。患者自发病以来，神志清楚，精神弱，食欲减退，睡眠、二便如常，近 2 个月体重下降约 6 kg。

既往史及个人史：高血压史 30 年。前列腺增生史 20 年。冠心病、冠状动脉旁路移植术后、陈旧性心肌梗死病史 10 余年。2 型糖尿病 10 余年。否认结核、肝炎病史。否认吸烟及饮酒史。否认近期疫水、疫区接触史。否认进食生冷牛羊肉。否认饲养宠物及接触野生动物。

家族史：否认家族中传染病史、遗传病史及其他肿瘤病史。

入院查体：体温 36.7℃，脉搏 82 次 / 分，呼吸 20 次 / 分，血压 133/74 mmHg，SpO_2 98%（FiO_2 29%），身高 177 cm，体重 63 kg，BMI 21.11 kg/m^2。神情，热病面容，咽不红，扁桃体不大，全身浅表淋巴结未触及肿大。双肺呼吸音粗，双肺未闻及干、湿啰音、胸膜摩擦音。心率 82 次 / 分，律齐，未及杂音及额外心音；腹软，无压痛、反跳痛，肾区叩击痛阴性，肠鸣音 4 次 / 分。双大腿外侧局部组织可见轻度水肿，无皮肤发红、皮温增高，局部触痛明显，胫前无明显水肿；四肢肌力、肌张力、感觉正常。双足无水肿。

辅助检查：

1. 一般化验指标及常规检查

- 血常规：WBC $8.95×10^9$/L，GR% 73%，EO 0.8%，PLT $328×10^9$/L，血红蛋白 24 g/L。
- 生化：Cr 78 μmol/L，BUN 11 mmol/L，ALT 21 U/L，AST 24 U/L。
- 心功能：NT-pro BNP 920 pg/ml，心肌酶谱（−）。
- DIC：凝血功能指标大致正常。
- 腹部超声：左肾多发囊肿。
- 超声心动图：EF 64%，房室结构未见异常，未见瓣膜赘生物。

2. 感染指标

- 血常规、降钙素原、中性粒细胞碱性磷酸酶、肺炎衣原体、嗜肺军团菌抗体、抗结核抗体、病毒四项、肥大试验、外 - 斐反应、虎红试验、出血热抗体、莱姆病抗体均为阴性。血培养、真菌培养、尿培养均为阴性。乙肝表面抗体及核心抗体阳性，乙肝 DNA 滴度阴性，丙肝、梅毒、HIV 抗体阴性。

3. 骨髓检查

- 骨髓细胞学检查：骨髓增生活跃，M∶E＝74.0∶1，粒系增生活跃，分叶核粒细胞比例明显增高；中幼、杆状核粒细胞比例略升高；部分粒系细胞胞质颗粒增多，红系仅见 1%，早幼红细胞比例正常，其余阶段幼红细胞比例减低或缺如；可见畸形核晚幼红细胞。淋巴细胞占 19%，偶见幼淋巴细胞。单核 - 巨噬细胞系统活跃。可见噬血细胞（0.5%），吞噬血小板。约 4.5 cm² 片膜内共计巨核细胞 7 个，血小板成堆及散在分布。
- 骨髓病理活检结果：未见肿瘤组织累及。

4. 风湿免疫学指标

- 第一次入院：ESR 89 mm/h↑；CRP 145 mg/L↑；抗核抗体谱（-）；抗中性粒细胞胞质抗体（-）；类风湿因子、抗链球菌溶血素 O 试验、免疫球蛋白＋补体（-）。出院前复查 ESR 83 mm/h↑，CRP 91 mg/L↑。
- 第二次入院：入院时 ESR 94 mm/h↑。

5. 肿瘤筛查

- 肿瘤标志物：阴性。
- PET-CT：①左肾局限性 FDG 代谢增高，考虑感染性病变不除外；②左肾上腺外侧支形态饱满，FDG 代谢轻度增高，考虑良性病变；③双肺多发小结节，双肺多发纤维索条影及磨玻璃影，考虑炎性病变；④右肺上叶尖段及右肺上叶后段钙化灶，考虑为陈旧性病变；⑤右肺上叶支气管管壁略增厚；⑥双侧胸膜局限性增厚；⑦双肺门、纵隔内淋巴结代谢增高，考虑炎症反应性摄取；⑧腋窝、腹膜后腹主动脉旁、双侧腹股沟多发小淋巴结。

6. 血管检查

- 颈动脉超声：双侧颈动脉硬化伴多发斑块形成，未见血管狭窄。双上肢、双下肢动静超声未见异常。

入院后诊疗经过： 此患者以发热原因待查先后两次入院。老年患者常见发热原因为感染性发热。诊疗初期，因患者除发热外，伴随少量咳嗽、咳痰症状，胸部 CT 可见少许斑片影，故首先考虑肺部感染为导致患者发热的主要原因。病原学方面，包括：细菌、真菌、病毒、结核、支原体、衣原体、军团菌等病原体，根据辅助检查结果，考虑患者合并细菌性肺炎，故给予头孢类抗生素抗感染。患者一度呼吸道症状及体征改善，体温恢复正常。在第一阶段诊疗过程中，虽患者存在咳嗽、咳痰，但症状较轻微，且血常规、降钙素原等常见细菌感染指标持续正常，肺部体征不明显，具有发热与呼吸道症状体征不平行的特点。故在治疗肺部感染的同时，积极排查其他可能导致发热的潜在原因。以发热原因待查常见病因进行梳理（图45-1），包括其他系统感染、肿瘤、风湿免疫性疾病、血液系统疾病等导致发热病因，结果发现患者 EB 病毒抗体及 DNA 均阳性，滴度升高，考虑此患者合并 EB 病毒感染，故同时给予阿昔洛韦抗病毒治疗后，患者体温恢复正常后，复查 EB 病毒 DNA 滴度转为阴性。

患者出院一周后再次出现发热，无明显呼吸道症状，但出现全身肌肉酸痛，四肢近端肌肉疼痛较为明显，查体可见双大腿外侧局部组织轻度水肿。复查 EB 病毒 DNA 滴度低于检出值。综合分析考虑此患者反复发热不能以肺部感染及 EB 病毒感染解释。

再次梳理患者特点，老年患者，亚急性病程，主要临床表现为发热、肌痛、体重下降，辅助检查提示 ESR 及 CRP 水平持续升高。需鉴别诊断皮肌炎、肌炎、血管炎等自身免疫性疾病。向患者及家属交代病情，患者同意行肌肉组织活检。病理结果示：肌肉附近血管壁外层较多中性粒细胞浸润，不除外血管炎（图 45-2）。结合美国风湿病学会对于结节性多动脉炎的诊断标准，此患者病程中存在：①肌痛、肌无力或小腿肌肉触痛；②体重下降≥4 kg（排除节食或其他原因所致）；③乙型肝

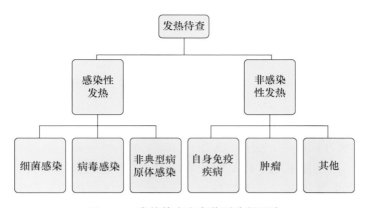

图 45-1　发热待查患者鉴别诊断思路

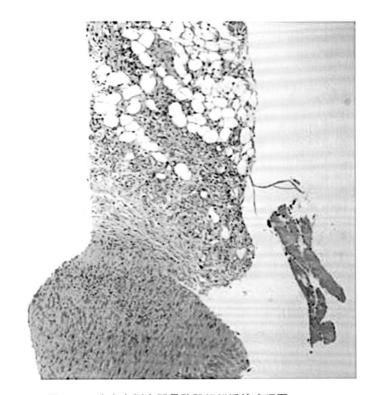

图 45-2　患者左侧大腿骨骼肌组织活检病理图

炎病毒感染；④肌肉活检提示中小动脉壁活检见中性粒细胞和单核细胞浸润。综上考虑患者反复发热的原因为系统性血管炎，分类考虑结节性多动脉炎可能性大。

诊断明确后，结合患者年龄、基础疾病、近期曾合并细菌及病毒感染，选择给予口服醋酸泼尼龙片治疗，起始剂量 0.5 mg/（kg·d），逐渐缓慢减量。服用口服醋酸泼尼龙片后 1 周左右，患者体温逐渐恢复正常，全身肌肉酸痛明显减轻，病情好转

后出院。出院时 ESR 降至 33 mm/h。2 年后随访，患者继续口服醋酸泼尼龙片小剂量维持，无病情反复及其他不适。

二、病例解析

1. 结节性多动脉炎的临床表现及诊断标准

系统性血管炎是一种全身性、以血管壁纤维素样坏死为主要病理特征的自身免疫性炎症性疾病。

常累及全身多个系统，但也可局限于某一脏器。根据受累血管分为大血管炎、中等大小血管炎与小血管炎。其中，结节性多动脉炎属于中小动脉受累的一种系统性血管炎。

结节性多动脉炎病因不清，约有 1/3 可能与病毒感染导致血管壁的直接损伤有关。目前已证实乙型肝炎病毒感染可能与本病发病有关，此外，A 组链球菌、丙型肝炎病毒、巨细胞病毒、HIV 也可能为本病发病诱因。少数个案报道提示可能与注射乙肝疫苗血清有关。本病发病率约为 1.8/10 万。男性发病率为女性的 2.5 ～ 4.0 倍。最常见受累的器官为皮肤、腹腔脏器（胃肠、肝、脾、肾）、骨骼、肌肉、神经系统、生殖系统等。本病起病特点为非特异性及隐匿性，除发热、乏力、体重减轻外，通过汇总病例报告结果，包括以下方面：①皮肤受累：20% ～ 30% 的患者出现皮肤病变，常见表现为沿血管分布的痛性皮下结节，也可表现为网状青斑、远端指（趾）缺血性改变。②消化系统受累：常见包括腹痛、食欲不振，少数重症患者可有黑便、血便等消化道出血、穿孔表现。③骨骼、肌肉受累：1/3 的患者因骨骼肌血管受累出现肌痛，部分患者存在关节痛。④神经系统受累；以周围神经受累为主，可表现为感觉异常，如手套、袜套样改变；少数患者可累及中枢神经系统，患者可出现意识障碍、抽搐等表现。⑤肾受累：可表现为蛋白尿、血尿、肾功能不全导致的血压升高等。⑥生殖系统：睾丸及附睾的受累率约占 30%，卵巢也可受累。

目前，结节性多动脉炎仍沿用美国风湿病学会 1990 年出版的诊断标准，主要包括以下 10 个条目：①体重下降 ≥ 4 kg（排除节食或其他原因所致）；②网状青斑（四肢和躯干）；③睾丸痛和（或）压痛（并非感染、外伤或其他原因引起）；④肌痛、肌无力或小腿肌肉触痛；⑤多发性单神经病变或多神经病变；⑥舒张压 ≥ 90 mmHg（新近出现的）；⑦尿素氮 > 14.3 mmol/L，或肌酐 > 132 μmol/L；⑧乙型肝炎病毒感染（HBsAg 或者 HBsAb 阳性）；⑨血管造影异常：动脉造影见动脉瘤或血管闭塞（除外动脉硬化、纤维肌性发育不良或其他非炎症性病变）；⑩中小动脉壁活检见中性粒细胞和单核细胞浸润。以上 10 条中至少有 3 条阳性者，可诊断为结节性多动脉炎。此诊断系统的敏感性及特异性分别为 82.2% 和 86.6%。

本例患者第一次住院时以发热为主要表现，伴少量咳痰，胸部 CT 提示少许炎症，EB 病毒 DNA 滴度增高，虽给予抗细菌及抗病毒治疗后体温恢复正常、呼吸道症状改善、EB 病毒滴度转阴，但 ESR 水平仍较高，出院后较短时间内再次出现发热，复查 ESR 持续升高，在明确诊断并口服激素治疗后，体温逐步下降至正常，复查 ESR 水平明显下降，考虑此患者前后两次发热为结节性多动脉炎的不同阶段表现。

2. 血管检查及组织活检对结节性多动脉炎诊断的重要性

当高度怀疑本病，但缺乏足够诊断依据时，可考虑行血管检查。彩色多普勒超声对中等动脉病变诊断具有一定敏感性。受累血管可出现狭窄、闭塞或动脉瘤形成。CT 或者 MRI 检查可探及病变血管壁水肿，并呈节段性分布。血管造影可适用于筛查不伴随肾功能受损患者的肝、肾、肠系膜动脉血管瘤病灶。

因本病缺乏特异性的血清学标志物，因此除血管检查外，病理诊断作为本病重要诊断线索之一，临床医生应当重视。病理表现以血管中层病变受累最为明显，急性期可观察到多形核白细胞渗出至血管壁各层及血管周围区域，并伴有组织水肿。根据受累器官，可通过对肝、肾、生殖系统、皮肤、肌肉等部位进行活检。腹腔脏器及生殖系统的活检取材较为困难，而皮肤、肌肉组织为较好的取材部位。如患者无临床症状，盲检皮肤及肌肉组织，则检出率小于 50%。如患者出现皮下结节、肌痛症状，或通过肌电图、神经传导速度定位明确肌肉、神经损害部分进行活检，则可大大提高检出率，协助明确诊断。

三、要点提示

● 本病例体现了系统性梳理老年发热原因待查的诊疗思路。在临床工作中，需认真挖掘病例特点，进一步完善针对性检查，提高对疑难疾病的诊治水平。

- 此患者以不明原因发热为主要特点，多次查血常规无明显异常，需高度重视少见疾病导致的发热。病程后期出现明显肌肉酸痛，以此为切入点，完善肌肉活检，最终协助明确诊断，给予针对性激素治疗后，病情迅速改善。

参考文献

［1］HOČEVAR A，TOMŠIČ M，PERDAN P K. Clinical Approach to Diagnosis and Therapy of Polyarteritis Nodosa. Curr Rheumatol Rep，2021，23（3）：14.

［2］GANESHANANDAN L R，BRUSCH A M，DYKE J M，et al. Polyarteritis nodosa isolated to muscles-A case series with a review of the literature. Semin Arthritis Rheum，2020，50（3）：503-508.

［3］KARADAG O，JAYNE D J. Polyarteritis nodosa revisited：a review of historical approaches，subphenotypes and a research agenda. Clin Exp Rheumatol，2018，111（2）：135-142.

［4］CONTICINI E，D'ALESSANDRO M，AL K S G，et al. Inflammatory muscle involvement in systemic vasculitis：A systematic review. Autoimmun Rev，2022，21（3）：103029.

［5］DEMIR S，SAG E，DEDEOGLU F，et al. Vasculitis in Systemic Autoinflammatory Diseases. Front Pediatr，2018，6：377.

（杨华昱）

病例 46

ANCA 相关小血管炎

一、病例摘要

患者老年男性，81岁，主因"咳嗽、咳痰3周，发热伴胸痛5天"入院。患者3周前受凉后出现咳嗽、咳痰，为白色黏痰，伴鼻塞、流涕、打喷嚏，无发热、咯血、胸痛、低热、盗汗等不适，先后自服头孢克洛胶囊4天、阿奇霉素片4天，症状好转后停药。5天前患者无明显诱因再次出现咳嗽、咳白痰，伴发热，体温最高37.3℃，持续约5 h后体温自行降至正常，但出现活动后气短伴右侧胸痛，性质为钝痛，不向肩背部放射，无畏寒、寒战、恶心、呕吐、腹痛、腹泻、尿频、尿急、尿痛等不适，自服头孢克洛胶囊4天效果欠佳，就诊于我院急诊，查血常规＋CRP示WBC 13.81×10⁹/L，GR% 88.4%，CRP 152.86 mg/L，D-dimer 7.2 mg/L，胸部增强CT示：右肺下叶后基底段肺动脉分支密度欠均匀，肺动脉栓塞不除外；右肺动脉主干局部增宽；双肺间质病变等。考虑"肺炎，肺栓塞，肺间质纤维化"，为进一步诊治入院。

既往史： 高血压史37年，血压最高160/95 mmHg，长期服用酒石酸美托洛尔片、苯磺酸氨氯地平片治疗，自诉血压控制可；房性期前收缩病史20余年；前列腺癌、前列腺剜除术后3年；间质性肺炎病史6年，间断合并感染，抗感染治疗后可好转；下壁心肌梗死病史5年余，药物保守治疗后好转，后规律服用拜阿司匹林肠溶片、阿托伐他汀行冠心病二级预防治疗；右腿外伤史数十年。否认糖尿病、脑血管病、精神疾病史。否认肝炎、结核、疟疾史。否认输血史，有青霉素过敏史，预防接种史不详。否认吸烟、饮酒史。

入院查体： 体温36.5℃，脉搏102次/分，呼吸20次/分，血压165/88 mmHg，SpO_2 96%（FiO_2 29%）。身高172 cm，体重77 kg，BMI 26 kg/m²。神清状可，全身浅表淋巴结未触及肿大。听诊双肺呼吸音粗，双下肺可闻及散在干、湿啰音，右肺为重，局部可闻及爆裂音，未闻及胸膜摩擦音。心律齐，各瓣膜区未闻及病理性杂音及心包摩擦音。腹软，无压痛、反跳痛及肌紧张，肝、脾肋下未触及，肝、脾区无叩痛，肠鸣音可，3～4次/分。双下肢无水肿。

辅助检查：

1. 实验室检查

- 感染相关：WBC 13.81×10⁹/L↑，GR% 88.4%↑，LY% 5.4%↓，EO% 2.3%，CRP 152.86 mg/L↑，PCT 0.32 ng/ml。
- 血气（FiO_2 29%）：pH 7.438，PaO_2 92.7 mmHg，$PaCO_2$ 26.7 mmHg↓，SpO_2 96.4%，HCO_3^- 18.2 mmol/L↓，BEb −3.9 mmol/L↓。
- 心脏：TnT 0.013 ng/ml，TnI 0.009 ng/ml，CK-MB 2.1 ng/ml，LDH 186 U/L，CK 65 U/L，NT-pro BNP 5030 ng/L↑。
- 凝血：PT（s）15.50 s↑，PTA 73.00%，INR 1.21↑，APTT 44.10 s↑，Fbg 6.49 g/L↑，AT-Ⅲ 69.00%↓，FDP 14.26 μg/ml↑，D-dimer 6.00 μg/ml↑。
- 营养与电解质：HGB 113 g/L↓，ALB 27.9 g/L↓，GLU 7.28 mmol/L↑，Na 130.2 mmol/L↓，K 4.63 mmol/L。
- 肾：①血生化：Cr 94.7 μmol/L，Urea 7.49 mmol/L↑；②尿常规：RBC 1008/μl↑，

PRO ＋↑，BLD ＋＋＋＋↑；③尿蛋白 4 项：IgG 5.50 mg/dl↑，Trf 0.70 mg/dl↑，Alb 9.65 mg/dl↑，a1-M 2.69 mg/dl↑；④尿微量白蛋白（AlbU）10.20 mg/dl↑，尿 ACR 213.97 mg/g↑；⑤NAG 33.40 IU/L↑。

- 风湿免疫：①ESR 105 mm/h↑；②抗中性粒细胞胞质抗体谱：IF-ANCA pANCA 阳性，MPO IgG 99.5 U/ml↑，PR-3 IgG 47.5 U/ml↑；③抗核抗体谱 20 项：抗 SSA52 抗体 强阳性（＋＋＋），抗核抗体 ＋1：160（斑点）＋1：80（胞质）↑；④抗肾小球基底膜抗体：阴性；⑤免疫球蛋白＋补体：IgG 2600.0 mg/dl↑，IgA 597.0 mg/dl↑，IgM 272.0 mg/dl↑，补体 C3、C4 水平正常；⑥抗链球菌溶血素 O（ASO）＋ CRP ＋ RF：ASO 66.30 IU/ml，CRP 113.00 mg/L↑，RF 9.7 kIU/L。

- 肿瘤标志物：CA125 61.46 U/ml↑，AFP、CEA、CA199 等水平均正常。

2. 影像学检查

- 胸部增强 CT：增强扫描右肺下叶后基底段肺动脉分支密度欠均，肺动脉栓塞不除外（图 46-1），请结合临床及实验室检查；右肺动脉主干局部增宽，双肺间质病变，双侧胸膜增厚，冠脉硬化改变，心影略大，肝囊肿。

- 胸部 CT 平扫：双肺间质病变较前加重（图 46-2）；双侧胸膜增厚大致同前。

- 超声心动图：节段性室壁运动异常（左室下后壁），左房增大（LA 45 mm），室间隔略增厚（12 mm），老年性瓣膜退行性变，射血分数略减低（51％），估测肺动脉压轻度升高（51.5 mmHg）。

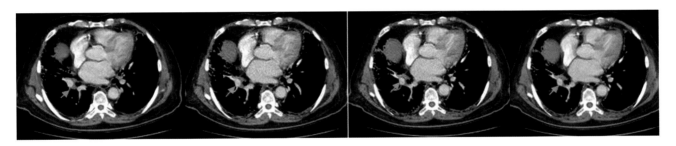

图 46-1　胸部增强 CT： 右肺下叶后基底段肺动脉分支局部密度欠均，可见稍低密度影

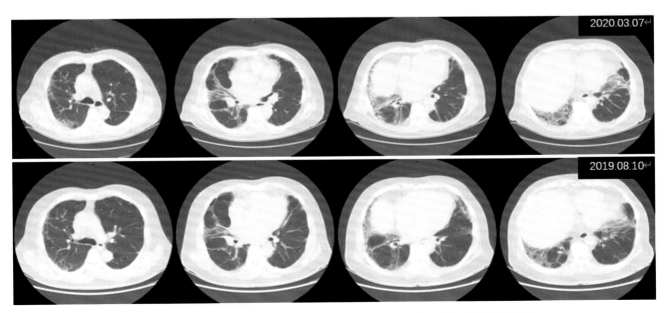

图 46-2　胸部 CT 平扫： 双肺多发弥漫分布蜂窝影、磨玻璃密度灶及索条影

- 心电图：窦性心律，陈旧下壁心梗，Ⅲ、aVF 导联可见 Q 波。

诊断：①肺炎；②肺栓塞；③肺间质纤维化；④高血压 2 级（很高危组）；⑤冠状动脉粥样硬化性心脏病、陈旧性下壁心肌梗死、心功能Ⅲ级（NYHA 分级）、房性期前收缩；⑥肝囊肿、前列腺癌、前列腺剜除术后。

入院后诊疗经过：

1. ANCA 相关小血管炎

患者入院数日后出现咯血、鼻出血症状，血肌酐进行性升高，予积极控制感染、停用可疑药物、纠正入量因素等，血肌酐仍呈进行性升高趋势；入院 1 个月后患者无明显诱因相继出现左肩部肌肉疼痛、右前臂游走性疼痛、右肩关节活动受限伴肌力下降、左膝关节肌肉附着点疼痛，结合患者咯血、鼻出血症状、肾功能损害、肺间质纤维化进展、贫血难以纠正等多系统病变表现，考虑自身免疫性疾病可能，完善风湿免疫系列检查，提示 pANCA 阳性，MPO IgG、PR-3 IgG 均明显升高，患者拒绝行组织活检进一步明诊断。请肾内科专家会诊，考虑 ANCA 相关小血管炎可能性大，建议泼尼松 30 mg qd 联用 FK506（他克莫司）0.5 mg q12h 治疗，患者暂不同意用药。1 个月后血肌酐进行性升高至 343.4 μmol/L，患者同意开始口服醋酸泼尼松 30 mg qd ＋他克莫司胶囊 0.5 mg bid 治疗，出院后随访半年，患者血肌酐呈进行性下降趋势（图 46-3），

咯血症状明显缓解，仍间断有鼻出血表现；复查 pANCA 阴性，MPO IgG、PR-3 IgG 水平均降至正常（表 46-1），病情缓解。

2. 其他方面

（1）感染

患者肺间质纤维化、支气管扩张合并感染，主要表现为咳嗽、咳痰、咯血，后出现呼吸衰竭，WBC 明显升高，痰培养提示溶血葡萄球菌、睾丸酮丛毛单胞菌、阴沟肠杆菌，予高流量吸氧改善通气、湿化气道，先后予多种抗生素联合使用抗感染治疗，咳痰、咯血较前减少，WBC、炎症指标较前下降，停抗生素后，监测呼吸道症状体征稳定。

（2）肺栓塞

患者右肺下叶后基底段肺动脉栓塞，入院后予低分子量肝素钙注射液 0.4 ml q12h 抗凝治疗，后因出现咯血减量至 0.2 ml q12h，后过渡为华法林钠片 1.5 mg qn 口服抗凝治疗，复查 INR 2.6，动态监测 INR，目标值 1.5 ～ 2.0，嘱其门诊随诊，酌情调整抗凝方案。

（3）心脏

患者既往冠心病、陈旧心梗病史，反复出现活动后气短，NT-pro BNP 明显升高，超声心动提示射血分数略低，考虑合并心功能不全，给予酒石酸美托洛尔片减慢心室率，口服螺内酯片利尿，并加用沙库巴曲缬沙坦钠片抗心力衰竭治疗，心功能较前有改善，继续抗血小板、控制心室率、

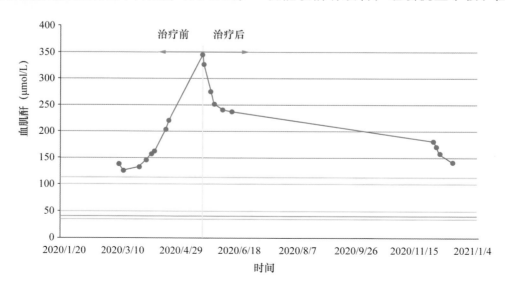

图 46-3　血肌酐变化曲线

表 46-1　ANCA 结果列表

抗体名称	2020-3-24	2020-5-22	2020-10-22	2020-12-4	2020-12-31
抗中性粒细胞胞质抗体（IF-ANCA）	pANCA（+）	pANCA（+）	pANCA（+）	（-）	（-）
抗髓过氧化物酶 IgG 抗体（MPO IgG）（U/ml）	99.5	73.5	＜20	＜20	＜20
抗蛋白酶 3 IgG 抗体（PR3 IgG）（U/ml）	47.5	74.1	32.8	23.9	＜20

改善心室重构、降脂稳定斑块等冠心病二级预防治疗。

（4）贫血

入院后监测患者血红蛋白下降，便隐血阴性，考虑与咯血、药物骨髓抑制、感染消耗、小血管炎等多种因素相关，予积极抗感染、皮下注射促红细胞生成素、输血支持，嘱院外继续监测血红蛋白变化。

二、病例解析

1. ANCA 相关小血管炎常有多系统受累表现，肾受累常见

抗中性粒细胞胞质抗体（anti-neutrophil cytoplasmic antibodies，ANCA）相关血管炎（ANCA-associated vasculitis，AAV）是由 ANCA 介导的以小血管壁炎症和纤维素坏死为特征的一类系统性疾病。临床类型包括微型多血管炎（microscopic polyangiitis，MPA）、肉芽肿性多血管炎（granulomatosis with polyangiitis，GPA）和嗜酸性肉芽肿性多血管炎（eosinophilic granulomatosis with polyangiitis，EGPA）等（表 46-2）。其中 MPA 和 GPA 均为主要累及小动脉的坏死性血管炎，主要发生于老年人，最常累及上 / 下呼吸道和肾，且与 ANCA 强相关，虽被视为 AAV 中的不同疾病，但两者表现有很大程度的重叠，有时在同一患者中极难区分这两种疾病；EGPA 的临床表现和病理学与 GPA 和 MPA 不同，且一半以上的 EGPA 患者为 ANCA 阴性。

AAV 常见的症状可表现为发热、关节痛、肌痛、乏力、体重下降等，当累及肺、肾、胃肠道、神经系统、五官时会出现相应的临床表现，肺、肾受累在 GPA 和 MPA 中最为常见。在器官损害方面，GPA、MPA、EGPA 三种临床类型存在一定的差异（表 46-3），比如 GPA 患者更容易出现耳、鼻、咽喉和眼部受累，肺间质纤维化更多见于 MPA 患者，而哮喘和嗜酸性粒细胞增多是 EGPA 的临床特征。大约 1/4 的 GPA 和 MPA 病例会出现一些临床特征，如游走性多关节病、鼻结痂或其他发现。

AVV 的肾受累非常常见，AAV 导致的肾损伤即称为 ANCA 相关肾炎（ANCA-associated

表 46-2　ANCA 相关血管炎命名（2012 年国际 Chapel Hill 共识会议标准）

血管炎名称	定义
ANCA 相关血管炎（AAV）	坏死性小血管炎，伴少量或不伴免疫复合物沉积，主要影响小血管（如毛细血管、微小静脉、微小动脉和小动脉），与髓过氧化物酶（MPO）-ANCA 或蛋白酶 3（PR3）-ANCA 相关
微型多血管炎（MPA）	累及小血管的坏死性血管炎（包括毛细血管、小静脉和小动脉），也可累及小 - 中等动脉，无或仅少量免疫复合物形成；常见坏死性肾小球肾炎和肺泡毛细血管炎，无呼吸道肉芽肿病变
肉芽肿性多血管炎（GPA）	主要累及上、下呼吸道的坏死性肉芽肿炎症，累及中小血管（如毛细血管、小静脉和小动脉、动脉和静脉）。坏死性肾小球肾炎常见
嗜酸性肉芽肿性多血管炎（EGPA）	累及呼吸道的富含嗜酸性粒细胞的坏死性肉芽肿炎症，累及中小血管，伴有哮喘和嗜酸性粒细胞增多症。ANCA 阳性者肾小球肾炎更为常见

表 46-3　GPA 或 MPA 患者器官受累临床表现

受累器官	临床表现
全身	不规则发热、乏力、体重减轻、关节肌肉疼痛
耳鼻喉	鼻结痂、鼻窦炎、中耳炎、耳痛、耳漏、持续性鼻溢、脓性/血性鼻分泌物、口腔和（或）鼻溃疡、软骨炎 传导性和（或）感音神经性听力损失
气管和肺部	气道或肺实质受累，即声音嘶哑、咳嗽、呼吸困难、喘鸣（吸气相为主）、哮鸣音（呼气相为主）、咯血或胸膜炎性胸痛，上述症状可能伴有气管或声门下狭窄、肺实变和（或）胸腔积液的征象 间质性肺病，伴有肺纤维化和肺动脉高压 肺实质结节，偶尔表现为肺外的瘤样肿块（乳房、肾）
肾	典型表现为急进性肾小球肾炎，无症状性血尿、蛋白尿、数日或数周内出现血清肌酐升高伴血尿和细胞管型
皮肤	下肢紫癜，可能伴局灶性坏死和溃疡 荨麻疹、网状青斑和结节 结节性红斑、坏疽性脓皮病和 Sweet 综合征
眼部和眼眶	结膜炎、角膜溃疡、巩膜外层炎/巩膜炎、视神经病、视网膜血管炎和葡萄膜炎 眶后假瘤和鼻泪管阻塞 临床表现有眼痛、异物感、视觉障碍、复视和眼球突出等
神经系统	多数性单神经病（也称多数性单神经炎）、感觉神经病、脑神经异常、中枢神经系统肿块病变、眼外肌麻痹和感音神经性聋 周围神经系统受累
其他系统	胃肠道、心脏（心包炎、心肌炎和传导系统异常）、下泌尿生殖道（包括输尿管和前列腺）、腮腺、甲状腺、肝或乳房 深静脉血栓形成

glomerulonephritis，AAGN）。AAGN 占我国肾活检患者继发性肾小球肾炎的 3.74%，是老年患者急性肾损伤的首位原因。AAGN 可以仅有肾损伤而无肾外脏器受累，也称为局限于肾的血管炎（renal limited vasculitis，RLV）。AAV 活动期常见肾小球源性血尿，多为镜下血尿，可有肉眼血尿和红细胞管型，血尿通常反映肾血管炎的活动程度，缓解期患者血尿可消失；可伴有不同程度的蛋白尿，多为非肾病水平蛋白尿，少数患者可表现为肾病综合征。AAGN 半数以上表现为急进性肾小球肾炎（rapidly progressive glomerulonephritis，RPGN），典型的病理表现是寡免疫坏死性新月体肾炎。组织病理学证据不但是诊断 AAGN 的金标准，而且是判断预后的重要方法。故当临床怀疑 AAGN 时，建议行肾活检明确诊断及评估肾的病变活动性和严重程度。本例患者肾损伤明显，有镜下血尿、蛋白尿，血肌酐呈进行性升高，临床高度怀疑 AAGN，但患者对疾病诊治不积极，不同意行组织病理活

检明确诊断；临床诊断 AAV 后，给予激素联合免疫抑制剂治疗，血肌酐呈进行性下降（图 46-3），ANCA 转阴（表 46-1），考虑治疗有效。

对于任何出现全身症状以及肾小球肾炎或上/下呼吸道受累临床证据的患者，都应考虑 GPA 或 MPA。ANCA 是 AAV 诊断的主要血清学标志物，如果实验室检测到 ANCA，则更应考虑 GPA 或 MPA 的诊断。AAV 的诊断需结合患者的临床表现、实验室检查，必要时行受累脏器组织活检。因血管炎的多系统受累表现可能与其他疾病类似，诊断常会延迟，故排除其他潜在类似疾病（尤其是感染）是初始诊断性检查的重要内容。

2. ANCA 的检测方法及临床意义

抗中性粒细胞胞质抗体（ANCA）是以中性粒细胞及单核细胞胞质成分为靶抗原的自身抗体，它主要存在于 ANCA 相关性血管炎患者中，是诊断血管炎的一种特异性指标，也可见于炎症性肠病、

自身免疫性肝病等其他自身免疫病，以及恶性疾病、感染性疾病及药物诱导性血管炎等。ANCA 靶抗原常见的是 MPO 和 PR3，除此之外还包括人白细胞弹性蛋白酶（HLE）、乳铁蛋白（LF）、溶酶体（LYS）、组织蛋白酶 G（Cath G）和杀菌 / 通透性增高蛋白（BPI）等。

ANCA 的检测方法常用以下两种：①间接免疫荧光法（indirect immunofluorescence，IIF）：根据荧光染色形态不同，可检测出：胞质型（cANCA）、核周型（pANCA）及不典型 ANCA（xANCA）。②酶联免疫吸附试验（enzyme-linked immunosorbent assay，ELISA）：针对 ANCA 特异性自身抗体的靶抗原蛋白酶 3（proteinase 3，PR3）和髓过氧化物酶（myeloperoxidase，MPO），对抗 PR3 抗体和抗 MPO 抗体进行检测，即 PR3-ANCA 和 MPO-ANCA。其中，IIF 的敏感性更高，而 ELISA 的特异性更高。两种检测方法的对应性为：MPO 是 pANCA 的主要靶抗原，PR3 是 cANCA 的主要靶抗原。

对于所有成人患者，症状提示血管炎时都应检测 ANCA。对于怀疑 GPA 或 MPA 的患者，通常首选 PR3-ANCA 和 MPO-ANCA 的 ELISA 作为初始检测。GPA 或 MPA 患者中有 82%～94% 为 ANCA 阳性，具体取决于疾病的严重程度。GPA 主要与 PR3-ANCA 相关（65%～75%），而 MPA 主要与 MPO-ANCA 相关（55%～65%）。但 20%～30% 的临床 GPA 或 MPA 患者为其他 ANCA 阳性，至少 10% 的患者为 ANCA 阴性，故 ANCA 检测结果为阴性并不能排除 GPA 或 MPA。肾局限性血管炎患者大多为 ANCA 阳性，其中 75%～80% 为

MPO-ANCA 阳性。此外，ANCA 可用还可于判断 AAV 病情的活动和复发（表 46-4）。

本患者 pANCA（＋），PR3-ANCA 和 MPO-ANCA 均呈阳性，MPO-ANCA 升高更为显著，结合其肺间质病变、咯血、鼻出血、肾损伤以及游走性关节肌肉不适等临床表现，考虑 AAV（GPA 或 MPA）可诊断，但因缺乏受累组织活检病理依据，GPA 或 MPA 具体分型难以明确。

3. 对于多种疾病共存的老年患者，发生自身免疫性疾病时常难以早期识别

老年患者常存在多种基础疾病，可同时出现多系统症状，可与 AAV 或其他自身免疫性疾病的多脏器受累表现相互交织，故这类患者中自身免疫性疾病的临床症状常不易被早期识别。本例患者 AAV 的早期表现为咯血及进行性加重的肾功能损害，但因患者同时存在肺部感染、肺栓塞、心功能不全等，上述疾病亦可引起咯血、肾功能不全等表现，故患者入院初期未能及时诊断 AAV；后患者出现反复咯血、鼻出血及游走性关节肌肉不适，提示患者可能存在自身免疫性疾病后，逐步完善风湿免疫系列相关检测并最终诊断。故在临床中，应对所有患者进行全面的病史采集和体格检查，当怀疑 AAV 时，在病史采集和体格检查中应注意以下几点：

（1）病史

应询问患者有无以下情况：

- 全身症状，如发热、乏力、不适、厌食或体重减轻。
- 关节痛或肌痛。

表 46-4　ANCA 检测结果的临床解读

抗体检测结果	临床意义
cANCA（＋）；PR3-ANCA（＋）和（或）MPO-ANCA（＋）	见于活动性 AAV
cANCA（＋）；PR3-ANCA（－）和 MPO-ANCA（－）	见于经治疗后的 AAV
pANCA（＋）；PR3-ANCA（＋）和（或）MPO-ANCA（＋）	见于活动性 AAV
pANCA（＋）；PR3-ANCA（－）和 MPO-ANCA（－）	见于经治疗后的 AAV
cANCA（－）；PR3-ANCA（＋）	见于部分 AAV
pANCA（－）；MPO-ANCA（＋）	见于部分 AAV
不典型 cANCA（＋）或不典型 pANCA（＋）	可见于炎症性肠病、其他自身免疫病、感染等

- 皮肤损伤。
- 持续性鼻结痂、鼻溢、鼻出血或鼻窦炎。
- 耳痛或听力损失。
- 声音嘶哑、喘鸣、呼吸困难或哮鸣。
- 胸膜炎性胸痛。
- 咳嗽（可能有咯血）。
- 血尿或深色（棕色）尿。
- 眼痛、视觉障碍、复视或眼球突出。
- 手脚麻木或感觉异常。
- 最近（6～12个月内）使用过会引起药物性 ANCA 相关血管炎的药物或物质。

（2）体格检查

相关体格检查发现包括：

- 血压升高。
- 单眼或双眼眼球突出。
- 鼻腔或口腔溃疡、鼻结痂、鼻黏膜发红或者脓性或血性鼻涕。
- 听力损失。
- 皮肤病变，如可触性紫癜、网状青斑、皮肤坏死或皮肤溃疡形成。

- 呼吸音减弱或异常。
- 感觉丧失。
- 运动无力，如足下垂或腕下垂。
- 下肢水肿。

三、要点提示

- ANCA 相关性血管炎常有多系统累及，我国 ANCA 相关肾损害更为常见。对于任何出现全身症状以及肾小球肾炎或上/下呼吸道受累临床证据的患者，都应考虑 GPA 或 MPA 可能；ANCA 检测是 AAV（特别是 GPA 和 MPA）诊断的主要血清学标志物。
- 老年患者常存在多种基础疾病，可同时出现多系统症状，可与 AAV 或其他自身免疫性疾病的多脏器受累表现相互交织。故对于多种疾病共存的老年患者，发生自身免疫性疾病时常难以早期识别，在临床工作中，我们更应对患者进行全面详细的病史采集和体格检查，必要时及早完善相关检查以确诊。

参考文献

［1］中华医学会肾脏病学分会专家组 . 抗中性粒细胞胞质抗体相关肾炎诊断和治疗中国指南 . 中华肾脏病杂志，2021，37（7）：603-620.

［2］JENNETTE J C，FALK R J，BACON P A，et al. 2012 revised International Chapel Hill Consensus Conference Nomenclature of Vasculitides. Arthritis Rheum，2013，65（1）：1-11.

［3］STONE J H，Wegener's Granulomatosis Etanercept Trial Research Group. Limited versus severe Wegener's granulomatosis：baseline data on patients in the Wegener's granulomatosis etanercept trial.Arthritis Rheum，2003，48（8）：299-309.

［4］中国医师协会风湿免疫科医师分会自身抗体检测专业委员会 . 抗中性粒细胞胞浆抗体检测的临床应用专家共识 . 中华检验医学杂志，2018，41（9）：644-650.

［5］FINKIELMAN J D，LEE A S，HUMMEL A M，et al. ANCA are detectable in nearly all patients with active severe Wegener's granulomatosis. Am J Med，2007，120（7）：643.e9-14.

［6］KITCHING A R，ANDERS H J，BASU N，et al. ANCA-associated vasculitis. Nat Rev Dis Primers，2020，6（1）：71.

［7］HAGEN E C，DAHA M R，HERMANS J，et al. Diagnostic value of standardized assays for anti-neutrophil cytoplasmic antibodies in idiopathic systemic vasculitis. EC/BCR Project for ANCA Assay Standardization. Kidney Int，1998，53（3）：743.

（张净）

第七篇

肿瘤性疾病

类癌综合征

一、病例摘要

患者老年男性，79岁，因"食欲下降半个月余，面部红肿伴腹泻1周，发热3天"入院。患者半个月余前无明显诱因出现食欲下降，间断伴有恶心，无呕吐，食量较前减少1/2～2/3；1周前患者出现面部及眼睑红肿，局部皮温升高，无瘙痒感；伴腹泻，每日2～3次，时有大小便失禁，伴睡眠时间延长；无发热、无周身红肿及皮疹，无胸闷、憋气、呼吸困难，无声嘶、咽痛，自行口服氯雷他定1片qd抗过敏治疗，颜面部红肿无好转，未予重视。3天前就诊于我科门诊，测体温37.5℃，无畏寒、寒战，伴咳嗽、咳痰，为白色黏痰，可自行咳出，无痰中带血，伴轻度活动后喘息，无咽痛、流涕，无头晕、头痛，无乏力、肌肉酸痛，无呕吐、腹痛、腹胀，间断排稀便，每日1～2次，有尿频、尿急，无尿痛、尿色加深、尿色混浊，尿量无明显减少。为进一步治疗收住我科。

既往史：

- 发现右肺结节病史10年，10年前曾于外院行PET-CT检查，未提示恶性病变（家属口述，未见报告）；后于外院就诊，先后行两次支气管镜检查，并行气管镜下"息肉切除"，具体时间、手术过程及术后病理不详；4年前行B超检查发现肝多发占位，转移瘤不除外，近年来监测肝占位进行性增大，考虑肺恶性肿瘤伴肝转移可能性大，1年余前多家医院均曾建议患者完善腹部CT、MRI及肝穿刺活检等检查明确诊断，患者及家属均拒绝，未予进一步诊治。

- 高血压史19年，现规律口服氨氯地平1片qd，平素血压控制在130～140/70～80 mmHg。
- 2型糖尿病史17年，曾口服二甲双胍降糖治疗，近1年余因血糖控制不佳改为三餐前门冬胰岛素注射液＋睡前甘精胰岛素注射液皮下注射降糖治疗，近2个月余自行停用胰岛素，外院就诊后改为口服瑞格列奈1片三餐前降糖治疗，此后未规律监测血糖。
- 高尿酸血症史19年，间断口服苯溴马隆、碳酸氢钠治疗，近期未服用。
- 血脂代谢异常史多年，曾应用他汀类药物，近1年停用。
- 陈旧性脑梗死病史30余年，无后遗症，未规律诊治。
- 冠心病史28年余，未规律冠心病二级预防治疗，无胸闷、胸痛等发作。
- 10余年前曾患肺结核，曾规律抗结核治疗1年，具体方案不详，自诉已治愈。
- 30年前曾行鼻中隔偏曲术、阑尾切除术，20余年前曾行胆囊切除术。
- 否认精神疾病史。否认肝炎、疟疾史。否认外伤、输血史，否认食物、药物过敏史，预防接种史不详。

个人史：出生并久居于本地，否认疫水、疫区接触史，否认其他放射性物质及毒物接触史。免疫接种史不详。否认吸烟、饮酒史。

家族史：否认家族中类似病史、传染病史、遗传病史及肿瘤史。

入院查体：体温37℃，脉搏120次/分，呼吸20次/分，血压113/64 mmHg，脉氧饱和度100%。嗜睡状态，颜面部红肿，双眼睑水肿。双肺呼吸音粗，双肺可闻及少许湿啰音，未闻及胸膜摩擦音。心率 120 次 / 分，律不齐，可闻及早搏，各瓣膜听诊区未闻及额外心音及其他杂音，未闻及心包摩擦音。腹膨隆，右上腹膨隆明显，触诊质硬，有触痛，肝肋下约 5 指，剑下约 10 cm，脾肋下未及。双下肢轻度水肿，双侧足背动脉搏动减弱。

辅助检查：

- 血常规：WBC 12.61×10^9/L ↑，GR% 83.1% ↑，HGB 126.4 g/L ↓，PLT 231×10^9/L。
- 生化：AST 62 U/L ↑，ALB 25.2 g/L ↓，GLO 35.4 g/L ↑，TBIL 48.99 μmol/L ↑，DBIL 26.85 μmol/L ↑，IBIL 22.14 μmol/L ↑，Urea 27.34 mmol/L ↑，Cr 155.1 μmol/L ↑，GLU 20.46 mmol/L ↑，LDH 460 U/L ↑，CK 700 U/L ↑，肌红蛋白 1152.2 ng/ml ↑，TnI 0.058 ng/ml ↑，K 2.35 mmol/L ↓，Na 128.0 mmol/L ↓，CO_2 16.6 mmol/L ↑；TnT 0.016 ng/ml ↑，NT-pro BNP 2500 ng/L ↑。
- 血气：FiO_2 29%，pH 7.490，PCO_2 23.6 mmHg↓，PO_2 107.30 mmHg ↑，BEecf -5.50 mmol/L ↓，SO_2% 98.60%，SBC 22.10 mmol/L ↓，TCO_2 18.90 mmol/L ↓。
- DIC 初筛：PT（s）15.70 s ↑，INR 1.23 ↑，Fbg 5.55 g/L ↑，FDP 15.71 μg/ml ↑，D-dimer 8.000 μg/ml ↑。
- 肿瘤标志物：CA125 141.56 U/ml ↑，CA199 305.43 U/ml ↑。
- 甲状腺系列：T3 0.63 nmol/L ↓，T4 48.25 nmol/L ↑，TSH 0.13 μIU/ml ↓；糖化血红蛋白 6.86% ↑。
- ESR：72 mm/h ↑；
- 尿常规：胆红素（BIL）＋＋↑，蛋白质（PRO）＋＋↑，葡萄糖（GLU）＋＋＋↑，酮体（KET）＋↑，隐血（BLD）＋＋＋↑；
- 便常规＋隐血：OB 阴性。

初步诊断： 发热待查，过敏性皮炎？呼吸道感染？副肿瘤综合征？高血压 3 级（极高危组），冠状动脉粥样硬化性心脏病，心功能 Ⅱ 级（NYHA 分级），2 型糖尿病伴血糖控制不佳，右肺结节性质待定，肝多发占位性质待定，低钾血症，低钠血症，血脂代谢异常，高尿酸血症，多发腔隙性脑梗

死，陈旧性肺结核。

入院后诊疗经过： 入院后回顾患者既往病史，主要存在以下问题：

1. 颜面部红肿

患者 2 年前、2 个月前均有类似发作病史，每次发作主要表现为颜面部红肿、声音嘶哑、喘息伴有轻微腹泻。发作前有上呼吸道感染、服用多种中成药等病史，发作时查血常规有白细胞及中性粒细胞百分比轻度升高，便常规正常，每次予抗过敏治疗一周左右即可好转。

2. 肺部结节

患者 10 年前体检发现右肺中叶内侧段支气管分支处可见形态不规则结节灶，动态观察呈进行性增大趋势，导致右肺中叶体积缩小，并间断出现阻塞性肺炎表现；同时动态监测胸部 CT 提示逐渐出现右主支气管壁小结节灶，也呈动态增大趋势。曾先后两次于外院行支气管镜下介入治疗（具体报告及病理诊断不详），但肺部结节经治疗后一度有所缩小，但术后继续呈进行性增大趋势。此次入院后胸部增强 CT 提示右肺中叶可见索条及条状实变，右中叶内侧段支气管未见明确显示，右肺中叶支气管开口处见软组织密度灶突入中间段支气管内（图 47-1），直径约 1.0 cm，平扫及增

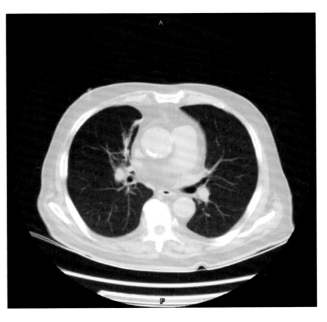

图 47-1　右中叶软组织影

强扫描 CT 值分别约 21HU、65HU，其远端管腔内可见斑片状软组织密度影及小气泡影。右主支气管壁可见突入管腔的结节灶（图 47-2），直径约 0.4 cm，未见明确强化；双肺散在微小结节，大者位于左肺下叶后，基底段见小结节影，边缘模糊，直径约 0.4 cm。上腔静脉后、气管右旁可见淋巴结，短径约 1.3 cm，密度较高。

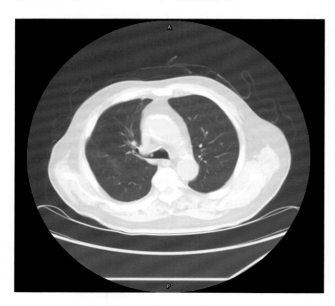

图 47-2　右主支气管结节

3. 肝占位

患者自 2016 年腹部超声发现肝占位，动态观察肝占位呈进行性增大、融合趋势。此次入院腹部超声提示肝形态失常，体积增大，实质回声不均匀，肝内弥漫分布多发低回声结节，部分相互融合，边界不清，正常肝组织不足 1/4。肝内血管受压，肝内胆管未见扩张。进一步腹部增强 CT 提示肝形态饱满，边缘呈波浪样改变，肝实质内可见多发大小不等结节影，部分融合，部分突出于肝轮廓外，边界不清，密度及强化不均匀。较大者位于 S3，大小约 9.4 cm×6.4 cm，实性部分平扫 CT 值约 44HU，动脉期约 77HU，高于周围肝实质，门静脉期约 86HU，略低于周围肝实质。肝边缘可见弧形密度影，CT 值约 86HU（图 47-3）。

4. 肿瘤标志物升高

病程中动态监测肿瘤标志物，可见 CYF211、NSE、CA125、CA199 呈动态上升趋势，而 CEA 及 AFP 水平维持正常（表 47-1，图 47-4，图 47-5）。

5. PET-CT

进一步完善 PET-CT（图 47-6 ～ 图 47-8），结果回报为：①肝形态失常，肝裂增宽，肝边缘呈凹凸不平，肝左叶增大；肝内弥漫多发结节及肿块，FDG 代谢不均匀性增高；以上病变，对比本院 2018-12-27 及 2020-6-19 CT，病变呈逐渐增多，考虑肝恶性病变可能，建议肝穿刺活检进一步明确；肝门区、肠系膜区及腹膜后区多发小淋巴结，部分 FDG 代谢稍增高，淋巴结转移不除外；②右肺中叶支气管开口处结节灶，FDG 代谢稍增高，较本院 2018-12-27 胸部 CT 稍减小；右主支气管内结节灶，较前稍增，建议动态观察；左肺多发结节灶，未见 FDG 代谢增高，左肺下叶外基底段结节较 2018-12-27 CT 未见著变，倾向良性；余结节较 2018-12-27 胸部 CT 新发，建议动态观察；右肺中叶实变及索条影，较 2020-8-10 胸部 CT 增多，考虑炎性病变；右肺上叶陈旧病变（陈旧结核可能）；纵隔、右侧肺门心膈角及内乳区炎性增生小淋巴结；双侧胸腔积液伴胸膜稍增厚；③左肾复杂囊肿伴肾皮质稍萎缩，双侧肾周慢性炎性改变；肝周腹盆腔少量积液，肠系膜区炎性改变；胆囊切除术后改变；④多发软化灶，多发缺血性脑白质病变，老年性脑改变；甲状腺结节，FDG 代谢稍增高，建议超声随诊观察；⑤腰 5 椎体骨岛；右侧股骨囊性变；脊柱退行性改变。

6. 病理检查

完善肝病理检查，结果回报为：灰白色穿刺组织 2 条，长 0.3 ～ 1 cm，直径 0.1 cm。免疫组化：P53（－），Rb（较多＋），S-100（较多＋），CK（＋），CD56（＋），Syn（＋），CgA（＋），Ki67（＋5-20％），Villin（＋），AFP（－），GPC-3（－），HEP（散在少量＋），CK19（＋），CD10（－），CK7（－），TTF-1（－），NapsinA（－），NKX3.1（－）。病理诊断：均可见异型细胞浸润，结合免疫组化诊断为神经内分泌肿瘤，考虑为 G2。

7. 诊疗方案

再次详细询问患者家属病史，患者家属表示外院支气管镜介入术后病理曾提示为神经内分泌

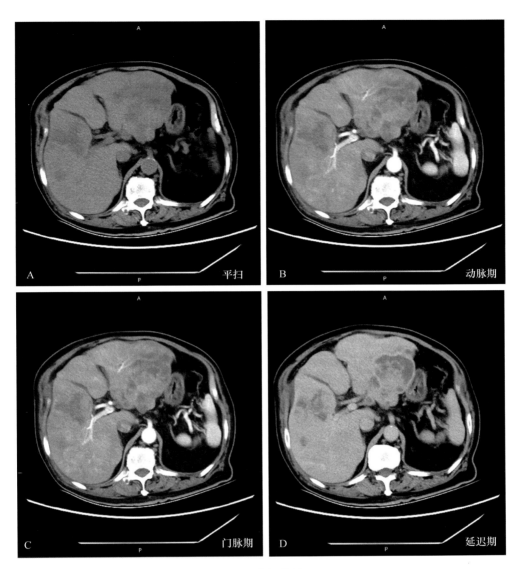

A 平扫　B 动脉期　C 门脉期　D 延迟期

图 47-3　腹部增强 CT

表 47-1　肿瘤标志物变化趋势

时间	CYF211（ng/ml）	NSE（ng/ml）	CEA（ng/ml）	AFP（ng/ml）	CA125（U/L）	CA199（U/L）
2015-11	3.34	—	3.21	2.15	—	28.16
2016-9	3.42	—	3.48	2.02	—	24.91
2018-2	3.55	—	2.57	2.33	—	19.45
2018-7	2.65	—	3.56	2.05	—	18.18
2018-12	14.42	73.59	3.3	1.56	51.43	38.98
2020-6	11.49	47.27	4.04	1.74	65.25	70.75
2020-8	—	—	4.84	1.54	141.56	305.43

肿瘤，具体分期不详，未予进一步诊治。结合患者既往病史、临床表现、相关辅助检查等，考虑患者肺神经内分泌肿瘤、肝转移、类癌综合征诊断明确。

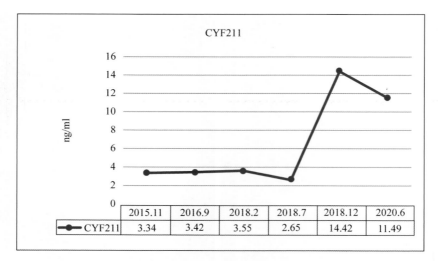

图 47-4 CYF211 变化趋势

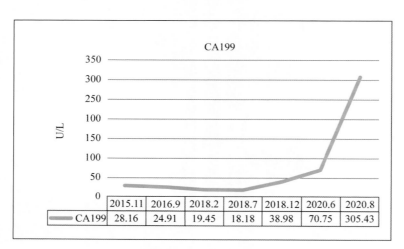

图 47-5 CA199 变化趋势

建议患者应用长效奥曲肽改善类癌综合征症状，同时可应用依维莫司行靶向治疗，但患者家属未同意，签字出院。出院一周后因跌倒致右股骨颈骨折继发重症肺炎、肿瘤溶解综合征、急性肾损伤去世。

二、病例解析

1. 类癌综合征

类癌综合征是由于神经内分泌肿瘤过量分泌 5-羟色胺、缓激肽、组胺、前列腺素及多肽激素等作用于血管的物质，从而引起皮肤潮红（多见于面颈部和上胸部）、腹痛、腹泻、支气管痉挛等典型临床症状。5-羟色胺被认为是类癌综合征腹泻的主

要原因；组胺和缓激肽可通过扩血管作用而引起皮肤潮红。此外类癌综合征还可表现为心脏瓣膜纤维化、糙皮病等临床症状。

类癌综合征患者虽存在血清 5-羟色胺显著升高，但不建议检测血清 5-羟色胺，应检测尿液中 5-羟吲哚乙酸（5-hydroxyindoleacetic acid，5-HIAA）含量。5-羟吲哚乙酸是 5-羟色胺的代谢产物，24 h 尿液中 5-羟吲哚乙酸检测类癌综合征的敏感性为 100%，特异性为 85%～90%。有些食物和药物会影响生化物浓度，所以检测时应严格控制饮食，防止出现假阳性或假阴性情况。

类癌综合征应与系统性组织嗜碱细胞增多症鉴别，后者皮肤潮红历时 20～30 min 或更长，常伴有瘙痒和色素荨麻疹，骨髓涂片检查可查到组织嗜

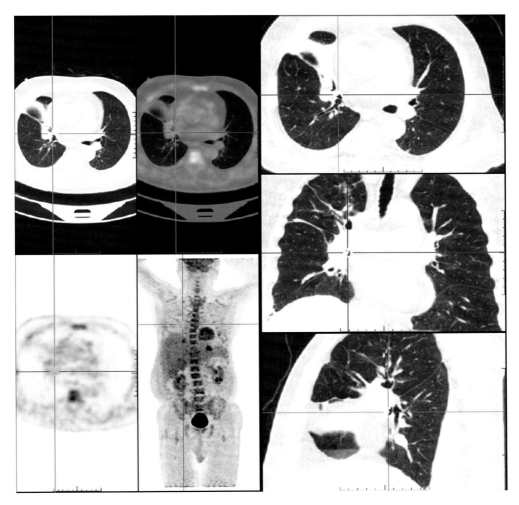

图 47-6　2020-8 PET-CT（右肺中叶支气管）：右肺中叶支气管开口处可见结节灶，大小约 0.6 cm×0.7 cm，未见异常 FDG 摄取增高，中叶体积缩小，右肺中叶及上叶可见多发斑片状密度增高影及索条影，其内支气管见支气管充气征，支气管不规则增宽，边界欠清晰，FDG 摄取稍增高，SUVmax：1.6

碱细胞异常增生。

长效生长抑素类似物（somatostatin analogues，SSA）目前被推荐作为类癌综合征的一线治疗药物，围手术期治疗可采用短效 SSA 连续静脉输注进行，以避免类癌危象。

2. 肺神经内分泌肿瘤的诊治

神经内分泌肿瘤（neuroendocrine neoplasma，NENS）泛指所有起源于肽能神经元和神经内分泌细胞的一系列的异质性肿瘤。近年来神经内分泌肿瘤的发病率不断上升，胃肠道和胰腺是其最常见的类型，占 65%～75%；而肺神经内分泌肿瘤（lung neuroendocrine neoplasma，L-NENs）的发病率则仅次于胃肠胰腺神经内分泌肿瘤。

根据 2021 年 WHO 病理分类，L-NENs 共分为 4 类：典型类癌（typical carcinoid，TC）、不典型类癌（atypical carcinoid，AC）、大细胞神经内分泌癌（large cell neuroendocrine carcinoma，LCNEC）、小细胞癌（small cell carcinoma，SCC）。神经内分泌瘤（neuroendocrine tumors，NETs）包括 TC 和 AC，神经内分泌癌包括 LCNEC 和 SCC。

L-NENs 中 TC、AC、LCNEC 占原发肺部肿瘤的比例约为 2%、0.2% 和 3%。欧美国家 L-NENs 的发病率为（0.2～2）/10 万，且发病率逐年上升，部分原因可能与医师对该疾病认识的提高以及病理和影像诊断水平的进步有关。TC 和 AC 多见于不吸烟或少吸烟者，女性略多于男性，50～60 岁多见，而 LCNEC 则多见于长期吸烟的老年男性患者。

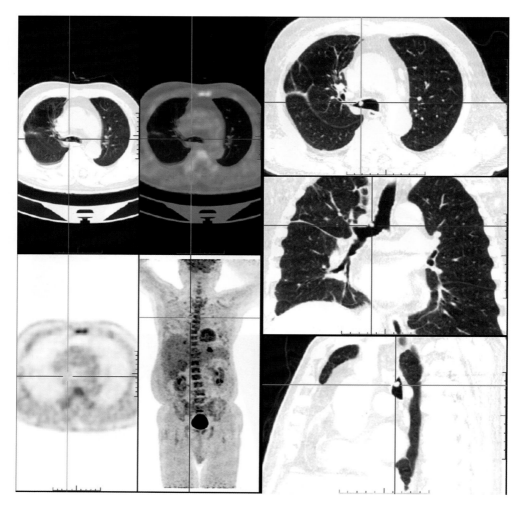

图 47-7　**2020-8 PET-CT（右主支气管）**：右主支气管内见一结节灶，大小约 0.5 cm×0.7 cm，边界尚清，与气管壁相连，未见异常 FDG 摄取增高

（1）临床表现

L-NENs 临床表现包括肿瘤相关症状及分泌综合征。

大多数 L-NENs，尤其是 TC，为中心型，LCNEC 多为外周型。中心型肿瘤常伴有呼吸道症状，包括咳嗽、咯血、胸痛及呼吸困难。外周型 L-NENs，特别是生长缓慢的无功能 L-NETs，常由于其他原因进行的影像检查被偶然发现，无明显症状，部分患者的症状与肿瘤转移灶有关。肝、骨、肺是 L-NENs 最常见的转移器官，但也可能出现皮肤、肾上腺、甲状腺、卵巢、胸膜和腹膜等少见部位转移。

在 L-NETs 患者中类癌综合征的发生率为 2%～5%，特别是肝转移患者易出现类癌综合征。L-NENs 患者类癌综合征症状可能不典型，潮红可能非常严重且持久，持续数小时到数日，还可伴有头痛、流泪、低血压、水肿等其他症状。

1%～2% 的 L-NETs 可出现异位促肾上腺皮质激素（ACTH）分泌，约 40% 异位 ACTH 综合征是由 L-NETs 导致，是 ACTH 异位生成最常见的原因，患者可出现库欣综合征，主要表现为向心性肥胖、皮肤紫纹、高血压、糖代谢异常、低血钾、骨质疏松等。

另外 L-NETs 也是垂体外分泌生长激素释放激素的最常见部位，患者可出现肢端肥大症，但发生率极低。其他罕见的激素还包括胰岛素、可导致患者反复低血糖发作。

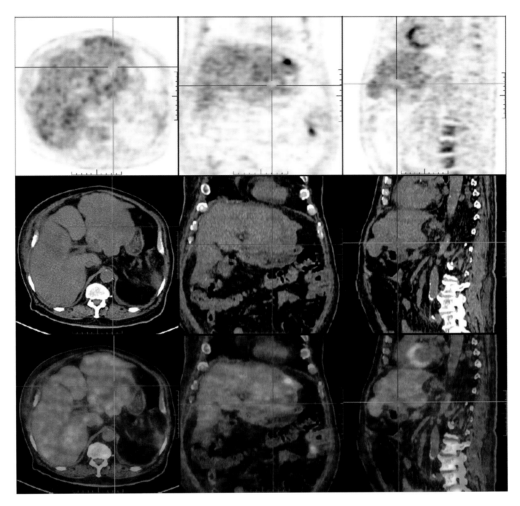

图 47-8 2020-8 PET-CT（肝）： 肝形态失常，肝裂增宽，肝边缘呈凹凸不平，肝左叶增大，肝内见弥漫多发结节灶及肿块，大者位于肝左叶，大小约 9.7 cm×7.5 cm×6.9 cm，肝内密度不均，其内多发低密度区，部分结节及肿块呈混杂密度，CT 值约 17HU-41HU，FDG 摄取均匀性增高，SUVmax：4.3

（2）影像学检查

● 常规检查方法：增强 CT 是原发灶影像学检查的金标准。L-NETs 的 CT 影像特征通常是非特异性的，可表现为单纯腔内或腔外生长，更常见腔内 - 腔外混合生长，增强 CT 扫描常表现为明显强化，有点状或离心性钙化。外周型 L-NETs 最常见的表现是圆形或卵圆形的肺结节，边缘光滑或成分叶状。部分 LCNEC 可伴有毛刺和胸膜牵拉，增强 CT 表现为不均匀强化。中心型 L-NENs 可表现为 CT 上的间接梗阻征象，如肺不张、阻塞性肺炎等。增强 MRI 是检查肝转移和脑转移病灶的最佳方法。

● 放射性核素显像：部分 L-NETs 表达高水平的生长抑素受体（somatostatin receptor，SSTR），因此可采用放射性核素标记的生长抑素类似物（somatostatin analogues，SSA）进行生长抑素受体显像（somatostatin receptor imaging，SRI）的全身成像。SRI 还可以筛选有资格接受 SSA 及放射性核素肽受体介导治疗（peptide receptor radionuclide therapy，PRRT）的患者。

（3）分期与预后

L-NENs 依据美国癌症联合委员会第 8 版肺癌 TNM 分期系统进行分期。80% 以上的 L-NETs 确诊时为 I 期或 II 期，IV 期患者最常见的转移部位包括肝、骨和肺。在 L-NETs 中，总生存时间主要与 WHO 病理分类和 pTNM 分期相关。Ⅰ、Ⅱ、Ⅲ或Ⅳ期 TC 或 AC 患者的 10 年疾病特异性生存率分别为 96％、85％、81％、59％ 和 88％、75％、47％、18％。转移性 L-NETs 的预后可能与 WHO 病理分类、体力状态评分、血 CgA 水平、肿瘤负荷和 SRI 摄取以及肿瘤生长速率和功能综合征等多种因素有关。所有分期的 LCNEC 的 5 年总生存率为 13％～57％，手术切除受的 LCNEC 患者 3 年和 5 年生存率分别为 49％～54％ 和 45％。

（4）晚期 L-NENs 的治疗

治疗目标包括功能性 NETs 的症状控制和控制肿瘤生长，以改善患者生活质量和延长生存期（表 47-2）。目前单独针对 L-NENs 的临床研究很少，制定治疗决策时通常依据预后因素而非疗效预测因子，最佳治疗顺序尚未确定。

三、要点提示

- 当存在胃肠、肺、肝、胰腺等脏器占位性质不明的患者，如同时出现皮肤潮红、腹泻、哮喘等症状，应警惕神经内分泌肿瘤继发类癌综合征可能。

- L-NETs 虽进展缓慢、5 年生存率较高，但存在远处转移的可能，对于可手术的患者应首选根治性切除，术后需要规律随访，警惕术后复发。

- 对于晚期 L-NENs 治疗目标包括功能性 NETs 的症状控制和控制肿瘤生长，以改善患者生活质量和延长生存期，常用药物包括长效生长抑素类似物、分子靶向药物、化疗以及 PRRT。

表 47-2　无法手术的局部晚期及转移性肺神经内分泌瘤患者可选择的治疗方案

药物或治疗方法	分级	适用范围	证据级别	推荐级别
长效奥曲肽或兰瑞肽	TC 或 AC	肿瘤负荷较小，进展缓慢且 SSTR 阳性	2A	Ⅰ级
依维莫司	TC 或 AC	疾病进展	1A	Ⅰ级
索凡替尼	TC 或 AC	疾病进展	1A	Ⅰ级
化疗	TC 或 AC	疾病进展或肿瘤负荷大或有症状	2B	Ⅱ级
PRRT	TC 或 AC	疾病进展且 SSTR 阳性	2B	Ⅱ级

参考文献

［1］中国临床肿瘤学会神经内分泌肿瘤专家委员会.中国肺和胸腺神经内分泌肿瘤专家共识.中华肿瘤杂志，2021，43（10）：989-1000.

［2］肺神经内分泌肿瘤病理诊断共识专家组.肺神经内分泌肿瘤病理诊断共识.中华病理学杂志，2017，46（1）：9-13.

［3］PELOSI G. The Natural History in Lung Neuroendocrine Neoplasms：The Stone Guest Who Matters. J Thorac Oncol，2022，17（2）：e5-e8.

［4］NICHOLSON A G，TSAO M S，BEASLEY M B，et al. The 2021 WHO Classification of Lung Tumors：Impact of Advances Since 2015. J Thorac Oncol，2022，17（3）：362-387.

［5］DERKS J L，RIJNSBURGER N，HERMANS B C M，et al. Clinical-Pathologic Challenges in the Classification of Pulmonary Neuroendocrine Neoplasms and Targets on the Horizon for Future Clinical Practice. J Thorac Oncol，2021，16（10）：1632-1646.

（汤雯）

第八篇

老年性疾病

高龄老人重症贫血的综合诊治

一、病例摘要

患者老年男性，103 岁，主因"眼睑水肿 10 余天，食欲下降 2 天"于 2019-1-28 收入院。患者 10 余天前无明显诱因出现颜面水肿，伴双下肢水肿，以足面及脚踝为著，双侧对称，日间多以坐位为主，傍晚水肿较晨起加重，尿量较前减少，具体不详。2 天前出现食欲下降、纳差，每日仅能进食半流食 300ml，无恶心、呕吐，无反酸、烧心，无腹痛、腹泻，无头晕、头痛，无胸闷、胸痛、喘憋，无咳嗽、咳痰，无尿路刺激感，活动耐量较前下降，夜间可平卧。

既往史： 高血压史 40 余年，血压最高 200/100 mmHg，应用缬沙坦胶囊 80 mg qd 联合硝苯地平控释片 30 mg qn 降压治疗，血压控制在 140～150/60～70 mmHg。冠状动脉粥样硬化性心脏病史 10 余年，曾间断应用单硝酸异山梨酯片治疗，近期无心绞痛发作。2010 年因窦性心动过缓、R-R 长间期于我院行心脏起搏器植入术。糖耐量减低病史 10 余年，饮食控制，未服药。2017 年骨髓穿刺诊断缺铁性贫血，予蔗糖铁静脉滴注补铁治疗好转，院外服用琥珀酸亚铁片、叶酸，近半年来自行停用上述药物，未监测血红蛋白。间质性肺疾病史 8 年。慢性肾病 3 期、阻塞型睡眠呼吸暂停低通气综合征、高脂血症、双下肢动脉硬化闭塞、多发腔隙性脑梗死、左颈内动脉中重度狭窄、甲状腺多发结节、骨质疏松症、胆囊结石、前列腺增生、双硬膜下积液、腰椎间盘突出症、椎管狭窄等病史多年。

个人史： 否认烟酒嗜好。

婚育史及家族史： 无特殊。

入院查体： 体温 36.4 ℃，脉搏 75 次 / 分，呼吸 18 次 / 分，血压 148/61 mmHg，脉氧饱和度 98%（FiO_2 20.9 %），身高 153 cm，体重 60 kg，BMI 25.6 kg/m^2。神志清楚，精神状态弱，贫血貌，结膜苍白，皮肤干皱，全身浅表淋巴结未及肿大。双肺呼吸音粗，双下肺可闻及少量爆裂音及湿啰音。心率 75 次 / 分，心律齐，A2 > P2，心音可，主动脉瓣听诊区可闻及 3/6 级收缩期吹风样杂音，未闻及心包摩擦音。腹软，全腹无压痛、反跳痛及肌紧张，肝脾肋下未触及，墨菲征阴性，麦氏点无压痛，肠鸣音 4 次 / 分，移动性浊音阴性，双下肢中度凹陷性水肿。

老年综合评估： 生活能力存在中度功能障碍，部分需人照顾（Barthel 评分 50 分）；存在营养风险（NRS2002 5 分）；衰弱（FRAIL 3 分）；认知能力正常（Mini-Cog 3 分）；Morse 跌倒评分 60 分，属于高度危机；存在肌少症风险（SARC-F 7 分）。

辅助检查：

1. 实验室检查

- 血常规：WBC $6.15×10^9$/L、GR% 81.3%↑，HGB 55.2 g/L↓，PLT $226×10^9$/L。
- 贫血系列：HGB 55.2 g/L↓、MCV 72.82fl↓、MCH 23.72pg↓、MCHC 325 g/L、Fe 36.1 μmol/L、TIBC 56.13 μmol/L、Fer 19.7 ng/ml↓、TSAT 64.31 %↑、叶酸 14.98 ng/ml、维生素 B12 395 pg/ml。
- 心肌酶与 BNP：TnT < 0.03 ng/ml、TnI 0.011 ng/ml、BNP 323 pg/ml。

- 肝功能、电解质、血脂：ALT 25 U/L，AST 39 U/L，ALB 31.5 g/L↓，TBIL 27.19 μmol/L↑，DBIL 7.84 μmol/L，CHE 2.91 kU/L↓，Cr 111.7 μmol/L↑，BUN 7.89 mmol/L，K 4.85 mmol/L，Na 118.0 mmol/L↓，Cl 89 mmol/L↓，OSM 245 mosm/L↓，CHOL 2.82 mmol/L↓，TG 0.66 mmol/L，HDL-C 1.03 mmol/L，LDL-C 1.47 mmol/L↓。

- 血气分析：FiO_2 20.9%，pH 7.430，PO_2 88 mmHg、PCO_2 27.6 mmHg↓、SBE −3.8 mmol/L、HCO_3^- 18.5 mmol/L↓。

- 凝血功能：PT 13.4 s、PTA 96%、APTT 34.6 s、INR 1.03、D-dimer 1.8 μg/ml↑。

- 血糖：空腹血糖 5.04 mmol/L，糖化血红蛋白 5.21%。

- 甲状腺功能：T3 0.78 nmol/L↓、T4 96.55 nmol/L、FT3 3.64 pmol/L、FT4 11.58 pmol/L、TSH 0.80 μIU/ml。

- 肿瘤标志物：CEA 5.83 ng/ml↑、CA125 36.9 U/ml↑、NSE 18.90 ng/ml↑。

- 尿常规：白细胞 34/μl↑，细菌 382.0/μl↑。

- 便隐血：阳性~弱阳性。

2. 影像学检查

- 心电图（入院时）：窦性心律，心率 75 次/分，大致正常心电图。

- 超声心动图：升主动脉内径正常，各房室内径正常，LVEF 73%，室间隔厚度 12 mm 略增厚，心包积液（少量），右房、右室起搏电极回声。

- 腹部超声：肝囊肿，胆囊结石。

- 泌尿系超声：双肾囊肿，双肾老年肾样改变，膀胱肌小梁增生，前列腺增大伴钙化。

- 胸部正位片：双肺纹理增多模糊，双肺尖可见条索及斑点影，左下肺野可见斑片影，左膈面模糊，双膈角变钝。

初步诊断：①重度贫血：缺铁性贫血，肾性贫血，消化道失血？②低钠血症；③肺部感染；④低蛋白血症；⑤高血压 3 级（极高危组）；⑥冠状动脉粥样硬化性心脏病；⑦窦性心动过缓，双腔永久起搏器植入术后；⑧慢性肾病 3 期，肾性贫血；

⑨糖耐量减低；⑩多发腔隙性脑梗死。其他：双侧颈动脉粥样硬化伴多发斑块形成，左颈内动脉中重度狭窄，双下肢动脉硬化闭塞症，高脂血症，脂肪肝，肺间质纤维化，阻塞型睡眠呼吸暂停低通气综合征，胆囊结石，骨质疏松症，前列腺增生，双眼人工晶体置入术后等。

入院后诊疗经过：

1. 贫血的诊断和治疗

根据患者入院时的血红蛋白情况（55.2 g/L），贫血的诊断成立，程度为重度（小于 60 g/L）。贫血的分类根据红细胞形态及平均红细胞血红蛋白含量可分为正细胞正色素性贫血、小细胞低色素性贫血、大细胞性贫血，该患者入院时平均红细胞体积小于 80 fl（72），平均红细胞血红蛋白量小于 27 pg（23），属于小细胞低色素性贫血。在小细胞低色素性贫血病因中，缺铁性贫血最为常见，该患者查血清铁蛋白浓度减低，叶酸、维生素 B12 正常范围，血清铁升高，总铁结合力不低，未饱和铁结合力降低，提示体内贮存铁减少，结合患者 2 年前曾因贫血行骨髓细胞学检查提示缺铁性贫血，故诊断缺铁性贫血。消化道失血为老年人群缺铁性贫血的常见原因，本例患者入院后多次查便隐血阳性，且伴有肿瘤标志物 CEA、CA125 等升高，需进一步完善胃肠镜等除外消化道肿瘤，但患者为百岁老人，本人及家属均不愿接受胃肠镜检查，故无法明确诊断。另外，患者既往有慢性肾功能不全病史，存在肾性贫血，但肾性贫血以轻中度贫血多见，患者贫血程度重，考虑为上述因素共同引起。综合患者情况，考虑患者贫血原因为多因素所致，包括：缺铁性贫血、肾性贫血、消化道出血（原因不明）。

患者入院后查血红蛋白进一步降低，HGB 最低至 52 g/L，治疗针对多因素的贫血原因予以干预。入院后予积极补充造血原料及间断输悬浮红细胞治疗，但监测血红蛋白升高不明显且有下降趋势，考虑与消化道失血、口服铁剂胃肠道吸收效果不佳，调整为静脉补铁治疗，选择蔗糖铁注射液，根据需要补铁量（mg）=［目标血红蛋白（g/L）−当前血红蛋白（g/L）］×体重（kg）×0.24＋500 mg，计算应补充铁剂 1508 mg，每次给予 100 mg，每周补铁治疗 2 ~ 3 次，至完成总补铁治疗量。同时调整 EPO 剂量，逐渐调整至每周 20 000 单位皮下注射。针对消化道出血，给予云南白药胶囊口服对症治疗，同时请营养科会诊调整营养方案、加强营养支持等治疗。之后患者血红蛋白稳定在 80 ~ 100 g/L。

2. 其他方面的诊治

（1）低钠血症的诊断和治疗

患者此次因水肿入院，化验提示重度低钠血症（小于 120 mmol/L）。低钠血症根据渗透压情况可分为低渗性、等渗性、高渗性低钠血症。本例患者无明显高脂血症、高蛋白血症、高血糖及甘露醇等药物应用史，结合患者低钠时的血渗透压水平（245 mosm/L），考虑为低渗性低钠血症，可能与患者水肿、体内水潴留相关。另外患者入院前伴有纳差，进食量减少，存在钠摄入不足。患者同时合并慢性心肾功能不全，在补钠治疗基础上需积极消除水肿，间断予袢利尿剂治疗。另外，患者需除外甲状腺功能减退、肾上腺皮质功能减退、抗利尿激素分泌失调综合征、脑性盐耗综合征等疾病引起的低钠血症。患者行甲状腺功能检查基本正常。肾皮质功能低下也可造成低钠血症，实验室检查可有高血钾、正细胞性贫血等情况，患者无肾上腺感染、自身免疫性肾上腺炎、局部放疗等病史，无皮肤色素沉着、低血糖、低血压等症状，不支持存在上述原因。脑性盐耗综合征是一种颅内病变，多于外伤或手术后发生，影像学表现为脑水肿或脑肿胀，脑功能紊乱，肾无法保钠，引起钠及细胞外液的丢失，中心静脉压低，但患者无相关病史，不支持。综合考虑患者低钠血症与摄入不足、稀释性低钠等有关，治疗上：给予口服补钠及托伐普坦片治疗，注意补钠速度，监测血钠水平逐渐升至正常水平。

（2）水肿的诊断和治疗

患者入院后全身水肿，以颜面部为著，入院后完善相关检查，除外了甲状腺、心肾功能不全急性加重所致。考虑患者白蛋白水平偏低，与水肿仍有一定相关性，给予间断静脉补充白蛋白、应用袢利尿剂等治疗，之后患者下肢及颜面部水肿基本消退。

（3）肺部感染的诊断和治疗

患者入院时查体：双肺呼吸音粗，双下肺可闻及少量爆裂音及湿啰音；化验提示血 GR% 81.3%↑；胸部影像学提示：双肺纹理增多模糊，左下肺野可见斑片影，左膈面模糊；结合患者有肺间质病变的基础病史，考虑患者存在肺部感染，给予拉氧头孢 2 g q12h 静脉点滴及气道雾化、化痰等治疗。患者肺部湿啰音明显减少、复查血 GR% 降至正常、胸部 X 线片提示肺部斑片影较前减少，考虑感染控制，抗生素应用 10 天后停用。

二、病例解析

1. 老年人贫血的定义和流行病学特征

（1）定义

世界卫生组织（WHO）对 65 岁以上老年人的贫血定义为男性血红蛋白低于 130 g/L，女性低于 120 g/L。依据我国的调查结果，把成年人贫血定义为男性血红蛋白低于 120 g/L，女性低于 110 g/L，老年人亦依此诊断标准。但这并没有把种族和性别差异考虑在内。老年人常合并多种疾病，可能会影响血红蛋白浓度、红细胞数量和血细胞比容的判断，如合并充血性心力衰竭时，血液往往存在稀释情况，是否存在贫血，需要综合判断。

（2）流行病学特征

根据 WHO 诊断标准，美国第三次全国健康与营养调查（NHANES Ⅲ 2004 年）发现 65 岁以上人群，11% 的男性和 10.2% 的女性患有贫血。患病率随着年龄的增长而增加，85 岁以上人群贫血患病率为 23%，不同年龄和性别之间存在显著差异。中国居民贫血状况研究（2005 年）数据显示，我国城乡 60 岁及以上老年人贫血患病率为 29.1%。贫血在老年人群中患病率较高，尤以 85 岁以上发生率最高。

2. 老年人贫血的常见病因及诊断

贫血不是一种独立的疾病，而是一种病理状态。老年人的贫血患病率随年龄增长而显著增加。老年人贫血的病因多为综合性。

（1）老年人贫血的主要原因

约 1/3 为营养缺乏；约 1/3 为慢性肾病性贫血或慢性病贫血 / 炎症性贫血；其余 1/3 原因不明。

- 营养性贫血：缺铁性贫血（IDA）和巨幼细胞性贫血（MA）是老年人贫血的主要原因。铁缺乏是引起营养性贫血的最常见原因。铁摄入减少、铁吸收下降及慢性失血均是缺铁的重要原因。老年人 IDA 主要原因是慢性失血，尤其是消化道失血。IDA 的实验室检查特征包括血清铁浓度降低，血清铁蛋白浓度下降，总铁结合力增加，转铁蛋白饱和度下降等，实验室检查有助于对铁缺乏和缺铁性贫血的进一步确诊和分期。诊断 IDA 后注意排除消化道肿瘤。叶酸和（或）维生素 B12 缺乏会导致细胞 DNA 合成障碍，而损害红细胞的成熟和增殖致大细胞性贫血。若同时合并铁缺乏可能表现不典型。实验室检查有助于鉴别叶酸或维生素 B12 缺乏。本病除贫血症状外，患者常有舌痛、舌质红、舌乳头萎缩、食欲缺乏、上腹部不适、腹泻等表现，维生素 B12 缺乏可伴有神经系统症状如乏力、手足麻木、感觉障碍等周围神经炎表现，老年患者常有精神症状。

- 慢性病贫血 / 炎症性贫血（anemia of chronic disease/anemia of inflammation，ACD/ACI）：炎症性贫血（ACI）也称为慢性病贫血（ACD）。慢性病贫血时，各种细胞因子的干扰导致促红细胞生成素（EPO）分泌不足，骨髓对贫血的反应迟钝及铁平衡失调，是造成贫血的主要原因。可能伴有 ACD 的慢性疾病有：慢性感染（包括肺炎、肺结核、亚急性细菌性心内膜炎、盆腔感染、慢性尿路感染、慢性真菌感染等）；慢性炎症（主要有类风湿关节炎、风湿热、系统性红斑狼疮、血管炎、创伤等）；肿瘤；其他如酒精性肝病、充血性心力衰竭、缺血性心脏病等。ACD 的诊断依据包括：伴有基础疾病；正细胞正色素性贫血或小细胞低色素性贫血；血清铁及总铁结合力均低于正常，转铁蛋白饱和度在 16% ～ 30%，血清铁蛋白增高。

- 慢性肾病性（chronic kidney disease，CKD）贫血：是由于肾功能受损尤其是患者肾小球滤过率低于 30 ml/（min·1.73 m^2）或血肌酐SCr 高于 300 μmol/L 且血红蛋白降低时导致的正细胞正色素性贫血。本病是 CKD 的常见并发症，也是 CKD 患者合并心血管并发症的独立危险因素。贫血原因主要与 EPO 分泌减少及抑制 EPO 物质增多、红细胞破坏增多、营养不良、钙磷代谢紊乱造成甲状旁腺功能亢进使纤维组织增生及骨髓纤维化，造血功能减退；血小板功能障碍，导致皮肤、黏膜及内脏出血而加重贫血。

- 再生障碍性贫血（aplastic anemia，AA）：是由于骨髓造血功能低下而致外周血中一系、二系或全血细胞减少，病因和发病机制尚未完全阐明，部分病例与物理、化学、药物或生物及免疫因素有关，症状的轻重和病程的急缓有很大差异，一般分为急性再生障碍性贫血和慢性再生障碍性贫血。

- 不明原因贫血：大约 1/3 的老年贫血患者采用临床常规检查方法无法明确病因。这类贫血的特点是贫血程度轻微，一般为正细胞正色素性，血红蛋白浓度多在 100 ～ 120 g/L，骨髓为低增生性。老年不明原因贫血可能与老年人年龄增长干细胞的生理改变相关，也可能是骨髓增生异常的早期表现，当然其他原因也不能完全排除。因此，对老年不明原因贫血的患者一定要积极查找病因，找出可能存在的潜在疾病，以免漏诊和误诊，贻误治疗时机。

（2）老年人贫血的诊断

根据血红蛋白的浓度即可做出贫血的诊断，但查明贫血的病因则不容易。老年人贫血的原因往往不是单一性的，多为综合因素引起。老年人贫血的诊断过程中要注意：①详细询问病史：包括症状，有无出血史，有无营养缺乏或偏食情况，有无化学毒物或放射性物质接触史、用药史，有无慢性炎症、慢性肾病、慢性肝病、结缔组织病、恶性肿瘤、内分泌紊乱等疾病史；②仔细的体格检查：除全面检查外，还需注意有无黄疸，淋巴结、肝、脾有无肿大，骨骼有无压痛，有无反甲、舌炎，有无骨骼畸形，心脏查体有无异常等；③辅助检查：实验室检查除了红细胞、血红蛋白、血细胞比容外，还应检查网织红细胞计数、MCV、MCHC、外周血红细胞形态，骨髓细胞学检查、必要时应做骨髓活检；尿常规、便隐血、血肌酐、血尿素氮、肺部影像学检查等也是常规检查项目。具体的诊断流程可参考表 48-1 及图 48-1。

3. 老年人贫血的临床特点和治疗

（1）老年人贫血的临床特点

由于老年人各器官功能衰退，且同时患有心、脑或其他器官疾病，因而对贫血的耐受能力减低，轻中度贫血也可出现重度甚至极重度的临床症状；随年龄增长，造血组织容量减少，老年人对贫血的应激能力明显减低；老年人贫血多继发于其他疾病，常见的有肿瘤、感染、慢性肾功能不全、急慢性失血等，一些代谢性疾病及药物也可继发贫血。老年人贫血可表现为精神症状而易误诊为老年精神病，同时老年人慢性贫血最常见的症状和体征常为隐匿性，不易发现，往往在诊断时贫血已较严重。

（2）老年人贫血的治疗

老年人常合并其他系统疾病，查明贫血的原因，尽可能去除病因极为重要。老年人贫血往往为多种原因导致，故在治疗上单一用药很难出现效果。补充造血原料、应用造血生长因子（目前常用的是促红细胞生成素 EPO）、必要时输注红细胞等是常用的治疗方法，对于免疫相关性的贫血，可以应用免疫抑制剂，包括肾上腺皮质激素（常用于自身免疫性溶血性贫血、纯红细胞再生障碍性贫血）、抗人胸腺球蛋白（ATG）和环孢素（重型再生障碍性贫血的治疗）。需要指出的是，老年患者更易发生口服补铁不耐受，还容易出现便秘，并且对口服铁剂的吸收下降，尤其是使用抗酸剂或存在胃酸合成障碍的患者，因此可适当放宽老年患者使用静脉铁剂的条件。目前尚无老年贫血的统一治疗标准，高水平的血红蛋白浓度并不是治疗的终极目标，应尽量将血红蛋白浓度维持在 80 g/L 以上，一般认为

表 48-1 贫血的细胞形态学分类		
小细胞低色素性贫血	**正常细胞性贫血**	**大细胞性贫血**
缺铁性贫血	急性失血性贫血	维生素 B12 缺乏性贫血
慢性疾病史的低色素性贫血	溶血性贫血	叶酸缺乏性贫血
铁粒幼细胞贫血	再生障碍性贫血	肝病贫血
珠蛋白生成障碍性贫血	骨髓病性贫血	酒精中毒
	肾病贫血	急性失血后贫血
	慢性病贫血	某些影响叶酸及维生素 B12 的药物引
	内分泌障碍所致的贫血	起的贫血

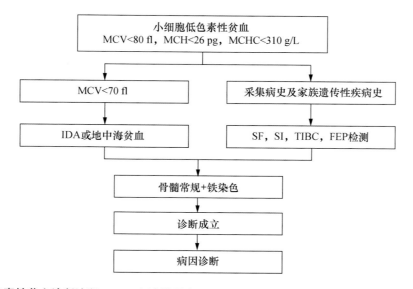

图 48-1　小细胞低色素性贫血诊断流程：SF，血清铁蛋白；SI，血清铁；TIBC，总铁结合力；FEP，红细胞游离原卟啉

使血红蛋白恢复到 100 ～ 120 g/L 即达到治疗目标。

三、要点提示

- 贫血在老年人中患病率较高，且随着年龄的增长而增加，最新研究显示贫血是老年人群独立的预后不良因素。除此之外，它也严重影响了老年人的生活质量，使体力下降、认知功能减退、情绪障碍、易跌倒等一系列问题的发生率大幅升高。

- 老年人贫血的原因很多，常与个体合并的慢性病状态有关。老年人骨髓的造血功能随年龄增加而减低，当合并其他疾病时更容易出现贫血。老年贫血的病因由于患者合并多种病理生理状态且服用多种药物而难以准确判断，不明原因的贫血约占 1/3，相当一部分老年贫血为多因素综合作用的结果。

- 老年人贫血的临床特点：起病缓慢，症状隐匿或不典型，由于老年人脏器功能衰退，身体对急性贫血的耐受能力低于一般水平，所以老年贫血的临床症状和贫血程度可能不相符。

- 及时纠正贫血，可很高程度上改善老年人的预后。老年人常合并其他系统疾病，查明贫血的原因，尽可能去除病因极为重要。补充造血原料、应用造血生长因子、必要时输血等是常用的治疗方法。目前尚无老年贫血的统一治疗标准，应尽量将血红蛋白浓度维持在 80 g/L 以上，一般认为血红蛋白 100 ～ 120 g/L 达标。

参考文献

[1] GOODNOUGH L T，SCHRIER S L. Evaluation and management of anemia in the elderly. Am J Hematol，2014，89（1）：88-96.

[2] GURALNIK J M，EISENSTAEDT R S，FERRUCCI L，et al. Prevanlence of anemia in persons 65 years and older in the United States：evidence for a high rate unexplained anemia. Blood，2004，104（8）：2263-2268.

[3] EISENSTAED T R，PENNINX B W，WOODMAN R C. Anemia in the elderly：current understanding and emerging concepts. Blood Rev，2006，20（4）：213-226.

[4] 朴建华，赖建强，荫士安，等 . 中国居民贫血状况研究 . 营养学报，2005，27（4）：268-275.

[5] 刘炜洋，王小钦 . 老年贫血的诊断与治疗 . 老年医学与保健，2018，24（6）：749-753.

（郝瑞瑞）

老年综合征的识别与管理

一、病例摘要

患者老年男性，87 岁，因"头部外伤 6 h"于 2017-7-31 入院。患者 6 h 前不慎跌倒，头部着地，自觉头部疼痛、肿胀，无头晕、头痛、意识障碍、二便失禁，头部 CT 提示右侧顶、枕部颅骨内板下硬膜下积血积液伴周围头皮血肿，急诊予局部头皮清创缝合包扎，为进一步诊治收入脑外科病房。

既往史： 高血压史 20 余年，血压最高 150/80 mmHg，曾口服苯磺酸氨氯地平片、氯沙坦钾片治疗，后因血压偏低停用，入院前未服用降压药，血压 100～120/60～70 mmHg。20 余年前因怀疑食管肿瘤行贲门切除术（食管 - 胃弓下吻合），术中病理示良性病变，术后出现吻合口炎及反流性食管炎，CT 提示食管裂孔疝，长期反酸、烧心，口服枸橼酸莫沙必利片、多潘立酮片、埃索美拉唑镁肠溶片治疗。2 年余前肺功能检查诊断为慢性阻塞性肺疾病，规律使用塞托溴铵粉吸入剂。抑郁症 40 余年，曾服用草酸艾司西酞普兰片、盐酸曲唑酮片、阿普唑仑片治疗，4 个月前患者因老伴病重出现情绪低落，有轻生想法，食欲差，3 个月体重下降 3 kg，1 个月前安定医院予调整专科药物为：草酸艾司西酞普兰片 10 mg qd、曲唑酮片 50 mg qn、阿普唑仑片 0.4 mg（必要时）、艾司唑仑片 1 mg，患者逐渐出现白天嗜睡、困倦、乏力、行走不稳、记忆力减退。否认冠心病、糖尿病、慢性肾病史；既往曾有陈旧性肺结核，否认肝炎等传染病史；曾跌倒后左膝关节外伤，目前活动轻度受限。否认重大外伤及输血史；对碘及磺胺类药物过敏，对花粉及粉尘等物质过敏。

个人史： 否认烟酒嗜好。

家族史： 无特殊。

入院查体： 体温 36.5℃，脉搏 88 次 / 分，呼吸 20 次 / 分，血压 125/82 mmHg，脉氧饱和度 100%（吸入氧浓度 29%）；身高 171 cm，体重 57 kg，BMI 19.5 kg/m²；神清，消瘦，半卧位，一般情况弱；表情淡漠，懒言少语；右顶枕部可见长约 3 cm 横行皮裂伤（已缝合），其下可见直径约 8 cm 血肿，双侧瞳孔等大等圆，对光反射灵敏；双肺可闻及少量湿啰音；心率 88 次 / 分，律齐，未闻及病理性杂音；腹软，无压痛，肝脾肋下未触及，双下肢无水肿。腹壁反射正常，四肢肌力正常，巴宾斯基征阴性。

老年综合评估：

- 生活能力评分：可独立进食，控制大小便，洗澡、穿衣、如厕、平地行走需要部分帮助，上下楼梯需要极大帮助，为中度功能障碍（Barthel 评分 60 分）。
- 跌倒风险评估：行走需要帮助、使用辅助工具、步态不稳、站立时平衡障碍 4 分；年龄 > 60 岁，2 分；应用抗抑郁、镇静催眠药，2 分，共 8 分（判读标准：轻度 3～8 分，中度 9～14 分，高度 15～20 分，表 49-1）。
- 营养筛查：微型营养评定简表（MNA-SF）6 分：食量中度减少 1 分；体重下降 3 kg 2 分；可以外出 2 分；BMI 19.5 kg/m² 1 分（判断标准：总分 0～14 分；12～14 分：正常营养状况；8～11 分：有营养不良的风险；0～7 分：营养不良。表 49-2）。
- 衰弱评估：衰弱表型量表 3 分：体重下降，近 1 年非意愿性体重下降 ≥ 5%，1 分；

BMI ≤ 24 kg/m², 握力 ≤ 29 kg, 1 分；有自我疲劳感觉, 1 分（判断标准：每项 1 分, 共 5 分, 0 分为无衰弱, 1～2 分为衰弱前期, 3～5 分为衰弱, 表 49-3）。

- 用药评估：用药超过 5 种, 存在多重用药。药物包括抑郁症用药：草酸艾司西酞普兰片、盐酸曲唑酮、阿普唑仑片、艾司唑仑片；慢性阻塞性肺疾病用药：噻托溴铵粉吸入剂；食管裂孔疝及反流性食管炎用药：枸橼酸莫沙必利片、埃索美拉唑镁肠溶片；过敏性鼻炎用药：氯雷他定片；缺铁性贫血用药：多糖铁复合物胶囊；骨质疏松用药：碳酸钙 D3 咀嚼片、骨化三醇胶丸；前列腺增生用药：盐酸坦索罗辛缓释胶囊。

诊断：头部外伤, 硬膜下出血, 头皮裂伤, 头皮血肿, 慢性阻塞性肺疾病, 高血压 1 级（中危组）, 贲门切除术后（食管 - 胃弓下吻合）, 反流性食管炎, 食管裂孔疝, 抑郁症, 跌倒风险（轻度）, 营养不良, 衰弱, 多重用药。

入院后诊疗经过：患者因头部外伤、硬膜下血肿、无昏迷头晕, 收入脑外科给予保守治疗。入院第 8 天出现咳嗽、咳黄痰, 发热, 查血常规：白

细胞 11.68×10⁹/L ↑、中性粒细胞百分比 84.6％ ↑；胸部 X 线片提示右下肺斑片影；考虑合并医院获得性肺炎, 故转至老年科继续诊治。转入后考虑患者为院内感染, 既往有慢性阻塞性肺疾病史, 因此选用美罗培南 0.5 g q8h 静脉滴注抗感染治疗, 并积极留取痰标本完善病原学检查。同时发现该患者生活不能自理, 卧床时间长, 咳痰无力。经综合评估后发现患者存在以下老年综合征：①多重用药, 尤其存在多个精神科用药联合应用, 其导致患者白天嗜睡、困倦、乏力、行走不稳, 增加了跌倒风险, 同时导致排痰无力增加了肺炎风险；②营养不良, 导致体重下降、衰弱；③衰弱状态, 可导致无法解释的体重下降和反复感染、跌倒、谵妄等；④抑郁状态, 情绪的影响会导致食欲下降、体重下降；多种抗抑郁药物使用会导致跌倒等风险增加。因此, 多学科团队介入对患者进行综合诊治。在抗生素方面, 根据 11 日复查血常规：WBC 11.49×10⁹/L ↑, GR％ 77％ ↑；痰涂片可见革兰氏阳性球菌, 痰真菌培养检出少量白念珠菌；将抗生素由美罗培南降级为派拉西林 - 他唑巴坦 4.5 g q8h 静脉滴注巩固抗感染, 继续加强化痰排痰, 同时予毫米波、紫外线、排痰训练等肺部康复理疗；

表 49-1 跌倒风险评估

评估内容	评估标准		分数
神经精神状况	昏睡或昏迷	1	0～3 分
	嗜睡	2	
	意识模糊或痴呆或躁动或谵妄	3	
活动情况	仅床上能移动	2	0～4 分
	行走需要帮助、使用辅助工具、步态不稳、站立时平衡障碍	4	
年龄因素	＞ 60 岁	2	0 或 2 分
	＜ 12 岁	2	
低血压、眩晕症、帕金森、癫痫发作、贫血、TIA、严重营养不良	患有 1 种以上疾病		0 或 3 分
麻醉药物、抗组胺药物、缓泻剂及导泻药物、利尿剂、降压药、降糖药、抗惊厥、抗抑郁、镇静催眠药	应用以上 1 类药物	1	0～2 分
	应用以上 2 类药物	2	
感觉功能	单眼或双眼矫正视力＞ 0.3	1	1～3 分
	单眼或视野缺损	2	
	双盲	3	
跌倒史	入院前 3 个月有跌倒史	2	0 或 2 分

表 49-2　微型营养评定简表（MNA-SF）

A	过去 3 个月内，是否因为食欲缺乏、消化问题、咀嚼或吞咽困难而减少食量？ 0 ＝食量严重减少（＞ 75%）　1 ＝食量中度减少　2 ＝食量没有改变（＜ 10% 或没有）
B	过去 3 个月体重下降情况 0 ＝体重下降＞ 3 kg　1 ＝不知道　2 ＝下降 1～3 kg　3 ＝体重没有下降
C	活动能力 0 ＝需要长期卧床或坐轮椅　1 ＝可以下床或离开轮椅，但不能外出　2 ＝可以外出
D	过去 3 个月内，是否受到心理创伤或患急性疾病？ 0 ＝是　2 ＝否
E	精神心理问题？ 0 ＝严重痴呆或抑郁　1 ＝轻度痴呆　2 ＝无精神心理问题
F1	体重指数（BMI）kg/m² 0 ＝ BMI ＜ 19　1 ＝ 19 ≤ BMI ＜ 21　2 ＝ 21 ≤ BMI ＜ 23　3 ＝ BMI ≥ 23
F2	若无法取得 BMI，则小腿围（CC）cm？ 0 ＝ CC ＜ 31　3 ＝ CC ≥ 31

表 49-3　衰弱表型量表（Fried 衰弱诊断标准）

序号	检测项目	男性	女性
1	体重下降	过去 1 年中，意外出现体重下降＞ 4.5 kg 或＞ 5%	
2	行走时间（4.57 m）	身高 ≤ 173 cm：≥ 7 s 身高＞ 173 cm：≥ 6 s	身高 ≤ 159 cm：≥ 7 s 身高＞ 159 cm：≥ 6 s
3	握力	BMI ≤ 24 kg/m²：≤ 29 kg BMI 24.1～26.0 kg/m²：≤ 30 kg BMI 26.1～28.0 kg/m²：≤ 30 kg BMI ＞ 28 kg/m²：≤ 32 kg	BMI ≤ 23 kg/m²：≤ 17 kg BMI 23.1～26.0 kg/m²：≤ 17.3 kg BMI 26.1～29.0 kg/m²：≤ 18 kg BMI ＞ 29.0 kg/m²：≤ 21 kg
4	体力活动（MLTPAQ）	每周＜ 383 kcal（约散步 2.5 h）	每周＜ 270 kcal（约散步 2 h）
5	疲乏	您过去的 1 周内以下现象发生了几天？ ①我感觉我做每一件事都需要经过努力；②我不能向前行走。 0 分：＜ 1 天；1 分：1～2 天；2 分：3～4 天；3 分：＞ 4 天	

抑郁症方面，精神科专家给予调整相关药物，逐渐减停盐酸曲唑酮片，减量草酸艾司西酞普兰片、富马酸喹硫平片，加强心理疏导，家人陪伴；营养方面，在原有饮食基础上加用均衡型匀浆膳每日 500 ml（500 kcal）；衰弱方面，在营养治疗的同时，由康复师进行床旁一对一徒手运动功能训练、肢体功能训练、日常生活动作训练、执业功能训练、康复踏车训练等，并动态评估，逐步增加平衡训练及力量训练；共存疾病方面：给予促动力药、消化酶、肠道益生菌口服，保持大便通畅以减轻胃食管反流症状；继续吸入塞托溴铵粉吸入剂稳定 COPD；多糖铁复合物胶囊改善贫血；碳酸钙 D3 咀嚼片、骨化三醇胶丸改善骨质疏松。经过上述综合治疗，患者体温逐渐恢复正常，咳嗽咳痰好转，肺内啰音减少，复查血常规恢复正常，影像提示炎症减少，感染得到控制。2017 年 8 月 23 日停用抗生素，2017 年 8 月 25 日出院，院外继续营养支持，规律每周三次康复科康复训练。

二、病例解析

该病例为典型老年综合征病例，患者有衰弱、营养不良、老年抑郁症、多重用药、跌倒等多个老年综合征。

本例患者因跌倒住院，后继发肺炎，在这例患者的诊治中如果仅对症治疗跌倒带来的脑外伤；仅针对肺部感染应用抗生素很难达到理想的治疗效果。

跌倒是全球老年人关注的重要问题，是我国65岁以上老年人伤害死亡的首位原因。中国老年人跌倒的年发生率为14.7%～34.0%。老年人跌倒干预应遵循一定的工作流程。世界卫生组织推荐的伤害预防四步骤公共卫生方法可用作老年人跌倒的干预流程和工作模式：①现状评估：问题是什么？通过监测、调查掌握老年人跌倒发生的情况和危险因素；②确认危险因素：原因是什么？分析跌倒的原因和存在的危险因素；③制订和评估干预措施：哪些方法有用？④组织实施：如何完成？结合本例患者，跌倒的主要危险因素为抑郁、衰弱及多重用药。可能引起跌倒的药物主要包括作用于中枢神经系统药物、心血管类药物、降糖药等。在与药物相关的跌倒事件中，镇静催眠药的影响最为明显。易造成跌倒的原因主要为嗜睡、眩晕、精神错乱、认知受损、运动失调及延缓反应时间。此外，有研究表明服用抗抑郁药物患者出现反复跌倒的概率高于未服用者48%。该患者同时服用多种镇静药物及抗抑郁药物，是其跌倒发生的主要原因之一，因此及时减少抗抑郁镇静药物种类及剂量、同时增加营养及康复训练以降低再次跌倒风险。

老年人普遍存在多种慢性疾病，其多病共存的特点面临着多重用药的问题。多重用药属于老年综合征之一，目前对多重用药尚无统一公认的定义，通常将患者用药数目，即同时使用≥5种药物视为多重用药。目前尚无特定的老年人多重用药评估量表或评价工具，常用的老年人用药评价工具多为围绕潜在不适当用药（potentially inappropriate medications，PIM）进行的评估和干预。该患者通过评估发现多重用药，及时调整了精神类用药种类及用量。

衰弱是指随着年龄的增长，人体生理系统衰退导致功能储备减少、机体易损性增加、抗应激能力减退，从而导致各种不良预后风险增加，包括失能、功能下降、医疗费用增加、住院和死亡风险增加等。因衰弱评估方法的不同，各文献报道的患病率也不尽相同。但总的趋势是患病率随增龄而增加，且女性高于男性。医疗机构中老年人衰弱患病率高于社区老年人。来自荷兰的横断面研究结果显示，入住老年科的患者均为衰弱老年人，其他科室老年人衰弱患病率为50%～80%。国内研究数据相对较少，诊断标准不统一，纳入人群的异质性较大，衰弱患病率为4.9%～83.4%。

衰弱的干预手段包括运动锻炼、营养干预、共病和多重用药管理、多学科团队合作的医疗护理模式。运动锻炼是提高老年人生活质量和功能的最有效方法，阻抗运动与有氧耐力运动是预防及治疗衰弱状态的有效措施。营养干预能改善营养不良衰弱老人的体重下降，降低病死率。营养不良的干预：补充能量或蛋白质，特别是富含亮氨酸的必需氨基酸混合物可以增加肌容量进而改善衰弱状态。老年人日常所需要的蛋白质及氨基酸要略高于年轻人。健康成人需要蛋白质 0.83 g/（kg·d），老年人需要 0.89 g/（kg·d），衰弱患者合并肌少症时则需要 1.2 g/（kg·d），应激状态时需要 1.3 g/（kg·d）；补充维生素 D（常联合钙剂）：推荐当血清 25 羟维生素 D 水平 < 100 nmol/L 时可考虑给予补充，每天补充 800 U 维生素 D3 以改善下肢力量和功能。老年人共病是衰弱的潜在因素。评估衰弱老年人用药合理性并及时纠正不恰当用药，减少不合理用药，对改善衰弱具有效果。多学科团队合作的医疗护理模式对衰弱老年人非常重要并可使其得到最大获益。

该病例为典型老年患者，多种慢病共存，经过老年综合评估发现存在抑郁、衰弱、跌倒、多重用药等老年综合征，本身老年、衰弱、营养不良、多重用药就是跌倒、肺部感染高风险人群；本例患者出现情绪诱因（家人病重）后出现抑郁、食欲下降、体重下降，导致衰弱加重，抵抗力下降明显；使用多种抗抑郁药物后出现乏力明显，嗜睡，步态不稳，加重了跌倒风险；因抗抑郁药物存在镇静、呼吸抑制，出现排痰无力，增加了合并肺炎的风险。因此，该患者治疗过程中，我们采用多学科团队合作的医疗护理模式，一方面积极治疗肺部感染，另一方面针对老年综合征，与药剂师制订合理用药方案；康复医师、技师进行康复功能锻炼；营养师制订营养支持方案；并通过家属陪伴、心理疏导改善抑郁情绪；降低再次跌倒、肺炎反复的风险，更好地维持患者功能；最终更好地提高了该患者的生活质量，维护好功能状态。

接诊老年患者应"全人管理"，总体目标是维持患者的功能状态，避免针对每个单独疾病进行诊断治疗，避免多重用药；进行老年综合评估，早期发现营养不良、多重用药、衰弱、抑郁、跌倒等问题及风险，早期干预，避免出现不良后果。

三、要点提示

- 通过该病例加深对老年综合征的认识。
- 衰弱与抑郁在老年患者中重叠性高，并互相影响。
- 对老年患者应"全人管理"，避免针对单个疾病的诊断治疗。
- 通过老年综合评估早起发现问题，进行干预，避免出现严重不良后果。

参考文献

［1］中华医学会老年医学分会，四川大学华西医院老年医学中心．老年患者衰弱评估与干预中国专家共识．中华老年医学杂志，2017，36（3）：251-256.

［2］李莹，钱玉英，李耘，等．老年人多重用药及评价工具的研究进展．中华老年多器官疾病杂志，2021，20（3）：229-231.

［3］杨怡菁，贺佩青．老年住院患者跌倒风险评估量集工具的研究进展，老年医学与保健，2022，28（1）：215-220.

［4］李小鹰．老年医学．北京：人民卫生出版社，2015.

（石赟）

老年衰弱、跌倒高风险患者的综合干预

一、病例摘要

患者老年女性，95 岁，退休干部，丧偶。主因"发现血压升高十余年，乏力一周"于 2019-3-11 入院。患者 10 余年前体检发现血压升高，最高血压为 180/80 mmHg，无头晕、头痛，无恶心、呕吐，无胸闷、心悸、胸痛，无视物模糊等不适，予口服苯磺酸氨氯地平片 2.5 mg qd 降压治疗，患者院外规律口服药物，平素血压控制在 130/80 mmHg 左右。近一年患者体力逐渐下降，需搀扶行走。近半年频繁摔倒，1 个月前摔倒 2 次。1 周前患者无诱因自觉乏力明显加重，无发热、咳嗽、咳痰，无头晕、头痛，无胸闷、心悸、胸痛，无腹痛、腹泻等不适，自行停用降压药物，监测血压波动在 120～130/60～70 mmHg。为进一步诊治收入我院。自发病以来，患者神志清楚，近期精神及睡眠欠佳，食欲欠佳，大便 1～2 日一次，小便正常，体重近一年无明显变化。

既往史：

- 冠状动脉粥样硬化性心脏病 9 年余，长期口服单硝酸异山梨酯缓释片 30 mg qd 治疗，目前无胸闷、胸痛、气短等症状。体检发现血脂代谢异常多年（具体不详），目前未用降脂药物治疗。
- 诊断抑郁状态 9 年余，规律口服氢溴酸西酞普兰片 20 mg qd 治疗；因认知功能减退诊断重度阿尔茨海默病 5 年，目前服用盐酸多奈哌齐片 5 mg qd、盐酸美金刚片 10 mg qd 治疗。
- 骨质疏松症 8 年余，目前口服骨化三醇胶丸、碳酸钙 D3 咀嚼片治疗。
- 甲状腺功能减退史多年，长期口服甲状腺素片替代治疗，目前左甲状腺素钠片 25 μg/12.5 μg 交替服用，近期未监测甲状腺功能。
- 1 年前在我科住院期间发现：下肢动脉硬化伴斑块形成、左侧胫前动脉闭塞、右胫前动脉狭窄、颈动脉硬化伴斑块形成、脑动脉硬化、糖耐量异常、肺部小结节、窦性心动过缓、短阵房速等。发现低钾血症 1 年，长期口服氯化钾缓释片 1.5 g qd 治疗。
- 44 年前（1975 年）行右乳腺癌根治术。
- 5 年前摔倒致左前臂骨折，在北京某三甲医院行夹板固定，目前活动、持物不受限。
- 否认肝炎、结核等传染病史。否认食物、药物过敏史。否认烟酒嗜好。家族史无特殊。

入院查体： 体温 36.5 ℃，脉搏 58 次 / 分，呼吸 16 次 / 分，血压 121/70 mmHg，脉氧饱和度 97%（FiO$_2$ 21%），身高 156 cm，体重 47 kg，BMI 19.3 kg/m^2。神清，精神状态可，言语流利，对答部分切题，查体配合。全身浅表淋巴结未触及肿大。全身皮肤、黏膜未见黄染、瘀斑。右侧胸部可见手术瘢痕。双肺呼吸音粗，未闻及干、湿啰音。心率 58 次 / 分，律齐，各瓣膜听诊区未闻及病理性杂音。腹软，无压痛、反跳痛及肌紧张，肝脾肋下未触及，肠鸣音 3～4 次 / 分，双下肢无水肿，双侧足背动脉搏动减弱。

辅助检查：

1. 实验室检查

- 血常规：WBC 4.87×10^9/L，GR% 65.5%，HGB 116 g/L，PLT 175×10^9/L。
- 心肌酶、BNP：正常。

- 肝肾功能、电解质：ALT、AST、ALP、GGT、TBIL、DBIL 正常，ALB 32.9 g/L↓，Cr 126.3 μmol/L↑，Urea 8.04 mmol/L↑，K 3.40 mmol/L↓，Na、Cl、Ca、P、Mg 正常。
- 血脂：CHOL 5.78 mmol/L↑，TG 0.82 mmol/L，HDL-C 1.55 mmol/L，LDL-C 3.43 mmol/L↑。
- 凝血功能：正常。
- 血糖：空腹血糖 4.38 mmol/L，糖化血红蛋白 5.41%。
- 甲状腺功能：正常。
- 血气分析：正常。
- 尿常规：大致正常。
- 便常规＋隐血：正常。
- 尿蛋白 4 项、尿微量白蛋白肌酐比值：正常。

2. 心血管检查

- 心电图（入院时）：窦性心动过缓，心率 58 次/分。
- 超声心动：各房室内径正常，LVEF 70%，室间隔基底段厚度 1.3 cm 增厚，室壁运动协调，肺动脉内径正常，老年性主动脉瓣退行性变。
- 血管超声：双侧颈动脉内 - 中膜增厚伴斑块形成及钙化；双下肢动脉内中膜增厚伴斑块形成及钙化，双胫前后动脉全段动脉闭塞；双下肢深静脉血流通畅。
- Holter：窦性心律，平均 57 次/分，最慢心率 46 次/分，最快心率 81 次/分，频发房性早搏、室性早搏，无≥2 s 的长 R-R 间期，未见 ST-T 改变。
- 动态血压结果：24 h 平均血压 141/60 mmHg，白天平均血压 146/62 mmHg，夜间平均血压 137/55 mmHg。

3. 影像学检查

- 肝胆胰脾双肾超声：肝内钙化灶，双肾囊肿，左肾多发强回声、考虑钙化灶。
- 甲状腺超声：甲状腺双叶多发占位，TI-RADS 3 类，建议动态观察；符合甲状腺弥漫病变，建议结合甲状腺功能检查。
- 脑血流图结果：双侧椎动脉血流速偏低；脑动脉硬化样频谱改变。
- 胸部 CT 平扫示：双肺多发小结节，大致同前，右侧胸壁术后改变。
- 髋关节 X 线：左侧髋关节退行性改变。
- 胸椎 X 线：胸椎退行性变。
- 腰椎 X 线：腰椎退行性改变，腰 3 椎体轻度向后滑脱。
- 头部 MRI：缺血性脑白质改变（Fazekas2 级），老年性脑改变，右侧额部蛛网膜囊肿可能，以上均较一年前无著变。

老年综合评估：

- 日常生活能力评估：可独立进食、如厕，能控制大小便，洗澡、修饰、穿衣、平地行走需部分帮助，不能上下楼梯，为中度功能障碍（Barthel 评分 65 分）。
- 跌倒评估：近半年频繁摔倒，1 个月余前摔倒 2 次。跌倒风险评估 16 分，属于高危（表 50-1）。
- 衰弱及肌少症评估：Fried 衰弱评分：4 分（判断标准：0 分为无衰弱，1~2 分为衰弱前期，3~5 分为衰弱）。步速：4.57 m 步行时间：11.2 s；6 m 步行时间：14.9 s；步速：0.41 m/s；握力：左手 14 kg，右手 17 kg（右利手）。双能 X 射线吸收法（dual energy X-ray absorptiometry，DXA）检测方法计算骨骼肌质量指数 4.96 kg/m^2（根据亚洲肌少症工作组 2019 诊断标准，符合肌少症诊断）。
- 营养状态评估：微型营养评定简表（MNA-SF）10 分（未得满分的选项为：不能外出，痴呆，19 kg/m^2≤BMI＜21）（判断标准：总分 0~14 分；12~14 分为正常营养状况，8~11 分为有营养不良的风险，0~7 分为营养不良）。
- 用药管理：用药超过 5 种，存在多重用药。药物包括治疗心脏病用血管舒张药单硝酸异山梨酯缓释片，抗抑郁药氢溴酸西酞普兰片，抗痴呆药盐酸多奈哌齐片、盐酸美金刚片，骨质疏松用药骨化三醇胶丸、碳酸钙 D3 咀嚼片，甲状腺功能减低用药左甲状腺素钠片，矿物质补充剂氯化钾缓释片。

表 50-1　老年人跌倒风险评估表

评估项目	权重	得分	评估项目	权重	得分
运动			**睡眠情况**		
步态异常 / 假肢	3		多醒	1	
行走需要辅助设施	3		失眠	1	
行走需要旁人帮助	3		梦游症	1	
跌倒史			**用药史**		
有跌倒史	2		新药	1	
因跌倒住院	3		心血管药物	1	
精神不稳定状态			降压药	1	
谵妄	3		镇静催眠药	1	
痴呆	3		戒断治疗	1	
兴奋 / 行为异常	2		糖尿病用药	1	
神志恍惚	3		抗癫痫药	1	
自控能力			麻醉药	1	
大便 / 小便失禁	1		其他	1	
频率增加	1		**相关病史**		
保留导尿	1		精神科疾病	1	
感觉障碍			骨质疏松症	1	
视觉受损	1		骨折史	1	
听觉受损	1		低血压	1	
感觉性失语	1		药物 / 酒精戒断	1	
其他情况	1		缺氧症	1	
			年龄 80 岁及以上	3	

最终得分：低危：1～2 分；中危：3～9 分；高危：10 分及以上。

初步诊断：①高血压 3 级（很高危）；②老年综合征：重度阿尔茨海默病，抑郁状态，衰弱，肌少症，跌倒高风险，多重用药，睡眠障碍；③冠状动脉粥样硬化性心脏病，心功能 Ⅲ 级（NYHA 分级），窦性心动过缓，房性早搏，室性早搏；④动脉硬化（累及颈动脉、脑动脉、下肢动脉），下肢动脉硬化闭塞症；⑤血脂代谢异常；⑥多发性腔隙性脑梗死；⑦甲状腺功能减退，甲状腺多发结节；⑧慢性肾病 3b 期；⑨重度骨质疏松，腰椎退行性改变，腰椎间盘突出，腰椎管狭窄；⑩糖耐量异常，低钾血症，高钙血症，反流性食管炎，双肾囊肿，双干眼症，双肺小结节，右乳腺癌根治术后，左前臂骨折术后。

入院后诊疗经过：患者以乏力、频繁跌倒住院，主要针对乏力、跌倒进行查因及鉴别。结合患者病史，入院后完善动态血压监测及立卧位血压监测，排除了低血压及直立性低血压引起的跌倒；患者有窦性心动过缓的病史，完善 Holter 检查除外了因缓慢心律失常引起的乏力、跌倒；患者下肢动脉超声虽提示存在双胫前后动脉全段动脉闭塞，但无间歇性跛行、静息痛、下肢溃疡等下肢动脉缺血的表现，不支持由于下肢动脉硬化闭塞症引起的乏力、跌倒；同时也完善了胸腰椎、髋关节 X 线检查，并请骨科会诊，不支持由于腰椎病及骨关节病引起乏力、跌倒；头补 MRI 检查也除外了急性脑血管病；患者有甲状腺功能减退病史，目前服用左甲状腺素钠片替代治疗，化验甲状腺功能正常，不支持甲状腺功能减退引起的乏力；入院后完善检查除外了急性感染、贫血、显著的酸碱失衡和电解质紊乱；患者近一年来无新加药物，同时请药剂师全面梳理患者的用药，未发现不恰当用药。

经过全面检查及综合评估，考虑患者乏力、频繁跌倒主要是衰弱和肌少症所致，故组织由老年科医师、护士、营养科、康复科、神经内科等组成的多学科团队对患者进行综合诊治。

营养方面：患者存在营养不良风险，入院后监测血白蛋白水平偏低，血红蛋白较前有下降趋势，食欲欠佳，结合患者为 CKD3b 期，建议每日能量供应 1000 kcal，其中蛋白 30 g 左右，优质蛋白、低蛋白饮食；每日主食 150 g，鸡蛋 1 个，牛奶 250 ml，肉 50 g（三种选择两种进食），蔬菜 250～400 两，水果 150～250 g，监测肾功能、白蛋白、血红蛋白水平。

衰弱、肌少症方面：在营养治疗的同时，由康复师进行床旁一对一徒手肢体运动训练、肢体平衡功能训练、运动协调性训练、耐力训练、器械运动训练、日常生活作训练、肺功能综合训练、康复踏车训练等，并动态评估，逐步增加平衡训练及力量训练。跌倒高风险预防措施：悬挂预防跌倒、防止坠床标志，加强对患者及陪护人员的安全宣教，穿防滑拖鞋，正确使用床档，并向患者家属宣教指导进行居家环境评估及干预，尽量减少患者出院居家时跌倒风险。

其他老年综合征及共存疾病方面：患者同时存在重度阿尔茨海默病、抑郁状态、睡眠障碍、多重用药等多种老年综合征及冠心病、甲状腺功能减退、重度骨质疏松等合并症，经神经内科、精神专科专家共同讨论，建议继续应用盐酸多奈哌齐片、盐酸美金刚片改善认知功能，加用酒石酸唑吡坦片改善睡眠治疗，同时加强心理疏导，嘱家人多陪伴。继续冠心病二级预防治疗、补充甲状腺素、抗骨质疏松症等治疗，药剂师全面梳理患者的用药，未发现不恰当用药。

住院期间给予上述综合诊治，患者一般情况好转、病情稳定后出院，出院后规律门诊随诊，继续营养门诊规律进行评估及支持治疗，规律每周三次康复科康复功能训练。

二、病例解析

1. 跌倒

本例患者近一年出现体力下降，近半年出现频繁跌倒，入院后经过评估，患者存在跌倒、衰弱、肌少症等多个老年综合征。跌倒是老年人常见的健康问题，是我国 65 岁以上老年人因伤致死的首位原因。跌倒的发生比例随着年龄的增长而增加，80 岁以上的老年人跌倒的年发生率可高达 50%。由于跌倒对老年人的身心健康威胁巨大，因此，预防跌倒至关重要，而跌倒干预的前提是对老年人跌倒风险进行评估，根据评估结果采取相应的干预措施，才可有效降低老年人跌倒的发生率，减轻老年人跌倒的损伤程度。

老年人跌倒干预应遵循一定的工作流程。世界卫生组织推荐的伤害预防四步骤公共卫生方法可用作老年人跌倒的干预流程和工作模式：①现状评估（问题是什么？）：通过监测、调查或常规工作记录收集老年人跌倒信息，掌握老年人跌倒的发生情况和危险因素等，对老年人跌倒状况进行评估；②确认危险因素（原因是什么？）：分析跌倒的原因和存在的危险因素，确定哪些因素是可以进行改善的，制定优先干预计划；③制订和评估干预措施（哪些方法有用？）：根据危险因素的评估，可按照教育预防（Educationg）、环境改善（Environmental modification）、工程学（Engineering）、强化执法（Enforcement）和评估（Evaluation）的"5E"原则，制订老年人跌倒干预的措施；④组织实施（如何完成？）。

跌倒既有内在的危险因素，也有外在的危险因素，老年人跌倒往往是多因素交互作用的结果。结合本例患者，跌倒的主要危险因素为衰弱、肌少及骨质疏松症等引起的步态稳定性下降、平衡功能受损、骨骼肌肉系统功能退化。针对衰弱、肌少症引起的运动能力下降，最有效的预防措施之一是运动，对于有跌倒史的老人，建议采用包含提高肌肉力量以及平衡能力的多项目运动计划。对衰弱和肌少症的干预和治疗也是预防跌倒的主要措施。同时积极治疗骨质疏松症也可以减少跌倒引起的并发症。

2. 衰弱

衰弱（frailty）是指老年人生理储备下降导致机体易损性增加、抗应激能力减退的非特异性状态。衰弱老年人经历外界较小刺激即可导致一系列临床负性事件的发生。因衰弱评估方法的不同，各文献报道的患病率也不尽相同。但总的趋势是患病率随增龄而增加，且女性高于男性。医疗机构中老年人衰弱患病率高于社区老年人。衰弱不仅使老年人面对应激时的脆性增加、发生失能、功能下降、住院和死亡的风险增加，还可导致老年人对长期照护的需求和医疗费用增加。如能早期识别衰弱并给予相应的处理，可减少失能、降低照护机构的入住率、长期照护的需求和医疗/社会的花费，衰弱前期可被逆转至健康状态，一些衰弱状态也可被逆转至衰弱前期。因此对老年衰弱的识别和评估至关重要。

衰弱常为多种慢性疾病、某次急性事件或严重疾病的后果。遗传因素、增龄、经济条件差、教育程度低、不良生活方式、老年综合征（跌倒、疼痛、营养不良、肌少症、多病共存、活动能力下降、多重用药、睡眠障碍、焦虑和抑郁）、未婚及独居等均是衰弱的危险因素，可促进衰弱发展。

衰弱的早期干预十分重要，干预手段包括运动锻炼、营养干预、共病和多重用药管理、多学科团队合作的医疗护理模式，以及减少医疗伤害，尤其是中、重度衰弱老年人进行有创的检查和治疗时一定要仔细评估、权衡利弊。运动锻炼是提高老年人生活质量和功能的最有效方法，阻抗运动与有氧耐力运动是预防及治疗衰弱状态的有效措施。营养干预能改善营养不良衰弱老年人的体重下降，降低病死率，但在非营养不良的衰弱人群中尚缺乏足够证据支持。衰弱的预防和治疗还应包括积极管理老年人现患共病，尤其重视处理可逆疾病，同时评估衰弱老年人用药合理性并及时纠正不恰当用药，减少不合理用药。

3. 肌少症

肌少症（sarcopenia）是一种在老年人群中发病率较高的疾病，文献报道我国 80 岁及以上的老年人中的患病率可高达 67.1%。肌少症与活动障碍、跌倒、低骨密度/骨质疏松、骨折、代谢紊乱等密切相关，可增加跌倒的发生率，是导致躯体衰弱的主要机制之一，会严重影响老年人的生活质量，增加老年人的住院率及死亡率。因此，早期识别、干预肌少症，可提升老年人生活质量，减少跌倒骨折等严重不良事件的发生。

肌少症起病隐匿，缺乏特异的临床表现，患者可表现为虚弱、容易跌倒、行走困难、步态缓慢、四肢纤细和无力等，也常以跌倒、失能等严重并发症作为首要表现，易被人们所忽视，因此对肌少症的筛查和诊断尤为重要。根据亚洲肌少症工作组（asia working group for sarcopenia，AWGS）2019 诊治共识及中国老年人肌少症诊疗专家共识（2021），肌少症的筛查和诊断流程见图 50-1。

肌少症的防治措施包括运动疗法、营养疗法和药物治疗。运动是获得和保持肌量和肌力最为有效的手段之一。老年人运动方式的选择需要因人而异，采用主动运动和被动活动，肌肉训练与康复相结合的手段，达到增加肌量和肌力、改善运动能力和平衡能力、减少骨折的目的。大多数老年人存在热量和蛋白质摄入不足，因此，建议老年人在日常生活中要保持平衡膳食和充足营养，必要时考虑蛋白质或氨基酸营养补充治疗。维生素 D 不足和缺乏在不能经常户外活动的老年人群中普遍存在，此类患者往往表现为肌肉无力，活动困难等，因此在老年人群中筛查维生素 D 缺乏的个体，补充普通维生素 D 增加肌肉强度、预防跌倒和骨折更有意义。目前还没有以肌少症为适应证的药物，临床上治疗其他疾病的部分药物可能使肌肉获益，进而扩展用于肌少症。包括同化激素、活性维生素 D、β肾上腺能受体兴奋剂、血管紧张素转换酶抑制剂、生长激素等。

该病例为典型老年患者，多种慢性病共存、高龄、衰弱、痴呆、多重用药，是跌倒高风险患者。因此，该患者治疗过程中，我们采用多学科团队合作的医疗护理模式，一方面评估慢性基础疾病，另一方面积极针对老年综合征进行干预，维持并改善患者的功能，提高了患者的生活质量。

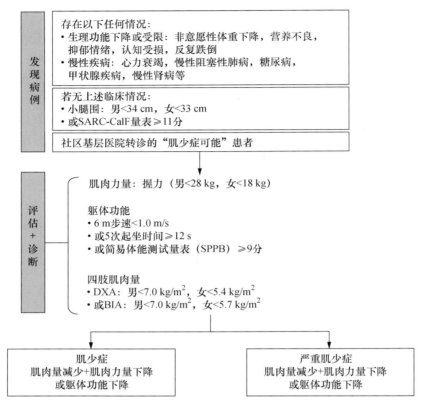

存在以下任何情况：
- 生理功能下降或受限：非意愿性体重下降，营养不良，抑郁情绪，认知受损，反复跌倒
- 慢性疾病：心力衰竭，慢性阻塞性肺病，糖尿病，甲状腺疾病，慢性肾病等

若无上述临床情况：
- 小腿围：男<34 cm，女<33 cm
- 或SARC-CalF量表≥11分

社区基层医院转诊的"肌少症可能"患者

发现病例

肌肉力量：握力（男<28 kg，女<18 kg）

躯体功能
- 6 m步速<1.0 m/s
- 或5次起坐时间≥12 s
- 或简易体能测试量表（SPPB）≥9分

四肢肌肉量
- DXA：男<7.0 kg/m², 女<5.4 kg/m²
- 或BIA：男<7.0 kg/m², 女<5.7 kg/m²

评估+诊断

肌少症
肌肉量减少+肌肉力量下降
或躯体功能下降

严重肌少症
肌肉量减少+肌肉力量下降
或躯体功能下降

图 50-1 肌少症筛查和诊断流程：SARC-CalF 量表，联合小腿围的 SARC-F（肌肉力量 S、辅助行走 A、起立 R、爬楼梯 C-跌倒 F 调查问卷）；DXA，双能 X 射线吸收法；BIA，生物电阻抗分析法

三、要点提示

- 很多老年人在就诊时不是以某种疾病为主要表现，而往往是因乏力、虚弱、容易跌倒、行走困难等来就诊，通过老年综合评估可以早期发现患者存在的隐匿问题如跌倒高风险、衰弱、肌少症、营养不良、多重用药、抑郁等，及时进行干预，可以避免出现功能下降及严重不良后果。

- 衰弱、肌少症与跌倒在老年患者中重叠性高，并且相互影响。衰弱可使老年人面对应激时的脆性增加，失能、功能下降、住院和死亡的风险增加，肌少症也是导致躯体衰弱的主要机制之一，会严重影响老年人的生活质量。同时存在衰弱、肌少症会大大增加跌倒的风险，严重威胁老年人的健康。因此早期识别衰弱，早发现和早诊断肌少症，及时评估跌倒风险，并给予相应的干预措施，可减少患者失能、再住院率、长期照护的需求和花费，提升老年人生活质量。

- 老年人往往多种慢病共存，健康状况个体差异大，生理衰退与病理变化叠加，因此老年人的医疗问题更加复杂，面对老年患者时，要做到"全人"个体化治疗，避免针对每个单独疾病进行诊断治疗，而这种"全人管理"的模式也决定了要采用跨学科团队工作模式。要牢记总体目标是维持患者的内在功能状态、提高生活质量。

参考文献

［1］陈旭娇，严静，王建业，等.中国老年综合评估技术应用专家共识.中华老年病研究电子杂志，2017, 4（2）：1-6.

［2］中华医学会老年医学分会，四川大学华西医院老年医学中心.老年患者衰弱评估与干预中国专家共识.中华老年医学杂志，2017，36（3）：251-256.

［3］中国老年保健医学研究会老龄健康服务与标准化分会，《中国老年保健医学》杂志编辑委员会.中国老年人跌倒风险评估专家共识（草案）.中国老年保健医学，2019，17（4）：47-48，50.

［4］CHEN L K，WOO J，ASSANTACHAI P，et al. Asian Working Group for Sarcopenia：2019 consensus update on sarcopenia diagnosis and treatment. J Am Med Dir Assoc，2020，21（3）：300-307.

［5］刘晓红，陈彪.老年医学.北京：人民卫生出版社，2020.

［6］刘娟，丁清清，周白瑜，等.中国老年人肌少症诊疗专家共识（2021）.中华老年医学杂志，2021，40（8）：943-952.

［7］李小鹰.老年医学.北京：人民卫生出版社，2015.

（郝瑞瑞）

第九篇

神经系统疾病

慢性酒精中毒性脑病

一、病例摘要

患者老年男性，67 岁，主因"头晕 1 个月余"入院。患者 1 个月余前无明显诱因出现头晕，多于坐位、站起活动后明显，持续时间较长，平卧休息后可缓解，无视物旋转、耳鸣，头晕发作与转头无明显关系，伴双下肢无力，当时未测量血压。近 1 个月黑矇跌倒 5～6 次，存在可疑意识丧失，无二便失禁，持续数十秒可恢复，发作间期无不适，无言语不利表现，无心慌、胸闷、胸痛、大汗，无发热、咳嗽、咳痰，无纳差、恶心、呕吐，无头痛，无黄疸，患者未就诊，未服用药物。就诊于我院门诊，查血常规：白细胞 4.75×10⁹/L，中性粒细胞百分比 82.8%，血红蛋白 126.4 g/L，血小板 115×10⁹/L；生化：白蛋白 34.4 g/L，葡萄糖 21.48 mmol/L，钾 2.69 mmol/L，氯 92 mmol/L。现为进一步诊治收住入院。患者自发病以来，饮食可，睡眠较差，小便如常，近半个月因受凉间断腹泻，最多 5～6 次/天，量少。体力较前下降，近 1 个月体重减轻约 5 kg。

既往史： 高血压史 20 年，血压最高 180/120 mmHg，现服用苯磺酸氨氯地平每次 5 mg，每日一次降压治疗，未监测血压。2 型糖尿病史 10 年，现使用门冬胰岛素注射液早、中、晚餐前及睡前 10～15 IU 皮下注射降糖治疗，自诉空腹血糖 10 mmol/L。冠心病史 10 余年，未使用抗栓药物，无活动后胸闷、胸痛等不适。焦虑抑郁状态 15 年，现服用米氮平片每次 30 mg，每晚一次治疗。否认肝炎、结核、疟疾史。手术史：14 年前因摔倒致脑出血（具体不详），自诉于外院行开颅手术治疗。否认食物药物过敏史。

个人史： 吸烟史 50 年，约 20 支/天，已戒烟 1 个月余。长期饮酒 30 余年，每日酒精摄入量约 200 g，未戒酒。

家族史： 否认家族中类似疾病史、传染病史、遗传史及肿瘤史。

入院查体： 体温 35.8 ℃，呼吸 19 次/分，脉搏 61 次/分。左上肢血压：132/83 mmHg，右上肢血压：131/84 mmHg，左下肢血压：156/82 mmHg，右下肢血压：157/84 mmHg。立卧位血压：平卧血压 142/79 mmHg，0 min 立位血压 153/91 mmHg，1 min 立位血压 156/91 mmHg，3 min 立位血压 155/89 mmHg，脉氧饱和度 99%。体重 61 kg，身高 178 cm，BMI 19.3 kg/m²。神志清，精神稍弱，消瘦，可正确回答问题。四肢肌力 V － 级。全身多处皮肤破损，大部分已结痂，部分发红，无明显液体流出。双肺呼吸音清，未闻及明显干、湿啰音，心率 61 次/分，律齐，各瓣膜听诊区未闻及病理性杂音；腹软，肝区叩痛可疑阳性，肋下两指可触及肝，余腹部无压痛、反跳痛，墨菲征阴性，脾肋下未及，肠鸣音 3 次/分，双下肢轻度水肿，双侧足背动脉搏动弱。

辅助检查：

1. 实验室检查

- 血常规：白细胞 4.42×10⁹/L，中性粒细胞百分比 77.0%↑，红细胞 3.35×10¹²/L↓，血红蛋白 109.0 g/L↓，血小板 76×10⁹/L↓。
- 生化：葡萄糖 13.77 mmol/L↑，钾 2.90 mmol/L↓，谷丙转氨酶 12 U/L，谷草转氨酶 17 U/L，白蛋白 35.8 g/L。
- 凝血：活化部分凝血活酶时间 43.30 s↑。

- 肿瘤标志物：癌胚抗原 7.88 ng/ml ↑，糖原蛋白 125 50.50 U/ml ↑。
- 甲状腺系列：三碘甲状腺原氨酸 0.37 nmol/L。

2. 心电图

- 入院心电图：窦性心律，大致正常范围内心电图。
- 动态心电图：窦性心律，平均心率 67 次 / 分，偶发房性早搏，短阵房性心动过速，偶发室性早搏，偶见成对，可见室性逸搏，未见 ST-T 改变。

3. 胸腹影像学检查

- 胸部 CT：双肺小结节，右肺上叶钙化灶，双肺气肿，冠脉走行区高密度影，胸廓骨质多发密度不均，部分骨质形态欠规整。
- 腹部 CT：肝形态改变，门及脾静脉较宽；食管中下段、贲门管壁显示稍厚，胰腺多发钙化密度灶，腹水；腹部皮下水肿。
- 腹部 MRI：肝硬化可能，脾稍大，腹水，肝实质内强化欠均，包膜下异常灌注可能，格利森鞘增厚，门静脉高压，门 - 体侧支循环形成，胰腺改变，慢性胰腺炎可能，胰管不均匀扩张伴结石可能，脾内异常信号，考虑良性脉管源性病变可能，右肾小囊肿。

4. 头部影像学检查

- 头部 MRI：缺血性脑白质病变，老年性脑改变。
- 头部 MRA：未见明确异常。
- 海马 MRI：双侧海马萎缩（内侧颞叶萎缩评定量表，MTA 3 级），请结合临床，缺血性脑白质病变（图 51-1）。
- 脑代谢 PET-CT：双侧额叶额内侧回、前扣带回、额叶外侧皮质氟代脱氧葡萄糖（FDG）代谢弥漫不均匀减低，额内侧回及前扣带回为著，双侧大脑半球及小脑半球明显萎缩，脑沟裂增宽加深，各脑室及脑池扩张，双侧小脑半球 FDG 代谢不均匀减低，结合病史，可符合慢性酒精相关神经系统病变（图 51-2）。

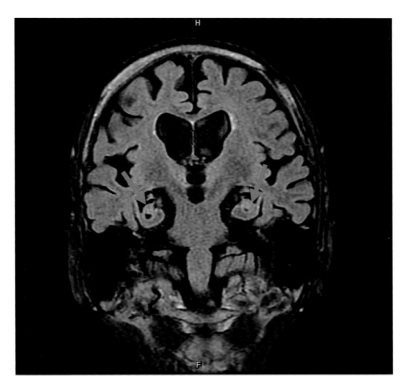

图 51-1　海马 MRI

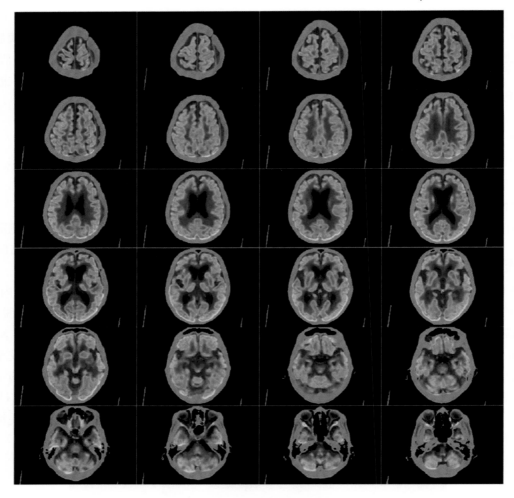

图 51-2　脑代谢 PET-CT

5. 胃镜检查

- 电子胃镜（图 51-3）：食管下段黏膜发红性质待定（早癌？）。
- 超声胃镜（图 51-4）：齿状线距距门齿 42 cm。距门齿 39～41 cm 见一 0～Ⅱc 型病变，环管腔 1/2 周，色红，表面糜烂，覆少量白苔。病变起源于黏膜层，呈低回声改变，黏膜下层完整，最大横径 17.28 mm，食管早癌（Ⅱc M）。

诊断：①酒精性脑损害；②酒精性肝硬化失代偿期，门静脉高压，门脉高压性胃病、脾大、门体侧支循环形成、腹水；③高血压 3 级（很高危组）；④2 型糖尿病伴血糖控制不佳、糖尿病周围神经病变；⑤冠状动脉粥样硬化性心脏病；⑥食管鳞状细胞癌等。

入院后诊疗经过：患者老年男性，此次主因头晕伴双下肢无力，反复摔倒入院，患者近几年大量饮酒，摄入乙醇量每日约 200 g，既往常因醉酒后摔倒，严重时导致摔倒后脑出血及多次骨折（包括尾椎及肋骨等部位），同时存在神经功能障碍，近 1 年左右活动能力进行性下降，以卧床为主，入院后完善头部 MRI 及 MRA，提示缺血性脑白质病变，老年性脑改变。请神内会诊考虑患者共济失调原因待查，多系统萎缩可能，酒精性中毒性脑病可能，建议完善脑代谢 PET-CT 检查以及海马 MRI。进一步完善脑代谢 PET-CT 提示慢性酒精相关神经系统病变，未见典型多系统萎缩表现，神内科会诊考虑酒精性脑损害。另外患者住院期间治疗过程中突然出现右上肢无力，神经传导功能检测提示双上肢神经功能受损，右侧肘管综合征。

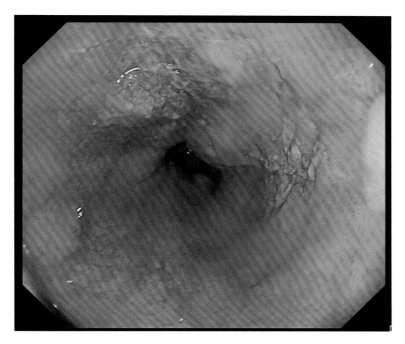

图 51-3 电子胃镜

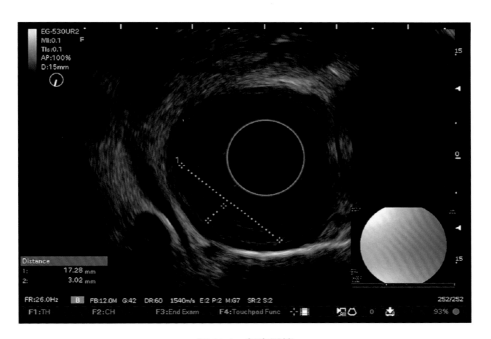

图 51-4 超声胃镜

治疗上首先嘱其戒酒，予以维生素 B12 及维生素 B1 营养神经治疗，心理照护及康复锻炼。患者头晕及步态共济失调症状逐渐减轻，现可在他人看护下下地活动，未再出现头晕及摔倒，上肢无力程度亦明显改善，目前右上肢近端肌力 V－级，远端肌力 IV－级，其余肢体肌力均为 V 级。

食管癌于 2021-12-16 行内镜黏膜下剥离术（ESD）治疗，术后予以禁食水、静脉营养支持、持续泵入质子泵抑制剂抑酸等治疗。ESD 术后病理回报提示血管及淋巴管内均见肿瘤侵犯，癌巢累及食管导管，请肿瘤科、胸外科、消化内科以及放疗科会诊，综合会诊意见，建议目前暂无特殊处理。

患者于术后 3 个月（2022-3-8）复查放大胃镜示：食管黏膜病变（早癌？），胃底隆起性病变，糜烂性胃炎，食管 ESD 术后，食管狭窄，并取活检。病理示：鳞状上皮黏膜组织，呈活动性慢性炎。遂进一步完善胸部增强 CT 示：食管中下段及贲门管壁稍厚，大致同前，周围多发淋巴结，部分较前稍大。胸外科会诊意见：目前无手术指征。消化内科会诊意见：可行食管病变 ESD 术＋食管支架植入术。患者于 2022-3-22 行胃镜示：食道术后狭窄，内镜及数字减影血管造影（DSA）下食管支架置入术，食道多发淡染。食管黏膜病变倾向良性，遂未予 ESD 治疗，并建议 3 个月后复查胃镜。

二、病例解析

1. 慢性酒精中毒性脑病的临床表现与特点

慢性酒精中毒性脑病是一种进行性的、潜在的可致死性疾病，其对人类健康的危害日趋严重。进入 21 世纪以来，我国饮酒人群日益增多，酒精所致的精神障碍的发病率持续升高，且已成为多个地区首要的神经精神卫生问题。此外，研究发现，酒精相关的内科疾病在住院患者中占比较高，且常涉及多器官、多系统，例如 2 型糖尿病、肝硬化、脑卒中等。

酒精中毒性脑病的患者可出现行为异常、神经系统机能和结构异常。慢性酒精中毒可导致多个脏器的损害，包括肝损害、肾病、心血管损害、慢性胃炎、胰腺炎和低血糖等，并且罹患喉、食管、胃、胰腺和上消化道恶性肿瘤的风险也明显增加。另外，由于慢性酒精中毒性脑病患者饮食异常，易合并周围神经损害和血液系统疾病。该患者既往长期大量饮酒，此次发病以头晕及共济失调为首发症状，症状不典型，同时伴有肝损害、食管癌及明显神经损害。

根据临床表现、起病急缓以及病程长短等情况，慢性酒精中毒性脑病分为韦尼克脑病、科尔萨科夫综合征、慢性酒精中毒性痴呆、酒精性震颤 - 谵妄、酒精性癫痫、酒精性精神和行为障碍 6 种综合征。

（1）韦尼克脑病

典型的韦尼克脑病患者可出现 3 组特征性症状：眼肌麻痹、精神异常和共济失调。多见急性或亚急性发病，呕吐和眼球震颤是最早出现的症状，眼肌麻痹是本病的特征性表现之一，共济运动障碍常在眼部症状之后出现，多数患者初起时症状相当严重，几天之内即发展到难以站立及步行，80％以上患者合并精神症状，但有时表现隐匿。

（2）科尔萨科夫综合征

又称酒精遗忘综合征。典型的临床表现包括遗忘症、虚构、错构、认知功能障碍、定向障碍和人格改变。

（3）慢性酒精中毒性痴呆

是由于慢性酒精中毒而产生的明显认知功能障碍，可由韦尼克脑病或科尔萨科夫综合征发展而来，个人生活能力显著下降，不修边幅，个人卫生差，而且对饮酒的需求超过一切。晚期言语功能也严重受损，仅能说出只字片语，最后卧床不起，尿便失禁，多因各种并发症而死亡。

（4）酒精性震颤 - 谵妄

该病可由外伤、感染等一些减弱机体抵抗力的因素所促发。典型的前驱症状是失眠、恐惧和震颤，经典的三联征是伴有生动幻觉或错觉的谵妄、行为紊乱及明显的震颤。没有并发症的患者经及时处理病死率较低，但一旦发生并发症（如肺炎、心力衰竭），病死率则明显升高。

（5）酒精性癫痫

临床表现为多种类型的癫痫发作，以全身强直 - 阵挛性发作较常见，严重时可呈现癫痫持续状态。

（6）酒精性精神和行为障碍

包括长期酒精使用障碍所导致的戒断反应，以及伴随的人格、情绪障碍或精神病性障碍。情绪障碍常见抑郁、焦虑等多种表现，患者情绪混杂、多变，稳定性差，持续时间长，对药物反应不良，且伴随人格异常、幻觉、睡眠障碍，或认知功能障碍。

2. 慢性酒精中毒性脑病的诊断与治疗

（1）慢性酒精中毒性脑病的临床诊断

首先应该有长期饮酒的病史，或有酒精依赖病史。酒精依赖核心症状 / 诊断标准描述如下（12 个月内出现以下 3 项或以上）：①对酒精耐受（需要摄入更大量以获得愉悦感）；②停止饮酒后出现戒断症状 / 反应；③过量摄入；④无法控制、戒除；

⑤耗费大量时间寻求、获得和摄入酒；⑥社会交往活动意愿减退；⑦不顾任何不良后果（身体／心理问题）。鉴于患者的临床表现和严重程度也可能与酒的种类、始饮时间、饮酒量与频度、饮酒时是否佐以食物以及神经系统的机能状况等因素密切相关，因此临床医生应在前述诊断标准的基础上，结合临床表现和影像学特征进行综合判断。结合患者症状及影像学检查，经神经内科会诊后考虑诊断慢性酒精中毒性脑病明确。

（2）慢性酒精中毒性脑病的治疗

1）戒酒。治疗一般分为 2 个阶段：一阶段是戒酒阶段，也称作解毒阶段；另一阶段是康复治疗阶段。积极的药物治疗能够帮助患者戒断对酒精的依赖，防止疾病复发。严重酒精中毒患者的戒酒应该住院进行，以防止严重并发症的发生。

2）病因治疗。慢性酒精中毒性脑病的病因是胃肠吸收不良所造成的硫胺素（维生素 B1）缺乏，所以治疗关键是针对病因及发病机制进行治疗。由于慢性酒精中毒性脑病患者胃肠吸收不良，口服维生素 B1 效果也不佳，故一般选择非肠道给药，可使用静脉注射（每日 500 mg，连用 3 天）。

3）纠正营养失调。首先，应给予静脉补充水、电解质、维生素 B1 和维生素 C 等。其次，帮助患者恢复食欲，保持口腔清洁卫生，少食多餐，尽量满足患者饮食上的要求。鼓励患者进食富含维生素的食物。

4）脑保护治疗。除使用大剂量维生素 C 和补充B 族维生素如甲钴胺外，还可给予自由基清除剂如依达拉奉，线粒体保护剂如艾地苯醌、辅酶 Q10 等，以及神经营养药物如鼠神经生长因子、奥拉西坦等。

5）康复治疗。对于并发小脑性共济失调不能独立行走，上肢的精细技巧动作困难，言语功能障碍日益加重的患者，应尽可能地维持运动功能，预防继发性运动障碍的发生。保持一定日常生活能力及生活质量，及时进行康复治疗是十分必要的。

6）其他治疗及照护。针灸治疗、高压氧治疗以及经颅磁刺激等在慢性酒精性脑病的治疗中也可起到一定的辅助作用。此外，也需加强健康指导及安全、心理的照护，监测患者意识、神志和生命体征的变化。

3. 晕厥的鉴别诊断

该患者发病前反复黑矇、跌倒，存在可疑短暂意识丧失，需考虑晕厥可能。晕厥是指一过性全脑血液低灌注导致的短暂意识丧失（transient loss of consciousness，TLOC），特点为发生迅速、一过性、自限性并能够完全恢复，主要分三种类型，即反射性、心血管性和直立性低血压导致的晕厥。TLOC是指真正的或貌似意识丧失的一种状态，其特征为：无意识期间记忆缺失、运动控制异常、反应能力丧失、持续时间短暂。晕厥是 TLOC 的一种形式，需要与其他原因造成的意识丧失相鉴别（表 51-1）。

表 51-1 晕厥的鉴别诊断

相关疾病	不符合晕厥的临床特征
癫痫	与癫痫发作的鉴别见表 51-2
心因性假性晕厥或假性昏迷	每次发作持续时间数分钟至数小时，发作频率高，一天数次
不伴短暂意识丧失的跌倒发作	无反应丧失或记忆丧失
猝倒症	跌倒发作伴迟缓性麻痹，对刺激无反应，但无记忆丧失
颅内或蛛网膜下腔出血	意识不是立即丧失，而是逐渐丧失，伴严重头痛和其他症状
后循环短暂性脑缺血发作	局灶性症状和体征；多无意识丧失，如有则持续时间长
前循环短暂性脑缺血发作	明显的局灶性神经症状和体征，无意识丧失
锁骨下动脉盗血综合征	局灶性神经系统症状与体征
代谢性疾病包括低血糖、缺氧、伴有低碳酸血症的过度通气，中毒	意识受影响的持续时间长，但多数不丧失
心脏停搏	意识丧失不能自行恢复
昏迷	意识丧失持续时间长

表 51-2　晕厥与癫痫发作的鉴别

临床特点	晕厥	癫痫发作
诱因	常有	很少有
诱因性质	因晕厥病因而异：如血管迷走性晕厥的常见诱因有疼痛、长时间站立、情绪因素等；情境性晕厥有特定诱因；直立性低血压的诱因主要为站立	最常见为闪光等视觉刺激
前驱症状	常有晕厥先兆，如自主神经激活症状（反射性晕厥）、先兆性偏头痛（直立性低血压）、心悸（心源性晕厥）	癫痫先兆：重复性、特异性，如既视感、腹气上升感、幻嗅
肌阵挛	肢体抖动时间 < 10 s，无规律，不同步，不对称；发生在意识丧失开始之后	肢体抖动时间 20 ～ 100 s，同步，对称，偏侧；多与意识丧失同时出现；清晰的、持久的自动动作，如咀嚼或咂嘴
舌咬伤	少见，多为舌尖	舌侧多见，多为单侧
意识丧失持续时间	10 ～ 30 s	数分钟
发作后期	对周围环境无警觉 < 10 s，随后恢复全部意识和警觉	记忆缺失，数分钟内对事物不能回忆

三、要点提示

- 酒精中毒性脑病可使患者出现行为、神经系统机能和结构的异常，严重危害人体健康，降低患者的生活能力和生活质量。
- 及早识别酒精中毒性脑病，予戒酒、纠正营养失调、病因及脑保护治疗，同时加强心理照护及康复锻炼，可预防继发性运动障碍的发生，改善患者的生活能力及生活质量。
- 慢性酒精中毒可导致多个器官的损害，并使罹患消化系统恶性肿瘤的风险增加。及早筛查并干预与之相关的脏器功能损害以及消化道肿瘤，可有效防止严重并发症的发生。

参考文献

［1］钟宝亮，张建芳，何民富，等 . 中国精神疾病流行病学调查进展的分析和评价 . 中华精神科杂志，2010（4）：235-240.

［2］姚刚，曹秉蓉，胡丽，等 . 1999 ～ 2008 年四川大学华西医院内科住院患者疾病与饮酒相关性调查 . 实用医院临床杂志，2012，9（3）：57-60.

［3］HONG H L，LEI H，SHU W Q，et al. Clinical Analysis in Chronic Alcoholic Encephalopathy：A Retrospective Study of 43 Subjects. Clinical Toxicology，2015，5（3）.

［4］李艺 . 慢性酒精中毒性脑病诊治中国专家共识 . 中华神经医学杂志，2018，17（1）：2-9.

［5］中华心血管病杂志编辑委员会，中国生物医学工程学会心律分会，中国老年学和老年医学学会心血管病专业委员会，等 . 晕厥诊断与治疗中国专家共识（2018）. 中华心血管病杂志，2019（2）：96-107.

（贾朝旭）

新型隐球菌脑膜脑炎

一、病例摘要

患者老年男性，73岁，主因"头晕、呕吐20天"入院。患者20天前受凉后出现头晕、流涕、咳嗽、咳痰、头晕，以平卧位明显，有自身晃动感，伴耳鸣，偶有头痛，为双侧太阳穴处疼痛，无畏寒、发热，自测血压正常，就诊于当地医院，予口服药物治疗（具体不详）后呕吐一次，伴胃部不适，此后出现纳差、进食量减少，伴反酸，并逐渐出现进食后呃逆、恶心、呕吐，多于进食后数分钟出现，无吞咽疼痛，无呕血、黑便，无腹痛、腹胀、腹泻等不适，就诊于外院查腹平片未见气液平，胃镜提示胃底、胃体及胃窦均可见片状糜烂，胃窦病理提示慢性炎，胃底病理提示黏膜慢性炎伴淋巴组织增生，局灶显示轻度萎缩，胃体病理提示慢性轻度萎缩性胃炎伴广泛肠化，个别腺体呈低级别上皮内瘤变，予PPI抑酸及保护胃黏膜等治疗，效果欠佳。10天前患者出现左下肢乏力，行头部MRI提示右放射冠可见急性梗死灶，予改善循环治疗后下肢肌力略有好转，但仍有头晕症状，为进一步诊治来我院。患者自发病以来，精神、睡眠欠佳，饮食如上述，大小便如常，体重变化不详。

既往史及个人史： 高血压史20年，最高170/90 mmHg，现停服降压药物，监测血压波动于140～150/70～80 mmHg↑；2型糖尿病史10余年，长期口服格列美脲片、阿卡波糖片控制血糖，自诉监测血糖尚可。冠心病史30余年，长期口服阿司匹林肠溶片、酒石酸美托洛尔片及硝酸异山梨酯片治疗，此次住院期间外院加用硫酸氢氯吡格雷片、瑞舒伐他汀钙片治疗，后因无法进食停用。否认精神疾病史。否认肝炎、结核、疟疾史。10余年前曾因肱骨骨折行手术固定治疗，否认输血史，否认食物、药物过敏史，预防接种史不详。其他系统回顾无特殊。

入院查体： 体温36.2℃，呼吸18次/分，脉搏76次/分，血压151/62 mmHg↑，SpO$_2$ 96%（FiO$_2$ 21%），身高169 cm，体重61 kg，BMI 21.36 kg/m^2。神清，精神尚可，自主体位。颈软，桶状胸，双肺呼吸音粗，未闻及干、湿啰音。心率76次/分，律齐，心音低钝，各瓣膜听诊区未闻及病理性杂音，未闻及额外心音及心包摩擦音。舟状腹，腹软，全腹轻压痛，无反跳痛，肝脾肋下未及，肝区叩痛阳性，墨菲征阴性，肠鸣音3～4次/分，双下肢无水肿。双上肢、右下肢肌力正常，左下肢肌力Ⅳ＋级。左侧巴宾斯基征阳性。

初步诊断： 呕吐原因待查，急性右放射冠脑梗死，高血压2级（很高危），2型糖尿病，冠状动脉硬化性心脏病，心功能Ⅱ级（NYHA分级），主动脉瓣反流（中度），右肱骨骨折术后

辅助检查：

1. 实验室检查

- 血常规：WBC 5.27×10^9/L，GR% 78.4%↑，HGB 146.0 g/L，PLT 164×10^9/L。
- 尿常规：RBC 90/μl↑，WBC 59/μl↑。
- 生化：ALT 16 U/L，AST 12 U/L↓，ALB 33.8 g/L↓，TBIL 22.87 μmol/L↑，IBIL 17.74 μmol/L↑，Urea 6.23 mmol/L，Cr 77.5 μmol/L，GLU 10.04 mmol/L↑，K 3.75 mmol/L，Na 131.0 mmol/L↓。

- 凝血指标：D-dimer 2.200 ug/ml ↑，余大致正常。
- 糖化血红蛋白：HbAIc 7.45% ↑。
- 尿常规：PRO ＋，GLU ＋＋＋，KET ＋＋＋＋。
- 甲状腺系列：T3 0.48 nmol/L ↓，余正常。
- 肿瘤标志物（男）：FPSA/TPSA 0.16 ↓，余正常范围。
- 免疫：HIV 抗体阴性，CD3 ＋ 85.29% ↑，CD4 ＋ 20.62% ↓，CD8 ＋ 63.88% ↑，CD4/CD8 0.32% ↓，CD16 ＋ CD5 ＋ 2.31% ↓，余正常范围。
- 免疫球蛋白＋补体：C3 75.6 mg/dl ↓，余正常范围。
- 呕吐物隐血试验：OB 阳性。P-AMY：5 IU/L ↓。
- 心肌损伤标志物：TnI 0.022 ng/ml，TnT ＜ 0.010 ng/ml，CK-MB 0.30 ng/ml，NT-proBNP：3310 ng/L ↑。

2. 影像学检查

- 胃镜：慢性浅表性胃炎，胃息肉（山田 II 型）。
- 超声心动图：左室壁整体运动减低，升主动脉增宽，左房、左室增大，老年性主动脉瓣退行性变，射血分数减低（44%）。
- 头部 MRI：①右侧岛叶皮层区异常信号，梗死？肿瘤？或其他？请结合临床病史密切观察；②左侧小脑半球亚急性脑梗死可能，请结合临床病史随访观察；③右侧丘脑及双侧侧脑室旁陈旧性腔梗灶；④缺血性脑白质改变；⑤老年性脑改变。见图 52-1。
- 肺 CT 平扫：①双肺下叶间质病变，合并感染不除外；②肺气肿、肺大疱；③双侧胸膜增厚；④升主动脉增宽；⑤心包少量积液。见图 52-2。

入院后诊疗经过：患者老年男性，亚急性病程，主要表现为头晕、头痛、呕吐、反应迟钝、听力下降，入院后出现发热、肌力进一步下降，头部 MRI 提示右侧岛叶皮层区、左侧小脑半球异常信号，完善腰椎穿刺示脑脊液（cerebrospinal fluid,

CSF）压力升高（330 mmH2O ↑）；CSF 常规：清澈透明，白细胞 412.0×10^6/L ↑，多核细胞 60% ↑；CSF 生化：总蛋白 177.97 mg/dl ↑，氯 118.60 mmol/L ↓，葡萄糖 0.92 mmol/L ↓；CSF 涂片：找到新型隐球菌；CSF 培养：新型隐球菌生长。患者 CSF 白细胞、蛋白水平升高，氯、糖水平下降，涂片及培养发现新型隐球菌（图 52-3），考虑隐球菌脑膜脑炎诊断明确。入院第 5 天遵神经内科会诊意见予甘露醇注射液脱水降颅压、注射用两性霉素 B（1 → 5 → 10 → 15 → 25 mg qd）及氟康唑氯化钠注射液（400 mg bid 起始 → 10 天后改为 400 mg qd）抗隐球菌治疗，患者头晕、呕吐症状较前缓解，体温降至正常，肌力较前恢复。复查腰椎穿刺示 CSF 压力降至 210 mmH2O ↑，白细胞、蛋白均较前下降，涂片及培养未再见隐球菌。后因患者应用脱水药后心功能不全加重，予停用脱水药。

患者住院期间逐渐出现少量咳嗽、咳痰，伴间断体温升高、呕吐，不除外存在误吸，胸部 CT 提示双肺下叶间质病变，合并感染不除外，予注射用哌拉西林钠他唑巴坦钠抗感染治疗，1 周后患者出现咯血，伴咳嗽加重，肺增强 CT 示左肺上叶可见栓塞征象，同时双肺多发团片影、渗出影及双侧胸腔积液（图 52-4），不除外隐球菌性肺炎，予抗凝、继续抗细菌＋真菌治疗，患者症状好转，住院 23 天后出院，回当地医院继续巩固治疗。

随访：患者在当地医院继续两性霉素 B 联合氟康唑抗真菌治疗，治疗 1 个月后来我院复查头部 MRI 示右侧岛叶皮层异常信号范围明显缩小（图 52-5），后在当地医院住院期间因肺部感染控制欠佳（图 52-6）、心肾功能不全恶化去世。

二、病例解析

1. 欧美、澳洲、南亚等地的流行病学数据显示，大多数隐球菌脑膜炎患者存在免疫功能低下，但我国隐球菌脑膜炎患者多数为免疫功能正常者

隐球菌属是一种腐生性真菌，广泛存在于自然界，迄今为止已鉴定出 17 个种和 18 个变种，其中对人类致病的主要有两种：新型隐球菌和加特隐球

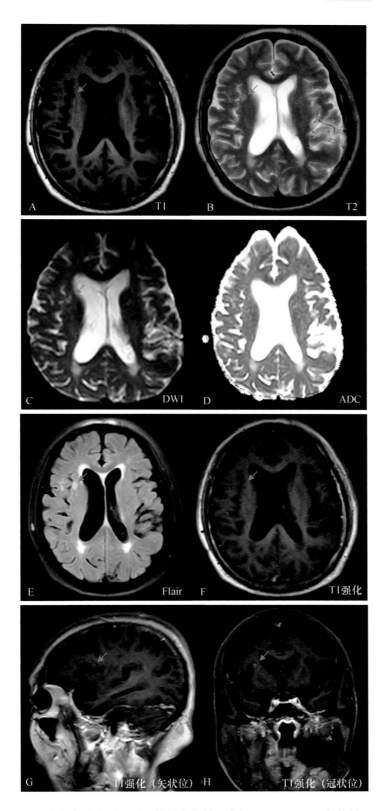

图 52-1　头部 MRI 平扫＋增强：右侧岛叶皮层区开环状异常信号，直径 0.6 cm，T1WI 低信号，T2WI、DWI、Flair 呈高信号，ADC 未见明确信号减低，增强可见强化

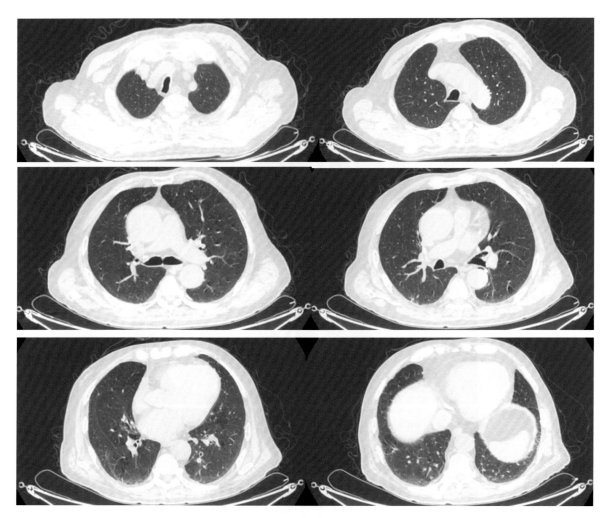

图 52-2 肺 CT 平扫（入院当天）：双肺下叶胸膜下见条索影及斑片状磨玻璃密度影，部分呈网格改变

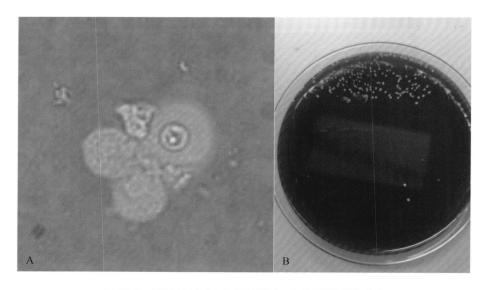

图 52-3 CSF 涂片（A）及培养（B）发现新型隐球菌

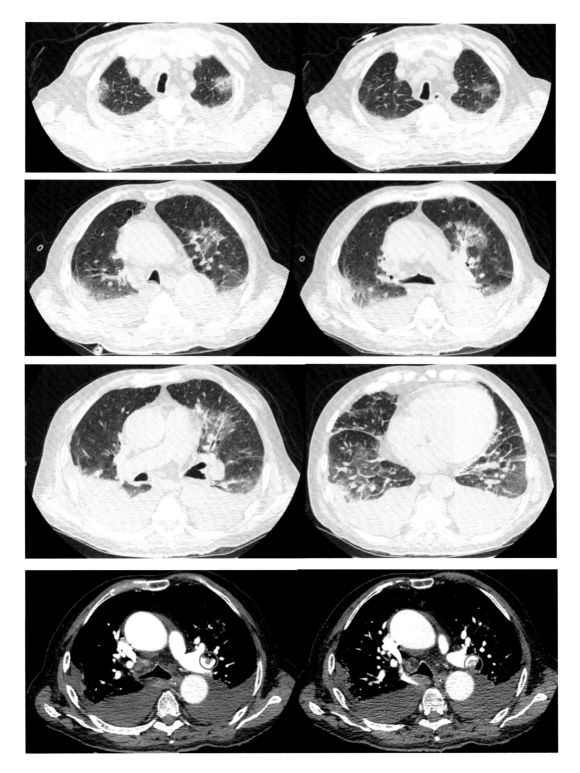

图 52-4　肺增强 CT（入院第 12 天）：左肺下叶前基底动脉分支内可疑肺栓塞，双肺新增条索影、磨玻璃密度影、实变影，双肺小叶间隔增厚并磨玻璃密度影，双侧胸腔积液

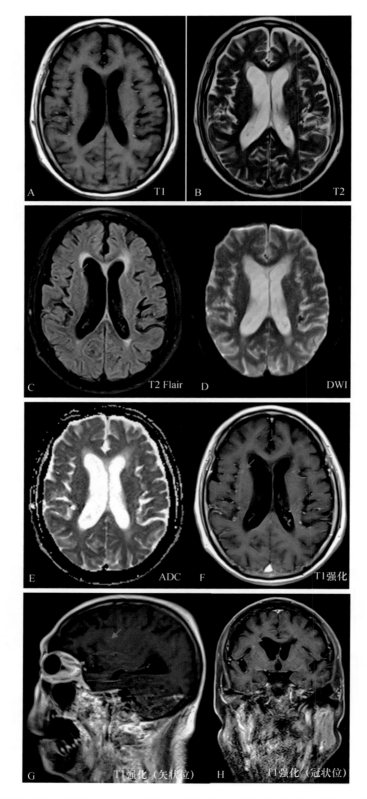

图 52-5 头部 MRI 平扫 + 增强： Flair 右侧岛叶皮层区可见点状稍低信号，增强后可见轻度点状强化

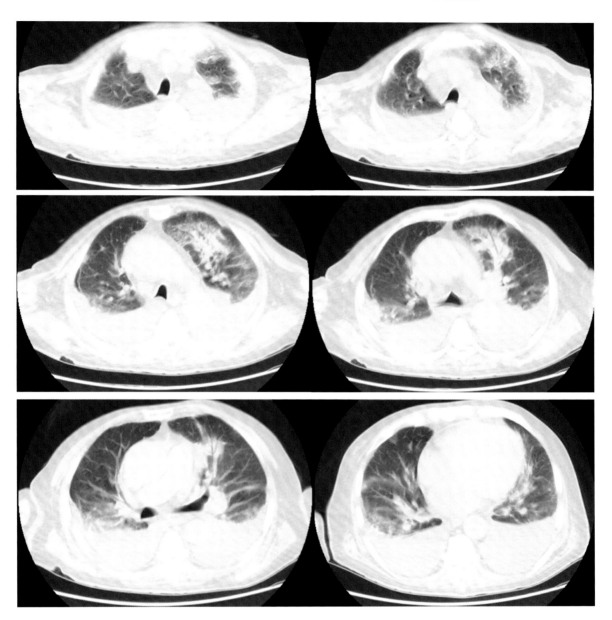

图 52-6　肺平扫 CT：双侧大量胸腔积液，伴双肺下叶膨胀不全，较前加重；双肺条索影、磨玻璃密度影、斑片影，较前增多；双肺小叶间隔增厚，双肺门血管影较前增粗，大致同前

菌。加特隐球菌虽好发于免疫功能正常人群，但有明显地域性，主要发生在热带、亚热带地区，近年来在加拿大和美国北部地区也有发生。我国则以新型隐球菌感染为主，加特隐球菌少见。隐球菌外观呈圆形或椭圆形，直径 2～20 μm，HE 染色阳性，细胞壁外常有 3～5 μm 的荚膜。该荚膜是隐球菌致病性的标志之一，菌体外无荚膜的隐球菌一般不引起隐球菌病。荚膜多糖是隐球菌的主要致病因子，可抑制人体免疫细胞的吞噬，促使和诱导

免疫无应答，降低人体对病原菌的抵抗力。此外，黑素和磷脂酶 B1 也是隐球菌的重要致病因子。隐球菌具有嗜中枢神经系统性，可穿透血脑屏障引起中枢神经系统（central nervous system，CNS）感染，隐球菌对儿茶酚胺的消耗可能是其嗜中枢神经系统的原因。

新型隐球菌性脑膜炎是一种由新型隐球菌引起的致命疾病，主要发生在撒哈拉以南非洲地区。新型隐球菌普遍存在于环境中，与鸽子排泄物、植物

残骸和腐烂的木材有关。接触到新型隐球菌很常见，当吸入真菌的担孢子形式或荚膜包裹不良的小酵母菌时，人类会被感染。感染还可以通过直接接种外伤组织发生。虽然新型隐球菌的宿主范围很广，但很少有直接人畜共患传播的报道。推测的人际传播包括角膜移植、隐球菌血症患者血液接种和供体感染的实体器官移植。新型隐球菌的担孢子形式比从临床样本中获得的酵母菌形式要小，其多糖荚膜也要小得多，因此在吸入后易沉积于肺泡和终末细支气管。感染的后续病程主要由患者的免疫状态而定，健康的免疫能力强的宿主通常通过使新型隐球菌在其肺部休眠来抵抗隐球菌感染，表现为亚临床感染，大多没有症状，尸检时可以发现肺实质和（或）肺门淋巴结中存在新型隐球菌引起的小面积肉芽肿性炎症区域。其病灶通常小于肺结核病灶，钙化似乎也不如组织胞浆菌病常见。如果宿主免疫系统受损，可以触发其复制并通过血液或淋巴系统传播到其他器官，尤其是大脑。新型隐球菌定植于脑实质并形成病变，该病变由被大量多糖包围的酵母细胞组成，然后引发脑膜脑炎。

大多数新型隐球菌脑膜炎患者免疫功能低下。除 HIV 感染外，免疫抑制的最常见类型包括：糖皮质激素治疗、实体器官移植、癌症（特别是血液系统恶性肿瘤）和其他病症（如结节病和肝衰竭）。其他危险因素包括使用酪氨酸激酶抑制剂伊布替尼，以及形成抗粒细胞 - 巨噬细胞集落刺激因子抗体。虽然很多患者有危险因素，但一项纳入 157 例 HIV阴性的 CNS 隐球菌病患者的多中心回顾性研究显示，30％的患者没有明显的基础疾病。我国内地、香港、台湾地区，以及新加坡华裔患者的数据显示，高达 50％～ 77％隐球菌性脑膜炎患者为免疫功能正常者。但也有研究结果显示，所谓"免疫功能正常"患者可能存在潜在的免疫遗传功能缺陷。本例患者为老年人，合并 2 型糖尿病，慢性心、肾功能不全等基础疾病，可能导致免疫功能减低。

2. 大部分隐球菌脑膜脑炎患者呈慢性发病，起病隐匿，临床表现非特异，易误诊

非 HIV 感染患者隐球菌性脑膜脑炎的临床表现多种多样。大部分患者呈慢性发病，在诊断前已有症状可长达数月，少部分患者表现为急性疾病，

病程仅数日。常见临床表现为亚急性或慢性脑膜脑炎的症状和体征；约 50％的患者可见发热。典型情况下，在 2 ～ 4 周期间出现头痛、嗜睡、人格改变与记忆丧失。脑膜炎、脑神经麻痹（尤其是脑神经 VI）、视乳头水肿和意识下降等临床症状可能反映颅内压（intracranial pressure，ICP）升高，可存在于高达 70％的患者中。ICP 升高的原因是 CSF通过蛛网膜绒毛流出阻塞和（或）可溶性隐球菌荚膜多糖在蛛网膜绒毛内积聚。ICP 升高的患者很少在神经影像学上发现脑积水。因此，对于疑似隐球菌性脑膜炎的患者，建议通过测压法评估 ICP，因为 ICP 升高是发病和死亡的重要因素。中枢神经系统肿块病变在由加特隐球菌引起的感染中比新型隐球菌更常见。这些肿块病变可导致脑神经功能障碍、ICP 升高或引起癫痫发作。隐球菌性脑膜炎的死亡率仍然很高。与预后不良相关的因素包括酵母菌负荷高、清除速度慢、诊断时精神状态改变以及无法在 CSF 中产生炎症反应。

由于症状为亚急性发作及临床表现为非特异性，隐球菌脑膜脑炎的诊断可能较困难。对于任何有发热、头痛以及可归因于 CNS 的体征或症状的免疫功能低下患者，均应怀疑此病。对于表现出亚急性至慢性脑膜炎的免疫功能正常患者，也应考虑新型隐球菌感染可能。为明确隐球菌脑膜脑炎诊断，有必要行腰椎穿刺检查，但存在神经系统定位体征、视乳头水肿或精神状态受损的情况下，等待放射影像学检查结果期间应延迟该操作。

隐球菌病的诊断通常使用显微镜检查、血清学或培养进行。印度墨汁染色涂片镜检是一种廉价且快速的技术，可用于识别 CSF 和其他体液中的隐球菌。染色剂填充背景区域，无法被隐球菌的厚多糖荚膜吸收，形成光晕，可以用光学显微镜观察到。虽然高度特异性，但印度墨汁检测的敏感性取决于患者，当病原体负荷较低时，在早期疾病中的敏感性显著降低。隐球菌组织学染色通过其球形或椭圆形和窄基出芽来识别。Grocott-Gomori 甲胺银将细胞壁染色为特征性的黑色而不染色荚膜，多糖荚膜本身会吸收黏液胭脂红（红色）或阿尔新蓝，酵母产生的黑色素允许通过 Fontana-Manson 染色进行检测。隐球菌抗原可以通过乳胶凝集或侧向流动测定在血清、血浆或 CSF 中检测到。乳胶凝集

试验既灵敏又特异（均＞90%），但与试剂工艺相关，并且对诊断加特隐球菌感染的敏感性较低。乳胶凝集试验已在很大程度上被即时侧向流动试验所取代，这是一种含有抗隐球菌抗体的量油尺，可以与体液中隐球菌抗原相结合。侧向流动检测的操作较简单，并且对 4 种隐球菌血清型的多糖更敏感。然而，这种增加的敏感性偶尔会导致假阳性结果。相反，由于前带效应，隐球菌负荷高的患者可能会出现假阴性结果。需要注意的是，隐球菌抗原检测不能区分新型隐球菌和加特隐球菌；因此，在物种层面进行鉴定的培养仍然很重要。

血液中隐球菌抗原检测对隐球菌性脑膜炎的诊断有重要作用。一小部分患者会出现脑膜炎的体征和症状，以及血清隐球菌抗原呈阳性但 CSF 隐球菌抗原呈阴性，可能反映早期感染。隐球菌抗原也可以在脑膜炎症状出现前几周在血液中检测到。这种无症状的隐球菌抗原血症是脑膜炎和死亡的预测因子。对无症状抗原血症的 HIV 感染者进行抢先治疗可以降低死亡率。由于死亡的隐球菌菌体仍持续释放荚膜多糖抗原，而机体清除此类抗原相对较慢，即使在有效治疗数月后，患者体液多次真菌涂片及培养转阴后，体液的抗原检测仍可阳性，所以抗原检测是否转阴不能作为隐球菌病是否治愈的指标。

CSF 培养是诊断隐球菌性脑膜炎的金标准，其主要缺点是做出诊断所需的时间较长，可能需要长达一周的时间才能获得明确的结果。定量 CSF 培养在研究环境中经常用于评估真菌负荷和治疗监测，但临床应用较少。

该患者起病时消化道症状突出，易误诊为消化系统疾病，考虑到患者同时合并有 CNS 症状，但无发热，头 MRI 病灶局限，以右侧岛叶皮层病变为主，易误诊为急性脑血管意外及肿瘤病变。而注意关注患者颅高压的临床表现及脑膜刺激征的体征有助于想到颅内感染的可能。该患者及时完善腰椎穿刺，CSF 墨汁染色阳性，进而得以明确诊断。

3. 隐球菌脑膜炎患者需要长期使用抗真菌药物，应严密监测药物不良反应

隐球菌脑膜脑炎患者需要长期使用抗真菌治疗，包括诱导、巩固、维持阶段。其他治疗措施包括：控制颅内压。对于艾滋病患者及器官移植患者还包括控制免疫重建炎症综合征。

（1）抗真菌治疗

治疗隐球菌脑膜脑炎的抗真菌药物通常包括两性霉素 B、氟胞嘧啶和氟康唑。在隐球菌感染的情况下，必须仔细评估药物间相互作用，例如唑类与钙调磷酸酶抑制剂或西罗莫司之间的相互作用，以及与这些药物相关的不良反应。

目前关于隐球菌的治疗还存在一定争议。我国 2018 年隐球菌脑膜炎专家共识推荐诱导期首选低剂量两性霉素 B 静脉点滴（每日 0.5～0.7 mg/kg）联合氟胞嘧啶口服（每日 100 mg/kg，分 4 次服用），也可以联合氟康唑静脉点滴治疗；而对于有肾功能不全等基础疾病或两性霉素 B 治疗失败患者，低剂量氟康唑静脉点滴（每日 400 mg）效果不佳，建议采用高剂量氟康唑静脉点滴（每日 600～800 mg）治疗；也可选用伊曲康唑静脉滴注，但对于肾功能不全患者（内生肌酐清除率＜30 ml/min）不推荐使用；或选用伏立康唑静脉滴注，但肾功能不全患者（内生肌酐清除率＜50 ml/min）也不推荐使用。当诱导期治疗 4 周以上，且病情稳定后，可进入巩固期治疗，推荐氟康唑静脉滴注（每日 600～800 mg），还可以联合口服氟胞嘧啶治疗；肾功能不全患者，氟康唑推荐剂量为每日 400 mg。隐球菌性脑膜炎疗程较长，具体疗程判定宜个体化，结合患者临床症状、体征消失，CSF 常规、生化恢复正常，CSF 涂片、培养阴性，可考虑停药，此外，有免疫功能低下基础疾病患者、CSF 隐球菌涂片持续阳性、隐球菌特异多糖荚膜抗原检测持续高滴度，以及头部 MRI 示脑实质有异常病灶者疗程均宜相应延长。疗程通常 10 周以上，长者可达 1～2 年甚至更长，后期可口服氟康唑治疗（表 52-1）。

因患者需要长期应用抗真菌药物，需严密监测毒性征像：

两性霉素 B：应每日监测血细胞计数和生化指标，如患者在适当补液后仍有肾功能障碍，应考虑中断两性霉素 B 治疗。通常，初始肾功能正常者肌酐水平升至 3 mg/dl 以上时，应权衡换用其他治疗方案的利弊。

氟胞嘧啶：需仔细监测血清氟胞嘧啶［5- 氟胞嘧啶（5-flucytosine，5-FC）］浓度以免发生骨髓毒

表 52-1　隐球菌脑膜炎抗真菌药物治疗方案

患者及病程		抗真菌药物		疗程
	首选	次选		
非 AIDS 患者诱导期	两性霉素 B（0.5 ～ 0.7 mg·kg^{-1}·d^{-1}）＋氟胞嘧啶（100 mg·kg^{-1}·d^{-1}）	两性霉素 B（0.5 ～ 0.7 mg·kg^{-1}·d^{-1}）＋氟康唑（400 mg/d） 两性霉素 B（0.5 ～ 0.7 mg·kg^{-1}·d^{-1}）氟康唑（600 ～ 800 mg/d）± 氟胞嘧啶（100 mg·kg^{-1}·d^{-1}） 伊曲康唑注射液（第 1 ～ 2 天负荷剂量 200 mg，12h1 次，第 3 天开始 200 mg，每日 1 次 ± 氟胞嘧啶（100 mg·kg^{-1}·d^{-1}） 伏立康唑（第 1 天负荷剂量 6 mg/kg，12h1 次，第 2 天始 4 mg/kg，12h1 次）± 氟胞嘧啶（100 mg·kg^{-1}·d^{-1}）		≥4 周
	巩固期	氟康唑（600 ～ 800 mg/d）± 氟胞嘧啶（100 mg·kg^{-1}·d^{-1}） 两性霉素 B（0.5 ～ 0.7 mg·kg^{-1}·d^{-1}）＋氟胞嘧啶（100 mg·kg^{-1}·d^{-1}）	伊曲康唑口服液（200 mg，12h1 次）± 氟胞嘧啶（100 mg·kg^{-1}·d^{-1}） 伏立康唑片（200 mg，12h1 次）± 氟胞嘧啶（100 mg·kg^{-1}·d^{-1}）	≥6 周
AIDS 患者诱导期	同非 AIDS 患者诱导期	同非 AIDS 患者诱导期		≥4 周
	巩固期	同非 AIDS 患者巩固期	同非 AIDS 患者巩固期	≥6 周
	维持期*	氟康唑 200 mg/d	伊曲康唑 400 mg/d	≥1 年

*AIDS 患者除了诱导期和巩固期外，还需有维持期，如果进行抗逆转录病毒治疗的患者 CD4 细胞计数＞100/μl，并且连续 3 个月 HIV RNA 低于检测下限或非常低，可以停止维持治疗（抗真菌疗程至少 12 个月）；如果 CD4 细胞计数＜100/μl，需重新开始维持治疗。

性，尤其是肾功能障碍者。推荐治疗大约 3 日后测定血清 5-FC 浓度，并且应在用药后 2h 检测。推荐峰浓度为 30 ～ 80 μg/ml；浓度不应超过 100 μg/ml。如果出现肾功能恶化、白细胞减少或血小板减少，应复查血药浓度。随着肾功能减退（常由两性霉素 B 引起），毒性会更加常见，必须开展仔细监测。如果出现两性霉素 B 诱导的肾毒性，应减少 5-FC 剂量。

氟康唑：患者常能良好耐受，偶见皮疹或转氨酶异常。长期用药者应监测转氨酶水平及症状。使用大剂量氟康唑（＞800 mg/d）更易引起药物性肝损伤。

（2）控制颅内高压

腰椎穿刺术对诊治颅内感染极其重要，每次腰椎穿刺都应测定颅内压。颅内压增高者需要积极降压治疗。国内常用降颅压方法有药物降压（20％甘露醇注射液、甘油果糖注射液，其他还有呋塞米、高渗生理盐水等）、腰穿引流、腰大池置管引流、留置 Ommaya 囊（贮液囊）、侧脑室外引流、脑室 - 腹腔分流术等。国外指南不推荐应用甘露醇注射液降颅压。

4. 隐球菌肺炎的临床表现和 CT 表现具有多样性且无典型性，同时也具有影像学表现重、临床表现轻的特点，其 CT 表现与患者免疫状态存在一定的关系

肺隐球菌病的诊断方法包括组织学检查、真菌培养和影像学检查。若在痰液、支气管肺泡灌洗液、胸腔积液或组织标本中观察到荚膜包被的酵母菌型，则提示肺部隐球菌感染。利用痰液或其他标本培养出隐球菌可确定诊断。组织病理学检查可在无症状结节的活检标本中发现隐球菌。

高达 50％ 的隐球菌病患者存在肺部感染，并且在加特隐球菌感染患者中更为常见。隐球菌肺炎的临床表现和 CT 表现具有多样性且无典型性，同时也具有影像学表现重、临床表现轻的特点，其

CT 表现与患者免疫状态存在一定的关系。免疫功能正常患者由于正常的机体免疫，免疫细胞吞噬隐球菌肺炎病原体后易形成肉芽肿，使隐球菌肺炎播散范围局限，故 CT 上更多表现为单发或多发的结节肿块影。结节团块型边缘可有毛刺和分叶改变，易误诊为肺癌。病灶大多分布于下肺外周呈宽基底状，紧贴胸膜。而免疫受损患者由于对病原体监控识别能力下降，不易形成肉芽肿，病理上多表现为渗出性和坏死性病变，且病原体易在肺内播散，故免疫受损患者 CT 上以多发病灶为主，较多表现为实变影、磨玻璃影和空气支气管征，容易形成空洞和晕征。

该患者的肺部病变是否为隐球菌肺炎？该患者入院后痰标本涂片及培养均无阳性结果。肺 CT 初入院时显示下肺间质改变，在积极抗真菌治疗且 CNS 症状改善的情况下，出现咳嗽加重、咯血，肺增强 CT 可见栓塞征象，同时双肺多发团片影、渗出影及双侧胸腔积液，因隐球菌肺炎 CT 不典型、在已加用抗真菌药后肺 CT 加重，且患者当时合并有心功能不全，CT 也可以表现为小叶间隔增厚、磨玻璃密度影及胸腔积液等，应仔细鉴别，需积极完善痰及胸腔积液病原学检查，该患者因经济原因转回当地医院继续治疗，最终未能明确诊断。

三、要点提示

- 欧美、澳洲、南亚等地的流行病学数据显示，大多数隐球菌脑膜炎患者免疫功能低下，我国相当一部分隐球菌脑膜炎患者免疫功能正常，但所谓"免疫功能正常"患者可能存在潜在的免疫功能缺陷。

- 新型隐球菌可经呼吸道吸入后导致感染，通过血行播散，并倾向于定植到 CNS，隐球菌脑膜脑炎是隐球菌病最常见的播散性表现，大多数呈慢性发病，临床表现为亚急性或慢性脑膜脑炎的症状和体征，脑部受累多呈弥漫性，但局限性感染也可发生。

- 隐球菌肺炎的临床表现和 CT 表现具有多样性且无典型性，其 CT 表现与患者免疫状态存在一定的关系。免疫正常患者 CT 上更多表现为单发或多发的结节肿块影。免疫受损患者病原体易在肺内播散，CT 上以多发病灶为主，较多表现为实变影、磨玻璃影和空气支气管征，容易形成空洞和晕征。

- 因隐球菌脑膜炎患者需要长期应用抗真菌药物，需严密监测毒性征象，警惕药物相关肝肾毒性及骨髓毒性发生。

参考文献

[1] NEWTON P N，THAI LE H，TIP N Q，et al. A randomized，double-blind，placebo-controlled trial of acetazolamide for the treatment of elevated intracranial pressure in cryptococcal meningitis. Clin Infect Dis，2002，35（6）：769-72.

[2] GUSHIKEN A C，SAHARIA K K，BADDLEY J W. Cryptococcosis. Infect Dis Clin North Am，2021，35（2）：493-514.

[3] 刘正印，王贵强，朱利平，等.隐球菌性脑膜炎诊治专家共识.中华内科杂志，2018，57（5）：323.

[4] SETIANINGRUM F，RAUTEMAA-RICHARDSON R，DENNING D W. Pulmonary cryptococcosis：A review of pathobiology and clinical aspects. Med Mycol，2019，57（2）：133-50.

（朱璐婷）

第十篇

皮肤疾病

老年胸腺恶性肿瘤患者应用 PD-1 抑制剂后诱发中毒性表皮坏死松解症

一、病例摘要

患者老年男性，87 岁。主因"胸腺恶性肿瘤切除术后 7 年余，声音嘶哑 3 个月余"入院。患者 7 年前体检发现胸腺占位，于我院行胸腺肿物切除术，术后病理提示胸腺非角化鳞状细胞癌，术后间断应用白介素 - Ⅱ 及中成药对症治疗，未行放疗及化疗等治疗。3 个月余前患者出现声音嘶哑，无发热，无咽痛，无饮水呛咳，行胸部 CT 等检查，考虑胸腺癌复发，伴纵隔内转移、锁骨上淋巴结转移，并侵犯喉返神经，后患者间断出现进食后咽喉部烧灼感，无恶心、呕吐，进食无哽咽感，遂于外科住院，建议行放射性治疗，但患者家属拒绝，同意接受免疫治疗，分别于 2 个月前（2021-1-26）及 1 个月前（2021-2-27）给予信迪利单抗注射液治疗，用药后患者逐渐出现三系减低，用药 4 周后患者逐渐出现全身皮疹，表现为颜面部、躯干、四肢散在类圆形红斑，无明显瘙痒及疼痛感，为进一步诊治收入老年内科。

既往史及个人史： 前列腺增生、双下肢动脉硬化闭塞症、结节性甲状腺肿伴囊变、房性早搏、胆囊结石等病史多年。半年余前患者出现全身"荨麻疹"，曾服用多种抗过敏药，治疗效果差，后服用中药后皮疹逐渐好转。否认吸烟、饮酒史。

家族史： 父母、姐姐均已故，父亲、姐姐生前曾患"脑梗死"，兄弟有"食管癌"病史，否认家族中传染病史、遗传病史及其他肿瘤史。

入院查体： 体温 36.4℃，脉搏 68 次 / 分，呼吸 16 次 / 分，血压 125/78 mmHg，脉氧饱和度 96%，身高 175 cm，体重 65 kg，BMI 22.2 kg/m²。

神清，精神可。颜面部、躯干及四肢可见散在类圆形红斑，前胸部可见手术瘢痕。双睑无水肿，无下垂。口腔内可见多发白色片状黏膜组织，无发绀。双肺呼吸音粗，双肺未闻及干、湿啰音。心率 68 次 / 分，律齐，各瓣膜听诊区未闻及杂音，腹软，全腹无压痛、反跳痛，肝区脾区及双肾区叩痛（一）。

辅助检查：

1. 实验室检查

- 血常规：WBC（1.15 ～ 3.57）×10⁹/L ↑，中性粒细胞绝对值（0.43 ～ 2.74）×10⁹/L ↑，嗜酸性粒细胞绝对值 0 ～ 0.02%，PLT（67 ～ 102）×10⁹/L ↑，HGB 75 ～ 88 g/L ↑。
- 生化：ALB 32.4 g/L ↓，余肝肾功能、电解质大致正常。
- 心肌损伤标志物：心肌酶谱（一），NT-pro BNP 920 ng/L。
- 凝血功能：凝血酶原时间 16.10 s ↑，凝血酶原活性 67% ↑，活化部分凝血活酶时间 56.50 s ↑，纤维蛋白原 5.49 g/L ↑，D-dimer 2.9 μg/ml ↑。
- 降钙素原（PCT）：阴性。
- G 试验：阴性。

2. 骨髓检查

- 骨髓细胞学：粒系呈反应性增生特征，巨核系可见成熟障碍，红系增生尚可，可见铁代谢紊乱（细胞外铁增生，铁粒幼细胞比例增高）。
- 骨髓活检结果：见少量骨组织及骨小梁间骨髓组织，造血组织约 10%，结合免疫组化结果，未见肿瘤性病变。

3. 皮肤病变进展表现（图53-1）

● 初期表现为躯干、四肢散在类圆形红斑，后融合成片，皮损逐渐加重，面部、躯干、四肢皮肤大量红斑，出现全身表皮剥脱，肢体肿胀表现。

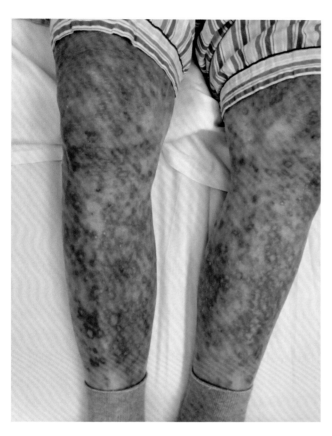

图 53-1　患者双下肢散在类圆形红斑

4. 皮肤活检（图53-2）

● 病理结果回报：皮肤之角质层呈网篮状，表皮下疱，表皮部分坏死，散在坏死角质形成细胞，基底细胞液化，真皮浅中层血管周围散在中等量淋巴细胞、组织细胞，少量嗜酸性粒细胞浸润。

入院后诊疗经过： 患者转入内科治疗后，开始出现全身进展性皮疹，初期皮疹表现为躯干、四肢散在类圆形红斑，伴瘙痒，初步考虑过敏性皮炎可能，遂立即停用2周内新增加可疑致敏药物，并给

予开瑞坦、仙特明、苯海拉明等药物抗过敏治疗。但患者治疗效果不佳，全身皮疹逐渐增多，面部、躯干部、四肢皮肤出现大量红斑融合成片，少数表皮出现剥脱现象，肢体皮肤肿胀。

梳理患者病例特点，此患者为高龄老年男性，合并复发性胸腺恶性肿瘤，基础免疫力及抵抗力低下。起病半年前曾反复出现全身散在皮疹，风团样，根据皮疹形态考虑为荨麻疹，而荨麻疹为一类较为常见的过敏性疾病，多由自身免疫功能紊乱导致，提示患者本次起病前机体处于持续致敏状态。起病初期因胸腺恶性肿瘤分别于1个月、2个月前应用免疫检查点抑制剂信迪利单抗免疫治疗，查阅国外文献，了解此类药物作用机制及相关不良反应，并与皮肤科专家多次探讨，考虑不除外免疫检查点抑制剂导致的迟发性皮肤不良反应。立即取新发皮疹处皮肤完善皮肤活检。病理结果回报（图53-2）：皮肤之角质层呈网篮状，表皮下疱，表皮部分坏死，散在坏死角质形成细胞，基底细胞液化，真皮浅中层血管周围散在中等量淋巴细胞、组织细胞，少量嗜酸性粒细胞浸润，结合皮肤表现及前期用药史，考虑符合中毒性表皮坏死松解症（TEN），起病诱因基本明确为免疫检查点抑制剂信迪利单抗注射液。

明确诊断后，遂开始给予制订治疗方案，结合患者年龄、基础疾病、合并疾病情况，选择激素治疗，初期给予静脉激素（甲泼尼龙每日80 mg×3天、60 mg×3天、40 mg×3天），后序贯为口服激素（泼尼松0.5 mg/kg）治疗，逐渐缓慢减量；给

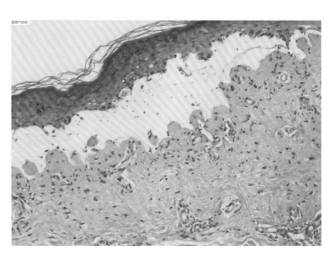

图 53-2　患者皮肤活检病理改变

予间断输注丙种球蛋白调节免疫功能治疗。护理方面，因患者皮疹面积较大，部分皮肤已出现剥脱表现，请皮肤护理小组每日协助患者皮损处涂抹外用药物：卤米松、炉甘石洗剂＋哈心奈德。经上述治疗后，患者皮疹逐渐减退，肢体肿胀减轻，前期皮肤剥脱处逐渐新生表皮，皮肤病变逐渐好转（图53-3）。但患者病程后期合并重症肺炎，痰培养为肺炎克雷伯菌、黄曲霉菌、白假丝酵母菌，给予美罗培南、卡泊芬净、氟康唑等药物积极抗感染治疗，但患者肺部感染控制不佳，并继发多脏器功能不全，最终去世。

二、病例解析

1. 免疫检查点抑制的作用机制及在胸腺癌中的应用

近年来，随着对肿瘤机制的深入研究，以免疫检查点抑制剂（immune checkpoint inhibitors，ICIs）为代表的免疫治疗，在多种恶性肿瘤的治疗中取得了突破性进展，被美国食品药品监督管理局批准用于恶性黑色素瘤、非小细胞肺癌、霍奇金淋巴瘤等恶性肿瘤的治疗。ICIs通过阻断免疫检查点通路，重新激活T细胞介导的抗肿瘤免疫，逆转免疫逃逸现象，从而促进肿瘤细胞死亡。免疫检查点中，程序细胞死亡蛋白1（programmed death-1，PD-1）

及其配体（PD-1 ligand，PD-L1）被认为是重要的治疗靶点。PD-1是一种跨膜蛋白，主要表达于T细胞、B细胞和NK细胞，其配体PD-L1在多种组织类型的细胞表面表达。两者结合可抑制肿瘤细胞的凋亡、促进外周效应T细胞耗竭，同时促进效应T细胞转变成Treg细胞。研究发现通过阻断PD-1/PD-L1的相互结合，解除免疫抑制，恢复肿瘤抗原特异性T细胞的活化，从而阻断肿瘤发生免疫逃逸。

胸腺癌为胸腺肿瘤中恶性程度较高的一类，合并转移后治疗效果更差，远期生存期短。研究发现，胸腺肿瘤组织中具有显著高表达的PD-L1，并存在丰富的CD8＋T淋巴细胞，因此提示针对PD-1/PD-L1采取的免疫辅助治疗可能具有较好的疗效。但胸腺自身为一种免疫器官，胸腺癌患者同时合并着免疫功能紊乱，导致这部分人群更易并发严重的免疫反应。由于胸腺癌本身发病率较低，因此应用PD-1/PD-L1治疗的临床数据较为缺乏，85岁以上超高龄患者的病例报告更罕见。

2. 免疫检查点抑制剂的常见皮肤不良反应

由于ICIs独特的作用机制，在增强效应T细胞抗肿瘤效应的同时，也可能干扰正常免疫系统，引起患者T细胞广泛且非特异性地被激活，导致机体正常组织发生自身免疫样炎症反应，称为免疫相

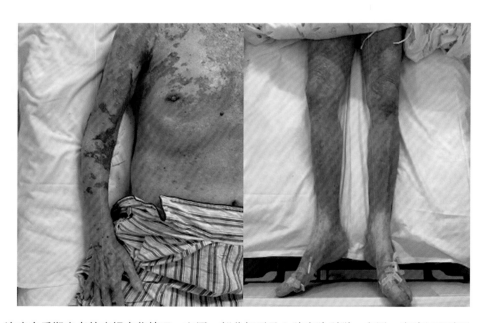

图53-3　治疗中后期患者的皮损变化情况：左图：部分躯干及上肢皮肤剥脱；右图：皮肤红斑消退、色素沉着

关副反应（immune-related adverse events，irAEs）。主要累及的器官包括：皮肤黏膜、消化系统、心血管系统、呼吸系统、内分泌系统、神经系统等。其中，最常见的irAEs为皮肤不良反应。皮肤不良反应发生率多为30%～50%，多发生于治疗早期，也有报道在治疗结束后数周内出现。常见的皮肤不良反应主要包括：皮肤瘙痒、斑丘疹、苔藓样皮疹、银屑病样皮疹等。皮肤irAEs通常是轻微的，可以在不中断免疫治疗的情况下进行对症处理。但极少数患者可能会发展为危及生命的史-约综合征或者中毒性表皮坏死松解症（toxic epidermal necrolysis，TEN）。而中毒性表皮坏死松解症为其较为罕见的危及生命的不良反应。应用ICIs治疗后出现TEN，目前国内外仅有有限数量的个案报道，而胸腺癌患者中应用ICIs治疗后出现TEN，尚无相关报道。

3. 中毒性表皮坏死松解症的诊断及主要治疗手段

　　TEN是一种危及生命的皮肤科急症。皮肤病变的主要特征包括广泛的水疱和表皮松解脱落，表皮松解或剥脱的面积≥全身体表面积的30%，是一种罕见的黏膜皮肤药物超敏综合征，相关死亡率高达30%。病理表现为界面皮炎，真表皮交界处T淋巴细胞浸润和角质形成细胞凋亡以及表皮坏死伴少量T淋巴细胞浸润。免疫组化显示少量散在的淋巴细胞PD-L1染色阳性。常见的诱发药物包括抗惊厥药、别嘌呤醇、非甾体抗炎药和抗生素（磺胺类、磺胺甲唑）等。一项系统回顾性研究报道，应用PD-1/PD-L1抑制剂后导致肿瘤患者发生TEN往往在用药数周后出现，中位时间为4周，部分病例有前驱症状，包括非典型的红斑、麻疹样皮疹和放射性皮炎等表现。

　　TEN的主要治疗包括糖皮质激素，成年人推荐剂量为每日1～2 mg/kg。同时建议应用丙种球蛋白，辅助调节自身免疫功能。免疫抑制剂方面，吗替麦考酚酯、他克莫司、环孢素和TNF-α抑制剂等，均有助于降低相关死亡风险。此外，强大的护理支持，预防大面积皮损继发感染，也是TEN治疗的重要环节。值得注意的是，患者一旦出现TEN，不论治疗结局如何，建议永久停止PD-1抑制剂治疗。

4. 本病例的特点回顾及总结

　　本例患者为超高龄老年男性，为胸腺癌复发伴转移患者，治疗较为困难，预期死亡率极高，生存率短。基础疾病多，病情复杂，应用化学治疗、放射性治疗相关不良反应发生率升高。因已有文献明确报告胸腺肿瘤组织中具有显著高表达的PD-L1，故权衡利弊后故选择应用新型免疫检查点抑制剂治疗。但因患者年龄较大，自身抵抗力及免疫力低下，且用药前已有"荨麻疹"表现，提示可能存在潜在的免疫功能紊乱。用药4周后逐渐全身散在非典型红斑，可能为TEN的前驱表现，后逐渐演变进展至TEN，部分皮损出现剥脱表现。经过激素、免疫调节剂及皮肤护理等综合性积极治疗后，最终皮肤情况得到改善，但因合并严重感染，脏器功能衰竭去世。。

三、要点提示

- ICIs应用后导致皮肤不良反应较为常见，但TEN为罕见危及生命并发症。目前国内外尚无在胸腺恶性肿瘤患者中应用ICIs导致TEN的相关报道。本例报告提示，在老年胸腺恶性肿瘤患者中使用ICIs时，发生免疫相关不良反应的风险可能更高。
- 老年患者常常出现各种形态皮疹，部分皮肤病变继发于全身免疫状态及特殊药物的使用，严重皮肤病变可增加老年患者的死亡风险。内科医师需要重视特殊皮疹的早期发现，分析梳理诊断线索，甄别高危患者，在专科医师的协助下，及时给予正确有效的治疗。

参考文献

［1］MALVIYA N，TATTERSALL I W，LEVENTHAL J，et al. Cutaneous immune-related adverse events to checkpoint inhibitors. Clin Dermatol，2020，38（6）：660-678.

［2］QUACH H T，JOHNSON D B，LEBOEUF N R，et al. Cutaneous adverse events caused by immune checkpoint inhibitors. J Am Acad Dermatol，2021，85（4）：956-966.

［3］TATTERSALL I W，LEVENTHAL J S. Cutaneous Toxicities of Immune Checkpoint Inhibitors：The Role of the Dermatologist. Yale J Biol Med，2020，93（1）：123-132.

［4］WANG E，KRAEHENBUEHL L，KETOSUGBO K，et al. Immune-related cutaneous adverse events due to checkpoint inhibitors. Ann Allergy Asthma Immunol，2021，126（6）：613-622.

［5］GOPEE N H，GOURLEY A M，OLIPHANT T J，et al. Toxic epidermal necrolysis occurring with immune checkpoint inhibitors. Dermatol Online J，2020，26（8）：13030.

（杨华昱）

老年蕈样肉芽肿（皮肤 T 细胞淋巴瘤）

一、病例摘要

患者老年男性，88 岁。主因"间断胸闷 14 年，加重 2 天"于 2021-5-17 门诊入院。患者间断胸闷 14 年，先后多次在北京某三甲医院行冠脉造影检查考虑冠心病三支病变，多次行 PCI（先后共植入 7 枚支架）及药物球囊扩张（2 次，最后一次为半年前）治疗，术后一直冠心病二级预防。患者 2 天前无明显诱因晨起出现头晕，伴心前区及剑突下不适，自测指血糖 4 mmol/L 左右，进食后头晕症状有缓解。1 天前早餐前再次出现心前区不适，伴有头部出汗，就诊于我院急诊，查心肌酶、心电图未见明显异常，心前区不适持续 5 ～ 6 h 后自行缓解，无夜间阵发性呼吸困难、胸痛、咯血等不适，为进一步诊治收入院。患者自发病以来，精神好，睡眠、食欲好，大小便正常，近期体重无明显变化。

既往史：

- 高血压史 24 年余，血压最高 180/80 mmHg，现口服替米沙坦片 40 mg qd 及富马酸比索洛尔片 1.25 mg qd 降压治疗，血压控制于 130 ～ 150/70 ～ 80 mmHg。
- 2 型糖尿病史 23 年，目前应用瑞格列奈片 2 mg 三餐前口服、阿卡波糖片 100 mg 三餐中口服、利格列汀片 5 mg qd 以及甘精胰岛素注射液 22IU qn 控制血糖，有时血糖偏低，近 3 年因出现肢体麻木，诊断为糖尿病周围神经病变。
- 十二指肠溃疡病史 17 年，自述已治愈，后患反流性食管炎，目前服用雷贝拉唑钠肠溶片治疗。
- 2 年余前患急性肺栓塞，予利伐沙班片 10 mg qd 抗凝治疗，因半年前行右冠动脉药物球囊扩张术后双联抗血小板治疗，遂停用利伐沙班片。
- 前列腺增生史 15 年余，目前服用非那雄胺片 5 mg qd 治疗。
- 发现血脂代谢异常 13 年余，目前口服阿托伐他汀钙片 20 mg qn 治疗。
- 12 年余前体检发现脑动脉硬化、多发腔隙性脑梗死、颈动脉硬化伴斑块、双视网膜动脉硬化、右眼黄斑变性、肝囊肿、肾囊肿。
- 3 年前于北京市某三甲医院行白内障人工晶体置换术。
- 3 年余前诊断腰椎管狭窄、重度骨关节病、下肢动脉硬化闭塞症、骨质疏松症等。
- 2 年余前躯干及四肢开始出现红色皮疹，无瘙痒、疼痛等伴随症状，多次就诊于外院皮肤科，给予外用药物治疗，皮疹时轻时重，可自行消退，反复发作。
- 否认肝炎、结核等传染病史及接触史。否认重大外伤及输血史。否认食物、药物过敏史。预防接种史不详。

个人史：吸烟 60 余年，10 余支／天，已戒烟 8 年，不嗜酒。婚育史及家族史无特殊。

入院查体：体温 36.5 ℃，脉搏 80 次／分，呼吸 20 次／分，血压 135/65 mmHg，脉氧饱和度 98 %（FiO$_2$ 21 %），身高 170 cm，体重 68.5 kg，BMI 23.7 kg/m^2。神清状可，躯干及四肢可见散在红色皮疹，表面无破溃。双肺呼吸音粗，双肺底可闻及少量粗湿啰音，未闻及干鸣音；心率 80 次／分，心律齐，各瓣膜听诊区未闻及病理性杂音；腹软，全腹无压痛及反跳痛，肝脾肋下未触及，肠鸣音 4 次 / 分；双下肢无水肿。

老年综合评估： 能独立完成部分日常活动，但需要一定帮助（ADL 6 分，IADL 7 分，Barthel 评分 95 分）；正常营养状况（MNA-SF 14 分，NRS2002 2 分）；无衰弱；认知能力正常（Mini-Cog 4 分）。

辅助检查：

1. 实验室检查

- 血常规：正常。
- 心肌酶：正常。
- 血脂：CHOL 3.15 mmol/L↓，TG 0.77 mmol/L，HDL-C 1.05 mmol/L，LDL-C 1.70 mmol/L↓。
- 肝肾功能、电解质：正常。
- 凝血功能：正常。
- 血糖：空腹血糖 3.46 mmol/L↓，糖化血红蛋白 9.11%↑。
- 甲状腺功能：正常。
- 血气分析：正常。
- 尿常规、便常规＋隐血：正常。

2. 心血管检查

- 入院心电图：窦性心律，心率 67 次 / 分，左前束支传导阻滞。
- 超声心动：各房室内径正常，LVEF 67.8%，室间隔基底段厚度 1.3 cm 增厚，室壁运动协调，肺动脉内径正常，老年性主动脉瓣退行性变。
- 血管超声：双颈动脉硬化伴多发斑块形成。双下肢动脉硬化伴多发斑块形成，左胫前动脉慢性闭塞，右胫前动脉多段中度狭窄。下肢深静脉血流通畅。双肾动脉主干血流阻力增高。
- Holter：窦性心律，平均 67 次 / 分，最慢心率 52 次 / 分，最快心率 90 次 / 分，偶发房性早搏，短阵房性心动过速，偶发室性早搏，未见 ST-T 改变。
- 动态血压监测：白天血压均值 128/64 mmHg，夜间血压均值 126/60 mmHg，24 h 血压平均值 128/64 mmHg。

3. 影像学检查

- 腹部及泌尿系超声：肝囊肿。前列腺增大伴钙化，前列腺囊肿。
- 胸 CT 平扫（入院时）：与 2020 年 10 月比较：①双肺微结节，较前无著变；②双肺下叶索条及磨玻璃密度影，右肺中叶索条影，大致同前，慢性炎症可能，请结合临床；③左肺局限性肺气肿，大致同前；④右肺中叶支气管轻度扩张，右肺下叶前基底段支气管显示欠清，右肺下叶部分支气管管壁增厚，基本同前，炎症？必要时进一步检查；⑤主动脉及冠状动脉硬化表现，同前；⑥右膈抬升，同前。

初步诊断： ①冠状动脉粥样硬化性心脏病，不稳定型心绞痛，陈旧性心肌梗死，左主干＋三支血管病变，LAD、LCX、RCA-PCI 术后，药物球囊扩张术后（LAD、RCA），心功能Ⅰ级（NYHA 分级）；②皮疹原因待查；③高血压 3 级（极高危）；④2 型糖尿病，糖尿病周围神经病变；⑤陈旧肺栓塞；⑥血脂代谢异常；⑦多发腔隙性脑梗死，脑动脉硬化；⑧颈动脉硬化伴斑块，下肢动脉硬化闭塞症；⑨胃食管反流病；⑩其他：前列腺增生，腰椎管狭窄，骨质疏松症，重度骨关节病。

入院后诊疗经过：

1. 心脏和血糖方面

患者心脏血管病变重，多次行冠状动脉介入治疗，入院后动态监测患者心电图无动态变化，心肌标志物无异常，完善 Holter、动态血压监测、超声心动评估患者情况，提示患者血压、心率、LDL-C 基本达标。患者 2 型糖尿病病史大于 20 年，近期血糖波动大、控制不理想，患者入院前及入院后监测曾有空腹（最低 3.46 mmol/L）及早餐后低血糖（最低 3.7 mmol/L），患者心前区不适症状可能存在低血糖诱发加重的可能，调整降糖方案为"超短（门冬胰岛素注射液）"＋"超长（甘精胰岛素注射液）"＋阿卡波糖片三餐中口服控制血糖，监测血糖水平平稳达标，患者日常活动下无心前区不适症状，冠心病治疗上继续予阿司匹林肠溶片、氯吡格雷双联抗血小板、阿托伐他汀钙片降脂稳定斑块、替米沙坦片及富马酸比索洛尔片降压、单硝酸异山梨酯缓释片改善冠脉供血、盐酸曲美他嗪片改善心肌细胞代谢等治疗。

2. 皮肤方面

入院查体发现患者躯干及四肢皮肤可见散在多发红色皮疹，局部无隆起、渗出、破溃（图 54-1、图 54-2、图 54-3、图 54-4）。仔细询问自述近两年躯干及四肢皮肤反复出现红色皮疹，无瘙痒、疼痛、脱屑等症状，多次就诊于外院皮肤科，间断应用外用药物（卤米松乳膏等）治疗，皮疹反复发作，时轻时重，可自行消退，在门诊曾考虑与利伐沙班片相关的药疹，但近半年已停用利伐沙班片，此次住院仍有新发皮疹。入院后请皮肤科会诊，行腹部及左下肢新出现皮疹皮肤活检。腹部皮肤（大小 0.6 cm×0.5 cm×0.2 cm）镜下所见（见图 54-5）及病理诊断：表皮灶状基底细胞空泡化，真皮浅层少量淋巴细胞浸润，真皮深层胶原增生硬化，诊断请结合临床。左小腿皮肤（大小 0.5 cm×0.5 cm×0.2 cm）病理报告（见图 54-5）：①特殊检查（免疫组化）结果：CD2（部分＋），CD3（部分＋），CD5（部分丢失），CD7（部分丢失），CD4（部分＋），CD8（部分＋），CD20（个别＋），Ki67（10%～20%），TIA-1（部分＋），GrB（部分＋），

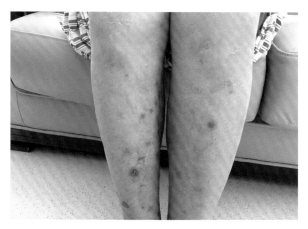

图 54-2　下肢皮疹

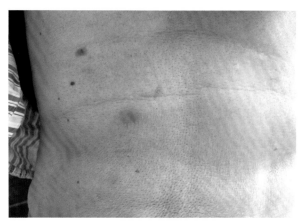

图 54-3　腹部皮疹

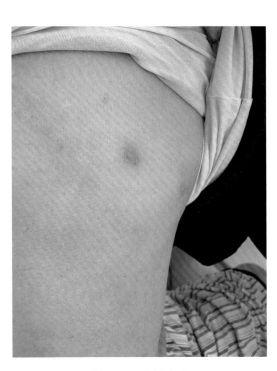

图 54-1　背部皮疹

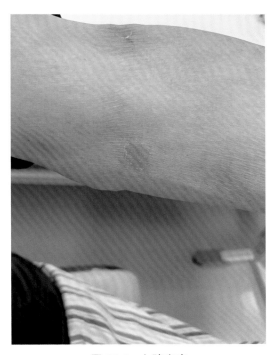

图 54-4　上肢皮疹

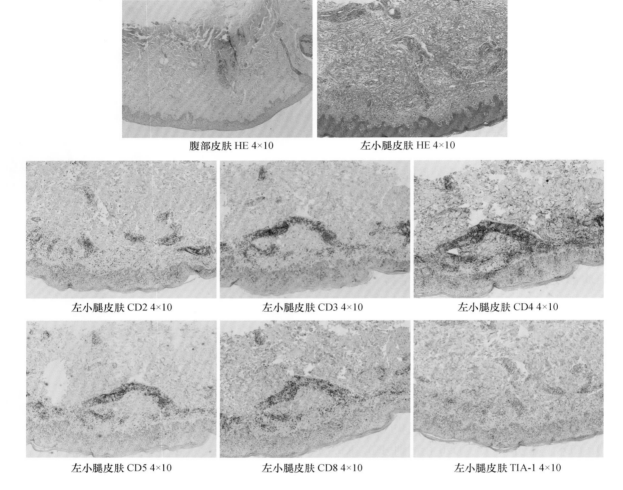

腹部皮肤 HE 4×10　　　　左小腿皮肤 HE 4×10

左小腿皮肤 CD2 4×10　　　左小腿皮肤 CD3 4×10　　　左小腿皮肤 CD4 4×10

左小腿皮肤 CD5 4×10　　　左小腿皮肤 CD8 4×10　　　左小腿皮肤 TIA-1 4×10

图 54-5　腹部及左小腿皮肤新发皮疹 HE 染色（4×10）；左小腿皮肤新发皮疹免疫组化（CD2，CD3，CD4，CD5，CD8，TIA-1，4×10）

原位杂交结果：EBER（－）；②镜下所见及病理诊断：表皮角化过度伴角化不全，基底细胞空泡化，真皮浅层大量淋巴细胞浸润，伴红细胞外溢，部分淋巴细胞、红细胞进入表皮，初步诊断不除外慢性苔藓样糠疹；经补充免疫组化检查后，病理科多位医师与皮肤科医师共同会诊并阅片，结果提示呈皮肤 T 细胞淋巴组织增生性病变，考虑为蕈样肉芽肿（mycosis fungoides，MF）。

再次请皮肤科会诊，综合考虑患者 MF 为早期病变，分期 I A 期，建议局部应用皮质类固醇药物治疗。给予丁酸氢化可的松乳膏及青鹏软膏局部治疗后，患者皮疹逐渐消退好转，随访至今未再复发。

二、病例解析

原发性皮肤淋巴瘤（primary cutaneous lymphomas，PCLs）是指原发于皮肤的非霍奇金淋巴瘤（non-Hodgkin lymphomas，NHLs），无皮肤外受累的证据。继胃肠道淋巴瘤之后，PCLs 是第二类常见的结外 NHLs，在西方国家的年发病率估计为 1/10 万。PCLs 分为皮肤 T 细胞淋巴瘤（cutaneous T cell lymphoma，CTCL）和皮肤 B 细胞淋巴瘤（cutaneous B cell lymphoma，CBCL）。

皮肤 T 细胞淋巴瘤（CTCLs）是一组罕见的 NHLs，其中最常见的是蕈样肉芽肿（mycosis fungoides，MF），约占 CTCLs 病例的 55%，其次是塞扎里综合征（Sézary syndrome，SS），但 SS 不太常见，仅占 CTCLs 的 5%。

1. 临床表现

MF 临床表现为多发性皮肤红斑、斑块和瘤样结节，全身皮肤均可发生，常伴皮肤瘙痒。病程呈反复性进展，病变可局限于皮肤数月、数年、甚至数十年，在疾病晚期可发生淋巴结和内脏受侵。约 10% MF 患者的皮肤损害为广泛性红皮病。SS 为一种独特的红皮病型 CTCL，伴外周血受侵（循环中异常细胞占淋巴细胞比例＞ 5%），在受侵的皮肤组织、淋巴结和外周血中可见到 Sézary 细胞。SS 可能由斑片或斑块或红皮病型 MF 进展而来，也可能表现为新发典型的皮肤、血液系统和淋巴结受侵。

2. 病理诊断

MF 的诊断比较困难，可能需要经过几年观察、多次活检才能确诊。小的、多形核淋巴细胞聚集在表皮或表皮真皮交界处，向表皮浸润，形成 Pautrier 微脓肿是其特点。SS 最主要的特征与 MF 类似。MF 和 SS 典型的免疫表型为 CD2（＋）、CD3（＋）、CD5（＋）、CD4（＋）、CD8（－）、CCR4（＋）、TCRβ（＋）和 CD45RO（＋），无 CD7 和 CD26 表达。有一些 MF 亚型为 CD8（＋）或 CD（4）和 CD（8）双阴性。TCR 克隆性重排对 MF 和 SS 的诊断有重要意义，流式细胞术对分期和与其他累及皮肤淋巴瘤的鉴别诊断有重要价值。

3. 分期

MF 和 SS 的分期见欧洲癌症研究与治疗组织（European Organisation for Research and Treatment of Cancer consensus，EORTC）的 TNMB 分期系统（表 54-1 和表 54-2）。

4. 治疗

MF 和 SS 目前尚无根治性治疗方法，疾病分期是确定治疗方案的主要依据。早期病变（ⅠA 期和ⅡA 期）采用皮肤定向疗法，当ⅠB 期和ⅡA 期斑块性病变的范围比较广泛或皮肤定向疗法疗效不佳时，可结合全身系统治疗。ⅡB 期、Ⅲ期、Ⅳ期和难治性病变采用以全身系统治疗为主的综合治疗或参加合适的临床试验。皮肤定向疗法包括局部应用皮质类固醇、局部化疗［氮芥（HN2）或卡莫司汀］、局部应用维 A 酸、局部应用咪喹莫特、局部应用贝沙罗汀、局部放疗（X 线或电子束）、光照疗法（中波紫外线或补骨脂素联合长波紫外线）；全身治疗方法包括全皮肤电子束治疗（total skin electron beamtherapy，TSEBT）、全身性生物疗法（小剂量甲氨蝶呤、维 A 酸类药物、干扰素、组蛋白去乙酰基酶抑制剂、维布妥昔单抗）、吉西他滨、脂质体阿霉素、环磷酰胺、硼替佐米、来那度胺、体外光分离置换疗法和造血干细胞移植等。

（1）早期病变的治疗

ⅠA 期 MF 患者，可局部应用皮质类固醇治疗。对于斑块较薄且自然病程较为惰性的ⅠB 期或ⅡA 期患者，可局部应用皮质类固醇、HN2、卡莫司汀或窄谱中波紫外线。局限的难治性病变可局部应用贝沙罗汀、咪喹莫特或局部放疗。对于症状非常明显的泛发性厚斑块并需要迅速获得缓解的患者，建议采用 TSEBT 治疗或皮肤定向治疗联合全身性生物疗法。若皮肤定向治疗无效、皮肤病变广泛、症状严重或患者存在较差的预后特征，则使用全身性生物疗法。

（2）晚期或难治性患者的治疗

晚期 MF 通常是一种呈复发病程的慢性或持续性疾病。治疗的主要目标是尽可能长期控制疾病、迅速缓解症状以及管理危及生命的侵袭性疾病。长期控制疾病包括针对疾病类型和部位（如斑片或斑块、肿瘤、红皮病、皮肤外病变）的连续治疗，全身性治疗优先选择对免疫功能影响小的药物（以下全身性治疗指该类药物）。皮肤肿瘤累及体表面积较小（＜ 10% 体表面积）的患者，建议采用针对肿瘤的局部放疗，按需加用皮肤定向治疗。对于广泛性皮肤病变（＞ 10% 体表面积）的患者，可选择 TSEBT 或全身性治疗，TSEBT 后可进行其他皮肤定向治疗或全身性治疗，以延长疗效持续时间。对于血液系统未受累的大多数泛发性红皮病患者（≥ 80% 体表面积），可同时采用皮肤定向治疗（如外用类固醇）和全身性治疗。对于伴有血液系统受侵的患者，推荐使用全身性治疗。有临床侵

表 54-1　蕈样肉芽肿和塞扎里综合征 TNMB 分期系统定义

分期	定义
皮肤（T）	
T1	局限性斑片、丘疹和（或）斑块，＜ 10% 体表面积
T2	斑片、丘疹和（或）斑块，≥ 10% 体表面积
T3	1 个或更多肿块形成（直径≥ 1 cm）
T4	融合性红斑≥ 80% 体表面积
淋巴结（N）	
N0	无异常淋巴结；不需要活检
N1	异常淋巴结；组织病理为 Dutch 1 级或 NCI LN 0 ～ 2 级
N2	异常淋巴结；组织病理为 Dutch 2 级或 NCI LN 3 级
N3	异常淋巴结；组织病理为 Dutch 3 ～ 4 级或 NCI LN 4 级
Nx	异常淋巴结；无组织学确认
内脏（M）	
M0	无内脏器官受累
M1	内脏受累（需有病理学确诊和注明受侵器官）
Mx	内脏不正常；无组织学确诊
血液（B）	
B0	无明显血液受累：异型细胞（Sézary 细胞）占外周血淋巴细胞比例≤ 5%
B1	低负荷血液受累：异型细胞（Sézary 细胞）占外周血淋巴细胞比例＞ 5%，但未达到 B2 水平
B2	高负荷血液受累：异型细胞（Sézary 细胞）≥ 1000/μl 或 CD4（＋）/CD7（－）细胞比例≥ 40% 或 CD4（＋）/CD26（－）细胞比例≥ 30%

NCI LN，美国国家癌症研究所淋巴结分类。

表 54-2　蕈样肉芽肿和塞扎里综合征 TNMB 分期系统

分期	T 分期	N 分期	M 分期	B 分期
Ⅰ A 期	T1	N0	M0	B0 ～ 1
Ⅰ B 期	T2	N0	M0	B0 ～ 1
Ⅱ A 期	T1 ～ 2	N1 ～ 2	M0	B0 ～ 1
Ⅱ B 期	T3	N0 ～ 2	M0	B0 ～ 1
Ⅲ A 期	T4	N0 ～ 2	M0	B0
Ⅲ B 期	T4	N0 ～ 2	M0	B1
Ⅳ A1 期	T1 ～ 4	N0 ～ 2	M0	B2
Ⅳ A2 期	T1 ～ 4	N3	M0	B0 ～ 2
Ⅳ B 期	T1 ～ 4	N0 ～ 3	M1	B0 ～ 2

袭性疾病的患者使用标准方案治疗获得长期疾病控制的可能性较小，需要更积极的治疗。对于具有侵袭性临床特征的患者，推荐使用起效较快且缓解率较高的药物，治疗选择包括伏立诺他、罗米地辛、贝沙罗汀、维布妥昔单抗、Mogamulizumab（KW-0761）、单药化疗或联合化疗。对于病情难以控制的患者，可考虑异基因造血干细胞移植（allogeneic hematopoietic stem cell transplantation，allo-SCT）。

5. 预后

MF 患者的预后较好，5 年生存率约为 90%；SS 患者预后通常不佳，中位生存时间为 2～4 年。国际皮肤淋巴瘤联合会的回顾性研究结果显示，Ⅳ 期病变、年龄＞60 岁、LDH 升高和皮肤大细胞转化是患者生存较差的独立预后影响因素。

三、要点提示

- 皮肤 T 细胞淋巴瘤（CTCLs）是一组罕见的 NHLs，患者最好由皮肤科医生、病理科医生、血液科医生和放射肿瘤科医生组成的多学科小组进行诊治。蕈样肉芽肿（MF）是最常见的皮肤 T 细胞淋巴瘤，对于老年人的皮肤病变要考虑到本病，注意多学科会诊，避免漏诊和误诊。

- MF 临床表现为多发性皮肤红斑、斑块和瘤样结节，全身皮肤均可发生，常伴皮肤瘙痒。病程呈反复性进展，病变可局限于皮肤数月、数年、甚至数十年，在疾病晚期可发生淋巴结和内脏受侵。

- MF 的诊断比较困难，可能需要经过几年观察、多次活检才能确诊。MF 目前尚无根治性治疗方法，疾病分期是确定治疗方案的主要依据。MF 患者的预后较好，5 年生存率约为 90%。国际皮肤淋巴瘤联合会的回顾性研究结果显示，Ⅳ 期病变、年龄＞60 岁、LDH 升高和皮肤大细胞转化是患者生存较差的独立预后影响因素。

参考文献

[1] TRAUTINGER F，EDER J，ASSAF C，et al. European Organisation for Research and Treatment of Cancer consensus recommendations for the treatment of mycosis fungoides/Sézary syndrome. Eur J Cancer，2017，77：57-74.

[2] WILLEMZE R，HODAK E，ZINZANI P L，et al. Primary cutaneous lymphomas：ESMO Clinical Practice Guidelines for diagnosis，treatment and follow-up. Ann Oncol，2018，29（4）：30–40.

[3] 中国抗癌协会淋巴瘤专业委员会，中国医师协会肿瘤医师分会，中国医疗保健国际交流促进会肿瘤内科分会. 中国淋巴瘤治疗指南（2021 年版）. 中华肿瘤杂志，2021，43（7）：707-735.

[4] SETHI T K，MONTANARI F，FOSS F，et al. How we treat advanced stage cutaneous T cell lymphoma-mycosis fungoides and Sézary syndrome. Br J Haematol，2021，195（3）：352-364.

[5] ZACKHEIM H S. Treatment of patch-stage mycosis fungoides with topical corticosteroids. Dermatol Ther，2003，16（4）：283-287.

[6] SCARISBRICK J J，PRINCE H M，VERMEER M H，et al. Cutaneous lymphoma international consortium study of outcome in advanced stages of mycosis fungoides and Sézary syndrome：effect of specific prognostic markers on survival and development of a prognostic mode. J Clin Oncol，2015，33（32）：3766-3773.

（郝瑞瑞）